SERIE RT
Revisión de temas

AF885958

Biología celular e histología

7.ª edición

Leslie P. Gartner, PhD
Professor of Anatomy (Retired)
Department of Biomedical Sciences
University of Maryland Dental School
Baltimore, Maryland

James L. Hiatt, PhD
Professor Emeritus
Department of Biomedical Sciences
University of Maryland Dental School
Baltimore, Maryland

Wolters Kluwer
Health
Philadelphia • Baltimore • New York • London
Buenos Aires • Hong Kong • Sydney • Tokyo

Wolters Kluwer
Health

Av. Carrilet, 3, 6ª. planta - Edificio D
Ciutat de la Justicia
08902 L'Hospitalet de Llobregat
Barcelona (España)
Tel.: 93 344 47 18
Fax: 93 344 47 16
e-mail: lwwespanol@wolterskluwer.com

Traducción:
Biólogo Juan Roberto Palacios Martínez

Revisión científica:
Dra. Martha Ustarroz Cano
Biología Celular y Tisular
Facultad de Medicina, UNAM

ISBN edición en español: 978-84-16004-67-6
Depósito legal: M-22271-2014

Edición en español de la obra original en lengua inglesa *Board Review Series. Cell Biology and Histology*, 7th edition, de Leslie P. Gartner y James L. Hiatt, publicada por Wolters Kluwer Health. Copyright © 2015 Wolters Kluwer Health.

530 Walnut Street
Philadelphia, PA 19106
351 West Camden Street
Baltimore, MD 21201

ISBN edición original: 978-1-4511-8951-3
Composición: Carácter Tipográfico/Eric Aguirre • Aarón León • Luis Hernández
Diseño de portada: Cynthia Karina Oropeza Heredia
Imagen de portada: Pan Xunbin/ Shutterstock.com
Impresión: C&C Offset Printing Co. Ltd
Impreso en China

CCS0115

Prefacio

Estamos muy complacidos con el recibimiento que tuvo la anterior edición de este libro, y con los muchos comentarios favorables que recibimos de los estudiantes que lo han usado hasta hoy en su preparación para el *United States Medical Licensing Examination* (USML) *Step 1* o como orientación y guía de estudio en los cursos de histología o biología celular de facultades universitarias y colegios profesionales.

Se han revisado y actualizado extensamente muchos de los capítulos, a fin de incorporar información actual, y se ha intentado mejorar el contenido del texto para presentar de la forma más concisa posible el material en que los *National Board Examinations* hacen hincapié, pero conservando el énfasis en la relación entre la estructura de la célula y su función a través de la biología celular y molecular. Una enorme cantidad de material se ha comprimido a una presentación breve pero muy incluyente, con ilustraciones nuevas o revisadas. La relevancia de la biología celular y la histología para la práctica clínica se ilustran en los recuadros de consideraciones clínicas en cada capítulo.

Los principales cambios en la evolución de este libro desde su anterior edición son que se han incorporado varias consideraciones clínicas y la información se expone en tablas. Consideramos que estos cambios hacen el libro más interesante y pertinente, y la presentación tabular ahorra tiempo en el proceso de revisión cuando los estudiantes se preparan para sus exámenes.

Nos entristece anunciar que Judy Strum, nuestra coautora en las seis ediciones anteriores del libro, decidió completar su retiro de la University of Maryland School of Medicine, por lo que no participa en la edición actual.

Como siempre, cualquier comentario, sugerencia y crítica constructiva a este texto será bienvenido en LPG21136@yahoo.com

Leslie P. Gartner, PhD
James L. Hiatt, PhD

Agradecimientos

Agradecemos a las siguientes personas su ayuda y apoyo durante la realización de esta obra: Crystal Taylor, nuestra editora de adquisiciones, y Dana Battaglia y Amy Weintraub, nuestras editoras de desarrollo, que nos ayudaron a unir todos los cabos sueltos en un todo sin costuras.

Contenido

9 SISTEMA NERVIOSO 143

10 SANGRE Y HEMATOPOYESIS 166

11 APARATO CIRCULATORIO 184

12 TEJIDO LINFOIDE 199

13 SISTEMA ENDOCRINO 221

14 PIEL 242

15 APARATO RESPIRATORIO 257

16 APARATO DIGESTIVO: CAVIDAD BUCAL Y TUBO DIGESTIVO 273

capítulo **1**

Membrana plasmática

I. GENERALIDADES: MEMBRANA PLASMÁTICA (PLASMALEMA, MEMBRANA CELULAR)

A. **Estructura.** La membrana plasmática mide aproximadamente 7.5 nanómetros (nm) de espesor y consiste en dos hojuelas, llamadas en conjunto **bicapa lipídica** la cual aloja **proteínas integrales de membrana** y **proteínas periféricas.**

1. La **hojuela interna** de la membrana plasmática está en contacto con el citoplasma, mientras que la **hojuela externa** está en contacto con el medio extracelular.
2. La membrana plasmática presenta estructura trilaminar (**membrana unitaria**) que se hace evidente cuando se observa al microscopio electrónico de transmisión (MET).

B. **Función**

1. La membrana plasmática envuelve la célula y mantiene su integridad funcional y estructural.
2. Funciona como una membrana **semipermeable** entre el citoplasma y el medio exterior.
3. Permite a la célula reconocer macromoléculas y otras células, y ser reconocida por otras células.
4. Participa en la transducción de las señales extracelulares en sucesos intracelulares.
5. Ayuda a controlar la interacción entre células.
6. Mantiene una diferencia de potencial eléctrico entre los lados citoplásmico y extracelular.

II. MODELO DE MOSAICO FLUIDO DE LA MEMBRANA PLASMÁTICA

A. **La bicapa lipídica** (figuras 1-1 a 1-3) es libremente permeable a las moléculas pequeñas liposolubles no polares, pero es impermeable a los iones.

1. **Estructura molecular.** La bicapa lipídica consta de fosfolípidos, glucolípidos y colesterol, de los cuales los fosfolípidos constituyen la mayor proporción en la mayoría de las células.
   a. Los **fosfolípidos** son moléculas **anfipáticas** formadas por una cabeza **polar** (**hidrófila**) y dos colas grasoacilo **no polares** (**hidrófobas**), una de las cuales suele ser insaturada.
   b. Las dos hojuelas no son idénticas; la distribución de los distintos tipos de fosfolípidos es asimétrica.
      (1) La **cabeza polar** de cada molécula da hacia la superficie de la membrana, mientras que las **colas** se proyectan en el interior de la membrana, enfrentadas entre ellas.
      (2) Las **colas** de las dos hojuelas son en mayor medida ácidos grasos de 16 a 18 carbonos, y establecen enlaces **no covalentes** débiles que unen una hojuela a la otra.

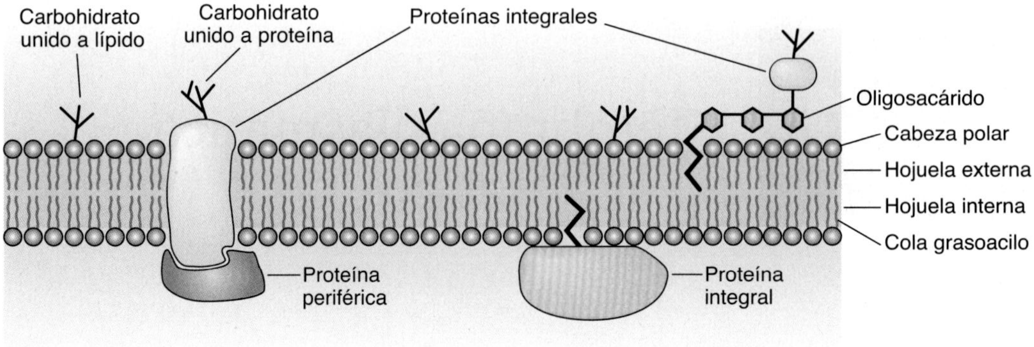

FIGURA 1-1. Membrana plasmática, con la hojuela externa (*arriba*) y la hojuela interna (*abajo*) de la membrana unitaria. Las colas grasoacilo hidrófobas y las cabezas polares de los fosfolípidos constituyen la bicapa lipídica. Las proteínas integrales se encuentran embebidas en la bicapa lipídica. Las proteínas periféricas se encuentran principalmente en la cara citoplásmica de la hojuela interna y están unidas a las proteínas integrales mediante interacciones no covalentes.

c. Los **glucolípidos** sólo se encuentran en la parte extracelular de la hojuela externa. **Residuos carbohidrato** polares de glucolípidos se extienden desde la hojuela externa hasta el espacio extracelular y forman parte del **glucocáliz**.

d. El colesterol, que constituye 2% de los lípidos del plasmalema, está presente en ambas hojuelas y ayuda a mantener la integridad estructural de la membrana.

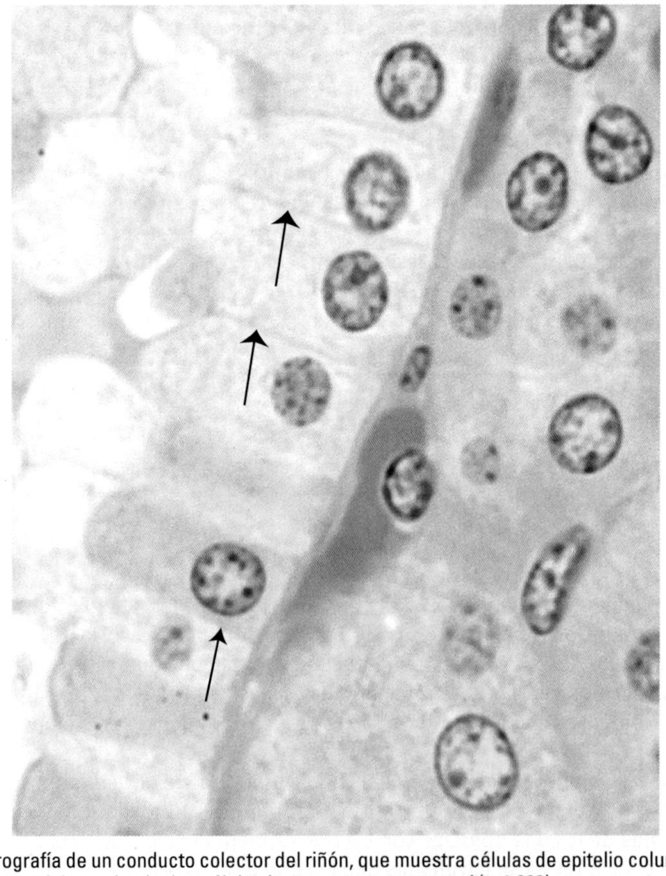

FIGURA 1-2. Fotomicrografía de un conducto colector del riñón, que muestra células de epitelio columnar alto. Las *flechas* indican las membranas celulares donde dos células hacen contacto entre sí (×1 323).

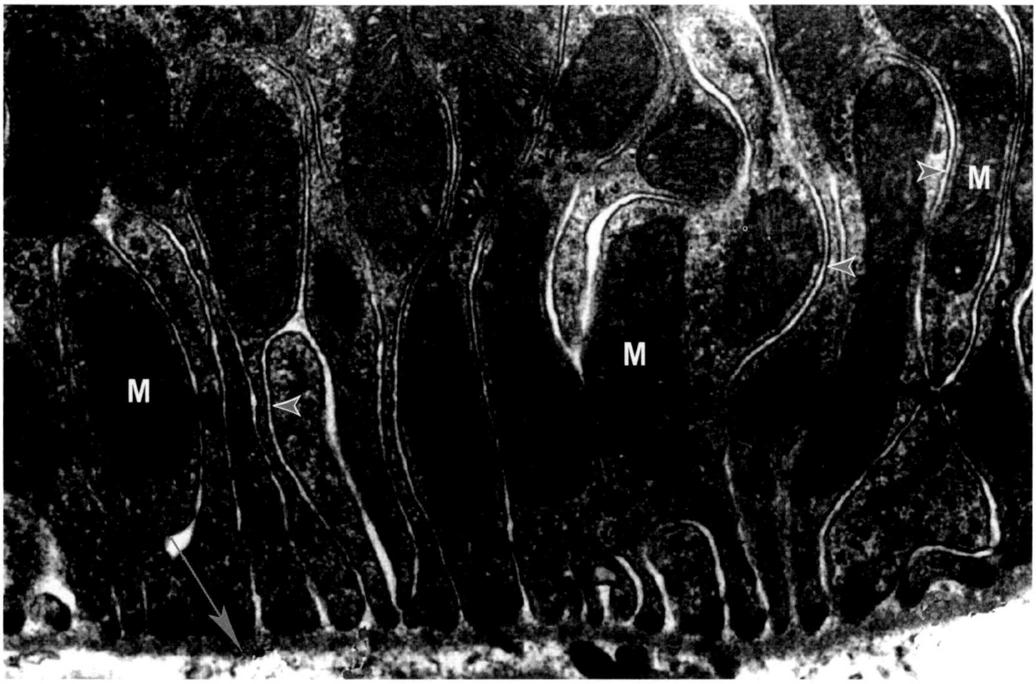

FIGURA 1-3. Micrografía electrónica de transmisión de la región basal de una célula de epitelio columnar de un túbulo colector renal. La membrana celular basal forma numerosos pliegues complejos para incrementar su área superficial. M, mitocondrias; *puntas de flecha*, plasmalema; *flecha*, lámina basal (×28 435).

   e. Algunos microdominios de la membrana celular ricos en **colesterol** y **glucoesfingolípidos** son menos fluidos (más densos) que la membrana circundante, y se les conoce como **balsas lipídicas.**

2. La **fluidez** de la bicapa lipídica es crucial para **exocitosis**, **endocitosis**, **circulación de membrana** y **biogénesis de la membrana.**

   a. La fluidez **aumenta** al subir la temperatura y al disminuir la saturación de las colas grasoacilo.

   b. La fluidez **disminuye** cuando aumenta el contenido de colesterol de la membrana.

B. Las **proteínas de la membrana** (ver figura 1-1) son las proteínas integrales y las periféricas, y en la mayoría de las células constituyen 50% de los componentes de la membrana plasmática.

1. Las **proteínas integrales** están esparcidas por la bicapa lipídica.

   a. Las **proteínas transmembrana** se extienden por todo el espesor de la membrana plasmática y **pueden** funcionar como **receptores** de membrana y también como **enzimas**, **moléculas de adhesión celular**, **proteínas de reconocimiento celular**, moléculas participantes en la **transducción** de mensajes y como **proteínas de transporte**.

      (1) La mayoría de las proteínas transmembrana son **glucoproteínas.**

      (2) Las proteínas transmembrana son **anfipáticas** y contienen aminoácidos **hidrófilos** e **hidrófobos**, algunos de los cuales interactúan con las colas de hidrocarburo de los fosfolípidos de membrana.

      (3) La mayoría de las proteínas transmembrana están plegadas, de manera que atraviesan el plasmalema una y otra vez; por esta razón también se les conoce como **proteínas multipaso.**

   b. Las proteínas integrales también pueden estar ancladas a la hojuela interna (y en ocasiones a la externa) mediante grupos grasoacilo o prenilo.

   c. En preparaciones de criofractura, las proteínas integrales quedan unidas de preferencia a la **cara P**, la superficie externa (cara **p**rotoplásmica) de la hojuela interna, más que a la **cara E** (cara **e**xtracelular) (figura 1-4).

2. Las **proteínas periféricas** no se extienden hasta el interior de la bicapa lipídica.

   a. Estas proteínas se localizan en la cara citoplásmica, así como en el lado extracelular del plasmalema.

   b. Las hojuelas externas de algunas células poseen glucolípidos unidos covalentemente a los cuales se fijan proteínas periféricas, que se proyectan hacia el **espacio extracelular.**

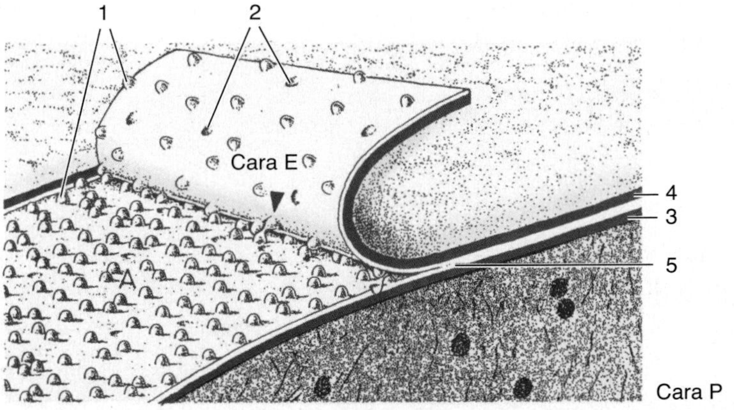

FIGURA 1-4. La criofractura corta la membrana plasmática (5). Las impresiones (2) de las proteínas transmembrana son evidentes en la cara E entre la hojuela interna (3) y la externa (4). Las proteínas integrales (1) quedan unidas de preferencia a la cara P, la superficie externa de la hojuela interna; menos proteínas permanecen unidas a la cara E, la superficie interna de la hojuela externa. La *punta de flecha* señala una proteína transmembrana anclada tanto a la cara E como a la cara P. (Reproducido con permiso de Krstic RV. *Ultrastruktur der Saugertierzelle.* Alemania: Springer Verlag; 1976:177.)

c. Con frecuencia, a las proteínas periféricas del lado extracelular del plasmalema se unen carbohidratos; estos grupos glucógeno se denominan **glucoproteínas.**

d. Las proteínas periféricas se unen a los grupos polares de los fosfolípidos o a las proteínas integrales de la membrana mediante interacciones no covalentes.

e. Suelen actuar como portadores de electrones (p. ej., citocromo c) parte del **citoesqueleto** o como parte de un **sistema de segundos mensajeros intracelulares.**

f. Incluyen un grupo de proteínas aniónicas de unión a lípido dependientes de calcio conocidas como **anexinas,** cuya actuación modifica las relaciones de otras proteínas periféricas con la bicapa lipídica y que también intervienen en la circulación de membrana y la formación de canales iónicos; la **sinapsina I**, que une vesículas sinápticas al citoesqueleto; y la **espectrina**, que estabiliza la membrana celular de los eritrocitos.

3. Características funcionales de las proteínas de membrana

a. La **proporción lípidos/proteínas** (en peso) de la membrana plasmática oscila entre 1:1 en la mayoría de las células y un máximo de 4:1 en la mielina.

b. Algunas proteínas de membrana se **difunden lateralmente** por la bicapa lipídica; otras son **inmóviles** y son mantenidas fijas en su sitio por componentes citoesqueléticos.

C. El **glucocáliz (recubrimiento celular)**, localizado en la superficie externa de la hojuela externa del plasmalema, varía en aspecto (vellosidad) y espesor (hasta 50 nm).

1. Composición. El glucocáliz consiste en cadenas laterales de oligosacáridos polares unidas de modo covalente a la mayoría de las proteínas y a algunos lípidos (glucolípidos) del plasmalema. También contiene proteoglucanos (**glucosaminoglucanos** unidos a proteínas integrales).

2. Función

a. El glucocáliz ayuda a algunas células (p. ej. fibroblastos pero no células epiteliales) a **unirse** a componentes de la matriz extracelular.

b. **Une** antígenos y enzimas a la superficie celular.

c. Facilita el **reconocimiento** y la **interacción entre células.**

d. **Protege las células** de lesiones al impedir que entren en contacto con sustancias inapropiadas.

e. Ayuda a los linfocitos T y a las células presentadoras de antígeno a **alinearse** entre sí de manera apropiada y contribuye a prevenir la fragmentación enzimática incorrecta de receptores y ligandos.

f. En los vasos sanguíneos, recubre la superficie endotelial para reducir las fuerzas de fricción cuando la sangre los frota, y también disminuye la pérdida de líquido a través del vaso.

D. Las **balsas lipídicas**, como ya se mencionó, son microdominios de la membrana plasmática más densos que el resto del plasmalema, y por ello sobresalen un poco en el espacio extracelular. Debido a su mayor concentración de colesterol y a que son ricos en glucoesfingolípidos, son menos fluidos que la membrana celular circundante. Algunas de estas balsas tienen proteínas integrales y periféricas relacionadas con ellos e intervienen en la **señalización celular**. Diferentes balsas lipídicas pueden especializarse en procesos de señalización específicos, con lo que separan las diversas modalidades de señalización y favorecen la posibilidad de que ocurran sucesos de señalización específicos.

III. PROCESOS DE TRANSPORTE A TRAVÉS DE LA MEMBRANA PLASMÁTICA

Entre estos procesos están el transporte de una sola molécula (**uniporte**) o el cotransporte de dos moléculas diferentes en el mismo sentido (**simporte** o cotransporte unidireccional) o en sentido opuesto (**antiporte** o cotransporte bidireccional).

A. El **transporte pasivo** (figura 1-5) incluye la **difusión simple** y la **difusión facilitada**. Ninguno de estos procesos requiere energía porque las moléculas se mueven a través de la membrana plasmática **a favor de su gradiente de concentración o electroquímico**.

1. La **difusión simple** transporta moléculas no polares pequeñas (p. ej., O_2 y N_2) y moléculas polares pequeñas sin carga (p. ej., H_2O, CO_2 y glicerol). Muestra poca especificidad, y la velocidad de difusión es proporcional al gradiente de concentración de la molécula que se difunde.
2. La **difusión facilitada** ocurre a través de **canales iónicos**, **proteínas portadoras** o ambos; dichas estructuras presentan **especificidad** para las moléculas que transportan. No sólo es más rápida que la difusión simple, sino que también proporciona una vía para que iones y moléculas polares grandes atraviesen membranas que de otra manera serían impermeables a ellos.
   a. Los **canales iónicos** son proteínas transmembrana multipaso que forman pequeños poros acuosos en la membrana plasmática. A través de estos poros, moléculas hidrosolubles pequeñas y iones, como Cl^-, pasan a favor de un gradiente electroquímico (**transporte pasivo**).
   b. Las **acuaporinas** son canales para el transporte rápido del agua a través de la membrana celular sin que lo acompañe un flujo de protones. Lo hacen forzando las moléculas de agua a cambiar de dirección a medio camino, de manera que entran en la acuaporina con el átomo de oxígeno al frente y salen de ella con el oxígeno detrás de los átomos de hidrógeno.
   c. Las **proteínas portadoras** son proteínas transmembrana multipaso que experimentan cambios de conformación reversibles para transportar moléculas específicas a través de la membrana; estas proteínas intervienen tanto en el transporte pasivo como en el **transporte activo**.

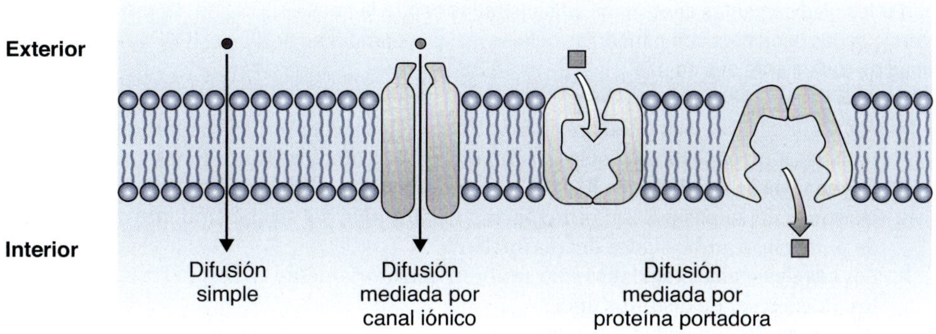

FIGURA 1-5. Transporte pasivo de moléculas a través de la membrana plasmática por difusión simple (*izquierda*) y por dos tipos de difusión facilitada: mediada por canales iónicos (*centro*) y mediada por proteínas portadoras (*derecha*).

CONSIDERACIONES CLÍNICAS

La **cistinuria** es una enfermedad hereditaria causada por proteínas portadoras defectuosas, incapaces de eliminar la cistina de la orina, lo que lleva a la formación de cálculos renales.

La **fibrosis quística** es una enfermedad hereditaria que implica una mutación en el **gen regulador de la conductancia transmembrana de la fibrosis quística (CFTR)**, el cual produce entonces **proteínas canal de cloruro** defectuosas con el resultado de un mayor ingreso de iones Na^+ en la célula. La mayor concentración intracelular de NaCl aumenta el flujo de agua a la célula, y la mucina que se libera en el ambiente extracelular no puede hidratarse del modo normal, lo que hace que el moco sea más espeso y obstruya las vías bronquiales más pequeñas de los pulmones. Cuando la enfermedad avanza ocurren infecciones, los pulmones no funcionan correctamente, y el individuo sucumbe a la enfermedad y muere.

B. El **transporte activo** es un **proceso que requiere energía,** ya que mueve una molécula **en contra** de un gradiente electroquímico mediante proteínas portadoras.

1. **Bomba de Na^+-K^+**
   a. **Mecanismo.** La bomba de Na^+-K^+ implica el **antiporte** de iones Na^+ y K^+ mediado por la proteína portadora **Na^+-K^+ trifosfato de adenosina (Na^+-K^+ ATPasa).**
      (1) Tres iones Na^+ son bombeados **fuera** de la célula y dos iones K^+ son bombeados **dentro** de la célula.
      (2) Para el transporte de cinco iones se requiere la hidrólisis de una sola molécula de ATP por la Na+/K+ ATPasa.
   b. **Función**
      (1) La función principal es **mantener constante el volumen celular** disminuyendo la concentración iónica intracelular (y, de esta manera, la presión osmótica) e incrementando la concentración iónica extracelular, lo que disminuye el flujo de agua hacia el interior de la célula.
      (2) La bomba de Na^+-K^+ también tiene una responsabilidad menor en el mantenimiento de una **diferencia de potencial** a través de la membrana plasmática.
2. El **transporte de glucosa** implica un movimiento de **simporte** de glucosa a través de un epitelio (**transporte transepitelial**). A menudo el transporte es impulsado por un gradiente electroquímico de Na^+, que activa proteínas portadoras localizadas en regiones específicas de la superficie celular.
3. Los **transportadores estuche de unión a ATP (transportadores ABC)** son proteínas transmembrana con dos dominios, el **dominio de unión a nucleótido (dominio de unión a ATP)** que da hacia el interior de la célula y el **dominio transmembrana.** En los eucariotes, los transportadores ABC participan en la exportación de materiales, como toxinas y fármacos, desde el citoplasma hacia el espacio extracelular, utilizando ATP como fuente de energía. Los transportadores ABC pueden tener otras funciones, como los de la placenta, que se supone protegen al feto en desarrollo contra agentes **xenobióticos,** macromoléculas no producidas por las células de la madre, como los antibióticos.

CONSIDERACIONES CLÍNICAS

Las **proteínas de resistencia a múltiples fármacos (RMF)** son **transportadores ABC** presentes en determinadas células cancerosas que son capaces de transportar los medicamentos citotóxicos administrados contra la neoplasia. Se ha demostrado que en más de un tercio de los pacientes con cáncer las células malignas producen proteínas RMF que interfieren la modalidad de tratamiento que se use.

C. La **difusión facilitada de iones** puede realizarse a través de canales iónicos o ionóforos.

1. Los canales iónicos selectivos sólo permiten el paso de determinados iones.
   a. Los **canales no regulados de K^+** son los canales iónicos más comunes. Estos canales nunca se cierran, y dejan pasar K^+, el principal ion responsable del establecimiento de una diferencia de potencial a ambos lados del plasmalema.
   b. Los **canales iónicos regulados** sólo se abren transitoriamente en respuesta a diversos estímulos. Pueden ser de distintos tipos:
      (1) Los **canales regulados por voltaje** se abren cuando la diferencia de potencial a ambos lados de la membrana varía (p. ej., los canales de **Na^+** regulados por voltaje, que intervienen en la generación de potenciales de acción; ver Capítulo 9 VIII B 1 e).
      (2) Los **canales regulados mecánicamente** se abren en respuesta a estímulos mecánicos (p. ej., en la respuesta táctil de las células ciliadas del oído interno).

(3) Los **canales regulados por ligando** se abren en respuesta a la unión de un **ion** o una **molécula señal**. Entre éstos se incluyen los canales regulados por neurotransmisor, los canales regulados por nucleótido y los canales de K^+ regulados por proteína G de las células del miocardio.

CONSIDERACIONES CLÍNICAS

Los **canales iónicos controlados por ligando** son probablemente el sitio en el cual los anestésicos actúan con el fin de bloquear la propagación de los potenciales de acción.

2. Los **inóforos** son moléculas miscibles en lípido que forman un complejo con iones y se insertan en la bicapa lipídica para transportar estos iones a través de la membrana. Hay dos maneras en que realizan esta función:
   a. Envuelven el ion y atraviesan la bicapa lipídica.
   b. Se insertan en la membrana lipídica para formar un canal iónico cuya luz es hidrófila.
   A menudo se dan ionóforos como alimento a ganado y aves de corral, en los que actúan como antibióticos y fomentan el crecimiento.

IV. COMUNICACIÓN CÉLULA-CÉLULA

A. Las **moléculas señal**, secretadas por células señalizadoras, se unen a moléculas receptoras de las células diana y, de esta manera, intervienen en la comunicación intercelular a fin de coordinar las actividades celulares. Algunos ejemplos de moléculas señal que efectúan comunicaciones son los neurotransmisores, que se liberan en la hendidura sináptica (ver Capítulo 8 IV A 1 b; Capítulo 9 IV B 5); las hormonas endocrinas, que son transportadas por el torrente sanguíneo y actúan sobre células diana distantes; y las hormonas liberadas al espacio intercelular, que actúan sobre células cercanas (**hormonas paracrinas**) o sobre las mismas células que las han liberado (**hormonas autocrinas**).
   1. Las **moléculas señal liposolubles** penetran la membrana plasmática y se unen a *receptores del interior del citoplasma* o del interior del **núcleo**, y de esta manera activan mensajeros intracelulares. Son ejemplos las hormonas que influyen en la transcripción génica.
   2. Las **móleculas señal hidrófilas** se unen a **receptores de la superficie celular,** los activan (como hacen algunas moléculas señal liposolubles) y ejercen distintos efectos fisiológicos (ver Capítulo 13). Son ejemplos los neurotransmisores y numerosas hormonas (serotonina, estimulante de la tiroides, insulina, etc.).

B. Los **receptores de membrana** son principalmente glucoproteínas integrales de membrana. Están embebidos en la bicapa lipídica y tienen tres dominios: un **dominio extracelular** que sobresale en el espacio extracelular y posee sitios de unión para la molécula señal; un **dominio transmembrana** que atraviesa la bicapa lipídica; y un **dominio intracelular** que se localiza en el lado citoplásmico de la bicapa lipídica y hace contacto con proteínas periféricas u organelos celulares, con lo que **transduce** el contacto extracelular en un suceso intracelular.

CONSIDERACIONES CLÍNICAS

Los **venenos**, por ejemplo, los que poseen algunas serpientes, desactivan los receptores de acetilcolina del sarcolema del músculo esquelético en las uniones neuromusculares.

Las **enfermedades autoinmunitarias** pueden causar la producción de anticuerpos que de manera específica **se unen a determinados receptores de la membrana plasmática y los activan**. Un ejemplo es la **enfermedad de Graves** (hipertiroidismo) (ver Capítulo 13 IV B).

1. **Función**
   a. Los receptores de membrana **controlan la permeabilidad del plasmalema** regulando la conformación de los canales iónicos.
   b. **Regulan la entrada de moléculas** a la célula (p. ej., suministro de colesterol vía receptores de lipoproteína de baja densidad).
   c. **Unen moléculas de la matriz extracelular** al citoesqueleto mediante **integrinas**, que son esenciales para las interacciones de la matriz celular.

d. **Actúan como transductores** y traducen sucesos extracelulares en una respuesta intracelular mediante sistemas de segundos mensajeros.
e. Permiten a los patógenos que imitan ligandos normales introducirse en las células.

2. **Tipos de receptores de membrana** (tabla 1-2)
a. Los **receptores acoplados a canal** se unen a una molécula señal que abre o cierra temporalmente el canal, permitiendo o inhibiendo el movimiento de los iones a través de la membrana celular. Son ejemplos de este tipo de receptores los **receptores nicotínicos de acetilcolina** en el sarcolema de las células musculares de las uniones mioneurales (ver Capítulo 8 IV A).
b. Los **receptores catalíticos** son proteínas transmembrana de un solo paso.
(1) Su dominio extracelular es un receptor, y su **componente citoplásmico** es una proteína cinasa.
(2) Algunos receptores catalíticos carecen del dominio extracelular y, en consecuencia, están siempre activados; estos receptores defectuosos son codificados por **oncogenes**.
(3) Entre los receptores catalíticos se incluyen los siguientes:
(a) La **insulina** se une a su receptor, que se **autofosforila**; entonces la célula capta el complejo insulina-receptor mediante **endocitosis**, lo que permite al complejo funcionar en el interior de la célula.
(b) Los **factores de crecimiento** (p. ej., factor de crecimiento epidérmico, factor de crecimiento derivado de plaquetas) se unen a receptores catalíticos específicos e inducen la mitosis.
c. Los **receptores unidos a proteína G** son proteínas transmembrana asociadas con un canal iónico o a una enzima unida a la superficie citoplásmica de la membrana celular.
(1) Estos receptores interactúan con **proteína G heterotrimérica** (proteína reguladora de la unión a trifosfato de guanosina [GTP]) una vez se han unido a una molécula señal. La proteína G heterotrimérica consta de tres subunidades: los **complejos α, β** y **γ**. La unión de la molécula señal causa:
(a) La disociación de la subunidad α del complejo de β y γ, donde la subunidad α interactúa con su blanco, o
(b) Ninguna de las tres subunidades se disocia, pero la subunidad α o el **complejo** de β y γ (o ambos) se activan y pueden interactuar con sus blancos.
Esta interacción activa **segundos mensajeros intracelulares**, los más comunes de los cuales son monofosfato de adenosina cíclico (**AMPc**), **Ca^{2+}** y la **vía de señalización de inositol y fosfolípido**.
(2) Entre los ejemplos se incluyen los siguientes:
(a) **Proteínas G heterotriméricas** (tabla 1-1), que están plegadas de tal manera que atraviesan la membrana celular siete veces. Son proteína G estimuladora (**G_s**) (figura 1-6), proteína G inhibidora (**G_i**), proteína G activadora de fosfolipasa C (**G_q**), proteína G específica del olfato (**G_{olf}**), transducina (**G_t**), **G_o**, que abre canales de K^+ y cierra canales de Ca^{2+}, y **$G_{12/13}$**, que controla la formación del componente actina del citoesqueleto y facilita la migración de la célula.
(b) Las **proteínas G monoméricas (proteínas G de bajo peso molecular)** son proteínas pequeñas de cadena única que también actúan en la transducción de señales.
(i) Distintos subtipos se parecen a las proteínas Ras, Rho, Rab y ARF.
(ii) Estas proteínas actúan en vías que regulan proliferación y diferenciación de las células, síntesis de proteínas, fijación de las células a la matriz extracelular, exocitosis y circulación vesicular.

CONSIDERACIONES CLÍNICAS

La **toxina colérica** es una exotoxina producida por la bacteria *Vibrio cholerae* que altera la proteína **Gs,** de tal manera que pierde la capacidad de hidrolizar su molécula de GTP. En consecuencia, los niveles de monofosfato de adenosina cíclico (AMPc) aumentan en las células de la superficie de absorción del intestino, lo que ocasiona la pérdida excesiva de electrólitos y agua y una diarrea grave.

La **toxina tosferínica**, producida por la bacteria causante de la tos ferina, inserta ADP-ribosa en las subunidades α de las proteínas G triméricas, lo que causa la acumulación de la forma inactiva de las proteínas G, con el resultado dc irritación de la mucosa bronquial.

Los **defectos en las proteínas G_s** pueden provocar retraso mental, limitar el crecimiento y el desarrollo sexual y disminuir la respuesta a determinadas hormonas.

tabla 1-1 Funciones y ejemplos de proteínas G heterotriméricas

Tipo	Función	Resultado	Ejemplos
G_s	Activa la adenilato ciclasa, lo que induce la formación de AMPc	Activación de proteína cinasas	La unión de la adrenalina a los receptores adrenérgicos β aumenta los niveles de AMPc en el citosol
G_i	Inhibe la adenilato ciclasa, lo que impide la formación de AMPc	Las proteína cinasas permanecen inactivas	La unión de la adrenalina a los receptores adrenérgicosα_2 disminuye los niveles de AMPc en el citosol
G_q	Activa la fosfolipasa C, lo que estimula la formación de trifosfato de inositol y diacilglicerol	Flujo de Ca^{2+} hacia el citosol y activación de la proteína cinasa C	La unión de antígeno a la IgE unida a la membrana estimula la liberación de histamina por los mastocitos
G_o	Abre canales de K^+ y cierra canales de Ca^{2+}	Inhibe la adenilato ciclasa Entrada de K^+; limita el movimiento de Ca^{2+}	Induce la contracción del músculo liso
G_{olf}	Activa la adenilato ciclasa en las neuronas olfatorias	Abre los canales de Na^+ regulados por AMPc	La unión de una molécula olorosa a los receptores acoplados a proteína G inicia la generación de un impulso nervioso
G_t	Activa la GMPc fosfodiesterasa en las membranas celulares de los bastones de la retina, lo que induce la hidrólisis del GMPc	Hiperpolarización de la membrana celular de los bastones	La activación por fotones de la rodopsina induce el disparo de los bastones
$G_{12/13}$	Activa la familia rho de guanosina trifosfatasas	Regula el ensamblaje del citoesqueleto al controlar la formación de actina	Facilita la migración celular

AMPc, monofosfato de adenosina cíclico; GMPc, monofosfato de guanosina cíclico; IgE, inmunoglobulina E.

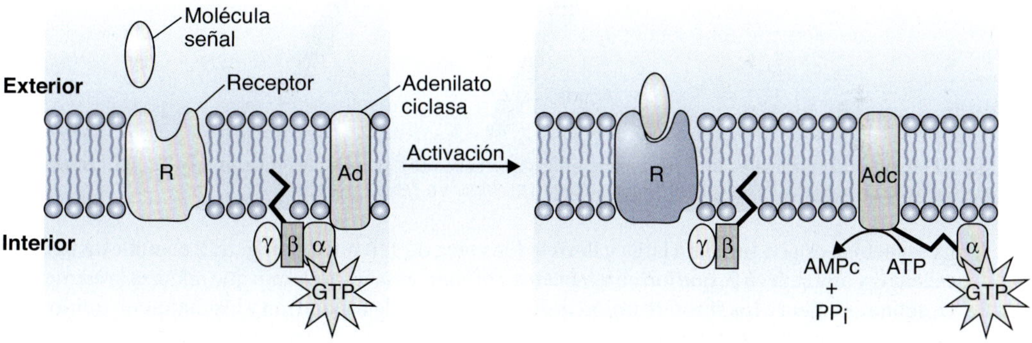

FIGURA 1-6. Actuación de los receptores acoplados a proteína G_s. La molécula señal se une al receptor (R), lo que provoca la unión de la subunidad α de la proteína G_s al trifosfato de guanosina (GTP) y su disociación de las subunidades β y γ. La activación de la adenilato ciclasa por el complejo GTP-subunidad α estimula la síntesis de monofosfato de adenosina cíclico (AMPc), uno de los mensajeros intracelulares más comunes.

V. ASOCIACIÓN DE PLASMALEMA Y CITOESQUELETO

El plasmalema y el citoesqueleto se asocian mediante **integrinas**. El dominio extracelular de las integrinas se une a los componentes de la matriz extracelular, mientras que su dominio intracelular se une a los componentes del citoesqueleto. Las integrinas estabilizan el plasmalema y determinan y mantienen la forma de la célula.

A. Los **eritrocitos** o glóbulos rojos (figura 1-7 A) tienen integrinas, llamadas **proteínas banda 3**, en el plasmalema. El citoesqueleto de un eritrocito está constituido principalmente por espectrina, actina, proteína banda 4.1 y anquirina.

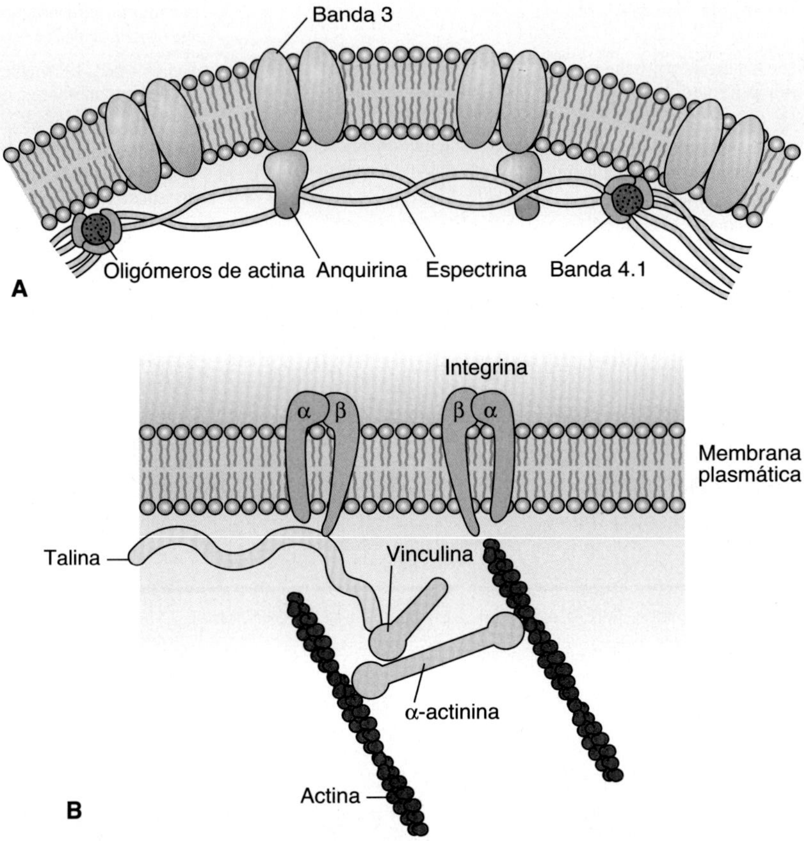

FIGURA 1-7. Asociación plasmalema-citoesqueleto en los eritrocitos **(A)** y en células no eritrocíticas **(B)**. (Adaptado con permiso de Widnell CC, Pfenninger KH. *Essential Cell Biology.* Baltimore, MD: Williams & Wilkins; 1990:82.)

1. La **espectrina** es una proteína larga y flexible (de cerca de 110 nm de longitud), compuesta por una **cadena α** y una **cadena β**, que forma **tetrámeros** y proporciona un andamio que refuerza la estructura.
2. La **actina** se sujeta a los sitios de unión de los tetrámeros de espectrina y los mantiene unidos. De esta manera ayuda a la formación de un enrejado hexagonal de espectrina.
3. La **proteína banda 4.1** se une a los complejos de espectrina-actina y los estabiliza.
4. La **anquirina** se une tanto a las proteínas banda 3 como a los tetrámeros de espectrina, y de esta manera sujeta el complejo espectrina-actina a las proteínas transmembrana.

B. El citoesqueleto de las **células no eritrocíticas** (figura 1-7 B) está constituido por los siguientes componentes principales:
1. **Actina** (y quizá **fodrina**), que funciona como una espectrina no eritrocítica.
2. **α-actinina,** que establece enlaces cruzados entre los filamentos de actina y forma una malla.
3. **Vinculina,** que se une a la α-actinina y a una proteína llamada **talina**, que, a su vez, se une a la integrina de la membrana plasmática.

CONSIDERACIONES CLÍNICAS

1. La **esferocitosis hereditaria** se debe a una **espectrina defectuosa** con baja capacidad de unión a la proteína banda 4.1. La enfermedad se caracteriza por fragilidad y deformidad de los eritrocitos, llamados esferocitos; la destrucción de estos **esferocitos** en el bazo causa anemia.
2. En accidentes de tránsito a alta velocidad y a menudo en el síndrome del bebé sacudido, las fuerzas de aceleración y desaceleración súbitas aplicadas al encéfalo causan daño de los axones por esfuerzos cortantes, en especial en la interfaz entre materia blanca y materia gris. El estiramiento de los axones da por resultado **lesión axónica difusa**, una lesión generalizada cuya consecuencia es el inicio de coma persistente del cual sólo 10% de los individuos afectados recuperan la conciencia. La observación del tejido afectado revela la fragmentación irreparable de la **espectrina**, con destrucción resultante del citoesqueleto neuronal, lo que ocasiona pérdida de la integridad de la membrana plasmática y ulterior muerte celular.

tabla 1-2 Principales clases de proteínas de membrana

Clase principal	Funciones
Proteína receptora	Reconoce la molécula señal en la superficie extracelular del plasmalema y se une a ella
Enzima	Sus funciones difieren según la enzima (p. ej., utilización de energía, digestión)
Bomba	Transporta iones y moléculas pequeñas de un lado a otro de la membrana, con consumo de energía
Canal	Transporta iones y moléculas pequeñas de un lado a otro de la membrana celular, sin consumo de energía
Proteína de anclaje	Interviene en la fijación de la célula a la matriz extracelular
Proteína estructural	Interviene en la fijación de células vecinas una a la otra

Autoevaluación

Instrucciones: cada reactivo de esta sección va seguido de posibles respuestas o de términos para completar. Seleccione la opción CORRECTA.

1. Un herpetólogo que ha sido mordido por una serpiente venenosa llega al servicio de urgencias con parálisis muscular progresiva. El veneno probablemente incapacita su(s):

(A) Canales de Na^+
(B) Canales de Ca^{2+}
(C) Fosfolípidos
(D) Receptores de acetilcolina
(E) Espectrina

2. El colesterol del plasmalema:

(A) Aumenta la fluidez de la bicapa lipídica
(B) Disminuye la fluidez de la bicapa lipídica
(C) Facilita la difusión de los iones a través de la bicapa lipídica
(D) Colabora en el transporte de hormonas a través de la bicapa lipídica
(E) Une moléculas de la matriz extracelular

3. La membrana celular está formada por distintos componentes, como las proteínas integrales, las cuales:

(A) No están ancladas a la hojuela externa
(B) No están ancladas a la hojuela interna
(C) Incluyen proteínas transmembrana
(D) Están ancladas preferentemente a la cara E
(E) Intervienen en el transporte de hormonas derivadas de colesterol

4. ¿Cuál de los siguientes mecanismos de transporte requiere energía?

(A) Difusión facilitada
(B) Transporte pasivo
(C) Transporte activo
(D) Difusión simple

5. ¿Cuál de las sustancias siguientes es incapaz de atravesar la membrana plasmática por difusión simple?

(A) O_2
(B) N_2
(C) Na^+
(D) Glicerol
(E) CO_2

6. El simporte es el proceso de transporte de:

(A) Una molécula hacia el interior de una célula
(B) Una molécula hacia fuera de la célula
(C) Dos moléculas distintas en sentidos opuestos
(D) Dos moléculas distintas en el mismo sentido
(E) Una molécula entre el citoplasma y el núcleo

7. Las células pueden comunicarse entre ellas mediante la secreción de distintas moléculas. La molécula secretada es:

(A) Una molécula receptora
(B) Una molécula señal
(C) Un tetrámero de espectrina
(D) Una integrina
(E) Un anticodón

8. La hormona adrenocorticotrópica, también conocida como corticotropina (ACTH) viaja por el torrente sanguíneo, penetra en los espacios del tejido conectivo y se une a sitios específicos de la membrana de las células diana. Estos sitios son:

(A) Proteínas periféricas
(B) Moléculas señal
(C) Proteínas G
(D) Receptores acoplados a proteína G
(E) Riboforinas

9. La observación de un frotis de sangre de un paciente joven revela eritrocitos deformes, y el informe patológico indica esferocitosis hereditaria. Esta enfermedad es debida a defectos en la proteína:

(A) Molécula señal
(B) Proteína G
(C) Espectrina
(D) Hemoglobina
(E) Anquirina

10. ¿Cuál de los siguientes enunciados acerca de los componentes de la membrana plasmática es verdadero?

(A) Todas las proteínas G están constituidas por tres subunidades
(B) El glucocáliz normalmente está compuesto por fosfolípidos
(C) Las proteínas canales iónicos dependen de energía (requieren trifosfato de adenosina)
(D) Los canales regulados están siempre abiertos
(E) La anquirina se une a la proteína banda 3 de la membrana plasmática de los eritrocitos

Respuestas

1. **D.** El veneno de serpiente suele bloquear receptores de acetilcolina, lo que impide la despolarización de la célula muscular. Los canales de Na^+ y Ca^{2+} no resultan incapacitados por el veneno de serpiente (ver Capítulo 1 IV B).

2. **B.** La fluidez de la bicapa lipídica disminuye en tres casos: (1) al disminuir la temperatura (2), al aumentar la saturación de las colas grasoacilo de las moléculas de fosfolípo y (3) al incrementarse el contenido de colesterol de la membrana (ver Capítulo 1 II A 2).

3. **C.** Las proteínas integrales no sólo están estrechamente relacionadas con la bicapa lipídica sino también estrechamente unidas a la membrana celular. Estas proteínas a menudo se extienden por todo el espesor del plasmalema y, por ello, se las denomina proteínas transmembrana (ver Capítulo 1 II B 1).

4. **C.** El transporte activo requiere energía. La difusión facilitada, que es mediada por proteínas de membrana, y la difusión simple, que implica el paso de material directamente a través de la bicapa lipídica, son dos tipos de transporte pasivo (ver Capítulo 1 III B).

5. **C.** El Na^+ y otros iones requieren proteínas canal (portadoras) para atravesar la membrana plasmática. Las otras sustancias son pequeñas moléculas no polares o polares sin carga. Todas ellas pueden atravesar la membrana plasmática por difusión simple (ver Capítulo 1 III A 2).

6. **D.** El transporte acoplado de dos moléculas diferentes en el mismo sentido recibe el nombre de simporte (ver Capítulo 1 III B).

7. **B.** Las células pueden comunicarse entre ellas liberando moléculas señal, que se unen a moléculas receptoras de las células diana (ver Capítulo 1 IV A).

8. **D.** La hormona adrenocorticotrópica (ACTH) y otras moléculas señal se unen a receptores acoplados a proteína G. La unión de la ACTH a su receptor hace que la proteína G_s active la adenilato ciclasa, lo que pone en marcha la respuesta específica provocada por la hormona (ver Capítulo 1 IV B 2 c).

9. **C.** La esferocitosis hereditaria es causada por un defecto en la espectrina que incapacita esta proteína para unirse a la proteína banda 4.1. Esto desestabiliza el complejo espectrina-actina del citoesqueleto. Los defectos de la hemoglobina (la proteína respiratoria de los eritrocitos) también causan anomalías en los eritrocitos, pero la esferocitosis hereditaria no es uno de ellos (ver Capítulo 1 V A).

10. **E.** La anquirina está anclada tanto a las proteínas banda 3 como al tetrámero de espectrina, lo que sujeta el complejo espectrina-actina a las proteínas transmembrana del eritrocito. Existen dos tipos de proteínas G, las triméricas y las monoméricas; el glucocáliz (el recubrimiento glucídico de la membrana) está compuesto en mayor medida por residuos carbohidrato polares; sólo las proteínas portadoras requieren energía; los canales regulados se abren sólo de manera transitoria (ver Capítulo 1 V A).

capítulo **2**

Núcleo

I. GENERALIDADES: NÚCLEO (figura 2-1)

A. Estructura. El núcleo, el organelo de mayor tamaño de la célula, está constituido por **envoltura nuclear, nucléolo, nucleoplasma** y **cromatina**, y contiene el material genético codificado en el **ácido desoxirribonucleico** (**DNA**) de los cromosomas.

B. Función. El núcleo dirige la síntesis de proteínas en el citoplasma a través del **ácido ribonucleico ribosómico** (**rRNA**), el **RNA mensajero** (**mRNA**) y el **RNA de transferencia** (**tRNA**). Todas las formas de RNA, incluidos los **RNA reguladores (RNA no codificantes)** se sintetizan en el núcleo.

II. ENVOLTURA NUCLEAR

La envoltura nuclear rodea el material nuclear. Consiste en dos membranas paralelas separadas entre sí por un estrecho espacio, la cisterna perinuclear. Estas membranas se fusionan en algunos puntos, de tal manera que dejan aberturas en la envoltura nuclear llamadas poros nucleares.

A. Membrana nuclear externa

1. Esta membrana mide aproximadamente 6 nanómetros (nm) de espesor.
2. Está en contacto con el citoplasma y en determinados puntos se continúa con el retículo endoplásmico rugoso (RER).
3. Una malla holgada de filamentos intermedios (**vimentina**) rodea la membrana nuclear externa por su cara citoplásmica.
4. Los **ribosomas** tachonan la cara citoplásmica de la membrana nuclear externa y sintetizan proteínas que penetran en la cisterna perinuclear.

B. Membrana nuclear interna

1. La membrana nuclear interna mide aproximadamente 6 nm de espesor.
2. Da hacia el material nuclear pero no entra en contacto con éste y su superficie interna está sostenida por la **lámina nuclear**, una lámina fibrosa de entre 30 y 300 nm de grosor compuesta principalmente por las proteínas llamadas **láminas A, B1, B2** y **C**. Estas proteínas de filamentos intermedios forman un enrejado ortogonal que se une a moléculas receptoras transmembrana, como **emerina** y diversos **polipéptidos asociados con la lámina** que atraviesan la membrana nuclear interna. Las diversas láminas ayudan a organizar la envoltura nuclear,

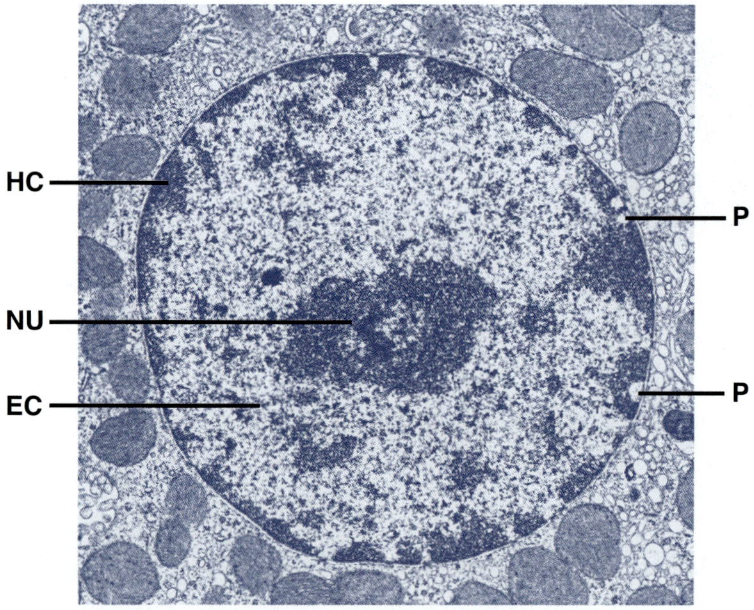

FIGURA 2-1. Micrografía electrónica del núcleo celular. La envoltura nuclear está interrumpida por poros nucleares (P). La heterocromatina inactiva (HC) es densa y se concentra en mayor medida en la periferia del núcleo. La eucromatina (EC), la forma activa, es menos densa y se distribuye uniformemente. En el nucléolo (NU) se observan los componentes fibrilar y granular.

dirigiendo la formación de complejos del poro nuclear (CPN) y la organización de la cromatina perinuclear. Además, son esenciales durante los procesos mitóticos, en los que se encargan del desensamblaje y reensamblaje de la envoltura nuclear. La fosforilación de las láminas causa el desensamblaje, y la desfosforilación provoca el reensamblaje.

C. Cisterna perinuclear

1. La **cisterna perinuclear** se sitúa entre las membranas nucleares interna y externa, y mide de 20 a 40 nm de anchura.
2. Se continúa con la cisterna del RER.
3. Está perforada por poros nucleares en distintos puntos.

D. Poros nucleares

1. Los poros nucleares miden en promedio 80 nm de diámetro y su número va de algunas docenas a miles, según la actividad metabólica de la célula. Están asociados al complejo del poro nuclear (CPN).
2. Se forman por fusión de las membranas nucleares interna y externa.
3. Permiten la circulación en ambos sentidos de determinadas moléculas entre el núcleo y el citoplasma, a través de un canal de 9 nm.
4. La lámina nuclear ayuda a los CPN a comunicarse entre sí.

E. El **complejo del poro nuclear (CPN)** está formado por subunidades proteínicas que rodean el poro nuclear (figura 2-2).

1. **Estructura.** El CPN está compuesto por unas 100 proteínas (llamadas en conjunto **nucleoporinas**), algunas de las cuales se disponen en una estructura octosimétrica alrededor del margen del poro. La cara nucleoplásmica del poro presenta una cesta nuclear, mientras que la cara citoplásmica presenta fibras que se extienden hacia el interior del citoplasma. Una proteína transportadora que se localiza en el centro del poro podría ser responsable de llevar proteínas hacia dentro y fuera del núcleo, mediante **transporte mediado por receptor**.
   a. El **anillo citoplásmico** se localiza alrededor del margen citoplásmico del poro nuclear y está compuesto por ocho subunidades, cada una de las cuales posee un **filamento citoplásmico,**

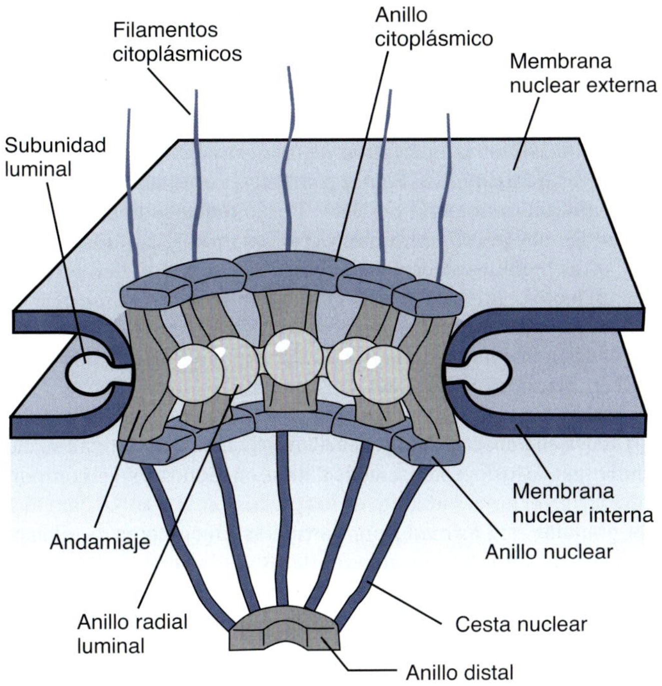

FIGURA 2-2. Representación esquemática del complejo del poro nuclear. (Copyright 1994 de *Molecular Biology of the Cell*, 3rd ed., por Alberts et al. Adaptado con permiso de Garland Science/Taylor & Francis LLC.)

formado por una proteína de unión a Ran (proteína de unión a GTP) que se extiende al citoplasma. Estas fibras quizás sirven de sala de espera para el transporte de proteínas.

b. El **anillo nucleoplásmico** se localiza alrededor del margen nucleoplásmico del poro nuclear y está constituido por ocho subunidades. Una estructura en forma de cesta, la **cesta nuclear**, se extiende desde este anillo hacia el nucleoplasma. Sujeto al extremo distal de la cesta nuclear hay un **anillo distal**. Este anillo más interno ayuda a exportar RNA al citoplasma.

c. El **anillo luminal** está entre los anillos citoplásmico y nucleoplásmico. Ocho proteínas transmembrana se proyectan hacia la luz del poro nuclear y anclan el complejo al borde del poro. Es posible que la luz sea un canal regulado que impide la difusión pasiva. Un dominio de cada una de estas proteínas transmembrana también se proyecta en la cisterna perinuclear.

d. En el centro del anillo luminal hay una estructura descrita como transportador en forma de reloj de arena o tapón central, y se cree que es una carga constituida por ribosomas o complejos proteínicos que está siendo transportada a través del complejo del poro nuclear más que ser un componente estructural de éste. Por lo tanto, a ese transportador ahora se le llama **tapón central**.

2. Función. El CPN permite el movimiento pasivo a través de la envoltura nuclear por un canal abierto de entre 9 y 11 nm para la difusión simple. La mayoría de las proteínas, sin importar su tamaño, sólo pueden cruzar en cualquier sentido mediante **transporte mediado por receptor**. Estas proteínas poseen grupos de determinados aminoácidos conocidos como **segmentos de localización nuclear (SLN)** que actúan como señales de transporte.

3. En los **mecanismos de transporte** está implicado un grupo de proteínas transportadoras formado por **exportinas** e **importinas**. Estas proteínas son reguladas por las **Ran**, un grupo de proteínas de unión a trifosfato de guanosina. Las proteínas transportadoras reconocen secuencias polipeptídicas en las proteínas que van a transportarse en un sentido u otro. Las exportinas reconocen secuencias polipeptídicas llamadas **secuencias de exportación nuclear** y exportan al citoplasma moléculas que las poseen, mientras que las importinas reconocen **secuencias de localización nuclear**, y facilitan su importación al núcleo. Las señales de transporte de este tipo reciben el nombre de **señales de transporte nucleocitoplásmico**.

III. NUCLÉOLO

A. Estructura. El nucléolo es una inclusión nuclear que no está rodeada por membrana. Se observa en las células en interfase que sintetizan proteínas de manera activa; en el núcleo puede haber más de un nucléolo. Contiene principalmente rRNA y proteínas, como **nucleostemina**, **nucleolina** y **fibrilarina**, junto con una cantidad moderada de DNA. Posee **regiones organizadoras nucleolares (RON)**, porciones de los cromosomas (en el ser humano, cromosomas 13, 14, 15, 21 y 22) donde se localizan los genes del rRNA; estas regiones intervienen en la reconstitución del nucléolo durante la fase G_1 del ciclo celular. El nucléolo contiene cuatro regiones distintas.

1. Los **centros fibrilares** están formados por los NOR de los cinco cromosomas mencionados, la **partícula de reconocimiento de señal** de ribonucleoproteína (RNP) y **RNA polimerasa I**, la enzima necesaria para la transcripción del rRNA.
2. El **componente fibroso** está formado por fibrillas de 5 nm que rodean los centros fibrilares y que contienen **DNA activo en transcripción**, **genes ribosómicos** y una cantidad sustancial de rRNA. Además, la RNP **fibrilarina** y la fosfoproteína **nucleolina** se encuentran en el componente fibroso; dichas proteínas participan en el procesamiento de los precursores de rRNA para formar rRNA maduro.
3. El **componente granular** está formado por **partículas precursoras de ribosomas en maduración** de 15 nm, donde se ensamblan subunidades de rRNA de 18S y 28S. Las proteínas ribosómicas, manufacturadas en el citoplasma e importadas de ahí, se combinan con rRNA para formar las subunidades ribosómicas pequeña y grande que entonces se exportan de manera individual al citoplasma, donde se completa el ensamblaje ribosómico (ver Capítulo 3, Citoplasma y organelos, III B 1 a). Además, en el componente granular se encuentra una proteína parecida a la proteína de unión a nucleótido guanina, conocida como **nucleostemina**. En células cancerosas y células madre existen grandes cantidades de esta proteína porque interviene en la regulación del ciclo celular y también tiene una influencia directa en la diferenciación de la célula.
4. La **matriz nucleolar** es una red de fibras que participa en la organización del nucléolo.

B. Función. El nucléolo interviene en la síntesis del **rRNA** y su ensamblaje preliminar en precursores de subunidades ribosómicas así como en el procesamiento primario de los micro-RNA. También secuestra determinadas proteínas nucleolares, como la nucleostemina, que funcionan como proteínas señalizadoras punto de control del ciclo celular. Estas proteínas reguladoras del ciclo celular permanecen secuestradas en el nucléolo hasta que se requiere su actuación sobre dianas del núcleo, el citoplasma o ambos. Después de la profase del ciclo celular, el nucléolo se desintegra porque las RON de los cromosomas 13, 14, 15, 21 y 22 no están disponibles para la transcripción. Después de la telofase, las RON se desenrollan y facilitan la reconstitución del nucléolo.

IV. NUCLEOPLASMA

El nucleoplasma es el protoplasma del interior de la envoltura nuclear, donde están embebidos los cromosomas y nucléolos. Es una matriz viscosa formada principalmente por agua; su viscosidad aumenta por efecto de diversos tipos de macromoléculas (algunas procedentes de los CPN) y iones junto con el aparato procesador de la transcripción, que están suspendidos o disueltos en ella. La mayoría de los autores considera que el nucleoplasma es ordenado por la presencia de una armazón similar al citoesqueleto conocida como matriz **nuclear**. Otros autores disputan la presencia de esta estructura.

A. La matriz nuclear funciona como un andamiaje que colabora en la organización del nucleoplasma.

1. Los **componentes estructurales** incluyen elementos fibrilares, complejo lámina nuclear-poro nuclear, nucléolos residuales y una red de ribonucleoproteína (RNP) residual.
2. Los **componentes funcionales** intervienen en la transcripción y el procesamiento de mRNA y rRNA, puntos de unión de receptores de esteroides, puntos de unión de carcinógenos, proteínas de choque térmico, virus de DNA, proteínas virales (antígeno T) y quizás muchas otras funciones que todavía no se conocen.

3. El **retículo nucleoplásmico** se continúa con el retículo endoplásmico (RE) del citoplasma y la envoltura nuclear. Contiene calcio nuclear que actúa en el interior del núcleo y posee receptores para 1,4,5-trifosfato de inositol, que regulan señales de calcio dentro de compartimentos del núcleo relacionados con transcripción de genes, transporte de proteínas y quizás otras funciones.

B. Partículas nucleares.

1. Los **gránulos de intercromatina** son grupos de partículas (de 20 a 25 nm de diámetro) distribuidas de forma irregular que contienen RNP y diversas enzimas.
2. Los **gránulos de pericromatina** (figura 2-1) son gránulos densos individuales (de 30 a 50 nm de diámetro) rodeados por un **halo** de menor densidad. Se localizan en la periferia de la heterocromatina y exhiben una subestructura de fibrillas empaquetadas de 3 nm.
   a. Los gránulos de pericromatina contienen RNA de 4.7S y dos péptidos semejantes a los que se encuentran en las RNP nucleares heterogéneas (hnRNP).
   b. Posiblemente se trata de **RNP mensajeras (mRNP)**.
   c. El número de gránulos se incrementa en células del hígado expuestas a carcinógenos o a temperaturas superiores a los 37 °C.
3. Las **partículas de hnRNP** son complejos de **mRNA precursor (pre-mRNA)** y proteínas. Intervienen en el procesamiento del pre-mRNA.
4. Las **RNP nucleares pequeñas (snRNP)** son complejos de proteínas y **RNA pequeños** que intervienen en el corte y empalme o en las reacciones de segmentación de las hnRNP.

V. CROMATINA (figura 2-1)

A. Estructura. La cromatina consiste en complejos de DNA de doble hélice, **histonas** y **proteínas no histonas**. Se encuentra en el interior del núcleo en forma de heterocromatina y eucromatina. La proporción eucromatina/heterocromatina es superior en las células malignas que en las células normales.

1. La **heterocromatina** es cromatina que se condensa porque no se está transcribiendo y comprende alrededor de 90% de la cromatina total de la célula. Consiste en eucromatina que se pliega en filamentos de 30 nm de espesor.
   a. Al microscopio óptico (MO) se ve como masas basófilas de nucleoproteína.
   b. Aunque es **transcripcionalmente inactiva**, datos recientes indican que la heterocromatina interviene en el mantenimiento de la integridad de los centrómeros y telómeros cromosómicos y, durante la meiosis, en las interacciones intercromosómicas y la segregación cromosómica.
   c. La heterocromatina corresponde a **uno de los dos cromosomas X** y, por ello, está presente en casi todas las células somáticas de las hembras de los mamíferos. Durante la interfase, el cromosoma X inactivo (denominado **cuerpo de Barr** o **cromatina sexual**) es visible como un cuerpo que se tiñe de color oscuro en el interior del núcleo.
2. La **eucromatina**, que constituye alrededor de 10% de la cromatina total, es la forma **transcripcionalmente activa** y al microscopio óptico se observa como una región que se tiñe de color claro dentro del núcleo, mientras que el microscopio electrónico de transmisión (MET) se presenta como regiones electrolúcidas entre la heterocromatina. Está constituida por cadenas de nucleosomas de 10 nm (ver Secciones VI y VII en este Capítulo).

B. Función. La cromatina tiene varias funciones

1. Plegamiento de la cadena de DNA en un volumen suficientemente pequeño para ser contenida en el núcleo celular
2. Protección del DNA contra daño físico durante las divisiones celulares y entre ellas
3. Control de la actividad del DNA; esto es, facilitación o impedimento de su transcripción
4. Control de la duplicación precisa del DNA en preparación para la división celular
5. Facilitación de la reparación del DNA en caso de error de duplicación o daño físico o químico.

VI. CROMOSOMAS

A. **Estructura.** Los cromosomas están constituidos por cromatina muy replegada en lazos; esta disposición es mantenida por las proteínas asociadas a DNA (figura 2-3). Cada cromosoma contiene una larga molécula de DNA con sus proteínas asociadas, ensamblada en **nucleosomas**, las unidades estructurales del empaque de la cromatina. Cada nucleosoma tiene un **centro** de ocho **histonas** (**octámeros de histona**) y la **doble hélice de DNA** se enrolla alrededor de los octámeros de histona de modo que crea dos vueltas de espiral. Dado que la doble hélice de DNA es extremadamente larga, conecta una enorme cantidad de octámeros de histona entre sí. La doble hélice de DNA entre octámeros de histona adyacentes no se asocia con histonas, y parece una delgada cuerda que conecta octámeros de histona vecinos entre sí; por lo tanto, estas regiones conectoras de la doble hélice de DNA se conocen como **DNA conector**. Los cromosomas sólo son visibles al microscopio óptico durante la mitosis y la meiosis, cuando su cromatina se **condensa**; el resto del tiempo la cromatina está **extendida** y no es visible por microscopia óptica.

1. La **cromatina extendida** está formada por **nucleosomas** adyacentes. La doble hélice de DNA se enrolla dos vueltas completas alrededor de cada centro nucleosómico.
   a. El **centro nucleosómico** (parte central del nucleosoma) contiene dos copias de las **histonas H2A, H2B, H3** y **H4**. Los nucleosomas están espaciados a intervalos de 200 pares de bases.
   b. Observada al MET, la cromatina extendida parece una sarta de cuentas; las cuentas son los **nucleosomas**, y el hilo entre nucleosomas adyacentes es el **DNA conector**. Los nucleosomas sostienen el DNA y regulan su accesibilidad para duplicación, transcripción y reparación.
2. La **cromatina condensada** contiene una histona adicional, la **H1**, que se enrolla alrededor de los grupos de nucleosomas y de este modo forma filamentos de 30 nm de diámetro de espiras helicoidales de seis nucleosomas por vuelta, que constituyen las unidades estructurales de los cromosomas.

B. Durante la mitosis, en los cromosomas se observan **bandas G** cuando se someten a tinción de Giemsa, que es específica para secuencias de DNA ricas en **adenina** (A) y **timina** (T). Se cree que las

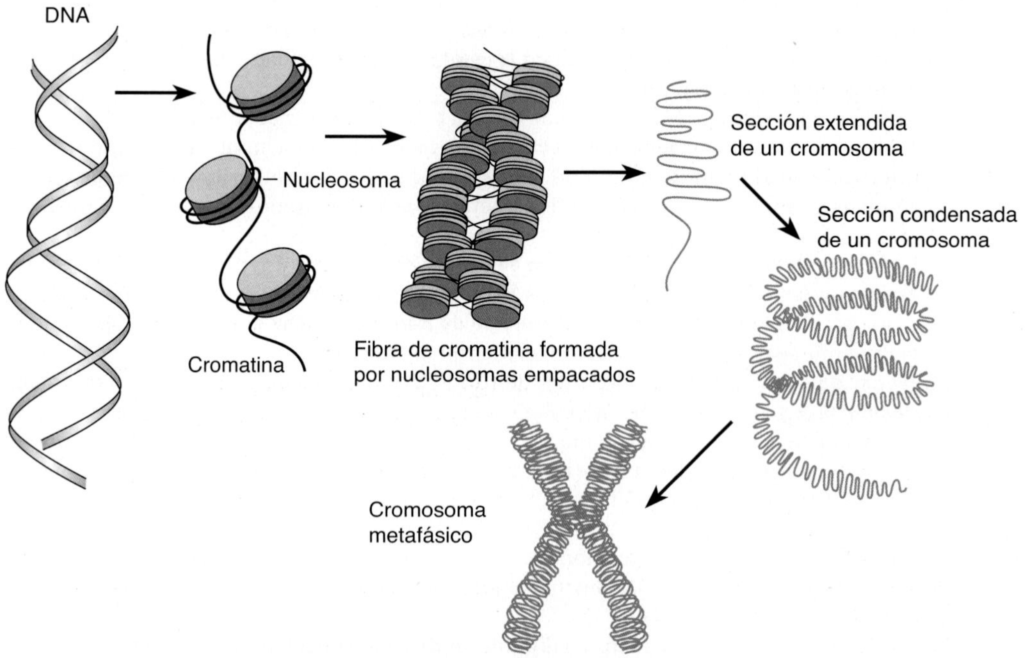

FIGURA 2-3. Empaque de la cromatina en un cromosoma metafásico condensado. En la cromatina extendida los nucleosomas contienen dos copias de las histonas H2A, H2B, H3 y H4. En la cromatina condensada está presente una histona adicional, la H1. DNA, ácido desoxirribonucleico. (Adaptado con permiso de Widnell CC, Pfenninger KH. *Essential Cell Biology.* Baltimore,: Williams & Wilkins; 1990:47.)

bandas representan lazos de DNA muy replegados. Las bandas G son características de cada especie y se usan para identificar cromosomas específicos y anomalías cromosómicas.

C. El cariotipo indica el **número y la morfología de los cromosomas** y es característico de cada especie.
   1. El **número haploide** (n) es el número de cromosomas de las células germinales (23 en el ser humano).
   2. El **número diploide** (2n) es el número de cromosomas de las células somáticas (46 en el ser humano).

D. El **genoma** o **dotación genética total** de un individuo se almacena en sus cromosomas. En el ser humano, el genoma consiste en 22 pares de **autosomas** más un par de **cromosomas sexuales** (ya sea **XX** o **XY**), para un total de 23 pares homólogos o 46 cromosomas.

E. Cada cromosoma consta de dos **cromátides** unidas entre sí en un pequeño punto llamado centrómero.

VII. DNA

El DNA es una larga molécula lineal helicoidal de doble cadena compuesta por múltiples secuencias de nucleótidos. Almacena la información genética del individuo y actúa como **molde o plantilla para la síntesis de RNA**. Las secuencias de nucleótidos completas de un ser humano se localizan en los 46 cromosomas de cada célula, y si se estiraran y colocaran extremo con extremo, medirían casi 2 m de largo.

A. Los nucleótidos están formados por una base (purina o pirimidina), un azúcar desoxirribosa y un grupo fosfato.
   1. Las **purinas** son **adenina** (A) y **guanina** (G).
   2. Las **pirimidinas** son **citosina** (C) y **timina** (T).

B. La doble hélice de DNA está formada por **dos cadenas de DNA complementarias** que se mantienen unidas por puentes de hidrógeno entre los pares de bases A-T y G-C.

C. Los exones son regiones de la molécula de DNA que **codifican** RNA específicos.

D. Los intrones son regiones de la molécula de DNA, intercaladas entre los exones, que **no codifican** ningún RNA.

E. Un codón es una secuencia de **tres bases** de la molécula de DNA que codifica un solo **aminoácido**.

F. Un gen es un segmento de la molécula de DNA localizado en una región específica de un cromosoma. Es responsable no sólo de la formación de una sola molécula de RNA, sino también de las secuencias reguladoras que controlan la expresión de un rasgo específico. En determinados virus, un gen puede constar de RNA en lugar de DNA.

G. Un genoma es el conjunto completo de información hereditaria que un individuo posee. Esta información se clasifica en dos categorías, **genes** y **segmentos no codificantes** del DNA (o del RNA en algunos virus). De hecho, sólo alrededor de 2% del genoma consta de genes (que codifican proteínas/polipéptidos), mientras que la mayor parte del resto es no codificante, en el sentido de que no codifica proteínas/polipéptidos pero posee funciones regulatorias o de otro tipo.

CONSIDERACIONES CLÍNICAS

Los **oncogenes** son el resultado de **mutaciones de determinados genes reguladores**, llamados **protooncogenes**, que por lo general estimulan o inhiben la proliferación y el desarrollo celulares.

1. Accidentes genéticos o virus pueden causar la formación de oncogenes.
2. Cualquiera que sea el origen, los oncogenes dominan los alelos normales (protooncogenes) y causan **desregulación** de la división celular, lo que ocasiona cáncer.
3. El cáncer de vejiga y la leucemia mielógena aguda son causados por oncogenes.

VIII. RNA

El RNA es una molécula lineal parecida al DNA; sin embargo, está formado por una sola cadena y contiene **ribosa** en vez del **azúcar desoxirribosa** y **uracilo** (U) en vez de **timina** (T). El RNA se sintetiza por **transcripción** del DNA. La transcripción es catalizada por tres **RNA polimerasas**: la I para el rRNA, la II para el mRNA y la III para el tRNA. Algunos de los segmentos no codificantes del RNA se transcriben para formar RNA de transferencia (tRNA), RNA ribosómico (rRNA) y RNA reguladores. Además, otros RNA pueden actuar como enzimas, como las ribozimas que catalizan la formación de enlaces peptídicos durante la síntesis de proteínas.

A. **El mRNA** lleva el código genético al citoplasma para dirigir la **síntesis de proteínas** (figura 2-4).

1. Esta molécula de una sola cadena (monocatenaria) está formada por centenares o miles de nucleótidos.

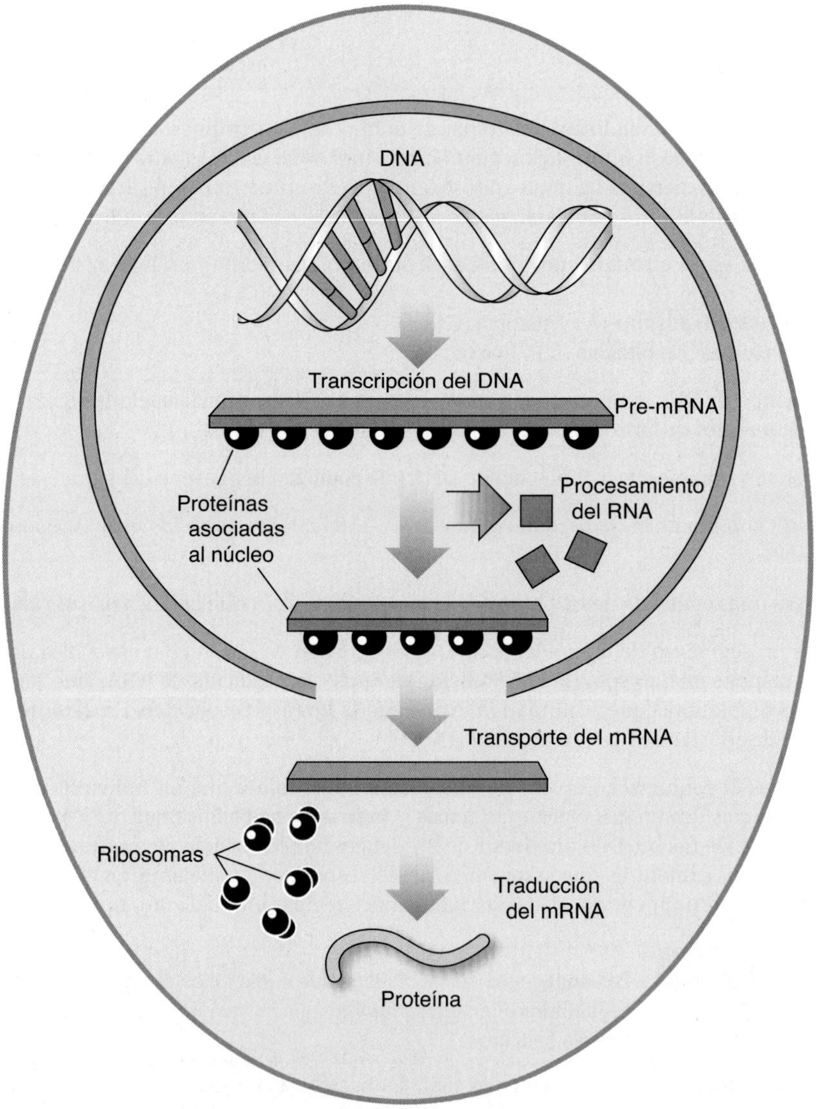

FIGURA 2-4. Pasos a través de los cuales la información genética codificada en el ácido desoxirribonucleico (DNA) se transcribe en un ácido ribonucleico mensajero (mRNA), que acaba por convertirse en proteínas en el citoplasma. (Copyright 1994 de *Molecular Biology of the Cell*, 3rd ed., por Alberts et al. Adaptado con permiso de Garland Science/Taylor & Francis LLC.)

2. El mRNA contiene codones que son **complementarios** a los codones de DNA a partir del cual se ha transcrito, incluido un **codón de inicio (AUG)** que **inicia** la síntesis de la proteína, y uno de los tres **codones de terminación** (**UAA, UAG** o **UGA**) que **finaliza** la síntesis de la proteína.
3. El mRNA se sintetitza en la siguiente serie de pasos.
   a. La **RNA polimerasa II** reconoce un **promotor** en una sola cadena de la molécula de DNA y se une fuertemente a él.
   b. La hélice de DNA se desenrolla unas dos vueltas y las cadenas de DNA se separan, de manera que los **codones** quedan expuestos y sirven de molde para la síntesis de la molécula de RNA complementaria.
   c. La RNA polimerasa II avanza a lo largo de la cadena de DNA y promueve el pareamiento de bases entre los nucleótidos complementarios del DNA y el RNA.
   d. Cuando la RNA polimerasa II reconoce una **señal de terminación de la cadena** (codones de terminación **UAA, UAG** o **UGA**) en la molécula de DNA, pone fin a su asociación con el DNA y queda libre para reiniciar la transcripción.
   e. El transcrito primario, que es un **pre-mRNA** al cual se le han eliminado los intrones, se asocia con proteínas para formar **hnRNP**.
   f. Los exones son cortados y empalmados en varios pasos, proceso en el que participan los **empalmosomas** y que genera **mRNP**.
   g. Cuando los mRNP entran en el citoplasma, sus proteínas son eliminadas, lo que genera un **mRNA funcional**.
   h. Alguna vez se pensó que los segmentos de RNA que quedan como intrones en el proceso de transcripción eran degradados y reciclados, ya que se creía que no tenían ninguna función, sin embargo, datos recientes demuestran que estos segmentos de RNA pueden modificarse para realizar funciones reguladoras análogas a las de las proteínas reguladoras relacionadas con el desarrollo, la expresión génica y la evolución.

B. **El tRNA** está plegado en forma de hoja de trébol y contiene cerca de 80 nucleótidos, terminados en un ácido adenílico (al que se unen los aminoácidos).
1. Cada tRNA se combina con un aminoácido específico que ha sido activado por una enzima.
2. Un extremo de la molécula de tRNA posee un **anticodón**, un triplete de nucleótidos que reconoce el codón complementario en el mRNA. Si hay reconocimiento, el anticodón asegura que el tRNA transfiera su molécula de aminoácido activada, en la secuencia correcta, a la cadena polipeptídica en crecimiento.

C. **El RNA ribosómico** se asocia con distintas proteínas (incluidas enzimas) y forma **ribosomas**.
1. El rRNA se asocia con el mRNA y el tRNA durante la síntesis de proteínas.
2. La síntesis de rRNA ocurre en el nucléolo y es catalizada por la RNA polimerasa I. Para **construir ribosomas**, se forma y se **procesa** un único **rRNA precursor (pre-rRNA) de 45S** de la manera siguiente (figura 2-5):
   a. El pre-rRNA se asocia con proteínas ribosómicas y se fragmenta en los RNA de tres tamaños presentes en los ribosomas (28S, 18S y 5.8S).
   b. A continuación, **RNP** que contiene rRNA de 28S y 5.8S se combina con rRNA de 5S, que es sintetizado fuera del nucléolo, para formar la **subunidad grande** del ribosoma.
   c. La RNP que contiene rRNA de 18S forma la **subunidad pequeña** del ribosoma.

D. Los RNA reguladores son micro-RNA (miRNA), RNA no codificante intergénico grande (lincRNA) y RNA de interferencia pequeños (siRNA).
1. Los **micro-RNA (miRNA)**, descubiertos en anélidos en la década de 1990, son segmentos muy pequeños de moléculas de RNA monocatenario de sólo 19 a 25 nucleótidos de longitud que ayudan a regular la expresión génica. Aunque los miRNA se transcriben a partir de DNA, no son codificantes y no se traducen en proteínas. Investigaciones recientes demuestran la presencia de una diversa población de más de 1 000 miRNA humanos que regulan procesos del desarrollo y fisiológicos. Algunos miRNA metilan regiones específicas del DNA, con lo que impiden que ocurra la transcripción, mientras que otros miRNA se insertan en una porción correspondiente de la cadena de mRNA, lo cual impide la traducción del mRNA; por tanto, el miRNA regula la expresión génica. Se ha estimado que los miRNA podrían regular un tercio o más de los genes humanos. Dado que cada miRNA puede controlar cientos de blancos génicos, podrían influir en la mayoría de las vías

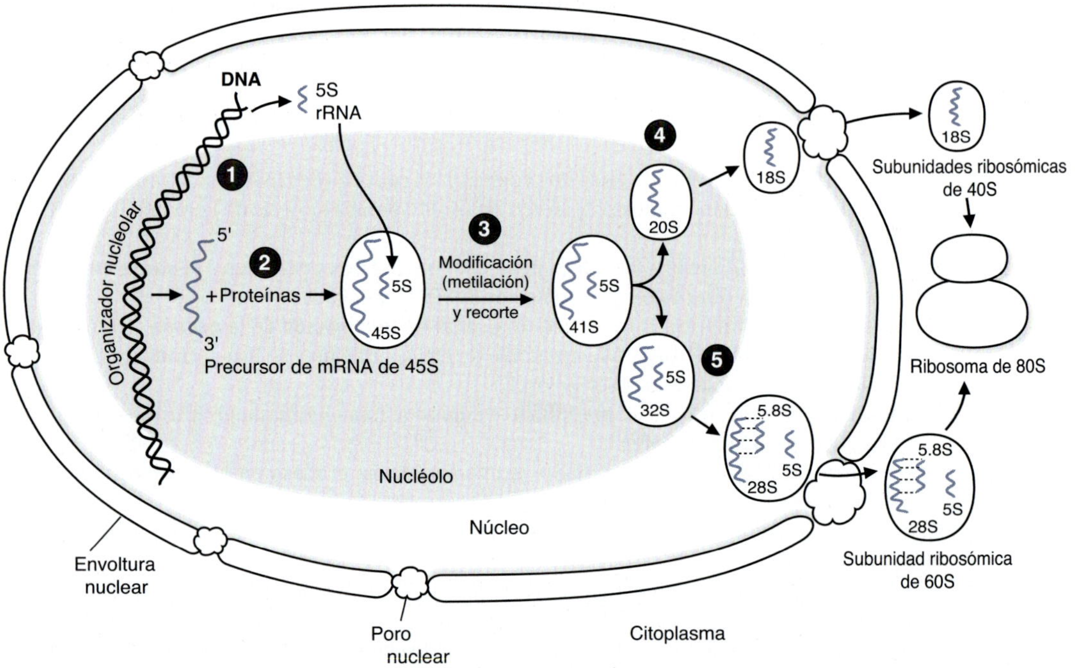

FIGURA 2-5. Formación de ácido ribonucleico ribosómico (rRNA) y su procesamiento hasta subunidades ribosómicas en el nucléolo. (Adaptado con permiso de Swanson et al. *BRS Biochemistry, Molecular Biology, and Genetics*, 5th ed. Baltimore, MD: Wolters Kluwer Health/Lippincott Williams & Wilkins; 2009:265.)

genéticas. Además de funcionar en la expresión génica, los miRNA también actúan como "conmutadores centrales" de redes de señalización que controlan la homeostasis de las células madre, así como diversos procesos patológicos como fibrosis, metástasis y la biología de las células malignas.

2. Los **RNA no codificantes intergénicos grandes (lincRNA)**, de más de 200 nucleótidos de longitud, también intervienen en la regulación génica. Dado que cada célula de una mujer posee dos cromosomas X, uno de ellos se transcribe para formar lincRNA los cuales recubren de manera específica ese cromosoma X en particular e impiden la transcripción de sus genes. Otros lincRNA impiden la transcripción de diversos genes en diferentes cromosomas. Otros más compiten con determinados mRNA por los miRNA, con lo que actúan como señuelos para proteger los mRNA de las acciones inhibidoras ejercidas por los miRNA y facilitan la traducción de los mRNA para sintetizar una proteína específica.
3. Los **RNA de interferencia pequeños (siRNA)** son similares a los miRNA; tienen 19 a 25 nucleótidos de longitud, pero con frecuencia surgen del genoma de virus de RNA que infectan una célula (aunque algunos siRNA se transcriben a partir del propio genoma de la célula). Recuerdan miRNA en su modo de acción, porque también metilan regiones específicas del DNA y de este modo interfieren en el proceso de transcripción.

CONSIDERACIONES CLÍNICAS

Se ha demostrado que los **miRNA** reprimen determinados genes relacionados con cáncer. Además, se sabe que los miRNA deprimen la angiogénesis, lo cual puede ser útil en medicina para restringir el crecimiento canceroso. Por tanto, se espera que los miRNA lleguen a ser útiles en el diagnóstico y tratamiento del cáncer. Otros miRNA específicos al parecer regulan la diferenciación (p. ej., reprimen la formación de adipocitos, lo cual podría llevar a una modalidad de tratamiento clínico para la obesidad). Otros miRNA más reprimen determinados genes relacionados con cáncer, como el cáncer pulmonar; las células de cáncer pulmonar del ser humano tratadas con miRNA han reducido su velocidad de proliferación, su capacidad de migrar, y por tanto sus capacidades invasivas. Además, las células tratadas tuvieron una mayor tasa de apoptosis; por ello, se espera que los miRNA sean útiles en el diagnóstico y tratamiento del cáncer.

IX. CICLO CELULAR (figura 2-6)

A. **El ciclo celular** varía en duración en los distintos tipos de células, pero en todas se repite cada vez que una célula se divide. Consiste no sólo en la serie de sucesos que preparan a la célula para dividirse en dos células hijas, sino también en los procesos de la división celular.

1. Queda **temporalmente suspendido** en las células en reposo que no se dividen (p. ej., en los linfocitos periféricos), que se encuentran en la **fase de quiescencia (fase G_0)**. Estas células pueden reiniciar el ciclo y empezar a dividirse de nuevo.
2. Está **permanentemente interrumpido** en células diferenciadas que no se dividen (p. ej., la mayoría de las células de miocardio y las neuronas).

B. El ciclo celular está compuesto por dos periodos principales, la **interfase** (intervalo entre dos divisiones celulares sucesivas) y la **mitosis** (**fase M,** periodo de división de la célula).

1. La **interfase** es considerablemente más larga que la fase M y es el periodo durante el cual la **célula duplica su tamaño y su contenido de DNA**.
   a. La interfase se divide en tres fases separadas (**G_1, S** y **G_2**) durante las cuales se realizan funciones celulares específicas.
      (1) La **fase G_1 (fase de intervalo 1)** se prolonga horas o incluso días.
         (a) Ocurre después de la mitosis y es el periodo durante el cual la célula crece y sintetiza proteínas, lo que restaura el volumen y el tamaño normal de las células hijas.
         (b) Se sintetizan determinadas proteínas iniciadoras (inductoras); estas proteínas permiten a la célula alcanzar el umbral (**punto de restricción**) y pasar a la fase S. Las células que no consiguen alcanzar el punto de restricción se convierten en células en reposo y entran en la **fase G_0**, donde pueden permanecer por días, meses o años antes de volver a experimentar el ciclo celular, o bien permanecen en la fase G_0 de modo permanente (ver antes).
      (2) La **fase S (fase de síntesis)** dura de 8 a 12 h en la mayoría de células.
         (a) El DNA se duplica y se sintetizan proteínas histonas y no histonas, lo que causa la **duplicación de los cromosomas**.
         (b) Los centrosomas también se duplican.

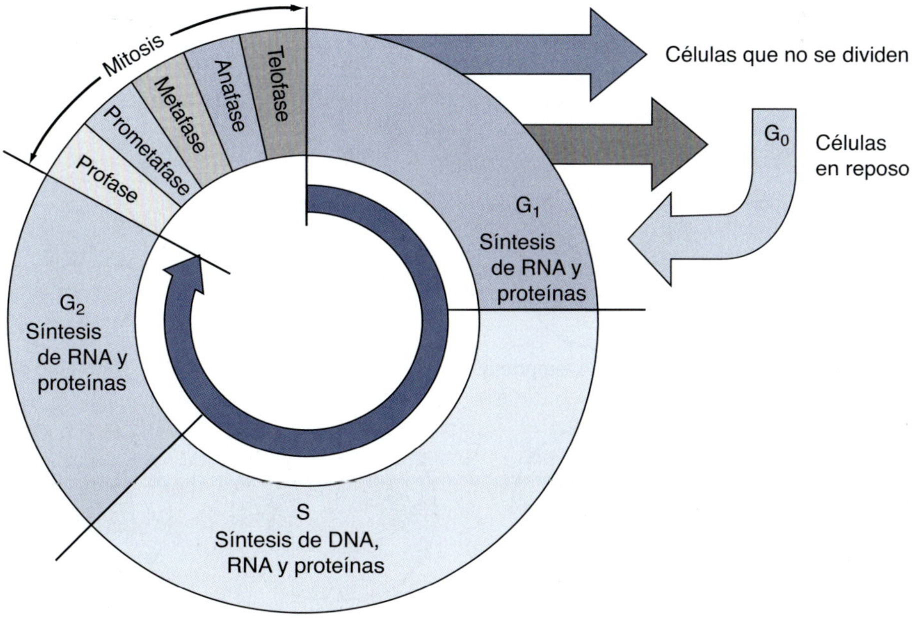

FIGURA 2-6. Fases del ciclo celular en las células en división. Las células diferenciadas que ya no se dividen han abandonado el ciclo, mientras que las células en reposo que están en la fase G_0 pueden reiniciar el ciclo y empezar a dividirse de nuevo. (Adaptado con permiso de Widnell CC, Pfenninger KH. *Essential Cell Biology*. Baltimore, MD: Williams & Wilkins; 1990:58.)

(3) La fase G_2 (fase de intervalo 2) se prolonga entre 2 y 4 h.

(a) Esta fase sigue a la fase S y perdura hasta la mitosis.

(b) Se duplican los centríolos, y cada uno da origen a un nuevo centríolo hijo; la célula se prepara para dividirse mientras se almacena la energía necesaria para completar la mitosis; y se sintetizan el RNA y las proteínas necesarios para la mitosis, incluida la tubulina del aparato mitótico.

b. Se han identificado varios **factores de control**. Entre ellos, una familia de proteínas conocidas como **ciclinas**, así como **cinasas dependientes de ciclina (CDK)**, que inician o inducen (o ambas cosas) la progresión del ciclo celular.

(1) Durante la fase G_1, **ciclinas D** y **E** se unen a sus respectivas CDK; estos complejos permiten a la célula iniciar la **fase S** y avanzar en ella. Durante las fases G_1 y S, la duplicación del DNA es supervisada, y si se detectan errores, el ciclo celular se interrumpe hasta que aquéllos se corrigen. Se trata del **punto de control de daños del DNA G_1** y el **punto de control de daños del DNA S**, respectivamente.

(2) La ciclina A se une a sus CDK, lo que permite a la célula abandonar la **fase S**, entrar en la **fase G_2** y fabricar **ciclina B**. Hay otros dos puntos de control del DNA en la fase G_2; uno es el **punto de control de DNA no duplicado**, el cual no puede abandonarse a menos que todo el DNA se haya duplicado en la fase S, y el **punto de control de daños del DNA G_2**, que impide la continuación de la fase G_2 si hay errores en el DNA duplicado.

(3) La ciclina B se une a su CDK, lo que induce a la célula a abandonar la **fase G_2** y entrar en la **fase M**. Al principio de la fase M, el aparato del huso se supervisa, y si el ensamblaje del huso es defectuoso la célula no puede abandonar la fase M. Esto se conoce como **punto de control del ensamblaje del huso**. Hacia el final de la fase M, se supervisa el estado de los cromosomas, y si cualquiera de éstos "se adhiere" a otro, no se permite que la célula salga de la fase M. Esto se conoce como **punto de control de segregación cromosómica**.

2. La **mitosis** (figura 2-7 y tabla 2-1) dura entre 1 y 3 h. Sigue a la fase G_2 y completa el ciclo celular. Incluye segregación y duplicación de los cromosomas, división del núcleo (**cariocinesis**) y finalmente división del citoplasma (**citocinesis**), de lo que resultan dos células hijas **idénticas**. Consta de cinco grandes fases.

a. La **profase** comienza cuando los cromosomas duplicados se condensan y se hacen visibles. Cada cromosoma consta de dos **cromátides hermanas** (los futuros **cromosomas hijos**) unidos entre sí en el **centrómero.** Varias proteínas se ensamblan sobre cada proteína en la vecindad del centrómero, formando un **centrómero**. Varias proteínas se ensamblan sobre cada proteína en la vecindad del centrómero, formando un **cinetocoro** en los lados opuestos de cada cromátide. Así, habrá dos cinetocoros, uno en cada cromátide, dirigidos hacia polos opuestos de la célula. Durante la profase el nucléolo y la envoltura nuclear empiezan a desaparecer.

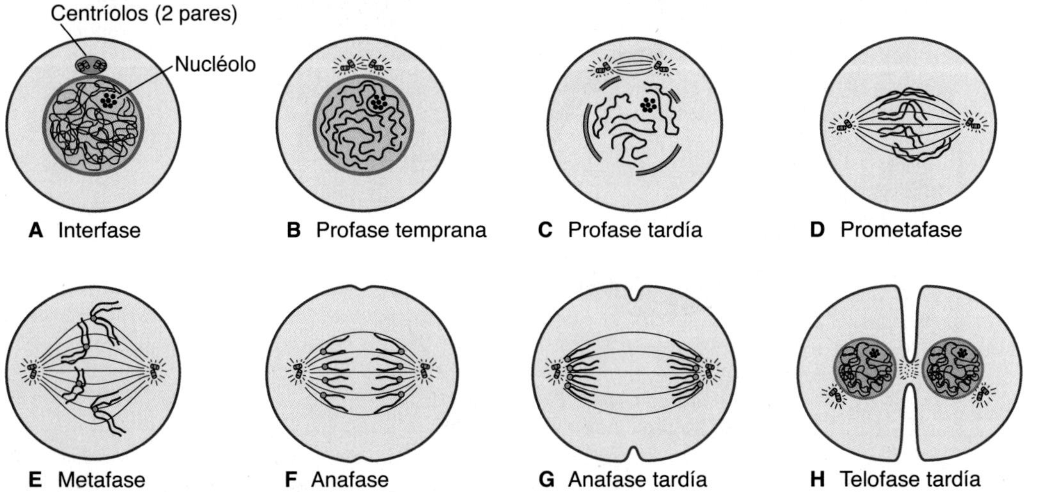

FIGURA 2-7. Sucesos de diversas fases de la mitosis. (Modificado con permiso de Kelly DE, Wood RL, Enders AC. *Bailey's Textbook of Microscopic Anatomy*. 18th ed. Baltimore, MD: Williams & Wilkins; 1984:89.)

tabla **2-1** Fases de la mitosis

Fase	Contenido de DNA	Características que las identifican
Profase (temprana)	El contenido de DNA es el doble del de la fase S de la interfase (4n); además, se duplican los centriolos.	La envoltura nuclear y el nucléolo empiezan a desaparecer. Los cromosomas se condensan; están formados por dos cromátides hermanas unidas por el centrómero.
Profase (tardía)		Los centríolos migran hacia polos opuestos y originan las fibras del huso y los radios del áster.
Prometafase	Doble dotación de DNA (4n)	La envoltura nuclear ha desaparecido. Los cinetocoros se desarrollan en los centrómeros, y se forman microtúbulos cinetocóricos.
Metafase	Doble dotación de DNA (4n)	Máxima condensación de los cromosomas, que se alinean en el plano ecuatorial del huso mitótico.
Anafase	Doble dotación de DNA (4n)	Las cromátidas hijas se separan por el centrómero.
Anafase (tardía)		Cada cromátida migra hacia un polo opuesto de la célula a lo largo del microtúbulo (cariocinesis). Empieza a formarse un surco de división.
Telofase	Cada célula hija contiene una sola dotación de DNA (2n)	El surco (cuerpo medio) entre las dos células hijas recién formadas se hace más profundo (citocinesis). Reaparecen la envoltura nuclear y los nucléolos; los cromosomas se dispersan y originan un nuevo núcleo interfásico.

(1) El **centrosoma** contiene los **centríolos** y una nube pericentriolar de material donde hay **anillos de γ-tubulina**. Es el principal **centro organizador de microtúbulos (COMT)** de la célula. A medida que los centrosomas migran hacia polos opuestos de la célula, forman dos COMT, uno en cada polo de la célula en división y cada COMT da origen a tres grupos de microtúbulos que formarán el **aparato del huso** de la célula: los **microtúbulos del áster** surgen de los COMT en un patrón de rayos y aseguran que los COMT conserven su sitio correcto en los polos opuestos de la célula cerca de la membrana celular, y de este modo los microtúbulos del áster facilitan la orientación correcta del aparato del huso. Los **microtúbulos polares** surgen de cada COMT, crecen unos hacia otros, y se encuentran cerca del ecuador de la célula. Su función es asegurar que los dos COMT se mantengan separados entre sí y en sus sitios respectivos. Los **microtúbulos del cinetocoro** emanan de cada COMT y crecen hacia los cromosomas. Una vez que llegan al cromosoma correspondiente, se unen a los cinetocoros de las cromátidas hermanas y, durante la anafase, comienzan el proceso de llevar las cromátides hermanas a polos opuestos de la célula.

b. La **prometafase** empieza cuando la envoltura nuclear desaparece, lo que permite a los cromosomas dispersarse, aparentemente de manera aleatoria, en el citoplasma. Las cromátides hermanas son mantenidas juntas por **cohesinas**, un grupo de proteínas de unión, y su estado comprimido es mantenido por las proteínas **condensinas**.

c. La **metafase** es la fase durante la cual los cromosomas condensados y duplicados se alinean en el plano ecuatorial del huso mitótico y se unen a los microtúbulos cinetocóricos por su cinetocoro. Si esta conexión no es estable, el **complejo promotor de la anafase** interfiere con la actividad de la ciclina E, y la célula no puede avanzar en la metafase.

d. La **anafase** empieza cuando las cromátides hermanas se separan por el centrómero y los cromosomas hijos se desplazan hacia los polos opuestos de la célula.

(1) El huso se alarga.

(2) En las últimas etapas de la anafase empieza a formarse un **surco de división** alrededor de la célula a medida que el **anillo contráctil**, una banda de filamentos de actina, se contrae.

e. La **telofase** se caracteriza porque cada juego de cromosomas ha alcanzado un polo y el surco de división se hace más profundo; el **cuerpo medio** (que contiene microtúbulos polares superpuestos) está ahora entre las células hijas recién formadas.

(1) Los microtúbulos del cuerpo medio se despolimerizan, lo que facilita la **citocinesis** y la formación de dos células hijas idénticas.

(2) En las células hijas se reestablece la **envoltura nuclear** alrededor de los cromosomas condensados y **reaparecen los nucléolos**. Los nucléolos se originan de **RON** específicas (llamadas sitios de constricción secundarios), que en el ser humano son portadas por cinco cromosomas diferentes (ver Sección III, Nucléolo, en este Capítulo).

(3) Los núcleos hijos aumentan de tamaño gradualmente, y los cromosomas condensados se dispersan para formar el típico núcleo interfásico con heterocromatina y eucromatina.

(4) Parece ser que al final de la citocinesis el centríolo madre del par duplicado se traslada desde el polo nuclear recién formado hasta el puente intercelular. Este proceso es necesario para iniciar el desensamblaje de los microtúbulos del cuerpo medio y para que las células hijas se separen del todo. Si el proceso no ocurre, la duplicación del DNA se detiene en uno de los puntos de control de G_1 durante la interfase siguiente.

CONSIDERACIONES CLÍNICAS **Células transformadas**

1. Las células transformadas han perdido su capacidad de reaccionar a señales regulatorias que controlan el ciclo celular, y debido a ello, pueden experimentar la división celular por tiempo indefinido, con lo que se hacen cancerosas.
2. **Vincristina y vimblastina** son útiles en estos casos porque pueden detener el ciclo celular en la mitosis, mientras que los fármacos que bloquean la síntesis de purinas y pirimidinas pueden detenerlo en la fase S.

X. APOPTOSIS (MUERTE CELULAR PROGRAMADA)

La **apoptosis** o muerte celular programada es el mecanismo por el cual se eliminan células de los tejidos de manera ordenada como parte del mantenimiento normal o durante el desarrollo.

A. Las células que experimentan la muerte celular programada muestran **características morfológicas** específicas.
   1. Presentan condensación de la cromatina, fragmentación del núcleo y formación de vesículas en la membrana plasmática.
   2. La célula se contrae y se rompe en fragmentos rodeados por membrana llamados **cuerpos apoptósicos.**

B. Las células apoptósicas no representan una amenaza para las células circundantes, porque determinados cambios en su membrana plasmática hacen que sean fagocitadas con rapidez por macrófagos y por células vecinas. Los macrófagos que fagocitan células apoptósicas no liberan citocinas que inicien la respuesta inflamatoria.

   Además, las células apoptósicas pueden ser inhibidas por varios factores de supervivencia producidos por determinadas células y por determinados factores de crecimiento, hormonas, proteínas, etcétera.

C. Distintos mecanismos provocan las señales que inducen la apoptosis.
   1. Los genes que codifican las enzimas llamadas **caspasas** tienen una participación importante en el proceso.
   2. Algunas citocinas, como el **factor de necrosis tumoral (TNF)**, también pueden activar las caspasas que degradan proteínas reguladoras y estructurales del núcleo y del citoplasma, lo que causa los cambios morfológicos característicos de la apoptosis.

D. **Los defectos en el proceso** de muerte celular programada contribuyen a muchas enfermedades importantes.
   1. La apoptosis excesiva provoca pérdida extensa de células nerviosas en la enfermedad de Alzheimer y en el evento vascular cerebral.
   2. Una apoptosis insuficiente se ha relacionado con cáncer y con enfermedades autoinmunitarias.

XI. MEIOSIS (figura 2-8)

A. La **meiosis** es un tipo especial de división celular propia de las células germinales (ovogonia y espermatogonia) en la que el **número de cromosomas** se reduce de **diploide (2n)** a **haploide (n)**. Estos sucesos se realizan a través de dos divisiones reduccionales.

1. Ocurre en las células germinales en desarrollo durante la preparación para la reproducción sexual. La fecundación ulterior origina **cigotos diploides**.
2. El contenido de DNA de la célula diploide original se duplica (4n) durante la fase S preparatoria para la meiosis.
   a. Esta fase es seguida por dos divisiones celulares sucesivas que originan **cuatro células haploides.**
   b. Además, ocurre la **recombinación** de los genes maternos y paternos por **entrecruzamiento** y **distribución aleatoria**, lo que asegura que el genoma haploide del gameto sea único.

B. Las **fases de la meiosis** son la meiosis I (división reduccional) y la meiosis II (división ecuatorial).

1. La **división reduccional (meiosis I)** ocurre después de la interfase, cuando el contenido de DNA se duplica, el número de cromosomas (46) se mantiene constante y la célula dispone de un **contenido de DNA 4C** (considerando el contenido total de DNA de la célula).

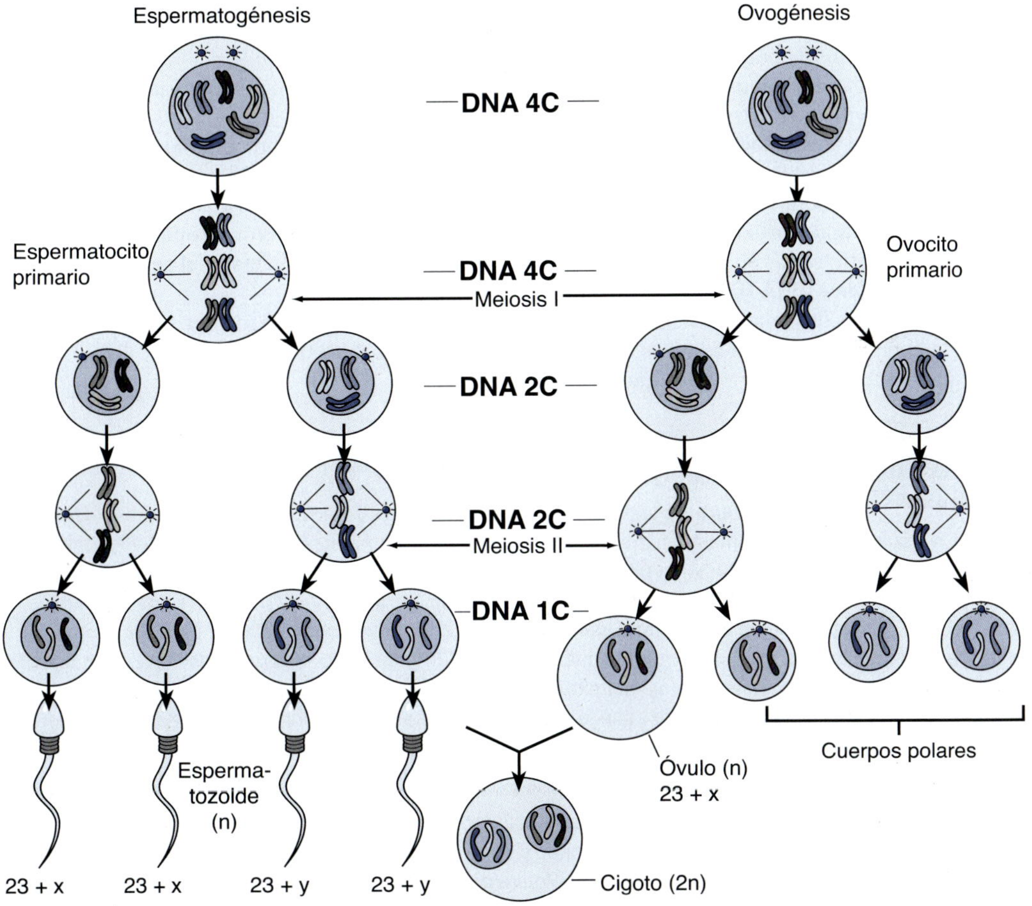

FIGURA 2-8. Meiosis en el hombre y la mujer. En el hombre, la espermatogénesis origina los espermatozoides, cada uno de los cuales contiene el número haploide de cromosomas. En la mujer, la ovogénesis da origen a un óvulo con el número haploide de cromosomas. La fecundación restaura el número diploide de cromosomas en el cigoto resultante. (Adaptado con permiso de Widnell CC, Pfenninger KH. *Essential Cell Biology.* Baltimore, MD: Williams & Wilkins; 1990:69.)

a. La **profase I** se divide en cinco estadios (leptoteno, cigoteno, paquiteno, diploteno y diacinesis), en los que ocurre lo siguiente:
   (1) La cromatina se condensa en cromosomas visibles, cada uno formado por dos cromátidas unidas por el centrómero.
   (2) Los cromosomas homólogos maternos y paternos se parean mediante el **complejo sinaptinémico**, y forman una **tétrada**. En el **quiasma** se produce **entrecruzamiento** (intercambio aleatorio de genes entre segmentos de cromosomas homólogos), lo que **incrementa la diversidad genética**.
   (3) El nucléolo y la envoltura nuclear desaparecen.
b. **Metafase I**
   (1) Los pares de cromosomas homólogos se alinean en el plano ecuatorial del huso en una disposición al azar, lo que facilita la mezcla genética.
   (2) Las fibras del huso de cada polo se adhieren al **cinetocoro** de cualquiera de los pares de cromosomas y de esta manera se asegura la mezcla genética.
c. **Anafase I**
   (1) Esta fase es similar a la anafase de la mitosis, excepto que en la mitosis las dos cromátides son separadas y cada una es enviada a un polo distinto de la célula, mientras que en la anafase I de la meiosis las cuatro cromátides son separadas de tal modo que **dos cromátides** permanecen unidas al ser llevadas a cada polo de la célula.
   (2) Los cromosomas migran hacia los polos.
d. La **telofase I** es parecida a la telofase de la mitosis en que se restituye la envoltura nuclear y se forman dos células hijas por citocinesis.
   (1) En este caso cada célula hija contiene 23 cromosomas (n), pero su **contenido de DNA** es **2C** (la cantidad diploide).
   (2) Cada cromosoma está formado por **dos cromátidas hermanas** parecidas (pero no genéticamente idénticas después de la recombinación).

2. La **división ecuatorial (meiosis II)** empieza poco después de que se ha completado la meiosis I, seguida de una breve interfase en la que el **DNA no se duplica (sin fase S)**.
   a. Las cromátidas hermanas se reparten entre las dos células hijas formadas en la meiosis I. A continuación las dos células hijas se dividen, de modo que los cromosomas se distribuyen en cuatro células hijas, cada una de las cuales contiene su propio **material genético recombinado único (DNA 1C; n)**.
   b. Las fases de la meiosis II son parecidas a las de la mitosis y por ello reciben el mismo nombre con el calificativo II añadido (profase II, metafase II, anafase II y telofase II).
   c. La meiosis II ocurre más rápidamente que la mitosis.

CONSIDERACIONES CLÍNICAS

No disyunción de cromosomas

Durante la profase I de la meiosis I, los pares de cromosomas se alinean en la placa ecuatorial e intercambian material genético. Durante la anafase I, los pares de cromosomas se separan y comienzan su migración a polos opuestos. A veces, los miembros de un par no se separan, con el resultado de que una célula hija contiene un cromosoma extra ($n + 1 = 24$), mientras que la célula hija en el polo opuesto tiene un cromosoma menos ($n - 1 = 22$). Esto se conoce como **no disyunción.** Si ocurre la fecundación con un gameto normal que contiene 23 cromosomas, el cigoto resultante contendrá 47 cromosomas (trisomía para el cromosoma extra) o 45 cromosomas (monosomía para el cromosoma faltante). Los cromosomas 8, 9, 13, 18 y 21 son los afectados más a menudo por la no disyunción.

La **aneuploidía,** definida como la posesión de un número anormal de cromosomas, puede detectarse por cariotipificación.

1. El **síndrome de Down (trisomía 21)** se caracteriza por retraso mental, baja estatura, apéndices cortos, malformaciones cardiacas congénitas y otros defectos.
2. El **síndrome de Klinefelter (XXY)** es la aneuploidía de los cromosomas sexuales y se caracteriza por esterilidad, grado variable de masculinización y testículos pequeños.
3. El **síndrome de Turner (XO)** es la **monosomía** de los cromosomas sexuales y se caracteriza por baja estatura, esterilidad y otras anomalías.

Autoevaluación

Instrucciones: cada reactivo de esta sección va seguido de posibles respuestas o de términos para completar. Seleccione la opción CORRECTA.

1. El complejo del poro nuclear:

(A) Permite la comunicación libre entre el núcleo y el citoplasma
(B) Es puenteado por una unidad de membrana
(C) Se localiza sólo en poros nucleares específicos
(D) Permite el tránsito de proteínas mediante transporte mediado por receptor
(E) Tiene un anillo luminal en la cara citoplásmica

2. ¿Cuál de los siguientes nucleótidos se encuentra sólo en el RNA?

(A) Timina
(B) Adenina
(C) Uracilo
(D) Citosina
(E) Guanina

3. Los anticodones se localizan en:

(A) El mRNA
(B) El rRNA
(C) El tRNA
(D) La snRNP
(E) La hnRNP

4. En el ciclo celular el DNA se duplica durante la fase siguiente:

(A) Fase G_2
(B) Fase S
(C) Fase M
(D) Fase G_1
(E) Fase G_0

5. A un adolescente de sexo masculino se le diagnostica síndrome de Klinefelter. Aunque se ha informado a los padres el significado clínico, quieren que se les explique qué es lo que pasa. Identifique el tema que debe discutirse con los padres.

(A) Trisomía del cromosoma 21
(B) Pérdida de un autosoma durante la mitosis
(C) Pérdida del cromosoma Y durante la meiosis
(D) No disyunción del cromosoma X
(E) Pérdida del cromosoma X

6. ¿Cuál de las siguientes estructuras es una inclusión no rodeada por membrana que sólo puede observarse durante la interfase?

(A) Complejo del poro nuclear
(B) Nucléolo
(C) Heterocromatina
(D) Membrana nuclear externa
(E) Eucromatina

7. Una estructura que se continúa con el RER es:

(A) El complejo del poro nuclear
(B) El nucléolo
(C) La heterocromatina
(D) La membrana nuclear externa
(E) La eucromatina

8. Identifique la estructura que controla la entrada y la salida de proteínas del núcleo.

(A) Complejo del poro nuclear
(B) Nucléolo
(C) Heterocromatina
(D) Membrana nuclear externa
(E) Eucromatina

9. El sitio con actividad transcripcional es:

(A) El complejo del poro nuclear
(B) El nucléolo
(C) La heterocromatina
(D) La membrana nuclear externa
(E) La eucromatina

10. Los grupos de nucleoproteínas concentrados cerca de la periferia del núcleo reciben el nombre de:

(A) Complejo del poro nuclear
(B) Nucléolo
(C) Heterocromatina
(D) Membrana nuclear externa
(E) Eucromatina

Respuestas

1. **D.** El complejo del poro nuclear contiene un canal acuoso central que permite el paso de moléculas solubles pequeñas. Sin embargo, la entrada y salida de proteínas del núcleo es controlada selectivamente por el complejo del poro nuclear vía transporte mediado por receptor (ver Capítulo 2 II E).

2. **C.** El DNA contiene las purinas adenina y guanina, y las pirimidinas citosina y timina. En el RNA la pirimidina uracilo sustituye la timina (ver Capítulo 2 VII A, VIII).

3. **C.** Cada tRNA posee un triplete de nucleótidos, llamado anticodón, que reconoce el codón complementario del mRNA (ver Capítulo 2 VIII B).

4. **B.** La fase S (síntesis) del ciclo celular es el periodo durante el cual ocurren la duplicación del DNA y la síntesis de histona, con el resultado de la duplicación de los cromosomas. Al final de la fase S cada cromosoma está formado por dos cromátidas idénticas unidas por el centrómero (ver Capítulo 2 IX B).

5. **D.** El síndrome de Klinefelter sólo afecta al sexo masculino. Esta enfermedad es debida a la no disyunción del cromosoma X durante la meiosis, lo que hace que las células somáticas lleven un cromosoma X de más. Por lo tanto, estas células tienen una dotación normal de cromosomas autosómicos (22 pares) y, en vez de un par de cromosomas sexuales (XY), un cromosoma X extra. El genotipo de estos individuos es XXY; es decir, tienen 47 cromosomas en vez de los 46 de la dotación normal. Este síndrome es un ejemplo de trisomía del los cromosomas sexuales. El síndrome de Down es un ejemplo de trisomía autosómica, concretamente es la trisomía del cromosoma número 21. Ambos síndromes tienen complicaciones graves (ver Capítulo 2 XI B Consideraciones clínicas).

6. **B.** El nucléolo es una inclusión del núcleo que no está rodeada por membrana. Se observa durante la interfase, pero desaparece durante la mitosis (ver Capítulo 2 III A).

7. **D.** La membrana nuclear externa se continúa con el retículo endoplásmico rugoso (ver Capítulo 2 II A).

8. **A.** El complejo del poro nuclear controla selectivamente la entrada y salida del núcleo de proteínas y moléculas hidrosolubles (ver Capítulo 2 II E).

9. **E.** La eucromatina que se tiñe de color claro es la cromatina nuclear en transcripción (ver Capítulo 2 V A).

10. **C.** La heterocromatina es la nucleoproteína que se tiñe de color oscuro cerca de la periferia del núcleo. No está siendo transcrita, pero puede ser responsable de la correcta segregación de los cromosomas durante la meiosis (ver Capítulo 2 V A).

capítulo 3

Citoplasma y organelos

I. GENERALIDADES: CITOPLASMA

El citoplasma contiene tres grandes componentes estructurales: **organelos**, **inclusiones** y **citoesqueleto**. El componente fluido recibe el nombre de citosol. Las interacciones funcionales entre determinados organelos dan como resultado la captación y liberación de materiales por la célula, la síntesis de proteínas y la digestión intracelular.

II. COMPONENTES ESTRUCTURALES

A. **Los organelos** (figura 3-1) son las unidades metabólicamente activas de la materia celular.

1. La **membrana plasmática**, que envuelve la célula y forma una frontera entre ésta y estructuras adyacentes, se considera en el Capítulo 1.
2. **Ribosomas**
   a. **Estructura.** Los ribosomas son organelos membranosos de 12 nanómetros (nm) de anchura y 25 nm de longitud, y están formados por una subunidad **pequeña** y otra **grande**. Las dos subunidades están constituidas por distintos tipos de ácido ribonucleico ribosómico (rRNA) y numerosas proteínas (tabla 3-1; ver figura 2-5).
   b. Los ribosomas pueden encontrarse libres en el citosol o anclados a las membranas del retículo endoplásmico rugoso (RER) o a la superficie citoplásmica de la membrana nuclear externa. Libres o anclados, constituyen una sola población intercambiable.
   c. Un **polirribosoma (polisoma)** es un grupo de ribosomas dispuesto a lo largo de una cadena única de ácido ribonucleico mensajero (mRNA), donde cada ribosoma interviene en la síntesis de una proteína.
   d. **Función.** Es en los ribosomas donde el **mRNA se traduce en proteína**. Las proteínas destinadas al transporte (secretorias, de membrana y lisosómicas) se sintetizan en los polirribosomas anclados al RER, mientras que las proteínas no destinadas al transporte se sintetizan en los polirribosomas del citosol como sigue (la síntesis de proteínas destinadas al transporte se aborda más adelante, en la Sección III b):
      (1) La **subunidad ribosómica pequeña** se une al mRNA y a los ácidos ribonucleicos de transferencia (tRNA) activados; entonces los **codones** del mRNA **parean sus bases** con los **anticodones** correspondientes de los tRNA.
      (2) A continuación, un tRNA iniciador reconoce el **codón de inicio (AUG)** del mRNA.

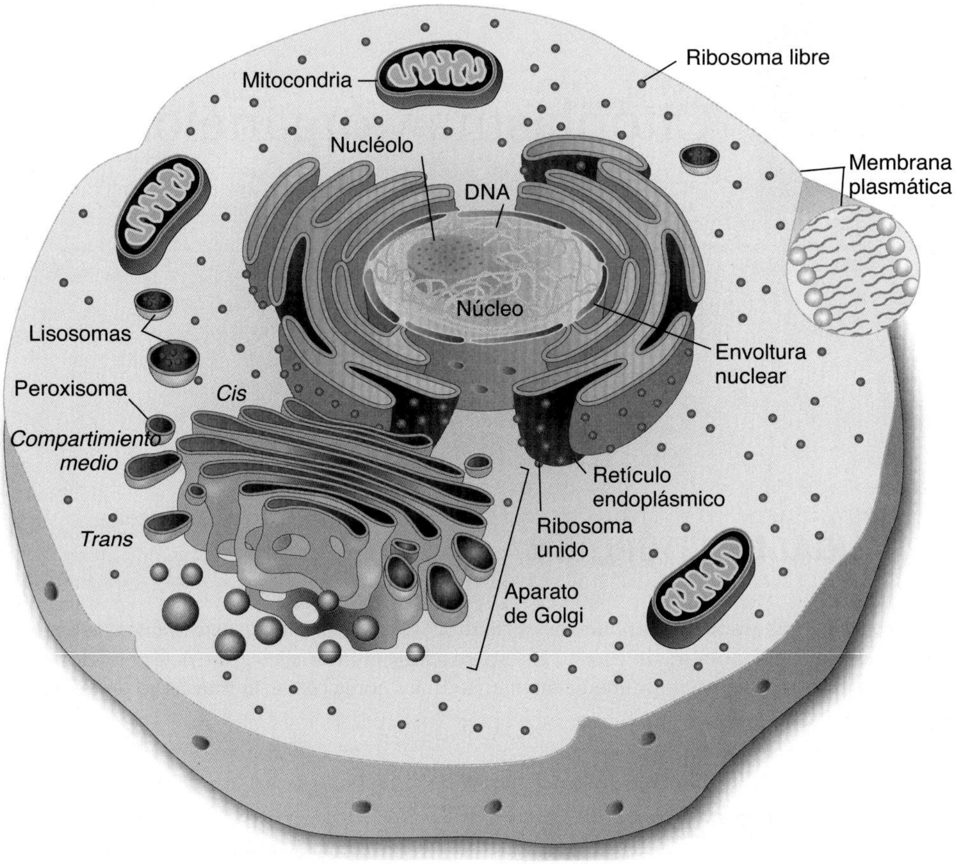

FIGURA 3-1. Célula eucariótica y sus principales organelos e inclusiones. (Reimpreso con permiso de Chandar N, Viselli S. *Cell and Molecular Biology*. North American ed. Baltimore, MD: Wolters Kluwer Health/Lippincott Williams & Wilkins; 2010:48.)

(3) La **subunidad ribosómica grande** se une al complejo. La enzima **peptidiltransferasa** localizada en la subunidad grande cataliza la formación de enlaces peptídicos, lo que da por resultado la adición de aminoácidos a la cadena polipeptídica en crecimiento.

(4) Un **codón de terminación de cadena** (UAA, UAG o UGA) hace que el polipéptido se libere del ribosoma, y las subunidades ribosómicas se disocian del mRNA.

3. Retículo endoplásmico rugoso (figuras 3-1 y 3-2)

a. Estructura. El RER es un sistema de sacos o cavidades rodeados por membranas. Su superficie externa está tachonada de ribosomas, que le dan aspecto rugoso. La parte interna del RER recibe el nombre de **cisterna** o **luz**. La membrana nuclear externa se **continúa** con la membrana del RER, lo cual coloca las cisternas perinucleares en continuidad con las cisternas del RER. La membrana del RER también tiene receptores **(riboforinas)**, a los que se une la subunidad ribosómica grande.

tabla 3-1 Composición de los ribosomas

Subunidad	Tipo de rRNA	Número de proteínas
Grande (60S)	5S	49
	5.8S	
	28S	
Pequeña (40S)	18S	33

rRNA, ácido ribonucleico ribosómico.

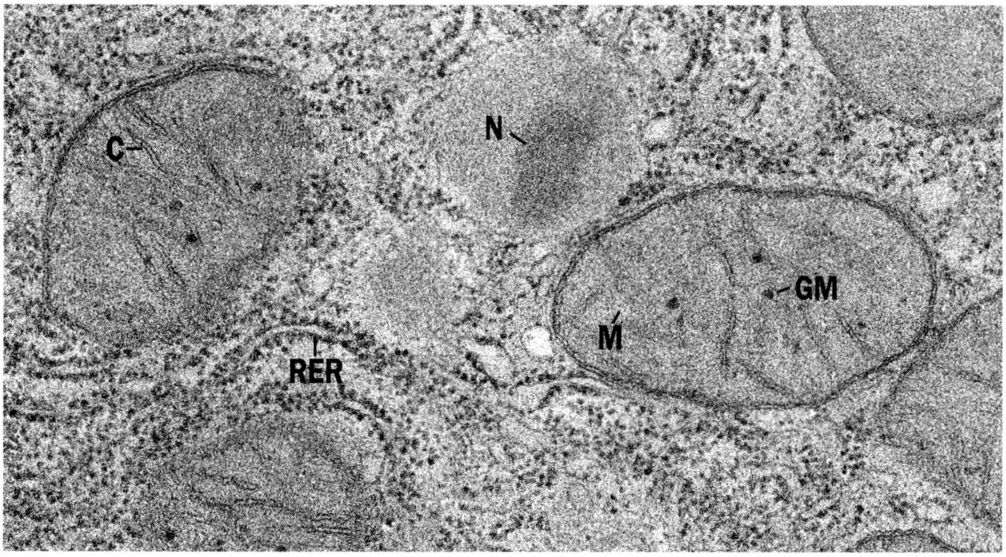

FIGURA 3-2. Micrografía electrónica que muestra retículo endoplásmico rugoso (RER), partes de varias mitocondrias y sus crestas (C), matriz (M) y gránulos de la matriz (GM), así como un peroxisoma con un nucleoide (N).

b. El RER abunda en las células que sintetizan **proteínas de secreción**; en estas células el RER se organiza en muchas formaciones paralelas.

c. El saco del RER más cercano al aparato de Golgi da origen a brotes libres de ribosomas que forman vesículas, llamadas **vesículas de transferencia**. Este saco se conoce como **elemento de transición** y es la zona de salida del RER.

d. Función. En el RER se sintetizan las **proteínas empacadas en membrana**, incluidas las proteínas de secreción, las de membrana plasmática y las lisosómicas. Además, el RER **supervisa** el ensamblaje, la retención e incluso la degradación de determinadas proteínas. Las proteínas que se retendrán en las cisternas del RER son marcadas por la presencia de pequeños péptidos con una secuencia específica de cuatro aminoácidos en su extremo C terminal; estos aminoácidos tienen la **secuencia KDEL** y son lisina, asparagina, glutamina y leucina. Las proteínas que no portan la secuencia KDEL en el extremo C terminal son transportadas fuera de las cisternas del RER.

4. Retículo endoplásmico liso (REL)

a. Estructura. El REL es una red irregular de canales rodeados por membrana que no tiene ribosomas en su superficie, lo cual le confiere un aspecto liso.

b. Normalmente tiene forma de **túbulos** o **vesículas** ramificados y anastomosados cuyas membranas **no** contienen riboforinas.

c. El REL es menos común que el RER, pero abunda en las células que sintetizan esteroides, triglicéridos y colesterol.

d. Función. El REL desempeña distintas funciones en los distintos tipos celulares.

(1) La síntesis de hormonas esteroideas ocurre en células ricas en REL, como las células de Leydig de los testículos, que producen testosterona.

(2) Las células que sintetizan ácidos grasos y fosfolípidos son ricas en REL.

(3) La desintoxicación del fenobarbital ocurre en los hepatocitos después de la proliferación del REL en respuesta a la sustancia; las oxidasas que metabolizan este fármaco se localizan en el REL.

(4) La contracción y la relajación musculares implican la liberación y recaptación de Ca^{2+} por el REL de las células musculares esqueléticas, llamado retículo sarcoplasmático.

5. Láminas anilladas

a. Estructura. Las láminas anilladas son pilas paralelas de membranas (por lo común 6 a 10) que semejan la envoltura nuclear, incluidos los complejos del poro nuclear. A menudo se disponen con sus **anillos** (poros) en línea y frecuentemente **se continúan** con el REL.

b. Función. Las láminas anilladas se encuentran en células de rápido crecimiento (p. ej., células germinales, embrionarias y tumorales), pero su función e importancia se desconocen.

6. **Mitocondrias** (figuras 3-1 y 3-2)
   a. **Estructura.** Las mitocondrias son organelos en forma de bastón, con 0.2 μm de anchura y hasta 7 μm de longitud. Poseen una **membrana externa**, que envuelve el organelo, y una **membrana interna**, que se invagina para formar **crestas** y tiene alta concentración de **cardiolipina**, un fosfolípido que no permite el paso de iones a través de la membrana en ningún sentido. Las mitocondrias se subdividen en un **compartimiento intermembranoso** entre las dos membranas y una **matriz** o **compartimiento interno**. Los gránulos del interior de la matriz se unen a los cationes divalentes Mg^{2+} y Ca^{2+}.
   b. **Enzimas y aparato genético.** Las mitocondrias contienen lo siguiente:
      (1) Todas las enzimas del **ciclo de Krebs (ciclo de los ácidos tricarboxílicos)** en la matriz, excepto la succinato deshidrogenasa, que se localiza en la membrana mitocondrial interna.
      (2) Las **partículas elementales** (visibles en las crestas con tinción negativa) representan **ATP sintasa**, una enzima especial embebida en la membrana mitocondrial interna. Está formada por una cabeza y un portador de H^+ transmembranoso, y ayuda a **acoplar la oxidación a la fosforilación** del difosfato de adenosina (ADP, por sus siglas en inglés) para formar ATP (figura 3-3).
      (3) Un **aparato genético** de la matriz, compuesto por ácido desoxirribonucleico (DNA) circular, mRNA, tRNA y rRNA (con capacidad codificadora limitada), aunque la mayoría de las proteínas mitocondriales son codificadas por el DNA nuclear.
      (4) Aquellas proteínas mitocondriales que se forman en el citosol se transforman al interior de las mitocondrias de una manera muy específica. Las proteínas deben poseer una presecuencia amino terminal con carga positiva, y deben ser acompañadas por la **proteína de choque térmico 70**. Estas dos señales son reconocidas por un portador embebido en la membrana mitocondrial externa, llamado **TOM (translocasa de los complejos de la membrana mitocondrial externa).** El reconocimiento permite la transposición de la proteína al compartimiento intermembrana por medio de las proteínas conocidas como **ITM (complejos de la membrana mitocondrial interna).** Una vez en la matriz, la proteína de choque térmico 70 mitocondrial escinde la presecuencia positiva para aminoácido.

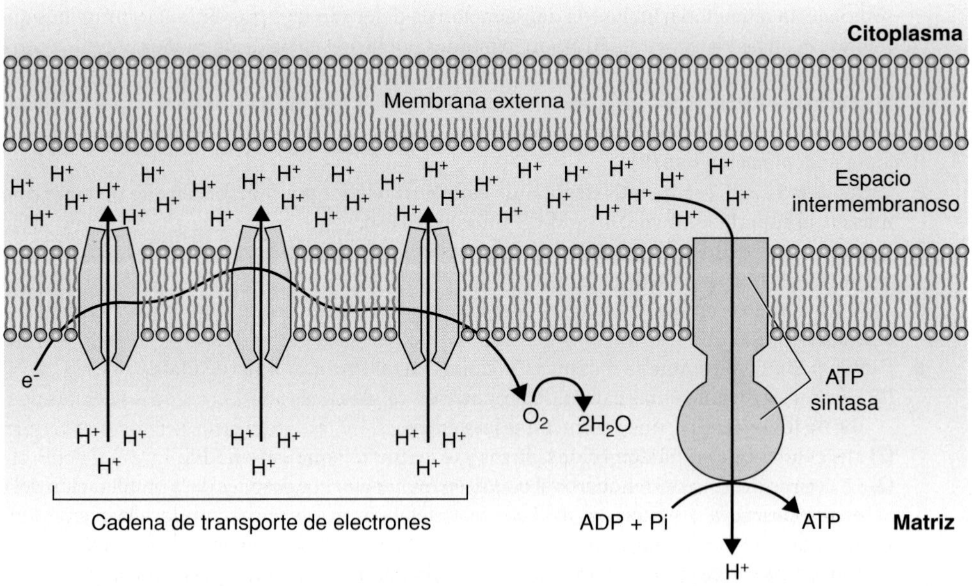

FIGURA 3-3. Mecanismo de acoplamiento quimiosmótico que genera ATP en las mitocondrias. Al mismo tiempo que los electrones se mueven (en secuencia) a lo largo de los complejos enzimáticos de la cadena de transporte de electrones, los iones H^+ (protones) son bombeados desde la matriz, a través de la membrana mitocondrial interna, hacia el compartimiento intermembranoso, lo que genera un gradiente protónico. Este gradiente electroquímico protónico impulsa la producción de ATP a medida que los protones atraviesan una ATP sintasa y vuelven a entrar en la matriz. Conforme el H^+ pasa por la ATP sintasa, esta enzima usa la energía del flujo de protones para impulsar la producción de ATP a partir de ADP y Pi.

c. Origen y proliferación

(1) Es posible que las mitocondrias se hayan **originado como simbiontes** (o parásitos) intracelulares. Según esta teoría, células eucarióticas anaeróbicas endocitaron microorganismos aeróbicos que evolucionaron y se transformaron en las mitocondrias, que intervienen en procesos oxidativos.

(2) Las mitocondrias proliferan por división (fisión) de mitocondrias preexistentes y suelen tener un lapso de vida de 10 días. Las proteínas necesarias para mantener las mitocondrias son importadas desde el citosol.

d. Síntesis de ATP en las mitocondrias

(1) Las mitocondrias sintetizan ATP en el ciclo de Krebs, que captura energía química y produce ATP por **oxidación** de ácidos grasos, aminoácidos y glucosa.

(2) También se sintetiza ATP mediante un **mecanismo de acoplamiento quimiosmótico** en el que participan complejos enzimáticos de la **cadena de transporte electrónico** (compuesta por **complejo de NADH deshidrogenasa, complejo de citocromo b1-c** y **complejo de citocromo oxidasa**, a través de los cuales en el compartimiento intermembranoso ingresan **protones ricos en energía**) y la **ATP sintasa** presente en las partículas elementales de las crestas (figura 3-3). Es a través de la ATP sintasa como los protones ricos en energía salen del compartimiento intermembrana y reingresan en el compartimiento de la matriz, donde aportan su energía a **ADP + Pi** (donde Pi es **fosfato inorgánico** derivado del citosol) para formar **ATP**.

(3) Para producir ATP, las mitocondrias requieren ADP, que es llevado al interior del organelo por **proteínas de intercambio de ADP/ATP** localizadas en las membranas mitocondriales externa e interna. Como su nombre implica, estas proteínas de intercambio permiten la entrada de ADP y la salida de ATP de la mitocondria.

e. Las **mitocondrias condensadas** son consecuencia de un **cambio conformacional** de la forma ortodoxa (morfología típica). El cambio se produce en respuesta al desacoplamiento de la oxidación respecto de la fosforilación.

(1) En las mitocondrias condensadas, el compartimiento interno se ha reducido y la densidad de la matriz es mayor. El compartimiento intermembranoso se ha agrandado.

(2) Las mitocondrias condensadas se encuentran en las **células de grasa parda**, que generan **calor** en vez de ATP porque tienen una proteína de transporte especial en su membrana interna que **desacopla** la respiración de la síntesis de ATP (ver Capítulo 6 IV B 5 b).

(3) Las mitoncondrias se **hinchan** en respuesta a calcio, fosfato y tiroxina, que incrementan la captación de agua y desacoplan la fosforilación; el ATP revierte el hinchamiento.

7. Aparato (complejo) de Golgi (figuras 3-1, 3-4 y 3-5)

a. Estructura. El aparato de Golgi consiste en diversas **cisternas (sáculos)** membranosas dispuestas en una **pila** y mantenidas en su sitio por microtúbulos. Las cisternas tienen forma de disco y están ligeramente curvadas, con la parte central plana y los bordes dilatados, pero su tamaño y su forma son variables. En la pila de cisternas existe una clara **polaridad**: hay muchas vesículas presentes en un lado (el lado de entrada al aparato de Golgi) y gránulos secretorios más grandes (vacuolas) en el otro (el lado de salida del aparato de Golgi).

b. Regiones

(1) La **cara *cis*** del aparato de Golgi suele hallarse en la profundidad de la célula, hacia el núcleo y cerca del elemento transicional del RER. Su cisterna más externa se relaciona con una red de tubos y vesículas interconectados, llamados **grupos vesiculotubulares** (**VTC**, por sus siglas en inglés), que reciben **vesículas de transferencia** del elemento transicional del RER (figuras 3-4 y 3-5). Antes se pensaba que el VTC era un compartimiento intermedio separado, situado entre el RER y el aparato de Golgi, y se le llamaba compartimiento intermedio entre el retículo endoplásmico y el aparato de Golgi, o ERGIC (por sus siglas en inglés).

(2) El **compartimiento medio** del aparato de Golgi está formado por algunas cisternas situadas entre las caras *cis* y *trans*.

(3) La **cara *trans*** del aparato de Golgi se encuentra al lado de la pila que da hacia la membrana plasmática y se relaciona con vacuolas y gránulos de secreción.

(4) La **red *trans*-Golgi (TGN)** está separada de la última cisterna de la cara *trans* y de la pila de Golgi. Clasifica las proteínas para su envío final.

c. Funciones. El aparato de Golgi procesa las proteínas empacadas en membrana sintetizadas en el RER y recicla y redistribuye las membranas.

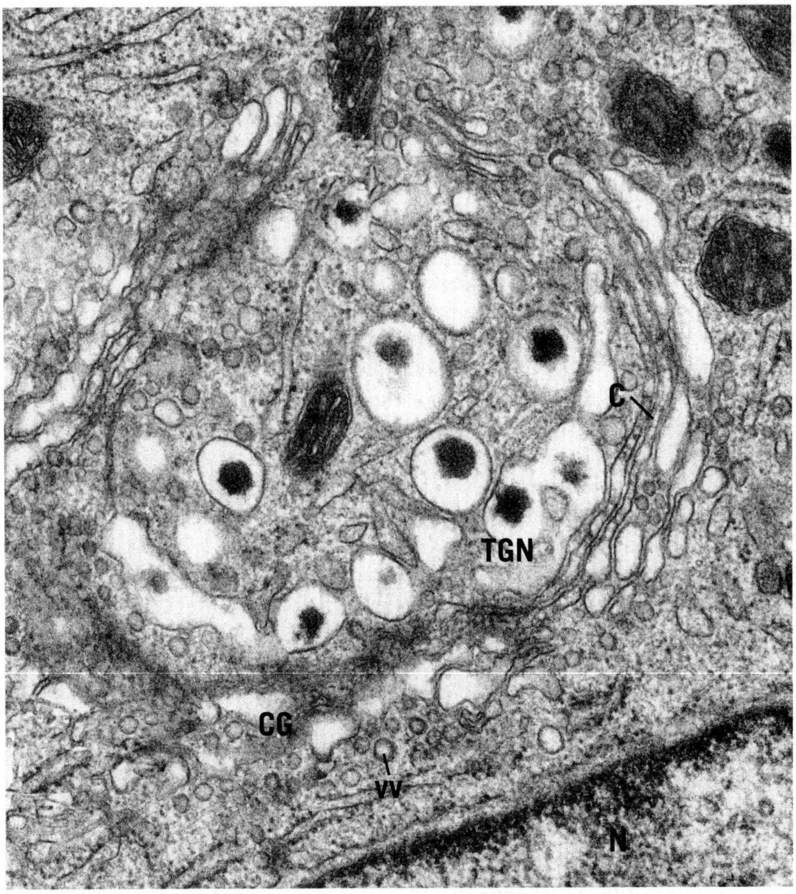

FIGURA 3-4. Micrografía electrónica de un aparato de Golgi que muestra una red *trans*-Golgi (TGN) con vacuolas y gránulos secretorios en formación, cisternas de Golgi (C) y un grupo vesiculotubular que lleva proteínas a la red *cis*-Golgi (CG) mediante vesículas diminutas (vv). También se observa parte del núcleo (N).

8. Las **vesículas cubiertas** se caracterizan por un recubrimiento citoplasmático superficial visible.

a. Vesículas cubiertas de clatrina (figura 3-6).

(1) Estructura. Estas vesículas están recubiertas de clatrina, la cual consiste en tres cadenas polipeptídicas largas y tres cortas que forman un **trisquel** (estructura en trípode). Treinta y seis trisqueles de clatrina se asocian para formar una jaula de enrejado poliédrico alrededor de las vesículas. Unas proteínas llamadas **adaptinas** también forman parte de las vesículas cubiertas de clatrina. Existen cuatro clases de adaptinas, dos grandes llamadas α-adaptina y β-adaptina, una mediana denominada μ-adaptina, y la más pequeña, σ-adaptina. Una μ-adaptina, una σ-adaptina y dos de las adaptinas grandes se conbinan para formar un **complejo de adaptina** (también conocido como **adaptador**) que ayuda en la formación de la capa de coatina capturando receptores de carga que contienen moléculas específicas, y en el establecimiento de la curvatura de las vesículas. Una proteína acoplada a trifosfato de guanosina (GTP) llamada **dinamina** forma un anillo alrededor del cuello de las vesículas en formación y les ayuda a estrangularse y a separarse de la membrana materna para formar una vesícula libre cubierta de clatrina (ver figura 3-6).

(2) Función

(a) Las vesículas cubiertas de clatrina se forman durante la **captación mediada por receptor (endocitosis)** de moléculas específicas por la célula. Completada la captación, las vesículas pierden rápidamente sus recubrimientos, y los complejos de clatrina y adaptina vuelven a la membrana plasmática para ser reciclados (ver figura 3-5).

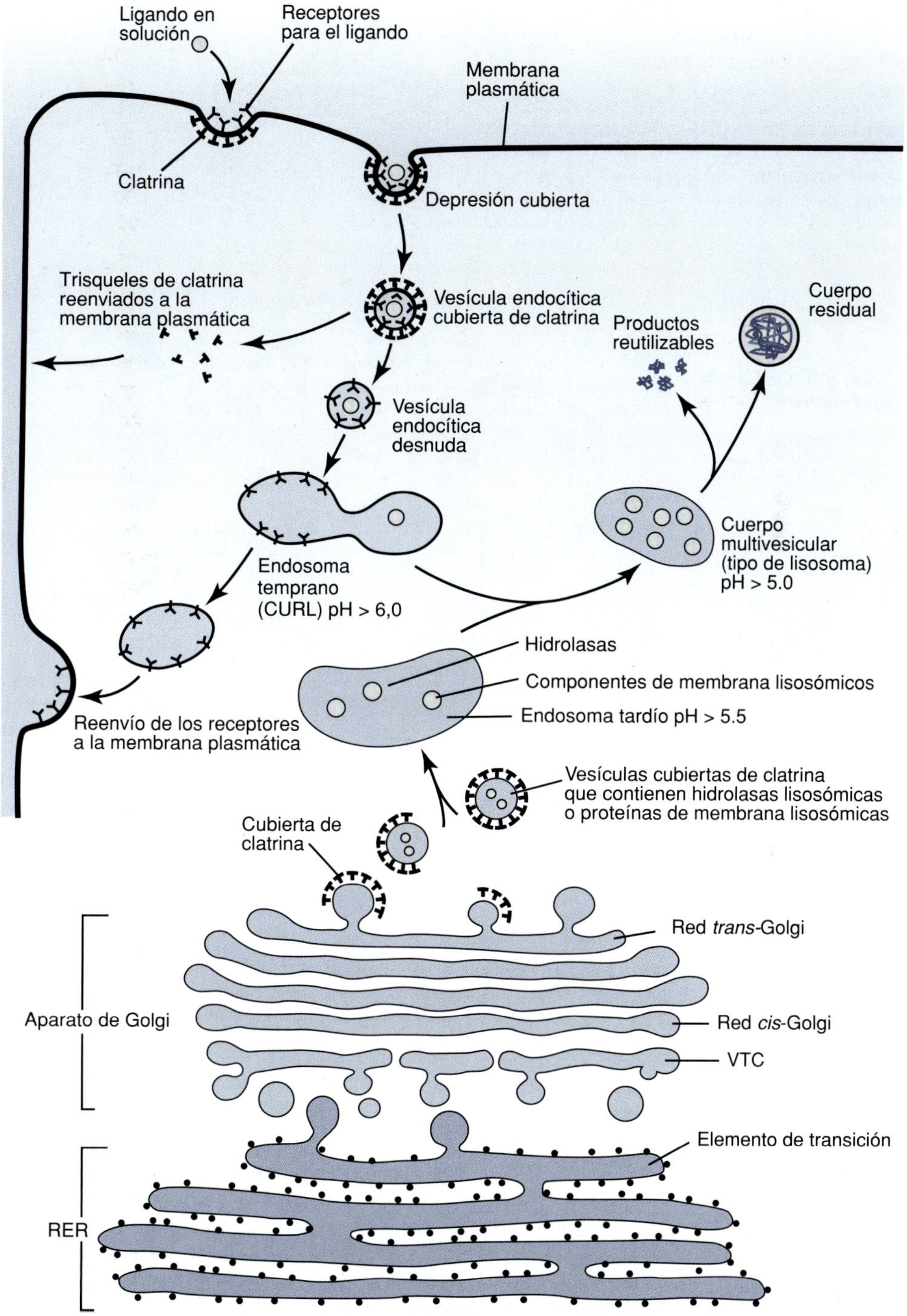

FIGURA 3-5. Endocitosis mediada por receptor de un ligando (p. ej., lipoproteínas de baja densidad) y vía de degradación lisosómica. Los trisqueles de clatrina se reenvían rápidamente a la membrana plasmática. Entonces, los receptores y los ligandos se desacoplan en el endosoma temprano (compartimiento para el desacoplamiento de receptores y ligandos, CURL), a lo que sigue el reenvío de los receptores a la membrana plasmática. El endosoma tardío es el principal intermediario en la formación de lisosomas (p. ej., cuerpos multivesiculares). El material que es fagocitado y los organelos que experimentan autofagia no usan la primera parte de la vía endosómica. VTC, grupo vesiculotubular; RER, retículo endoplásmico rugoso.

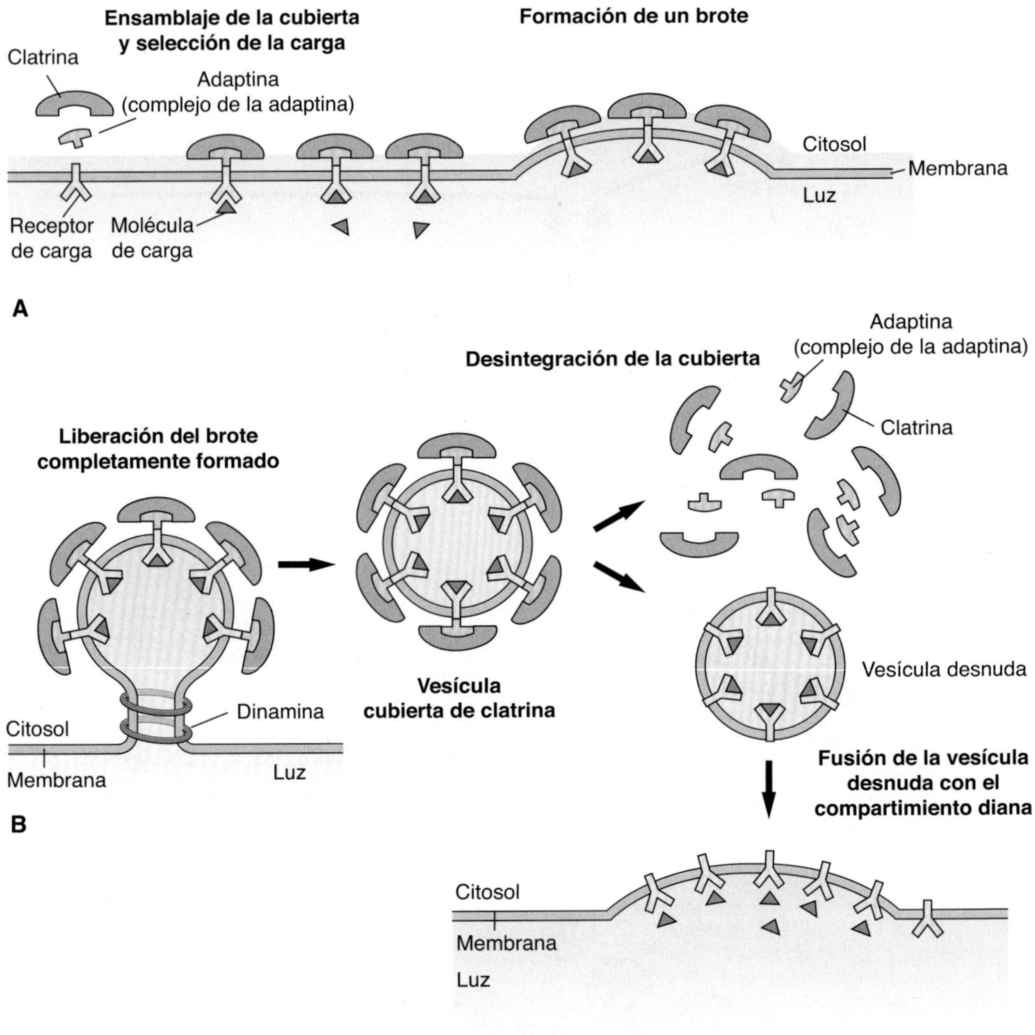

FIGURA 3-6. Formación y desensamblaje de una vesícula cubierta de clatrina implicada en el transporte de moléculas de carga específicas. **A**. Los receptores de carga de la membrana de un organelo donador reconocen las señales de transporte en las moléculas de carga y seleccionan moléculas específicas. Las proteínas de recubrimiento adaptinas (complejo de la adaptina) reconocen los receptores de carga específicos, que han capturado un determinado conjunto de moléculas de carga, y se unen a ellos. Ello asegura que sólo estas moléculas de carga se incorporarán a la luz de la nueva vesícula cubierta de clatrina. La adaptina también recoge clatrina y la ancla a la superficie externa de la yema en formación. **B**. Cuando la nueva vesícula se ha formado por completo, las proteínas dinaminas se ensamblan alrededor de su cuello y lo constriñen para desprenderla. La clatrina y la adaptina se separan rápidamente, y la vesícula no cubierta (desnuda) se fusiona con la membrana de su organelo diana y libera las moléculas de carga en su interior. (Copyright 2002 de *Molecular Biology of the Cell*, 4th ed, por Alberts et al. Adaptado con permiso de Garland Science/Taylor & Francis LLC.)

(b) Las vesículas cubiertas de clatrina también intervienen en el **transporte dirigido (regulado) por señal** de proteínas desde la TGN a la vía de los gránulos de secreción o a la vía de endosomas tardíos-lisosomas. Después de haber perdido su recubrimiento, la vesícula desnuda se fusiona con un compartimiento de membrana donador, y las moléculas de clatrina y adaptina se reutilizan dentro de la célula en otras vesículas de transporte (figura 3-6).

b. Vesículas cubiertas de coatómero

(1) Estructura. Estas vesículas tienen cubiertas de coatómero, que no forma una caja de enrejado alrededor de las vesículas. El coatómero es un complejo proteínico grande formado por subunidades proteínicas de recubrimiento individuales que reciben el nombre de **COP**. El ensamblaje del coatómero depende de la proteína **factor de ribosilación de ADP (ARF)**, que se une a GTP, se activa y convoca subunidades de coatómero. El ARF sólo ayuda a seleccionar las moléculas de carga.

(2) Función

(a) Las vesículas cubiertas de coatómero median el continuo **transporte de proteínas constitutivas** (vía por defecto; flujo masivo) dentro de la célula. En cada etapa de la gemación y fusión de vesículas están presentes proteínas acopladas a GTP específicas, y proteínas llamadas **SNARE (receptores de SNAP)** aseguran que la vesícula se acople y se fusione sólo con la membrana diana correspondiente. Los SNARE de las vesículas cubiertas (v-SNARE) reconocen los SNARE diana (t-SNARE) complementarios y se unen a ellos, para entregar no sólo las moléculas de carga al compartimiento diana, sino también membrana (figura 3-7). Una vez que los t-SNARE y v-SNARE se reconocen mutuamente, convocan la ayuda de otras dos proteínas citosólicas, la proteína **NSF (proteína de fusión sensible a N-etilmaleimida)** y la proteína **SNAP (proteína soluble de unión a NSF).** Las cuatro proteínas SNAP, NSF, t-SNARE y v-SNARE juntas realizan el proceso de fusión entre la membrana diana específica y la vesícula portadora de la carga.

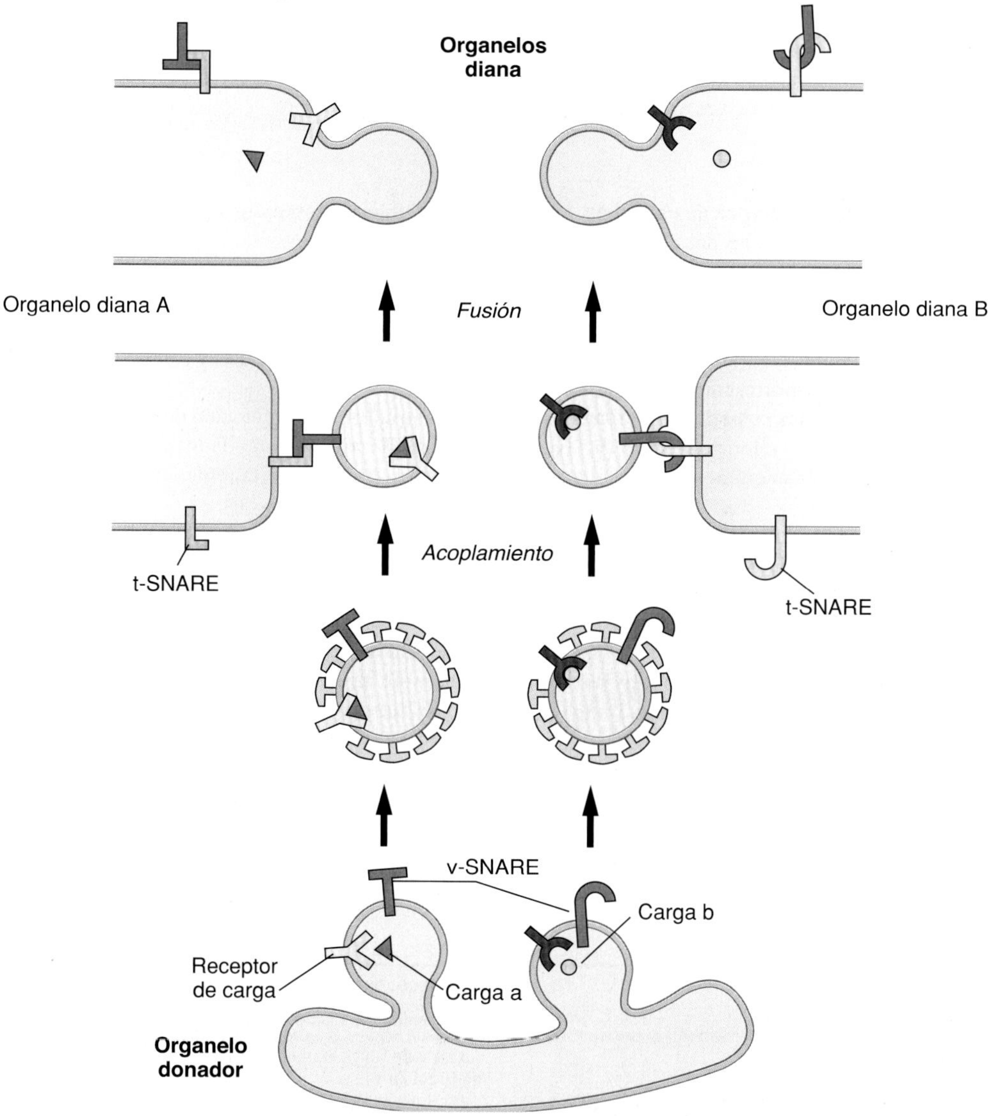

FIGURA 3-7. Las vesículas cubiertas son llevadas lo largo de los elementos citoesqueléticos hacia su destino por moléculas motoras, y una vez que lo han alcanzado, reconocen sólo la membrana del organelo diana correspondiente y se fusionan con ella. Esto es realizado por las proteínas de la superficie de las vesículas llamadas SNARE de vesícula (v-SNARE), que reconocen SNARE diana (t-SNARE) complementarias de la membrana del organelo diana correspondiente y se unen a ellas. Una vez que ocurren el acoplamiento y la fusión de la vesícula, ésta no sólo aporta su contenido (carga), sino que también añade su membrana a la del organelo. (Copyright 2002 de *Molecular Biology of the Cell*, 4th ed, por Alberts et al. Adaptado con permiso de Garland Science/Taylor & Francis LLC.)

(b) Las vesículas cubiertas de coatómero transportan proteínas del RER al VTC y de aquí al aparato de Golgi, de una cisterna de Golgi a otra y de la TGN a la membrana plasmática.

1. COP II transporta moléculas del RER al VTC y de aquí a la red *cis*-Golgi **(transporte anterógrado)**.

2. COP I facilita el **transporte retrógrado** (del VTC o cualquier compartimiento cisternal de Golgi o desde la TGN) hacia el RER. Aún se debate si COP I facilita o no el transporte anterógrado, pero datos recientes sugieren que podría desplazarse entre regiones del aparato de Golgi (cara *cis*-Golgi a compartimiento medio a cara *trans*-Golgi) y a la TGN.

CONSIDERACIONES CLÍNICAS

Bótox. La interacción de v-SNARE con t-SNARE es esencial para la liberación de neurotransmisor, via exocitosis, en las sinapsis químicas. En la terminal nerviosa presináptica, uno de los t-SNARE es SNAP 25, una proteína de fusión. El **bótox** (neurotoxina botulínica A) fragmenta el SNAP 25 e impide que las vesículas sinápticas se acoplen y liberen su neurotransmisor, con lo que impide la transmisión neuromuscular y la contracción. Esto causa parálisis flácida del músculo más allá de la sinapsis.

c. Vesículas cubiertas de caveolina. Estas vesículas cubiertas son menos comunes y se comprenden menos que las dos categorías anteriores.

(1) Estructura. Las caveolas son invaginaciones de la membrana plasmática de las células endoteliales y las células de músculo liso. Poseen un recubrimiento distintivo formado por la proteína **caveolina**.

(2) Función. Las caveolas se han relacionado con la señalización celular y con diversos procesos de transporte, como transcitosis y endocitosis.

d. Las **vesículas cubiertas de retrómero** sólo se encuentran en la recuperación de carga desde los **endosomas** y se reintegran a la TGN. El retrómero consta de cuatro subunidades proteínicas, que sólo se ensamblan en membranas endosómicas curvas si –y sólo si– se cumplen las dos condiciones siguientes:

(1) El componente citoplásmico de la proteína receptora de carga está disponible para su unión a una de las subunidades del retrómero, y

(2) La membrana posee un **fosfolípido de inositol** específico, conocido como **fosfoinisítido (PIP)** que es reconocido por otra de las subunidades retroméricas.

e. Fosfolípidos de inositol. Debe hacerse notar que los fosfolípidos de inositol sólo constituyen un décimo de todos los fosfolípidos de membrana, y sin embargo tienen funciones esenciales en el transporte de membrana. Dado que sus grupos hidroxilo se fosforilan y desfosforilan con facilidad y que pueden tener hasta tres grupos fosfato, pueden ser reconocidos por las diversas proteínas de recubrimiento que forman vesículas cubiertas. Por lo tanto, la presencia de los diversos tipos de PIP y su capacidad de ser modificados a distintas formas les permiten actuar como moléculas de señalización para las diferentes proteínas de recubrimiento (tabla 3-2).

tabla 3-2 Sitios de PIP en la membrana

PIP	Sitio
PI(3)P	Endosomas tempranos; membrana fagosómica
PI(4)P	TGN; membrana celular lateral
PI(4,5)P$_2$	Aparato de Golgi; membrana de la célula lateral; membrana de la célula apical
PI(3,5)P$_2$	Endosomas tardíos
PI(3,4,5)P$_3$	Membrana de la célula apical

PI(3)P indica que sólo hay un grupo fosfato, y se localiza en la posición 3'; PI(3,5)P$_2$ indica que hay dos grupos fosfato, uno en la posición 3′ y el otro en la posición 5′; PI(3,4,5)P$_3$ indica que hay tres grupos fosfato, uno en la posición 3′, otro en la 4′ y otro más en la 5′.
PIP, fosfoinosítido; TGN, red *trans*-Golgi.

tabla 3-3 Sitios de Rab-GTP selectas en las membranas intracelulares

Membrana	Rab-GTP (proteína Rab)
Membrana celular	Rab5A
Vesículas cubiertas de clatrina	Rab5A
Vesículas sinápticas	Rab3A
Gránulos de secreción	Rab3A y SEC4
RER	Rab1, Rab18
cis-Golgi	Rab1 y Rab2
Compartimiento medio de Golgi	Rab6
trans-Golgi	Rab6
Endosomas de reciclaje	Rab4 y Rab11
TGN	Rab9
Endosomas tempranos	Rab5C y Rab8
Endosomas tardíos	Rab7 y Rab9
Gotas de lípido	Rab18

RER, retículo endoplásmico rugoso; TGN, red *trans*-Golgi.

f. Proteínas Rab. Otra familia grande de GTPasas monoméricas, conocidas como **proteínas Rab (Rab-GTP),** también interviene en el mecanismo molecular del transporte de membrana. Hay más de 70 tipos de proteínas Rab (tabla 3-3), y se les considera periféricas más que integrales; están unidas a vesículas o membranas diana (o ambas) por medio de grupos prenilo. Las membranas diana también poseen **proteínas efectoras Rab (proteínas de fijación)** que reconocen Rab-GTP específicas, se unen a ellas y de este modo dirigen la vesícula a la membrana diana, donde los v-SNARE pueden hacer contacto con los t-SNARE y de este modo facilitar la fusión de membrana. Si la Rab-GTP no es reconocida, entonces la vesícula no puede acoplarse, lo cual asegura que la vesícula específica sólo pueda fusionarse con la membrana diana correspondiente. Después de la fusión de la vesícula a su membrana diana, la proteína Rab se reenvía a su membrana de origen.

9. Lisosomas

a. Estructura. Los lisosomas son organelos densos limitados por membrana, de distintos tamaños y formas, cuya función es degradar materiales. Pueden identificarse en secciones de tejidos mediante tinción citoquímica para **fosfatasa ácida.** Los lisosomas poseen proteínas de membrana especiales con una capa sustancial de moléculas de azúcar en el lado luminal; los azúcares los protegen de la cincuentena de tipos de hidrolasas ácidas alojadas en este organelo. Las membranas lisosómicas también son ricas en colesterol y **ácido lisobifosfatídico**; se piensa que este último impide que las enzimas hidrolíticas digieran la membrana lisosómica. Además, bombas de protones activadas por ATP presentes en esta membrana mantienen un **pH ácido** (< 5).

b. Formación. Los lisosomas se forman cuando el material secuestrado se fusiona con un **endosoma tardío** y empieza la degradación enzimática. En la formación de lisosomas por una vía lisosómica (figura 3-5) están implicados los siguientes intermediarios:

(1) Endosomas tempranos

(a) Estas vesículas irregulares situadas cerca de la periferia de la célula forman parte de la vía endocítica mediada por receptor y contienen complejos receptor-ligando.

(b) También se conocen como **compartimiento para el desacoplamiento de receptores y ligandos (CURL).**

(c) Su medio interno se conserva ácido (pH < 6) gracias a bombas protónicas impulsadas por ATP. La acidez ayuda al desacoplamiento de receptores y ligandos; los receptores retornan a la membrana plasmática y los ligandos se trasladan a un endosoma tardío.

(2) Endosomas tardíos

(a) Los endosomas tardíos tienen una **función clave** en distintas vías lisosómicas y, por lo tanto, a veces se les denomina compartimiento intermedio.

(b) Estas vesículas irregulares (pH < 5.5), situadas en partes profundas de la célula, reciben ligandos vía transporte microtubular de vesículas desde endosomas tempranos.

(c) Los endosomas tardíos contienen **tanto proenzimas lisosómicas (hidrolasas ácidas inactivas)** como **proteínas de membrana lisosómicas**; éstas se forman en el RER como proenzimas, son transportadas al aparato de Golgi para su procesamiento, y se entregan en vesículas separadas a los endosomas tardíos.[1]

(d) Estas proteínas lisosómicas y las proenzimas se pliegan de tal manera dentro del RER que exhiben una **región señal** que se modifica en el aparato de Golgi para aceptar **manosa-6-fosfato (M-6-P),** que se inserta en la región señal dentro de la TGN. La presencia de M-6-P asegura que se empaquen de manera específica en aquellas vesículas destinadas a los endosomas tempranos y tardíos, organelos cuyas membranas poseen **receptores de M-6-P**.

(e) Ya que los endosomas tardíos han recibido un juego completo de enzimas lisosómicas, empiezan a degradar sus ligandos, y a partir de este momento pasan a denominarse **lisosomas**.

c. Tipos de lisosomas (figura 3-8). Los lisosomas se clasifican en función del material reconocible que contienen; el término **lisosoma** hace referencia a todos ellos en general.

(1) Los **cuerpos multivesiculares** se forman por fusión de un endosoma tardío con un endosoma temprano que contiene vesículas endocíticas.

(2) Los **fagolisosomas** se forman por la fusión de una **vacuola fagocítica** con un endosoma tardío o un lisosoma.

(3) Los **autofagolisosomas** se forman por la fusión de una **vacuola autofágica** (figura 3-9) con un endosoma tardío o un lisosoma. Las vacuolas autofágicas se forman cuando los componentes celulares marcados para ser destruidos se rodean de áreas membranosas lisas derivadas del RER.

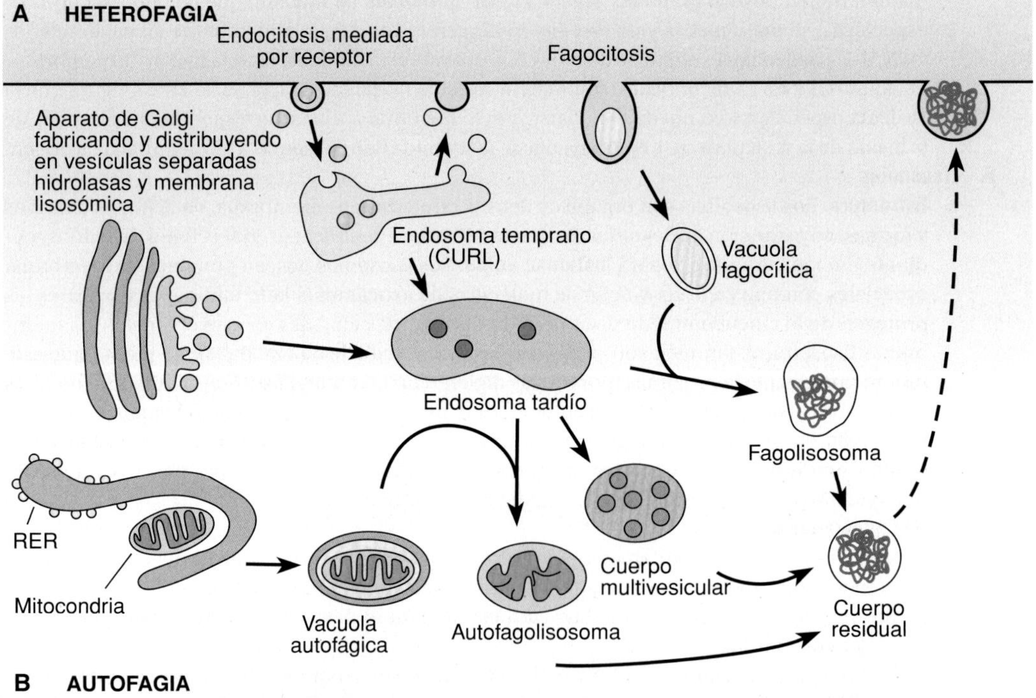

FIGURA 3-8. El término heterofagia se refiere a la digestión intracelular de material captado por la célula desde el exterior (*arriba*), mientras que la autofagia es la digestión de partes de la célula misma (*abajo*). Se muestran las diferentes vías de digestión lisosómica intracelular y los tipos de lisosomas implicados en cada una. RER, retículo endoplásmico rugoso.

[1] Los términos "lisosoma primario" y "lisosoma virgen", usados hace algunos años para referirse a las pequeñas vesículas que se pensaba eran lisosomas que todavía no participaban en la actividad digestiva, están actualmente en desuso.

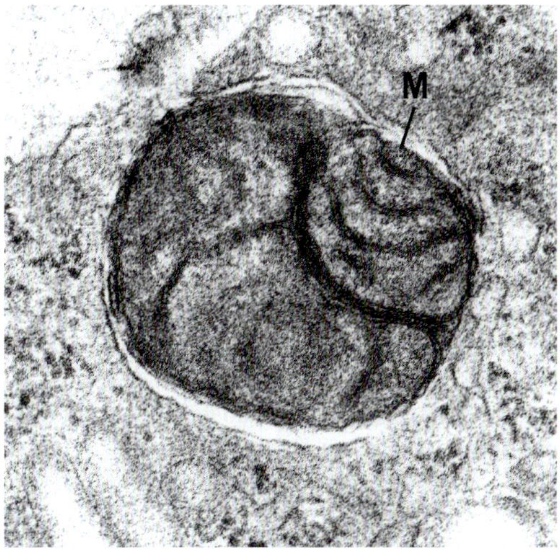

FIGURA 3-9. Micrografía electrónica de una vacuola autofágica que contiene mitocondrias (M). Una vez que una vacuola autofágica se fusiona con un endosoma tardío o lisosoma (para formar un autofagolisosoma) ocurre la digestión, lo cual hace irreconocibles los organelos en el interior y da por resultado una estructura que se identifica simplemente como lisosoma.

(4) Los **cuerpos residuales** son lisosomas de cualquier tipo que han agotado su capacidad de degradar material. Contienen **material no degradado** (p. ej., lipofuscina y hemosiderina) y, en algún momento, pueden ser excretados de la célula.

10. Peroxisomas (figura 3-2)

a. Estructura. Los peroxisomas (conocidos también como **microcuerpos**) son organelos rodeados por membrana esféricos u ovoides que pueden identificarse en las células mediante una reacción citoquímica para la enzima **catalasa**. En las preparaciones de tinción se ven como organelos pequeños (0.15 a 0.25 μm de diámetro), a veces algo mayores en los hepatocitos). Los peroxisomas pueden contener un **nucleoide**, un centro cristalino formado por uratooxidasa (uricasa); los peroxisomas humanos carecen de nucleoide.

b. Se originan a partir de peroxisomas preexistentes, que crecen al importar proteínas citosólicas específicas que son reconocidas por proteínas receptoras (llamadas **peroxinas**) de la membrana peroxisómica. A continuación, el peroxisoma se divide por fisión; su lapso de vida es de aproximadamente 5 a 6 días.

c. Función. Los peroxisomas contienen diversas **enzimas** cuyas funciones van desde la oxidación de ácidos grasos de cadena larga hasta la síntesis de colesterol y la desintoxicación de sustancias como el etanol; en el proceso forman H_2O_2, una molécula excepcionalmente dañina para las células. Sin embargo, la enzima catalasa, formada por cuatro moléculas **apocatalasa**, cada una de las cuales se une a un hem, cataliza la degradación de H_2O_2 a agua. Otras enzimas peroxisómicas inician la síntesis de **plasmalógeno**, el principal componente fosfolípido de la mielina.

CONSIDERACIONES CLÍNICAS

Enfermedades peroxisómicas

1. **El síndrome de Zellweger** es una enfermedad genética en la cual no existen peroxisomas normales. Los lactantes con este síndrome tienen graves trastornos neurológicos, hepáticos y renales, y suelen morir en pocos meses. Las micrografías electrónicas de biopsias de estos pacientes revelan peroxisomas vacíos, desprovistos de enzimas. Aunque es posible que se sinteticen enzimas peroxisómicas, se dispersan en el citosol.
2. **La suprarrenoleucodistrofia** es causada por la incapacidad de los peroxisomas de metabolizar ácidos grasos. En consecuencia, se acumulan lípidos en el sistema nervioso y las glándulas suprarrenales, lo que debilita el funcionamiento de estos órganos.
3. **La deficiencia de plasmalógeno** se ha sugerido como un posible factor contribuyente a la incidencia de trisomía 21 y enfermedad de Alzheimer, así como en síndromes que implican formación defectuosa de vainas de mielina.

B. **Inclusiones.** Las inclusiones son acumulaciones de material **metabólicamente inactivo.** Suelen estar presentes en el citosol sólo **temporalmente**.

1. El **glucógeno** se encuentra en pequeñas masas (o en los hepatocitos, en forma de agregados mayores conocidos comos **rosetas**) de partículas β electrodensas de entre 20 y 30 nm, parecidas a los ribosomas pero de mayor tamaño. El glucógeno no está rodeado por membrana, pero a menudo se encuentra cerca del REL. Sirve como **fuente de almacenamiento de energía** que puede degradarse a glucosa, la cual ingresa al torrente sanguíneo para elevar la glucemia.
2. Las **gotas de lípido** varían mucho en tamaño y aspecto, según el método de fijación, y no están rodeadas por membrana. Las gotas lipídicas son formas de almacenamiento de **triglicéridos** (una fuente de energía) y **colesterol** (usado en la síntesis de esteroides y membranas).
3. La **lipofuscina** se observa como material granular electrodenso rodeado por membrana que varía mucho en tamaño y a menudo contiene gotas lipídicas. La lipofuscina es un residuo del material no digerido presente en los cuerpos residuales. Como la cantidad de este material aumenta con la edad, también se le llama **pigmento de desgaste** (o del envejecimiento). Es más común en las células que no se dividen (p. ej., células de músculo cardiaco y neuronas), pero también se encuentra en los hepatocitos.

C. **Citoesqueleto.** El citoesqueleto es el marco estructural del citosol. Su función consiste en mantener la forma de la célula, estabilizar las uniones celulares, facilitar la endocitosis y la exocitosis y promover el movimiento celular. Los principales componentes que lo forman son los siguientes:

1. **Microtúbulos**
   a. **Estructura.** Los microtúbulos son tubos huecos rectos, de 25 nm de diámetro, formados por **tubulina.** Poseen una pared rígida compuesta por 13 protofilamentos, cada uno de los cuales consta de dímeros de tubulina dispuestos linealmente; cada dímero consiste en **subunidades** de **α-tubulina y β-tubulina** no idénticas enlazadas extremo con extremo, de modo que una subunidad α-tubulina de un dímero está unida a la subunidad β-tubulina del siguiente dímero.
   b. Los microtúbulos son **polares**, en el sentido de que tienen un **extremo positivo** (extremo de β-tubulina) y un **extremo negativo** (α-tubulina). La polimerización (ensamblaje) y despolimerización (desensamblaje) ocurren de preferencia en el **extremo positivo**, pero sólo cuando hay **GTP** (en presencia de iones magnesio) unido a los dímeros de tubulina. El extremo negativo de un microtúbulo no suele estar libre, sino asociado a un centro organizador de microtúbulos (ver más adelante, C 2).
   c. **Los microtúbulos tienen proteínas asociadas a microtúbulos** (MAP, como MAP1, MAP2, MAP3, MAP4 y MAP tau) que los estabilizan, controlan su crecimiento y los unen a otros componentes citoesqueléticos y a organelos. Otras MAP, como Lis 1, facilitan la migración neuronal, que permite el desarrollo de cisuras y circunvoluciones en el encéfalo.

CONSIDERACIONES CLÍNICAS

Los individuos que carecen de las MAP Lis 1 nacen con los hemisferios cerebrales lisos, un trastorno llamado **lisencefalia**. Los niños con este problema rara vez sobreviven más de 15 años y exhiben diversos grados de retraso mental. Los más gravemente afectados mueren en los primeros meses.

   d. Los microtúbulos también están asociados con **cinesina** y **dineína citoplásmica**, dos proteínas generadoras de fuerza (**proteínas motoras**) que sirven de motor para el movimiento de vesículas y organelos. La cinesina transporta cargas hacia el extremo positivo del microtúbulo (hacia fuera, hacia la periferia de la célula), mientras que la dineína citoplásmica las transporta hacia el extremo negativo (hacia dentro, hacia el centro de la célula).
   e. **Función.** Los microtúbulos mantienen la forma de la célula; ayudan al transporte de macromoléculas, vesículas y organelos en el citosol; se ensamblan en el huso mitótico durante la mitosis y aseguran la correcta distribución de los cromosomas entre las células hijas; y colaboran en la formación de los apéndices celulares llamados cilios y flagelos, los cuales se mueven de manera rítmica y precisa.
2. **Centrosoma (centro organizador de microtúbulos, COMT) y centríolos** (ver figuras 2-7 y 3-10)
   a. **Estructura.** El centrosoma se localiza cerca del núcleo. Contiene dos **centríolos** y una nube de **material pericentriolar**. Los centríolos son un par de bastoncillos cilíndricos (de 0.2 μm de

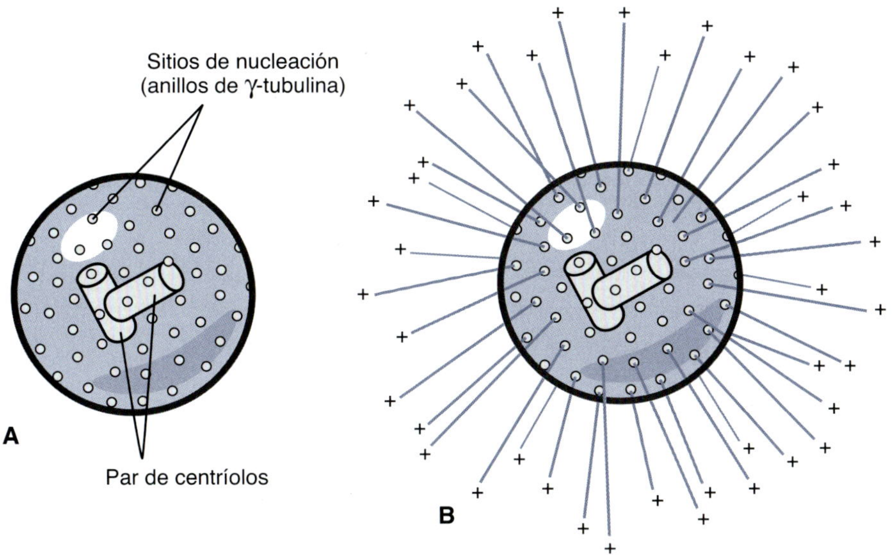

FIGURA 3-10. Polimerización de la tubulina en un centrosoma. **A.** Un centrosoma está formado por una nube amorfa de material que contiene anillos de γ-tubulina, que inician la polimerización de los microtúbulos. Dentro de la nube hay un par de centríolos. **B.** Un centrosoma con microtúbulos adheridos. El extremo negativo de cada microtúbulo está embebido en el centrosoma, y ha crecido a partir de un anillo de nucleación. En cambio, el extremo positivo de cada microtúbulo queda libre en el citoplasma. (Copyright 2004 de *Essential Cell Biology*, 2nd ed, por Alberts et al. Adaptado con permiso de Garland Science/Taylor & Francis LLC.)

anchura y 0.5 μm de longitud cada uno) dispuestos en ángulo recto, uno respecto del otro. Cada miembro del par está formado por nueve tripletes de microtúbulos (modelo de axonema 9 + 0) dispuestos radialmente en forma de rueda y porta un anillo estrecho de material desconocido que rodea sus extremos distales (los alejados del núcleo), el **anillo distal**. Los dos centríolos del par difieren entre sí en que uno es más antiguo, el **centríolo maduro**, dado que se formó en un predecesor de la célula actual. El otro miembro del par es el **centríolo inmaduro**. El centríolo maduro posee estructuras con función desconocida llamadas **apéndices**, que se relacionan con el anillo distal, y **sátelites** que se proyectan desde el lado distal del centríolo. Los extremos proximales de ambos centríolos están conectados a la envoltura nuclear por algún material proteináceo.

b. Los centríolos se **autoduplican** en la fase S del ciclo celular, cuando cada centríolo paterno forma un **procentríolo** en ángulo recto respecto a sí mismo.

c. Los centríolos también forman **cuerpos basales**, que son idénticos a centríolos no pareados y originan los axonemas de cilios y flagelos.

d. Función

(1) El centrosoma es el centro organizador de microtúbulos más importante de la célula.

(2) La **nube de material pericentriolar** contiene centenares de estructuras en forma de anillo compuestas de **γ-tubulina**, y cada anillo sirve de punto de inicio para la polimerización de un microtúbulo.

(3) Los centríolos no intervienen en la nucleación de los microtúbulos, pero ayudan a mantener la organización del centrosoma.

(4) El centrosoma mismo también se duplica durante la interfase (fase S), y posteriormente se separa para formar los polos del huso mitótico, donde se originan y convergen los microtúbulos.

3. Filamentos de actina (microfilamentos)

a. Estructura. Los filamentos de actina miden 7 nm de diámetro y están formados por monómeros de actina globulares (**actina G**) unidos en una **doble hélice** (actina F). Son delgados y flexibles y abundan en las células.

b. Los filamentos de actina exhiben **polaridad** parecida a la de los microtúbulos; es decir, su polimerización y despolimerización ocurren de manera preferente y más rápida en el **extremo positivo (extremo de púas)** que en el **extremo negativo (extremo en punta)**. Las subunidades de actina G libres poseen ATP unida a ellas, y cuando se unen al filamento de actina en crecimiento, la subunidad tabla **3-4** Proteínas asociadas a actina seleccionadas y sus funciones

Proteína asociada a actina	Función
Formina	Facilita la formación de filamentos y permanece unida al extremo creciente del filamento
Complejo PRA	Permanece unido al extremo negativo y permite la formación de una red de filamentos de actina al facilitar la ramificación de éstos
Profilina	Se une a las subunidades de actina G y acelera la formación de filamentos
Timosina	Se une a las subunidades de actina G e impide que se fijen al filamento de actina
Cofilina	Se une al extremo negativo del filamento de actina y promueve el proceso de acortamiento
Gelsolina	Rompe el filamento y permanece unida al extremo positivo
Tropomiosina	Aumenta la estabilidad del filamento y, en el músculo estriado, enmascara el sitio de unión activo a la miosina
Proteína tapadera	Estabiliza el filamento y mantiene su longitud al impedir la adición o eliminación de subunidades de actina G
Fimbrina	Ayuda en la formación de haces de filamentos de actina
α-Actinina	Ayuda en la formación de haces de filamentos de actina

PRA, proteína relacionada con actina.

actúa como una enzima e hidroliza el ATP, liberando energía, y el ADP resultante queda sepultado en la profundidad del surco del filamento y éste se alarga. Durante el alargamiento del filamento de actina, la rapidez de la desfosforilación del ATP aumenta. Cuando se retiran monómeros de actina G del extremo negativo, llevan ADP unido a ellos, y en el citosol el nucleótido se fosforila a ATP.

c. Muchas **proteínas acopladas a actina** se asocian con la actina G y la actina F y de este modo aceleran o desaceleran el alargameinto o acortamiento del filamento de actina además de permitir la ramificación del filamento (tabla 3-4). Durante la formación del filamento, los monómeros de actina se agregan al extremo positivo y pueden eliminarse del extremo negativo. En determinadas condiciones se presenta el llamado **recambio estable**, en el cual el mismo número de monómeros de actina G que se agrega al extremo positivo se elimina del extremo negativo.

d. Los filamentos de actina abundan en la periferia de la célula, donde están acoplados a la membrana plasmática mediante una o más proteínas intermedias (p. ej., α-actinina, vinculina y talina).

e. **Función.** Los filamentos de actina intervienen en muchos **procesos celulares**, como el establecimiento de contactos focales entre la célula y la matriz extracelular, la locomoción de células no musculares, la formación del anillo contráctil (en las células en división), la formación de un centro rígido de microvellosidades y el plegamiento de los epitelios en tubos durante el desarrollo.

4. Los **filamentos intermediarios** miden ente 8 y 10 nm de diámetro. Constituyen una población de filamentos heterogéneos que son los productos de un mínimo de 70 genes distintos. A pesar de su diversidad, los filamentos intermedios tienen numerosas características en común, a saber el que su unidad básica es un **monómero**, formado por proteínas en forma de bastón cuya región más larga es una estructura helicoidal alfa, el **dominio central**, con un extremo N terminal globular (**cabeza**) y un extremo C terminal globular (**cola**). Dos de estos monómeros se enrollan entre sí para formar un dímero. Dos dímeros se ensamblan cabeza a cola en una **formación tetramérica** escalonada antiparalela. Ocho tetrámeros se ensamblan lado a lado y se comprimen en **filamentos de longitud unitaria** (**FLU**) que forman subunidades de 10 nm. Muchos FLU se ensamblan extremo con extremo para formar los filamentos intermedios maduros. Aunque se creía que los filamentos intermedios eran de naturaleza rígida, se ha demostrado que se mueven, cambian de forma y se estiran en alguna medida sin romperse. Hay cuatro tipos de filamentos intermedios en el citoplasma, un tipo se encuentra en el núcleo y un tipo especial sólo se encuentra en el citoplasma de las células del cristalino del ojo (tabla 3-5). En general, los filamentos intermediarios **proporcionan fuerza mecánica** a las células. No tienen polaridad y no requieren GTP ni ATP para su ensamblaje, que ocurre a lo largo de todo el filamento.

5. La **plectina** es una proteína de 500 kDa de presencia ubicua en la mayoría de las células. Une microfilamentos, filamentos intermedios y microtúbulos entre sí y de esa manera da una configuración muy estable al citoesqueleto. La plectina también se encuentra en músculos estriados y ayuda a la desmina a mantener la disposición regular de las miofibrillas. Además, se ha demostrado que refuerza las uniones intercelulares al unir algunas de las moléculas estructurales al citoesqueleto.

tabla 3-5 Principales tipos de filamentos intermedios

Tipo	Proteína	Localización	Función
I	Queratinas ácidas	Diversos tipos de células epiteliales	Son los tonofilamentos relacionados con desmosomas y hemidesmosomas; en uñas y pelo se conocen como queratinas tricocíticas (duras)
II	Queratinas básicas		
III	Vimentina*	Células endoteliales, leucocitos, fibroblastos	Soporte estructural de membranas plasmáticas; fija organelos en su posición
	Desmina†	Células musculares	Une miofibrillas entre sí en los discos Z
	GFAP†	Glía y astrocitos	Da soporte estructural
	Periferina	Axones del SNP	Ayuda en la elongación de los axones (¿?)
	Sinemina	Células musculares	Se une a α-actinina y desmina
IV	NF-L (70 kDa)‡	Axones neuronales	NF-L, NF-M y NF-H dan soporte a los axones y establecen el diámetro axónico
	NF-M (140 kDa)‡	Axones neuronales	
	NF-H (210 kDa)‡	Axones neuronales	
	Nestina	Neuronas en desarrollo y glía	Da soporte a las células embrionarias; no se encuentra en células maduras
	α-Internexina	Axones neuronales	Se copolimeriza con los otros neurofilamentos
	Sincoilina	Músculo	Se une a la desmina
V	Láminas nucleares A, B y C	Núcleo de todas la células humanas	Forma una malla tridimensional, la lámina nuclear, en situación profunda respecto a la membrana nuclear interna, para organizar la cromatina nuclear periférica; también forma la armazón del nucleoplasma
VI	Faquinina y filensina**	Células fibrosas del cristalino del ojo	Estos filamentos con estructuras en forma de cuentas de las fibras del cristalino mantienen la transparencia

GFAP, proteína ácida fibrilar glial.
*La vimentina es el filamento intermedio más común y tiene amplia distribución.
†Desmina y GFAP pueden copolimerizarse con la vimentina; a veces se clasifican como filamentos tipo vimentina.
‡NF-L, neurofilamentos ligeros; NF-M, neurofilamentos intermedios; NF-H, neurofilamentos pesados. NF-L se copolimeriza para formar neurofilamentos con NF-M o NF-H.
**Faquinina y filensina se copolimerizan para formar filamentos con estructuras en forma de cuentas. Sólo se encuentran en las células fibrosas del cristalino del ojo.

CONSIDERACIONES CLÍNICAS

El **diagnóstigo tumoral** se basa a menudo en la identificación inmunocitoquímica de los filamentos intermedios de las células tumorales, ya que el tipo de filamento intermedio presente identifica el tejido en el cual se originaron las células cancerosas metastásicas. Por ejemplo, un tumor indiferenciado que ha hecho metástasis en la vejiga puede identificarse como carcinoma (de origen epitelial), si se tiñe de manera inmunocitoquímica en un corte histológico después de aplicar un anticuerpo contra citoqueratina.

III. INTERACCIÓN ENTRE ORGANELOS

Los organelos intervienen en importantes procesos celulares, como la captación y liberación de material por la célula, la síntesis de proteínas y la digestión intracelular. Estas variadas interacciones proporcionan la base para un acercamiento funcional al estudio de algunas dinámicas de la biología celular.

A. Captación y liberación de material por las células

1. La **endocitosis** es la **captación (internalización) de material por las células**. Incluye pinocitosis, endocitosis mediada por receptor y fagocitosis.
   a. La **pinocitosis ("bebida celular")** es la **captación no específica (aleatoria)** de líquido extracelular y material en solución en vesículas pinocíticas.

b. La **endocitosis mediada por receptor** es la **captación específica** de una sustancia (**ligando**), como lipoproteínas de baja densidad (LDL) y hormonas proteínicas, por una célula que posee un receptor de membrana para ese ligando. Ocurre en la siguiente secuencia de acontecimientos (ver figura 3-5):

(1) Un ligando **se une específicamente** a sus receptores en la superficie celular.

(2) Los complejos ligando-receptor se reúnen en una depresión **cubierta de clatrina**, que se invagina y crea una vesícula cubierta de clatrina que contiene el ligando.

(3) El recubrimiento de clatrina citoplásmico se **pierde** rápidamente, lo que origina una **vesícula endocítica desnuda** que contiene el ligando.

CONSIDERACIONES CLÍNICAS

La **hipercolesterolemia familiar** se asocia con decremento de la capacidad de las células de captar colesterol, que normalmente se ingiere mediante endocitosis de LDL mediada por receptor.

1. Esta enfermedad es causada por un defecto genético hereditario que se traduce en la incapacidad de sintetizar receptores de LDL o en la síntesis de receptores defectuosos que no son capaces de unirse a LDL ni a las depresiones cubiertas de clatrina.
2. Se caracteriza por altos niveles de colesterol en sangre. Esto facilita el desarrollo temprano de **aterosclerosis**, que puede ser letal.

c. La **fagocitosis ("comida celular")** es la captación de microorganismos, otras células y materia en partículas (a menudo de origen extraño) por una célula. La fagocitosis suele requerir receptores de la superficie celular. Es característica de las células –en particular **macrófagos** y **neutrófilos**– que degradan proteínas y restos celulares e implica la siguiente secuencia de acontecimientos:

(1) Un macrófago se une mediante sus **receptores Fc** a una bacteria recubierta con el anticuerpo inmunoglobulina G (IgG), o mediante sus receptores C3b a una bacteria recubierta de complemento.

(2) La unión avanza hasta que la membrana plasmática envuelve por completo la bacteria y se forma una vacuola fagocítica.

2. La **exocitosis** es la **liberación de material** por la célula mediante fusión de la membrana de un gránulo secretor con la membrana plasmática. **Requiere la interacción de receptores tanto en la membrana granular secretora como en la membrana plasmática**, así como la **coalescencia** (adhesión y unión) de las dos bicapas membranosas fosfolipídicas. La exocitosis ocurre tanto en la secreción regulada como en la constitutiva.

a. La **secreción regulada** (dirigida por señal) es la liberación, en respuesta a una **señal extracelular**, de enzimas, neurosecreciones y otros materiales **almacenados** en la célula.

b. La **secreción constitutiva** (vía por defecto) consiste en la liberación más o menos **continua** de material (p. ej., colágeno y proteínas plasmáticas) sin ningún paso intermedio de almacenamiento. La secreción constitutiva **no** requiere ninguna señal extracelular.

3. El **reciclaje de membranas** mantiene un área superficial relativamente constante de la membrana plasmática después de la exocitosis. En este proceso, la membrana de los gránulos de secreción añadida a la superficie de la membrana plasmática durante la exocitosis se **recupera** mediante endocitosis vía vesículas cubiertas de clatrina. Esta membrana retorna a la TGN vía endosomas tempranos para ser reciclada. La figura 3-11 ilustra las vías endocíticas utilizadas por las células. En secciones anteriores de este capítulo se presenta más información específica acerca de los mecanismos del reciclaje y la transferencia de membranas (ver Sección 8, Vesículas cubiertas).

B. Síntesis de proteínas

1. La **síntesis de las proteínas empacadas en membrana** implica la traducción de los mRNA que codifican las proteínas en los polirribosomas de la superficie del RER, el transporte de la cadena polipeptídica en crecimiento a través de la membrana del RER hacia el **interior de las cisternas (luz)** y el procesamiento del polipéptido o proteína en el interior del RER. Estas proteínas hidrosolubles forman yemas que se desprenden del RER y son transportadas en vesículas hacia la **luz** (o interior) **de otros organelos** o son **secretadas** fuera de la célula.

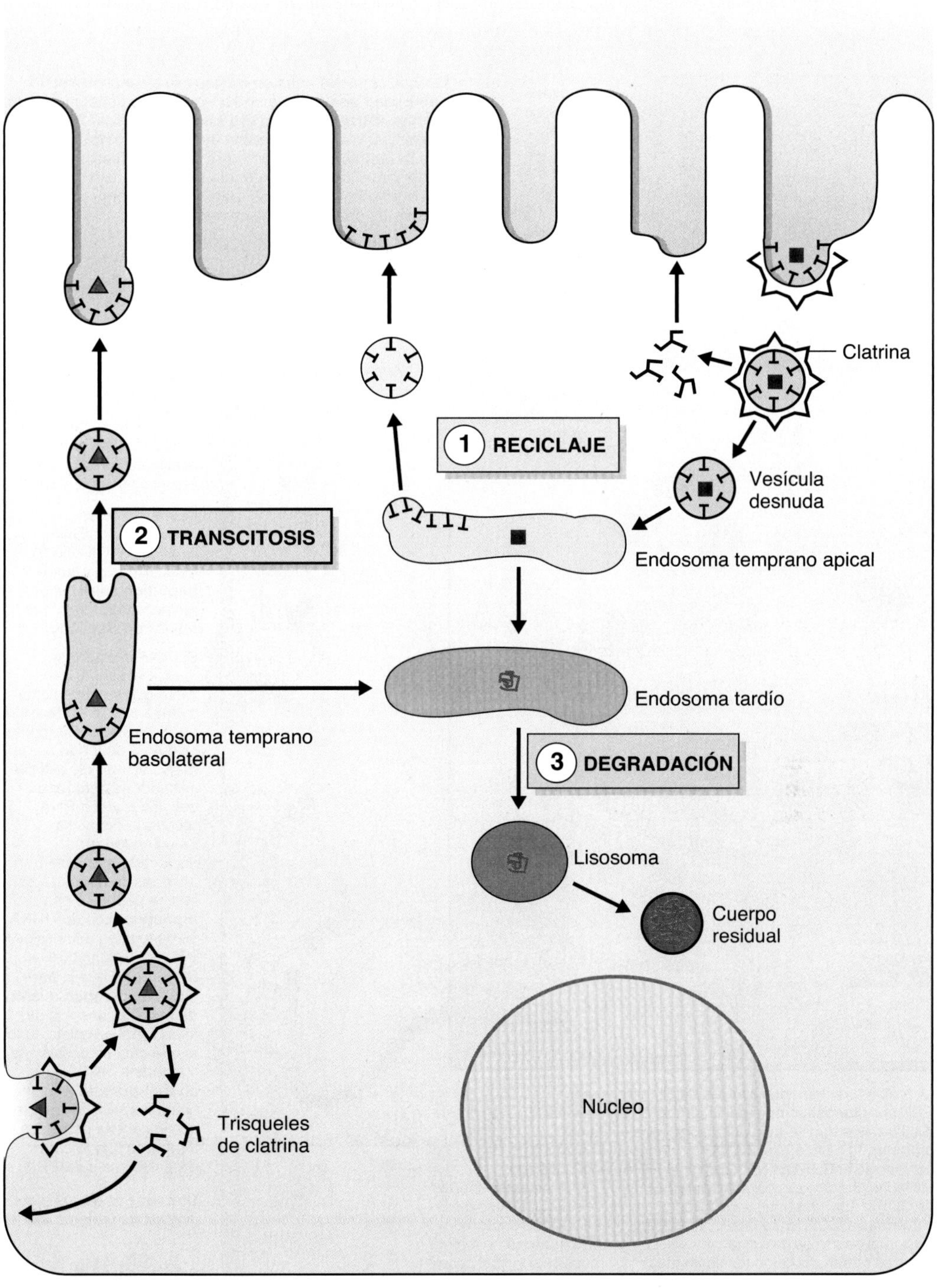

FIGURA 3-11. Vías usadas por receptores y ligandos después de la endocitosis. (1) Reenvío de los receptores a la misma superficie de la membrana plasmática. (2) Transcitosis desde una superficie (p. ej., la basolateral) a otra (p. ej., la apical). La transcitosis puede realizarse en cualquier sentido, pero requiere compartimientos endosómicos tempranos separados cerca del punto de entrada de las vesículas. (3) Degradación. Si no se recuperan de ningún compartimiento endosómico temprano, los ligandos se trasladan a un endosoma tardío común, que en consecuencia se transforma en un lisosoma, donde se completa la degradación.

a. Un proceso de tres pasos traduce el mRNA como sigue:

(1) El mRNA se une a la subunidad pequeña de un ribosoma que tiene tres sitios de unión adicionales (A, P y E) para moléculas de tRNA (figura 3-12). Los sitios del anticodón de tRNA parean sus bases con los sitios del codón complementario de mRNA, y dado que sólo **un**

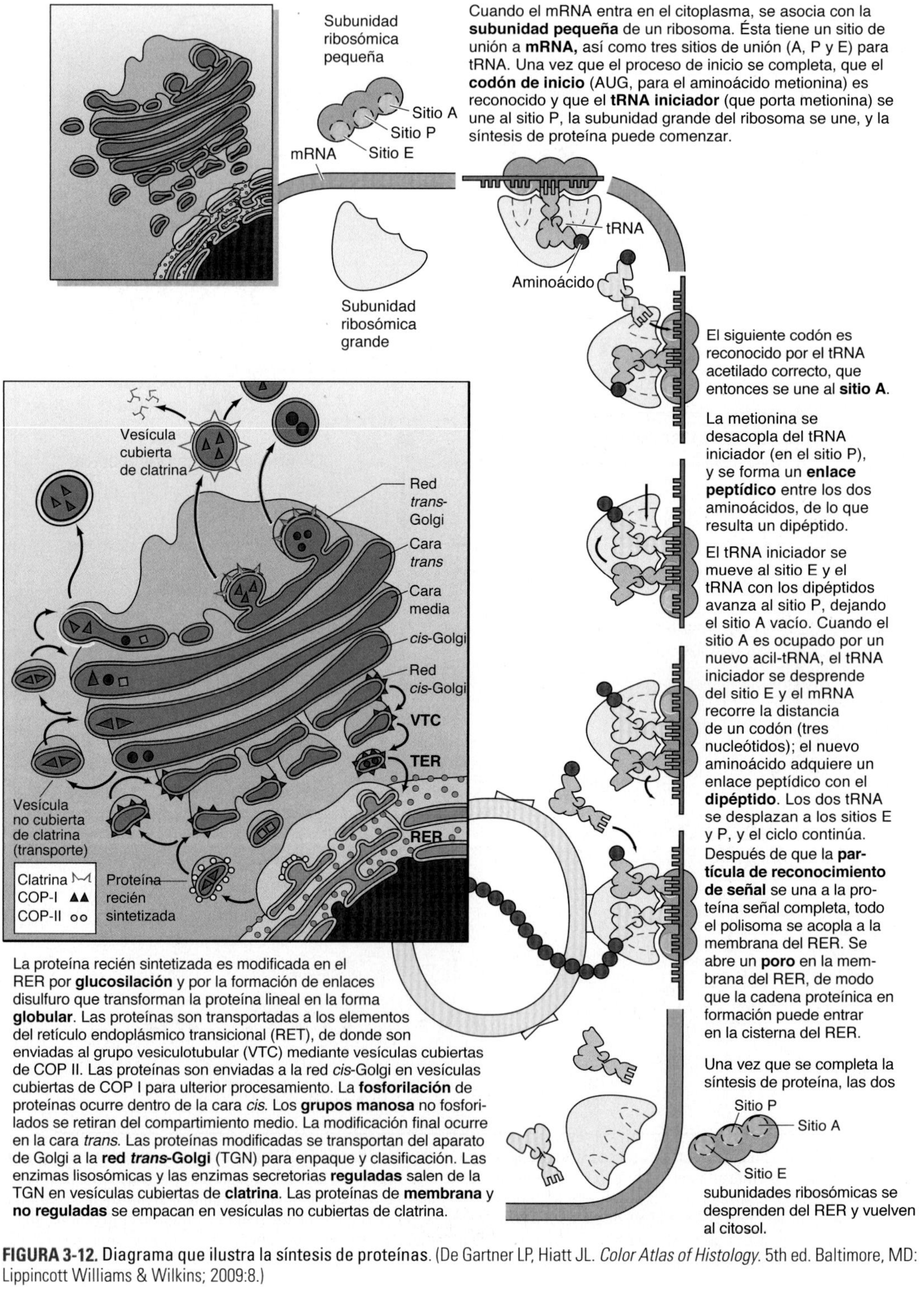

FIGURA 3-12. Diagrama que ilustra la síntesis de proteínas. (De Gartner LP, Hiatt JL. *Color Atlas of Histology.* 5th ed. Baltimore, MD: Lippincott Williams & Wilkins; 2009:8.)

tipo específico de muchos tRNA en una célula puede parear sus bases con cada codón, es el **codón** el que determina cuál aminoácido se agregará a la cadena peptídica.

(2) Cuando el codón de inicio (AUG para metionina) es reconocido y el tRNA iniciador (que porta metionina) se une al sitio P, una **subunidad ribosómica grande** se combina con la subunidad pequeña, y comienza la síntesis de proteína.

(3) El siguiente codón es reconocido por un aminoacil-tRNA que porta el aminoácido adecuado, que entonces se une al sitio A (primer paso). La metionina en el sitio P forma el primer enlace peptídico con el aminoácido entrante, de lo que resulta un dipéptido (segundo paso).

(4) El mRNA se mueve una distancia de un codón (tres nucleótidos) a través de la subunidad pequeña, y el tRNA iniciador "gastado" se mueve al sitio E y es expulsado, lo cual deja el sitio A vacío para que un nuevo aminoacil-tRNA pueda unirse (tercer paso).

(5) El sitio A es ocupado entonces por un aminoacil-tRNA que porta el siguiente aminoácido por agregar, lo que forma un enlace peptídico con la cadena en crecimiento en el sitio P, y el tRNA iniciador es expulsado del sitio E; el proceso se repite una y otra vez hasta que se alcanza el codón de terminación y la síntesis de la proteína cesa.

El ribosoma se mueve a lo largo del mRNA en el sentido 5' a 3' usando tRNA acetilados como adaptadores para agregar cada aminoácido al extremo de la cadena peptídica en crecimiento, que siempre se localiza en el sitio P de la subunidad grande del ribosoma.

b. El transporte del péptido recién formado al interior de la cisterna del RER ocurre por un mecanismo descrito por la **hipótesis de la señal** como sigue (figura 3-13):

(1) Los mRNA para proteínas secretorias, de membrana y lisosómicas, contienen codones que codifican un polipéptido corto conocido como **secuencia señal adelantada.**

(2) Cuando la secuencia señal se forma en el ribosoma, una proteína ribonucleada (un complejo de RNA y proteína) conocida como **partícula de reconocimiento de señal (PRS)** en el citosol se une a ella.

(3) La síntesis de la cadena en crecimiento no se detiene sino hasta que la PRS facilita la recolocación del polisoma en los **receptores de PRS** de la membrana del RER.

(4) Las subunidades grandes de los ribosomas interactúan con las proteínas receptoras ribosómicas, que las unen a la membrana del RER. La PRS se separa, y unos **transponedores**

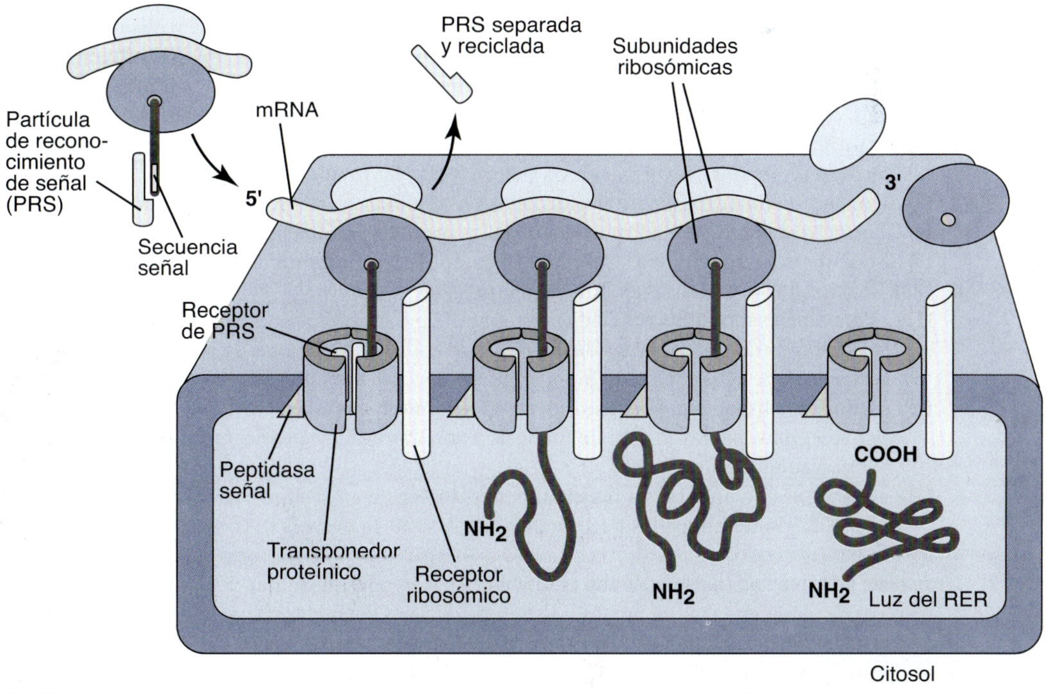

FIGURA 3-13. Hipótesis de la señal. La secuencia señal de un polipéptido secretor recién formado se une a una partícula de reconocimiento de señal (PRS), que entrega el complejo PRS-péptido-ribosoma a un receptor en el RER. La PRS se recicla, y el polipéptido entra en la cisterna del RER, donde una peptidasa señal le corta la secuencia señal.

proteínicos formados por múltiples subunidades forman un **poro** que atraviesa la membrana del RER. La síntesis se reanuda, y el polipéptido recién formado sale a través del poro hacia la cisterna del RER (luz).

c. **Modificación postraduccional en el RER**
   (1) Una vez que el polipéptido recién formado penetra en la cisterna, una **peptidasa señal** le corta la secuencia señal.
   (2) El polipéptido es glucosilado.
   (3) Se forman enlaces disulfuro, que convierten el polipéptido lineal en una molécula globular.

d. **Transporte de la proteína desde el RER a la *cis*-Golgi** (figura 3-14)
   (1) Los elementos de transición del RER originan **vesículas cubiertas de coatómero COP-II** que contienen la proteína recién sintetizada.
   (2) Estas vesículas se trasladan a los **VTC**, donde se fusionan con las membranas para entregar la proteína.
   (3) Al parecer el **VTC** es la **primera estación de servicio** para la separación del transporte anterógrado y el retrógrado en la vía secretoria. Las proteínas pasan a la **red *cis*-Golgi**, o si son proteínas residentes del RER que escaparon de aquí, son capturadas por una proteína receptora de membrana específica y devueltas al RER en **vesículas cubiertas de coatómero COP-I** a través de una vía dirigida por microtúbulos.

e. El **transporte anterógrado desde el VTC hacia la** red *cis*-Golgi se realiza en vesículas cubiertas de coatómero COP-II.

f. El **transporte anterógrado de material entre los subcompartimientos del aparato de Golgi** puede llevarse a cabo mediante maduración de cisternas, transporte vesicular o ambas cosas, como sigue:
   (1) Las cisternas que contienen proteínas pueden cambiar su composición química mientras se desplazan intactas a través de las pilas.
   (2) Las vesículas (cubiertas de COP-II, según algunos investigadores) pueden desprenderse de una cisterna y fusionarse con el borde dilatado de otra cisterna.
   (3) Aunque se han observado ambos mecanismos, no se conoce la manera precisa en que ocurre el transporte anterógrado en las pilas de cisternas del Golgi.
   (4) El transporte vesicular **retrógrado** ocurre entre las cisternas del Golgi y entre el aparato de Golgi y el VTC o el RER mediante vesículas cubiertas de COP-I.

g. El **procesamiento de las proteínas en el aparato de Golgi** (ver figura 3-14) se realiza cuando las proteínas se trasladan de la cara *cis* a la cara *trans* del aparato de Golgi a través de **distintos subcompartimientos cisternales.** El procesamiento de una proteína incluye los siguientes acontecimientos, cada uno de los cuales ocurre en un subcompartimiento cisternal distinto:
   (1) Las proteínas destinadas a los lisosomas se marcan con 6-fosfato de manosa en la cistena *cis*.
   (2) Los residuos manosa se retiran en las cisternas *cis* y las medias.
   (3) Algunas proteínas experimentan glucosilación terminal con residuos ácido siálico y galactosa.
   (4) Ocurren la sulfatación y la fosforilación de los residuos aminoácido.
   (5) Se adquiere una membrana semejante en composición y espesor a la membrana plasmática.

h. **Clasificación de las proteínas en la TGN** (figura 3-14).
   (1) Las **proteínas secretorias reguladas** se separan de las proteínas de membrana y lisosómicas y, mediante vesículas cubiertas de clatrina, son enviadas a vacuolas de condensación, donde la extracción de agua mediante intercambios iónicos genera **gránulos de secreción**.
   (2) Las **proteínas lisosómicas** se distribuyen en regiones cubiertas de clatrina de la TGN que poseen receptores para 6-fosfato de manosa, y son entregadas a endosomas tardíos mediante vesículas cubiertas de clatrina.
   (3) Las proteínas de membrana plasmática se distribuyen en regiones cubiertas de coatómero de la TGN y son entregadas a la membrana plasmática en vesículas cubiertas de coatómero COP-II.

2. La **síntesis de proteínas transmembrana** también ocurre en polirribosomas de la superficie del RER, pero en vez de entrar en la luz, el proceso de transferencia es **detenido** (por una **secuencia de detención de la transferencia**) y la proteína transmembrana se ancla a la membrana del RER. El destino final de esta proteína será la membrana del RER, la membrana de otro organelo o la membrana plasmática.

3. La **síntesis de proteínas citosólicas** ocurre en polirribosomas que están **libres** en el citosol y es dirigida por mRNA **desprovistos** de codones señal. Tales proteínas (p. ej., proteína cinasa y hemoglobina) son liberadas directamente en el citosol.

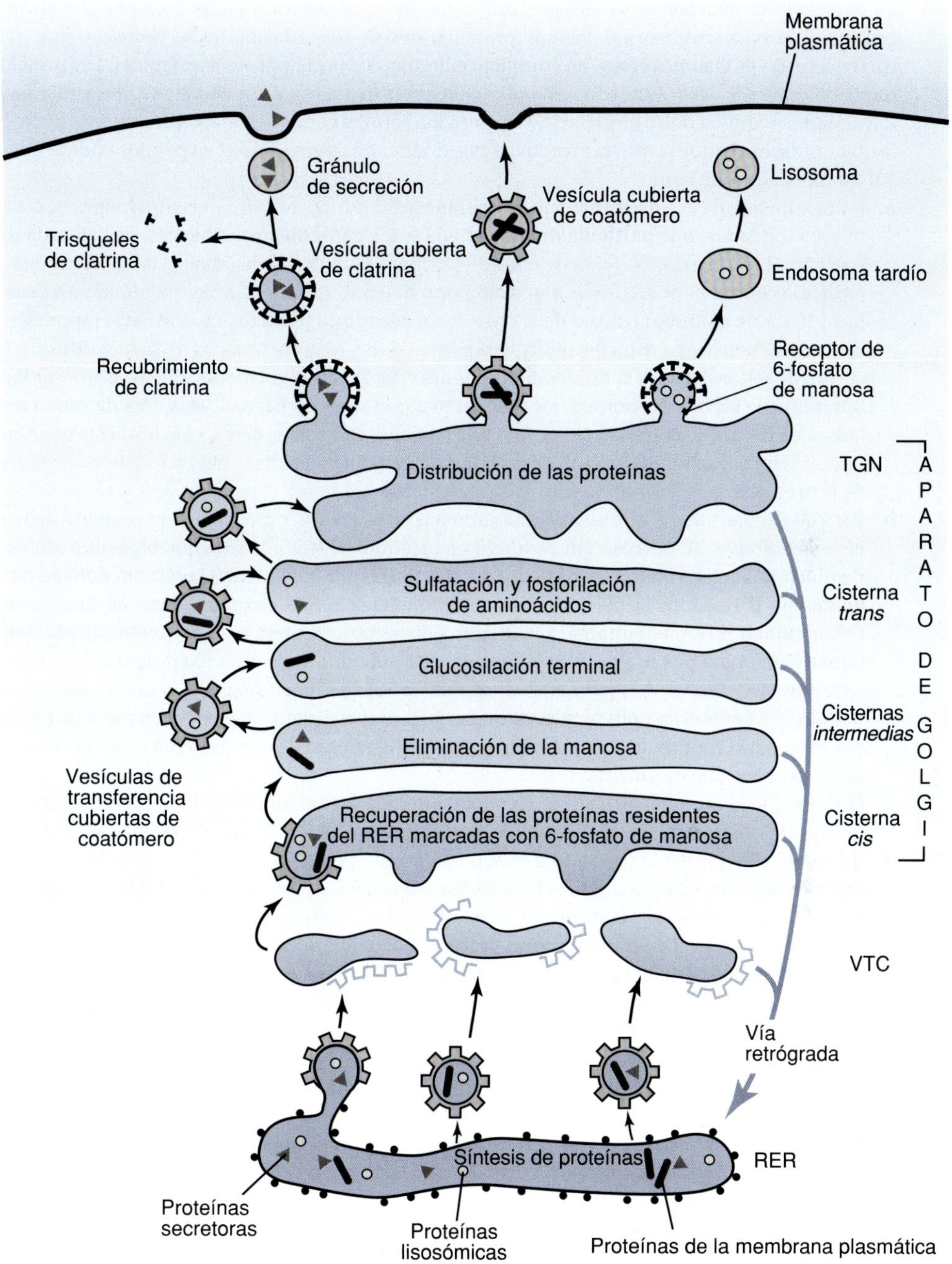

FIGURA 3-14. Vías seguidas por las proteínas secretorias en compartimientos separados del aparato de Golgi. Entre las proteínas sintetizadas en el RER se encuentran las proteínas secretorias (▲), de membrana (/) y lisosómicas (O). Estas proteínas se desprenden del elemento de transición del RER mediante vesículas cubiertas de COP y penetran en el grupo vesiculotubular (VTC). Desde allí son transportadas a la red *cis*-Golgi mediante vesículas cubiertas de COP. El paso anterógrado a través de las cisternas de Golgi se realiza mediante vesículas cubiertas de COP o por maduración de las cisternas. La maduración cisternal acoplada al transporte vesicular retrógrado de enzimas del Golgi es actualmente el mecanismo más aceptado. Se piensa que sólo las vesículas COP I intervienen en el transporte retrógrado (desde el aparato de Golgi al VTC o al RER), pero tanto la COP-I como la COP-II pueden participar en el transporte anterógrado. No todas las proteínas experimentan todas las modificaciones químicas (p. ej., sólo las proteínas lisosómicas son marcadas con 6-fosfato de manosa). La distribución final ocurre en la red *trans*-Golgi (TGN).

C. Digestión intracelular

1. La **digestión no lisosómica** es la degradación de los constituyentes citosólicos por mecanismos externos a la vía lisosómica vacuolar. El principal sitio de degradación de las proteínas que ya no son necesarias es el **proteosoma**, un complejo cilíndrico de proteasas no lisosómicas. Las proteínas marcadas para ser destruidas son señaladas de manera enzimática por **ubicuitina**, una proteína relativamente pequeña de 76 aminoácidos de longitud que es común en el citoplasma y el núcleo. Es la ubicuitinación lo que las envía al proteosoma, donde son fragmentadas en péptidos pequeños, de 7 u 8 aminoácidos de largo.
   - **a.** Cada proteasoma es un organelo no membranoso cilíndrico de 26S con centro hueco; consta de tres subunidades, una **partícula central** de 20S y dos **partículas reguladoras**, de 19S cada una, que cubren cada extremo (cara de entrada [arriba] y cara de salida [abajo]) del proteasoma. La partícula central tiene 15 nm de alto y diámetro de 11 a 12 nm; su luz central puede ser de apenas 1.3 nm de diámetro o hasta de 5.3 nm. Vista de lado, la partícula central está compuesta de cuatro unidades con forma de anillo, llamadas α, β, β y α, mencionadas de la cara de entrada a la cara de salida. Las dos subunidades β unen las partículas reguladoras, mientras que los lados luminales de las dos subunidades β funcionan como enzimas proteolíticas. La subunidad reguladora en la cara de entrada actúa como una tapa que controla el acceso a la luz del proteasoma, mientras que la subunidad reguladora en la cara de salida permite la liberación de los productos de la proteólisis.
   - **b.** Para que se permita la entrada de una proteína en la luz del proteasoma, la proteína debe estar ubicuitinada, un proceso que requiere un conjunto de tres enzimas que unen una molécula de ubicuitina a la proteína dirigida (intracelular). La primera enzima, la **enzima activadora de ubicuitina (E1)**, activa la ubicuitina de modo que la segunda enzima, la **enzima conjugadora de ubicuitina (E2)**, pueda unirse a la proteína dirigida. La tercera enzima, la **enzima ubicuitina ligasa (E3)**, ahora puede transferir la molécula de ubicuitina a la proteína dirigida. Este proceso se repite varias veces, de modo que varias moléculas de ubicuitina pueden unirse entre sí, formando una **cadena de poliubicuitina** unida a la proteína dirigida. E1 y E2, y en especial E3, existen en muchas formas, lo cual indica que el reconocimiento de una proteína dirigida específica es quizá específico de enzima.
   - **c.** Una vez que la proteína dirigida está poliubicuitinada (deben unirse a ella al menos cuatro moléculas de ubicuitina), puede unirse en presencia de ATP a la partícula reguladora en la cara de entrada. La partícula reguladora se separa y, como una tapa abisagrada de un recipiente, se levanta para permitir el acceso de la proteína a la luz de la partícula central. Sin embargo, para que la proteína dirigida pueda entrar en la estrecha luz deben ocurrir dos cosas: (1) debe desubicuitinarse y (2) debe desplegarse, un proceso que requiere energía. La proteína desplegada se introduce en la luz de la partícula central, un proceso llamado **transposición**. La proteína dirigida es degradada entonces por la actividad enzimática de las subunidades β del proteasoma.

   Aunque la mayoría de las proteínas deben ser ubicuitinadas antes de poder entrar en un proteasoma, existen algunas excepciones, en especial si la célula se encuentra en condiciones muy estresantes, como la exposición a alta temperatura, agentes infecciosos o concentración de oxígeno mayor de lo normal.
2. La **digestión lisosómica** (figura 3-8) es la degradación del material contenido en distintos tipos de lisosomas por enzimas lisosómicas. En este proceso intervienen distintos compartimientos lisosómicos, según el origen del material por degradar.
   - **a.** La **heterofagia** es la ingestión y degradación de **material extraño** que ha entrado en la célula a través de endocitosis mediada por receptor o fagocitosis.
     - **(1)** La digestión de los ligandos **endocitados** ocurre en los **cuerpos multivesiculares** (figura 3-8).
     - **(2)** La digestión de los microorganismos **fagocitados** y las partículas extrañas se inicia (y puede completarse) en los **fagolisosomas**.
   - **b.** La **autofagia** es el secuestro de un organelo u otro componente celular en el interior de las membranas del RER para formar una **vacuola autofágica** (figura 3-9) que posteriormente es digerida en un **autofagolisosoma**.
   - **c.** La **crinofagia** es la fusión de **gránulos de secreción hormonales** con lisosomas y su posterior digestión. La crinofagia es útil para eliminar un **número excesivo** de gránulos de secreción de la célula.

CONSIDERACIONES CLÍNICAS

Las **enfermedades por almacenamiento lisosómico** son trastornos hereditarios causados por deficiencia de hidrolasas ácidas lisosómicas específicas. Por lo tanto, los **lisosomas** son incapaces de degradar determinados compuestos, que se acumulan e interfieren en el funcionamiento celular.

1. La **enfermedad de Tay-Sachs** se caracteriza por la acumulación de glucolípidos (a saber, gangliósidos GM2) en los lisosomas de las neuronas a causa de una deficiencia en la enzima hexosaminidasa A. La enfermedad es más común en niños descendientes de judíos centroeuropeos. La gran acumulación de gangliósidos en las neuronas del encéfalo provoca cambios degenerativos importantes en el sistema nervioso central, y antes de los cuatro años suele sobrevenir la muerte.
2. Un signo distintivo del **síndrome de Hurler** es la acumulación de glucosaminoglucanos (GAG) y proeoglucanos en corazón, encéfalo, hígado y otros órganos. Esta rara enfermedad heredita-ria se debe a la deficiencia de una de las diez enzimas lisosómicas implicadas en la degradación secuencial de los GAG. Las manifestaciones clínicas del síndrome de Hurler incluyen deformaciones esqueléticas, hipertrofia de órganos, deterioro mental progresivo, sordera y muerte antes de los 10 años de edad.
3. Las **enfermedades por almacenamiento de glucógeno** son causadas por un defecto hereditario en una enzima implicada en la síntesis o la degradación del glucógeno. En consecuencia, el glucógeno se acumula, más a menudo en hígado, músculo esquelético y corazón, aunque el principal órgano afectado depende del defecto enzimático concreto. Hay como mínimo diez enfermedades por almacenamiento de glucógeno distintas.

Autoevaluación

Instrucciones: cada reactivo de esta sección va seguido de posibles respuestas o de términos para completar. Seleccione la opción CORRECTA.

1. ¿Cuál de los siguientes organelos se divide por fisión?

(A) Aparato de Golgi
(B) RER
(C) Peroxisomas
(D) REL
(E) Centríolo

2. A un hombre de 30 años de edad con concentración sanguínea elevada de colesterol (290 mg/dl) se le diagnostica arterioesclerosis prematura. Su padre murió de un ataque cardiaco a los 45 años, y su madre, a la edad de 44 años, tiene arteriopatía coronaria. La siguiente es la explicación más probable del trastorno:

(A) Enfermedad por almacenamiento lisosómico e incapacidad de digerir el colesterol
(B) Trastorno peroxisómico y producción insuficiente de peróxido de hidrógeno
(C) El REL de los hepatocitos ha proliferado y producido cantidades excesivas de colesterol
(D) Trastorno genético y síntesis de receptores de LDL defectuosos
(E) Incapacidad de producir endosomas

3. ¿En cuál de los siguientes componentes celulares ocurre el transporte de proteínas desde el RER al VTC?

(A) Vesícula cubierta de caveolina
(B) Vesícula cubierta de clatrina
(C) Vesícula cubierta de coatómero I
(D) Vesícula cubierta de coatómero II
(E) Endosoma temprano

4. La recuperación de la membrana de un gránulo de secreción inmediatamente después de la exocitosis ocurre en el componente celular que sigue:

(A) Vesícula cubierta de caveolina
(B) Vesícula cubierta de clatrina
(C) Vesícula cubierta de coatómero I
(D) Vesícula cubierta de coatómero II
(E) Endosoma temprano

5. El transporte de una proteína desde la cara *trans* hasta la cara *cis* de las cisternas del Golgi se realiza en el componente celular que sigue:

(A) Vesícula cubierta de caveolina
(B) Vesícula cubierta de clatrina
(C) Vesícula cubierta de coatómero I
(D) Vesícula cubierta de coatómero II
(E) Endosoma temprano

6. El desacoplamiento de los ligandos endocitados y los receptores ocurre en el componente celular que sigue:

(A) Vesícula cubierta de caveolina
(B) Vesícula cubierta de clatrina
(C Vesícula cubierta de coatómero I
(D) Vesícula cubierta de coatómero II
(E) Endosoma temprano

7. El transporte de hidrolasas ácidas desde la red *trans*-Golgi hasta un endosoma tardío ocurre en el componente celular que sigue:

(A) Vesícula cubierta de caveolina
(B) Vesícula cubierta de clatrina
(C) Vesícula cubierta de coatómero I
(D) Vesícula cubierta de coatómero II
(E) Endosoma temprano

8. ¿Cuál de los siguientes componentes citoesqueléticos se asocia con la cinesina?

(A) Queratina
(B) Lámina A
(C) Microfilamento
(D) Microtúbulo
(E) Neurofilamento

9. ¿Cuál de los elementos siguientes está formado por monómeros globulares de actina unidos en una doble hélice?

(A) Queratina
(B) Lámina A

(C) Microfilamento
(D) Microtúbulo
(E) Neurofilamento

10. ¿Cuál de los elementos que siguen posee una pared rígida formada por 13 cadenas de protofilamentos?

(A) Queratina
(B) Lámina A
(C) Microfilamento
(D) Microtúbulo
(E) Neurofilamento

11. ¿Cuál de los elementos que siguen proporciona soporte estructural a los astrocitos?

(A) Queratina
(B) Lámina A
(C) Microfilamento
(D) Microtúbulo
(E) Neurofilamento

12. La sección de tejido tumoral que se muestra se sometió a tinción inmunoquímica para la proteína de los filamentos intermedios llamada proteína ácida fibrilar glial (GFAP). Con base en la tinción parda rojiza observada (flecha), el tumor se originó en:

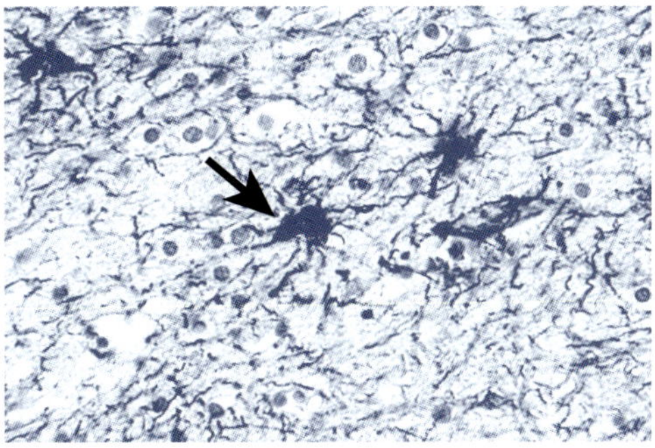

(A) Oligodendrocitos
(B) Condrocitos
(C) Neuronas
(D) Células endoteliales
(E) Fibroblastos

Respuestas

1. **C.** Un peroxisoma se origina a partir de peroxisomas preexistentes. Importa proteínas específicas del citosol y experimenta fisión. El otro organelo que se divide por fisión es la mitocondria (ver Capítulo 3 II A 10).

2. **D.** Las células importan colesterol mediante captación de LDL mediada por receptor en vesículas cubiertas. Algunas personas heredan genes defectuosos y no pueden fabricar receptores de LDL, o fabrican receptores defectuosos incapaces de unirse a las depresiones cubiertas de clatrina. En consecuencia, no pueden internalizar LDL, lo que se traduce en altos niveles de LDL en sangre. Estos niveles altos de LDL predisponen a la persona a sufrir ateroesclerosis prematura e incrementan el riesgo de ataque cardiaco (ver Capítulo 3 III A 1, Consideraciones clínicas).

3. **D.** El transporte de proteínas desde el RER al VTC ocurre mediante vesículas cubiertas de coatómero (COP-II) (ver Capítulo III B c).

4. **B.** El reciclaje de una membrana después de la exocitosis del contenido de un gránulo de secreción ocurre mediante vesículas cubiertas de clatrina (ver Capítulo 3 III A 3).

5. **C.** La transferencia de material entre cisternas del aparato de Golgi en sentido retrógrado se realiza mediante vesículas cubiertas de coatómero (COP-I) (ver Capítulo 3 III B e).

6. **E.** El desacoplamiento de los ligandos y los receptores internalizados mediante endocitosis mediada por receptor ocurre en los endosomas tempranos (ver Capítulo 3 II A 9 b).

7. **B.** Las proteínas dirigidas a los lisosomas (vía endosomas tardíos) abandonan la red *trans*-Golgi en vesículas cubiertas de clatrina (ver Capítulo II A 8 a).

8. **D.** La cinesina es una proteína generadora de fuerza asociada con los microtúbulos. Sirve de motor molecular para el transporte de organelos y vesículas hacia fuera, desde el centrosoma (ver Capítulo 3 II C 1).

9. **C.** Los monómeros globulares de actina (actina G) se polimerizan en una doble hélice de filamentos de actina (actina F), también llamada microfilamento, en respuesta a la influencia reguladora de distintas proteínas acopladas a actina (ver Capítulo 3 II C 2).

10. **D.** Un microtúbulo consiste en dímeros de α-tubulina y β-tubulina polimerizados en una espiral alrededor de una luz vacía para formar un tubo rígido. En corte transversal, el microtúbulo muestra 13 cadenas de protofilamentos, que representan los dímeros de tubulina presentes en una vuelta completa de la espiral (ver Capítulo 3 II C 1).

11. **E.** Los filamentos gliales son un tipo de filamentos intermedios formados por proteínas ácidas fibrilares gliales que se encuentran en los astrocitos fibrosos. Estos filamentos son estructuras de soporte, pero también pueden tener otras funciones en el sistema nervioso central, tanto en procesos patológicos como en normales (ver Capítulo 3 II C 3).

12. **A.** La proteína filamentosa intermedia GFAP se encuentra en células gliales, incluidas microglia, oligodendrocitos, astrocitos fibrosos y células de Schwann. La vimentina se encuentra en células que se originan en tejido conectivo, como fibroblastos, condrocitos y células endoteliales. Las neuronas contienen neurofilamentos intermedios, que no se colorearían con la tinción para GFAP o vimentina (ver Capítulo 3 II C 3, Consideraciones clínicas).

capítulo **4**

Matriz extracelular

I. GENERALIDADES: MATRIZ EXTRACELULAR

A. Estructura. La matriz extracelular (MEC) es una **malla organizada de macromoléculas** que rodea las células. Aunque su composición es variable, en general está formada por una **sustancia basal** amorfa (que contiene principalmente glucosaminoglucanos [GAG], proteoglucanos y glucoproteínas [glucoproteínas multiadhesivas]) y **fibras** (figura 4-1).

B. Funciones. La matriz extracelular, junto con agua y otras moléculas pequeñas (p. ej., nutrimentos y iones), constituye el **medio extracelular**. Como influye en las actividades metabólicas de las células que están en contacto con ella, la MEC puede modificar las células e influir en su forma, migración, interacción intercelular, división y diferenciación. Además, la MEC da soporte físico contra fuerzas de compresión y tensión .

II. SUSTANCIA BASAL

A. Los glucosaminoglucanos (GAG) son polisacáridos largos no ramificados compuestos por **unidades disacárido idénticas repetitivas.**

1. Uno de los disacáridos repetitivos es siempre un **aminoazúcar**, ya sea *N*-acetilglucosamina o *N*-acetilgalactosamina.
2. Como los GAG a menudo están **sulfatados** y suelen poseer un **azúcar ácido urónico**, que presenta un grupo carboxilo en la unidad disacárido repetitiva, tienen una fuerte **carga negativa**.
3. Los GAG por lo general están anclados a una **proteína central**.
4. La atracción de cationes osmóticamente activos (p. ej., Na^+) hacia los GAG da por resultado una matriz altamente hidratada muy **resistente a la compresión**.
5. Sus amplios anillos distribuidos al azar ocupan una gran cantidad de espacio, ya que no se pliegan de manera compacta.
6. Los GAG pueden clasificarse en cuatro grupos principales en función de su estructura química (tabla 4-1).
   a. El **ácido hialurónico (hialuronano)** es una molécula no sulfatada muy grande, de hasta 20 μm de longitud y hasta 10 000 kDa de peso, que no está unida a una proteína central.
   b. Los otros tres grupos GAG son **sulfato de condroitina**; **sulfato de dermatán, heparina** y **sulfato de heparán**; y **sulfato de queratán**.

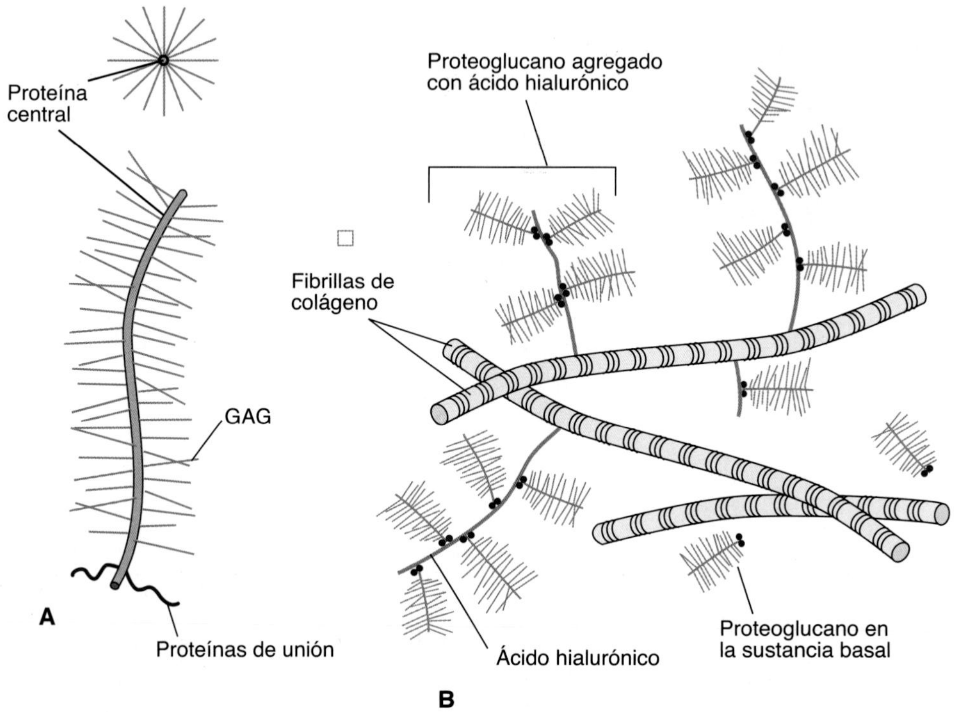

FIGURA 4-1. Componentes de la matriz extracelular. **A.** Molécula de proteoglucano, en dos vistas. **B.** Relaciones entre diversas moléculas de la matriz extracelular. GAG, glucosaminoglucano. (Adaptado con permiso de Henrikson RC, Kaye GI, Mazurkiewicz JE. *NMS Histology*. Baltimore, MD: Lippincott Williams & Wilkins; 1997:104.)

CONSIDERACIONES CLÍNICAS

Se ha informado que el consumo del popular complemento alimenticio **sulfato de condroitina**, con o sin **glucosamina**, reduce el riesgo de artrosis, degeneración articular y deterioro del cartílago, pero los resultados son contradictorios. En un estudio a gran escala reciente, pacientes con artrosis de rodilla experimentaron significativamente menos dolor y mejora del funcionamiento mientras tomaban esos compuestos comparados con pacientes que recibían placebo, pero las pruebas radiográficas al examinar la degeneración de la articulación rotuliana fueron complicadas por el hecho de que el grupo placebo tenía una menor pérdida de cartílago de lo que se había anticipado con base en resultados previos de la investigación, de modo que no pueden formularse conclusiones definitivas.

tabla 4-1 Clasificación de los glucosaminoglucanos

Grupo	Glucosaminoglucanos	Unión a proteína central	Sulfatado	Localizaciones principales en el cuerpo
I	Ácido hialurónico	No	No	Líquido sinovial, humor vítreo, cartílago, piel, mayoría de los tejidos conectivos
II	Sulfato de condroitina	Sí	Sí	Córnea, cartílago, hueso, adventicia de las arterias
	Sulfato de dermatán	Sí	Sí	Piel, vasos sanguíneos, válvulas cardiacas
III	Heparina	Sí	Sí	Pulmones, piel, hígado, células cebadas
	Sulfato de heparán	Sí	Sí	Láminas basales, pulmones, arterias, superficies celulares
IV	Sulfato de queratán	Sí	Sí	Córnea, cartílago, núcleos pulposos de los discos intervertebrales

B. Los **proteoglucanos** están formados por una **proteína central de la que se extienden muchos GAG**. Estas grandes moléculas tienen forma de escobilla limpiabotellas (figura 4-1A).

1. Los proteoglucanos pueden unirse al ácido hialurónico a través de sus proteínas centrales para formar grandes complejos de agregación.
2. Sus moléculas centrales, su tamaño molecular y el número y el tipo de GAG que contienen muestran una marcada heterogeneidad.
3. **Función.** Los proteoglucanos actúan como sitios de unión para **factores de crecimiento** (p. ej., factor de crecimiento de los fibroblastos) y **otras moléculas señal**. Confieren características únicas a la matriz extracelular en determinados sitios (p. ej., **permeabilidad selectiva** en la barrera de filtración de los glomérulos).

C. Las **glucoproteínas** **(glucoproteínas multiadhesivas)** son moléculas multifuncionales cuyos dominios se unen a componentes de la matriz extracelular y a receptores de la superficie celular, y de esta manera inducen la adhesión entre la célula y la matriz (tabla 4-2).

1. **Fibronectina**
   a. **Tipos y localización**
      (1) La fibronectina de la matriz forma fibrillas en la MEC.
      (2) La fibronectina de la superficie celular es una proteína que se une transitoriamente a la superficie de las células.
      (3) La fibronectina del plasma es una proteína plasmática circulante que interviene en la coagulación de la sangre, la cicatrización de las heridas y la fagocitosis.
   b. **Función.** La fibronectina es una molécula **multifuncional**.
      (1) La fibronectina posee dominios para la **unión de colágeno, heparina**, distintos **receptores de la superficie celular** y **moléculas de adhesión celular (MAC)**.
      (2) **Media** la **adhesión celular** a la matriz extracelular uniéndose a los receptores de fibronectina de la superficie de la célula.

CONSIDERACIONES CLÍNICAS

En el adulto, la **cicatrización** implica la formación de **vías de fibronectina** a lo largo de las cuales las células migran a sus destinos.

1. En el **tejido conectivo**, la cicatrización de heridas a menudo se caracteriza por la migración de fibroblastos a través de los coágulos sanguíneos, donde se adhieren a la fibronectina.
2. En los **epitelios**, la cicatrización implica reepitelialización, en la que la **lámina basal actúa como andamiaje** para la migración celular a fin de cubrir la zona desnuda; ocurren proliferación celular y remplazo.

tabla 4-2 Principales glucoproteínas de la matriz extracelular

Glucoproteína	Sitio	Función
Fibronectina	Mayoría de los tejidos conectivos	Se une a colágeno, sulfato de heparán, diversos receptores de superficie celular y MAC, con lo que media la adhesión celular a la MEC.
Laminina	Láminas basales de células epiteliales y láminas externas de células musculares y células de Schwann	Ancla células a sus láminas basales (y láminas externas), con lo que ayuda a adherir las células epiteliales al tejido conectivo subyacente.
Entactina	Láminas basales de células epiteliales y láminas externas de células musculares y células de Schwann	Une laminina a colágeno tipo IV de las láminas basales (y las láminas externas).
Tenascina	Tejido conectivo embrionario	Facilita la adhesión célula–matriz, con lo que ayuda a la migración celular.
Condronectina	Cartílago	Ayuda a las células de cartílago a adherirse a su matriz.
Osteonectina	Hueso	Ayuda a las células óseas a adherirse a su matriz. Influye en la calcificación de la matriz ósea.

MAC, moléculas de adhesión celular;

2. La **laminina** se localiza en las láminas basales, donde es sintetizada por las células epiteliales adyacentes, y en las láminas externas que rodean las células musculares y las células de Schwann.
   a. Los brazos de esta gran **glucoproteína en forma de cruz** poseen sitios de unión para receptores de la superficie celular (integrinas), sulfato de heparán, colágeno de tipo IV y entactina.
   b. **Función.** La laminina media las interacciones entre las células epiteliales y la matriz extracelular uniendo la superficie celular a la lámina basal.
3. La **entactina** es un componente de todas las láminas basales (y externas).
   a. Esta glucoproteína de adhesión sulfatada **ancla la laminina**.
   b. **Función.** La entactina une la laminina con colágeno de tipo IV a la lámina densa.
4. La **tenascina** es la glucoproteína de adhesión más abundante en los tejidos embrionarios.
   a. La segregan las células gliales del sistema nervioso en desarrollo.
   b. **Función.** La tenascina promueve la adhesión célula-matriz y, de esta manera, interviene en la migración de la célula.
5. La **condronectina**, una glucoproteína del cartílago, une los condrocitos al colágeno tipo II.
   a. Esta molécula **multifuncional** posee sitios de unión para los proteoglucanos de colágeno y para los receptores de la superficie celular.
   b. **Función.** Influye en la composición de la matriz extracelular, y de esta manera interviene en el desarrollo y el mantenimiento del cartílago.
6. **Osteonectina**
   a. Esta glucoproteína de unión a calcio que se encuentra en la matriz extracelular del hueso es sintetizada por los osteoblastos.
   b. Posee sitios de unión para el colágeno tipo I y para las integrinas de osteoblastos y osteocitos.
   c. **Función.** La osteonectina interviene en la formación y la remodelación del hueso y en el mantenimiento de la masa ósea al influir en la calcificación.

D. Los **receptores de fibronectina**, que pertenecen a la **familia de receptores integrina**, son proteínas transmembrana formadas por dos cadenas polipeptídicas.
1. Como permiten a las células adherirse a la matriz extracelular, se conocen como **MAC**.
2. Se unen a la fibronectina mediante una secuencia específica de tres aminoácidos (Arg-Gly-Asp; secuencia RGD); otras proteínas de adhesión extracelulares también contienen esta secuencia.
3. **Función.** Unen la fibronectina del exterior de la célula a los componentes del citoesqueleto (p. ej., a la actina) del interior de la célula (figura 4-2) y pueden activar las vías de señalización celular que determinan el comportamiento de la célula; a la inversa, la célula puede estimular o inhibir su capacidad de unirse a la matriz extracelular.

III. FIBRAS

A. El **colágeno** es la proteína estructural más abundante de la matriz extracelular. Existen al menos 25 tipos moleculares, que se diferencian por la secuencia de aminoácidos de sus tres cadenas α (tabla 4-3). Los 25 tipos moleculares de colágenos pueden clasificarse en cuatro categorías principales, los colágenos formadores de fibrillas, asociados a fibrillas, formadores de redes y transmembrana. Antes de considerar los miembros de estas categorías principales, deben describirse la síntesis de colágeno formador de fibrillas y los colágenos formadores de redes.
1. La síntesis y el ensamblaje del colágeno en **fibrillas** se realizan mediante una serie de procesos **intracelulares** y **extracelulares** (figura 4-3).
   a. Los **procesos intracelulares de la síntesis de colágeno** se suceden de la siguiente manera:
      (1) En el retículo endoplásmico rugoso (RER) ocurre la síntesis de preprocolágeno, que es dirigida por moléculas de mRNA que codifican los distintos tipos de cadenas α que hay que sintetizar.
      (2) En el RER también ocurre la hidroxilación de residuos prolina y lisina específicos de la cadena polipeptídica en formación. La reacción es catalizada por **hidroxilasas** específicas que requieren vitamina C como cofactor.
      (3) También en el RER se realiza la unión de azúcares (glucosilación) a residuos hidroxilisina específicos.
      (4) La formación de la triple hélice de procolágeno se efectúa en el RER y es regulada con precisión por **propéptidos** (secuencias de aminoácidos no helicoidales extras) a ambos extremos de la cadena α. Las tres cadenas α se alinean y se enrollan en una triple hélice.

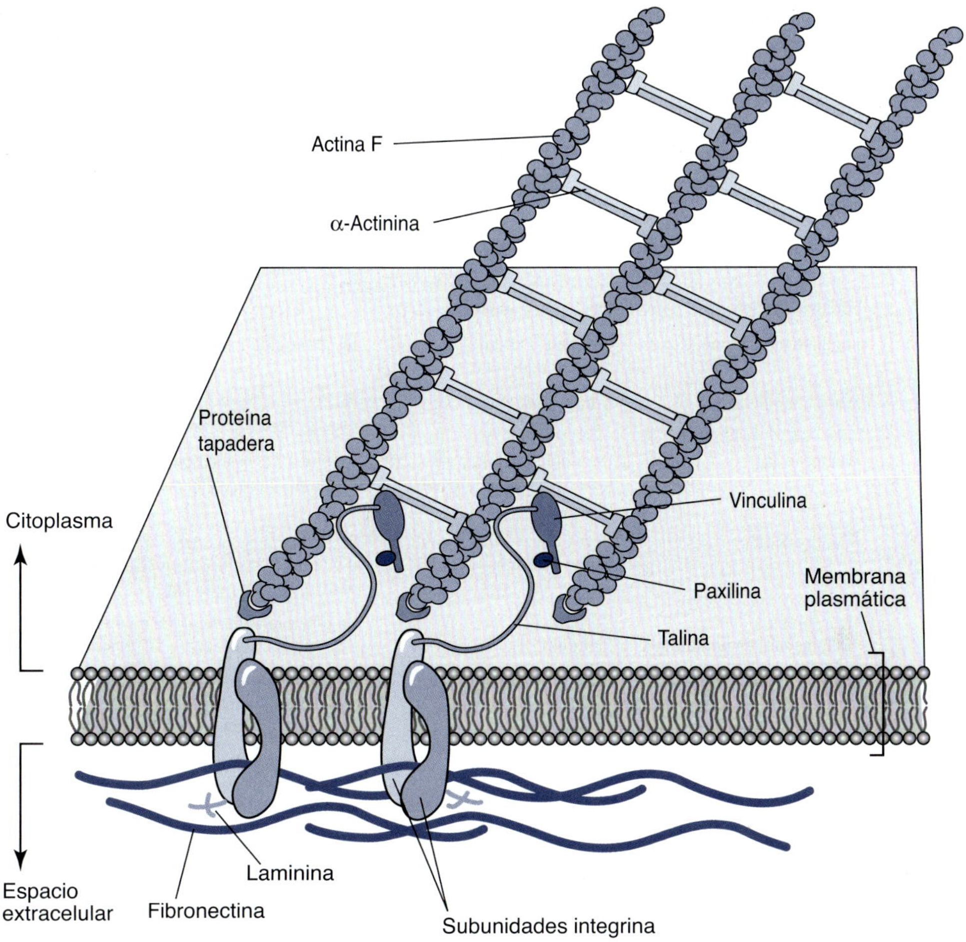

FIGURA 4-2. Los receptores de integrina, como el receptor de fibronectina, unen moléculas del exterior de la célula con componentes del interior. Esto es común en los contactos focales (placas de adhesión), donde las integrinas hacen de lazos de unión transmembranosos y median las interacciones recíprocas entre el citoesqueleto y la matriz extracelular. (Adaptado de Gartner LP, Hiatt JL. *Color Textbook of Histology*. 2nd ed. New York, NY: Saunders; 2001:46.)

tabla 4-3 Características de los seis tipos de colágeno más abundantes

Tipo molecular	Células que lo sintetizan	Principales sitios del cuerpo	Función
I	Fibroblastos	Dermis, tendones ligamentos, fibrocartílago, cápsulas de algunos órganos	Resiste la tensión
	Osteoblastos	Matriz ósea	La disposición de las fibras de colágeno en el hueso compacto reduce la presencia de planos de escisión
	Odontoblastos	Matriz dentinaria	Da apoyo estructural y algún grado de elasticidad a la dentina
II	Condroblastos	Cartílagos hialino y elástico	Resiste presiones intermitentes
III	Fibroblastos	Dermis, cápsula de algunos órganos	Forma el marco estructural
	Células reticulares	Ganglios linfáticos, bazo	
	Células de músculo liso	Músculo liso	Forma la lámina externa
	Células de Schwann	Fibras nerviosas	
	Hepatocitos	Hígado	Forma fibras reticulares

(continúa)

tabla 4-3 Características de los seis tipos de colágeno más abundantes (continuación)

Tipo molecular	Células que lo sintetizan	Principales sitios del cuerpo	Función
IV	Células endoteliales Células epiteliales Células musculares Células de Schwann	Vasos sanguíneos Epidermis y recubrimiento de cavidades corporales Músculos esqueléticos y lisos, corazón Fibras nerviosas	Forma la lámina densa de la lámina basal Forma la lámina externa
V	Células mesenquimatosas	Placenta y unión dermoepidérmica	Desconocida
VII	Queratinocitos	Unión dermoepidérmica	Forma fibrillas de anclaje que sujetan la lámina densa al tejido conectivo subyacente
IX	Condrocitos	Cartílagos hialino y elástico (asociados con colágeno tipos II y XI)	Se une a colágeno tipo II y lo adhiere a los proteoglucanos de la matriz de cartílago
XI	Condrocitos	Cartílagos hialino y elástico así como colágeno tipo I	Estabiliza la subestructura del colágeno tipos II y IX de la matriz del cartílago; forma el centro del colágeno tipo I
XII	Fibroblastos Células mesenquimatosas	Dermis Placenta	Se une a la superficie del colágeno tipo I y le ayuda a resistir fuerzas de tensión
XIII	Diversos tipos celulares	Diversos tejidos	Ayuda a la formación de adhesiones focales al unirse a fibronectina, integrinas y componentes de la lámina reticular
XVII	Epidermis	Hemidesmosomas	Tiene dominios embebidos en la membrana celular epidérmica los cuales se unen tanto a queratinas como a integrinas y laminina
XVIII	Células epiteliales	Lámina basal de la retina	Cuando es degradada por enzimas, inhibe la formación de nuevos vasos sanguíneos e induce la apoptosis de células endoteliales

(5) La adición de carbohidratos ocurre en el aparato de Golgi, al que el procolágeno es transportado en vesículas de transferencia. Con la adición de carbohidratos, se completan las cadenas laterales de oligosacárido.

(6) La secreción del procolágeno se realiza mediante exocitosis una vez que las vesículas secretorias de la red trans-Golgi han sido conducidas hasta la superficie celular a lo largo de microtúbulos.

CONSIDERACIONES CLÍNICAS

El **escorbuto** se asocia con **deficiencia de vitamina C.**

1. El escorbuto es causado por la síntesis de un tropocolágeno insuficientemente hidroxilado, el cual es incapaz de formar triples hélices estables o fibrillas de colágeno.
2. Entre los **síntomas** se incluyen sangrado de las encías y pérdida ulterior de dientes.
3. La administración de vitamina C cura la enfermedad.

b. Los **pasos extracelulares de la síntesis de colágeno** se suceden de la siguiente manera:

(1) La segmentación del procolágeno es catalizada por **procolágeno peptidasas**, que se encuentran en la cara extracelular de la membrana plasmática y eliminan la mayoría de las secuencias de propéptido de los extremos de cada cadena α, lo que lleva a la formación de moléculas de **tropocolágeno**.

(2) El autoensamblaje del tropocolágeno se realiza cuando las moléculas insolubles de tropocolágeno se agregan cerca de la superficie celular. La célula establece surcos longitudinales en su membrana, y las moléculas de procolágeno se descargan en estos surcos y son convertidas en moléculas de tropocolágeno (como recién se describió).

(a) Se producen las **fibrillas** características de los tipos de colágeno I, II, III, V y VII.

(b) Estas fibrillas muestran bandas transversales cada 67 nm en los tipos I, II y II (figuras 4-4 y 4-5); en otros tipos de colágeno el espacio entre bandas (periodicidad) varía.

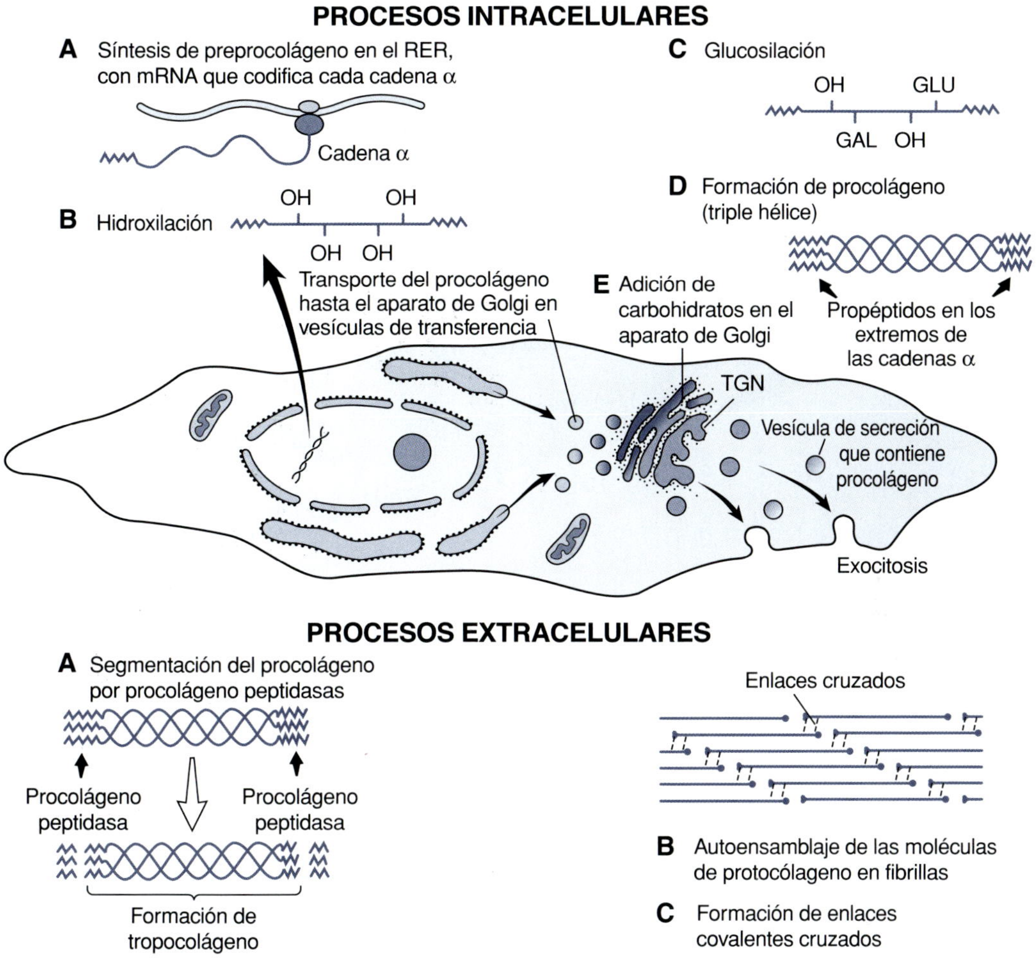

FIGURA 4-3. Pasos intracelulares y extracelulares de la síntesis de una fibrilla de colágeno. RER, retículo endoplásmico rugoso; mRNA, ácido ribonucleico mensajero; TGN, red *trans*-Golgi. (Adaptado con permiso de Junqueira LC, Carneiro J, Kelley RO. *Basic Histology*. 9th ed. Norwalk, CT: Appleton & Lange; 1998:101.)

(c) La formación de colágeno tipo I requiere un centro de colágeno tipo XI, así como la inclusión de colágenos tipos III, V y XII.

(d) Para la generación de fibras de colágeno tipo II son necesarias fibras de colágeno tipo IX enriquecido con sulfato de condroitina.

(3) Se forman enlaces covalentes (cruzados) entre moléculas de tropocolágeno adyacentes, lo que implica la formación de aldehídos derivados de lisina e hidroxilisina. Estos enlaces cruzados confieren considerable resistencia tensil a las fibrillas de colágeno.

CONSIDERACIONES CLÍNICAS

Síndrome de Ehlers-Danlos tipo IV

1. Este síndrome es causado por un defecto genético en la transcripción del ácido desoxirribonucleico (DNA) o en la traducción del mRNA que codifica el **colágeno tipo III**, el componente principal de las **fibras reticulares.**
2. Los síntomas clínicos incluyen delgadez de la piel, que se vuelve translúcida, frágil y propensa a las equimosis y a veces elástica, y flexibilidad anormal de las articulaciones, que se luxan con facilidad.
3. Los pacientes a menudo presentan rotura de intestinos, grandes arterias o ambos, donde las fibras reticulares normalmente recubren las células de músculo liso.

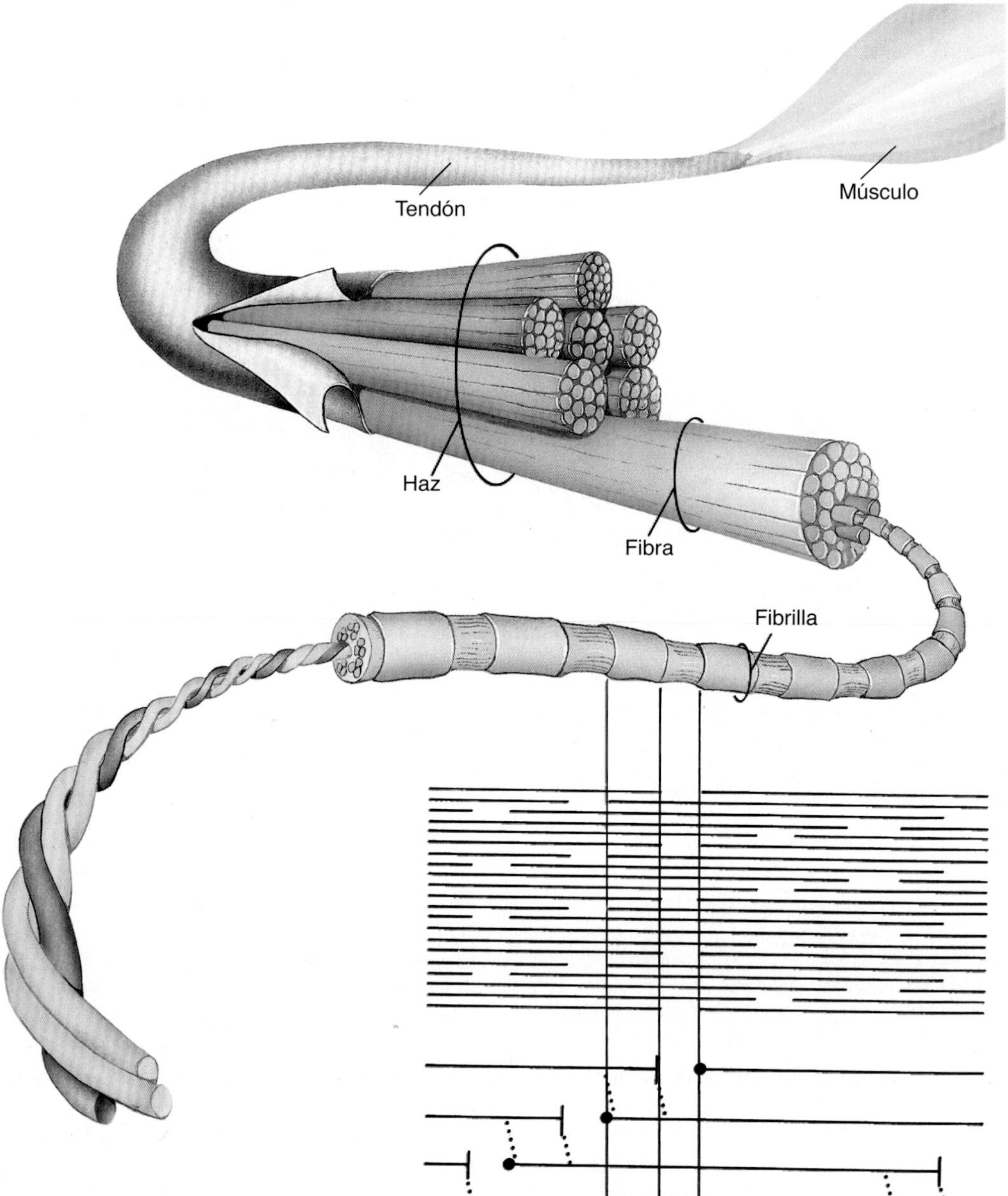

Cada haz de fibras de colágeno está formado por fibrillas, más pequeñas, que a su vez constan de agregados de **moléculas de tropocolágeno**. Éstas se autoensamblan en el ambiente extracelular de tal amanera que hay un hueco entre la cola de una molécula y la cabeza de la siguiente en una fila. Cuando se forman las fibrillas, las colas de las moléculas de tropocolágeno superponen las cabezas de filas adyacentes. Además, los **huecos** y **superposiciones** están dispuestos de modo que concuerdan con los de filas vecinas (pero no adyacentes) de moléculas de tropocolágeno. Cuando la tinción contiene un metal pesado, como osmio, precipita de preferencia en las regiones de los huecos, con el resultado de las bandas **claras** y **oscuras** repetitivas del colágeno.

FIGURA 4-4. Niveles de organización de las fibras de colágeno. Como revela el microscopio óptico, las fibras de colágeno están formadas por fibrillas de colágeno, que suelen presentar bandas transversales cada 67 nm cuando se observan al microscopio electrónico. Esta periodicidad de las bandas a lo largo de la fibrilla de colágeno se debe a la disposición precisa de las moléculas de protocolágeno, que se superponen entre sí produciendo regiones vacías donde las tinciones electrodensas penetran y producen bandas transversales a través de la fibrilla. (Reimpreso con permiso de Gartner LP, Hiatt JL. *Color Atlas and Text of Histology.* 6th ed. Baltimore, MD: Wolters Kluwer Health/Lippincott Williams & Wilkins; 2013:66.)

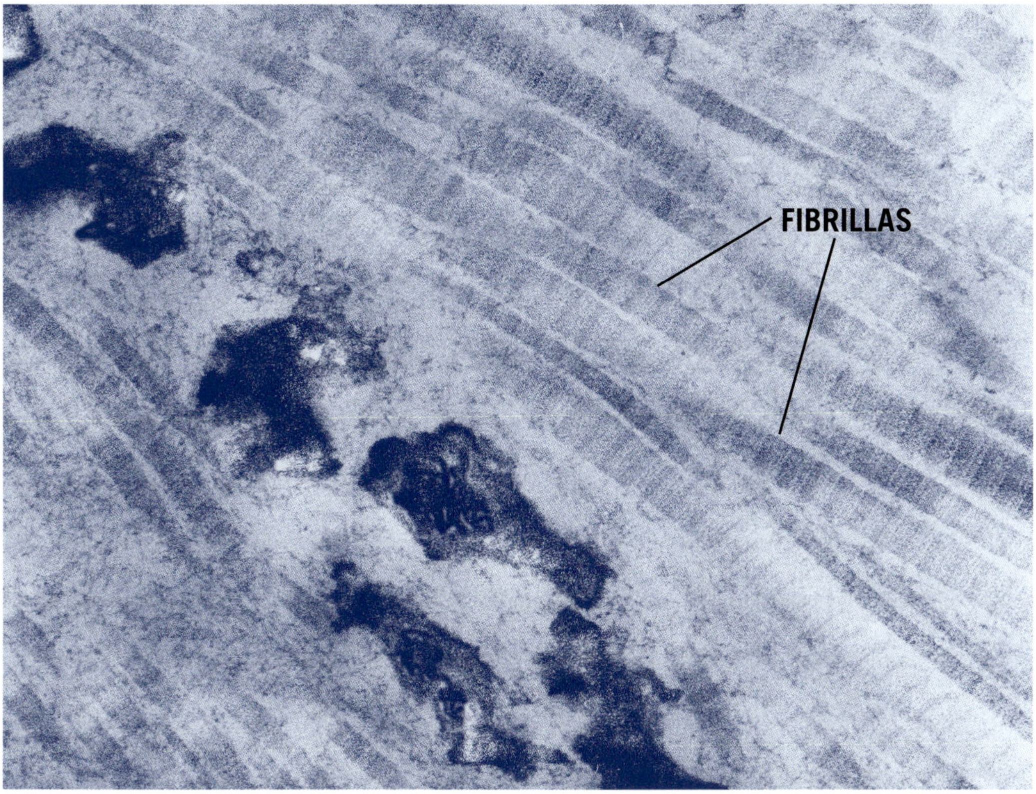

FIGURA 4-5. Micrografía electrónica de varias fibrillas de colágeno con su patrón característico de bandeado de 67 nm. Las estructuras negras grandes representan depósitos de fosfato de calcio.

2. La síntesis de colágenos formadores de redes, específicamente **colágeno tipo IV**, es especial en el sentido de que el ensamblaje forma una malla en vez de fibrillas.

a. El colágeno tipo IV constituye la mayor parte de la **lámina densa** de las láminas basales y de las láminas externas.

b. Las características siguientes lo diferencian de otros tipos de colágeno:

(1) Las secuencias de propéptidos no son eliminadas de los extremos de sus moléculas de procolágeno.

(2) Su estructura helicoidal de triple cadena se interrumpe en muchas regiones.

(3) Forma dímeros enfrentados (cabeza con cabeza) que interactúan para establecer asociaciones laterales, lo que crea una malla laminar.

CONSIDERACIONES CLÍNICAS

El **síndrome de Alport** se debe a defectos en los genes encargados de la formación del colágeno tipos III, IV y V, de lo que resulta el ensamblaje anormal del colágeno tipo IV. Dado que la lámina densa de la lámina basal está formada en mayor medida por colágeno tipo IV, los individuos con síndrome de Alport presentan glomerulonefritis que provoca nefropatía terminal. Estas personas tienen además trastornos auditivos y un defecto del cristalino ocular conocido como lenticono, una protuberancia que se forma en el cristalino durante el desarrollo; la consecuencia puede ser hernia del cristalino. Dado que el gen que codifica el colágeno tipo IV se localiza en el cromosoma X, el síndrome de Alport es mucho más frecuente en varones que en mujeres.

3. Clases de colágenos

a. Los **colágenos formadores de fibrillas** (tipos I, II, III, V y XI) son los más comunes; sus subunidades son las moléculas de tropocolágeno que se ensamblan para formar haces largos y flexibles de fibras con mayor resistencia tensil que el acero inoxidable del mismo diámetro.

Esta clase de colágeno, debido a la disposición escalonada de sus moléculas de tropocolágeno, exhibe un **bandeado transversal de 67 nm**. Como ya se dijo, cada molécula de tropocolágeno está formada por tres cadenas α que se envuelven mutuamente, donde cada cadena α mide alrededor de 1 000 aminoácidos de largo. Dado que cada tercer aminoácido de cada cadena α es **glicina**, el más pequeño de los aminoácidos, las tres cadenas pueden formar una hélice muy apretada que se dobla alrededor de estos aminoácidos. Además, en las tres cadenas α también abundan las moléculas de **hidroxiprolina** e **hidroxilisina**; las hidroxiprolinas de cada cadena α forman enlaces apretados entre sí, lo cual ayuda a mantener la hélice tensa. Las hidroxilisinas se unen entre sí a través de moléculas de tropocolágeno vecinas, con lo que contribuyen a la formación de haces de fibras de colágeno.

b. Los **colágenos asociados a fibrillas** (tipos IX y XII) se unen a las superficies de colágenos formadores de fibrillas y por lo tanto estabilizan la red de colágeno de los tejidos en que residen al adherirse no sólo a las fibras de colágeno sino también a las moléculas de la sustancia basal. Los **colágenos tipo IX** se asocian con colágenos tipo II del cartílago, y los **colágenos tipo XII** se encuentran en la superficie de los colágenos tipo I de dermis y placenta.

c. Los **colágenos formadores de redes** (tipos IV y VII), a diferencia de los otros tipos de colágeno, tienen procolágeno en sus subunidades. Como ya se describió, el procolágeno posee las secuencias propeptídicas en ambos extremos de la molécula, las cuales en los colágenos formadores de fibrillas son eliminadas por procolágeno peptidasa en el ambiente extracelular. Las moléculas de procolágeno son incapaces de ensamblarse al modo de las moléculas de tropocolágeno; por ello no forman fibras. En cambio, las moléculas de procolágeno forman dímeros cabeza a cabeza que interactúan estableciendo asociaciones laterales, de lo que resulta una **malla tipo lámina**. El **colágeno tipo IV** forma la lámina densa de la lámina basal, y el **tipo VII** genera la lámina densa de la lámina reticular del tejido conectivo subyacente.

d. Los **colágenos transmembrana** (tipos XIII, XVII y XVIII) se relacionan con adhesiones focales, hemidesmosomas y las láminas basales, respectivamente.

CONSIDERACIONES CLÍNICAS

El **síndrome de Knobloch (tipo I)** es una enfermedad hereditaria debida a la formación incorrecta del colágeno tipo XVIII. Entre los síntomas se incluyen encefalocele, formación de grandes vesículas encefálicas que protruyen a través de un defecto del cráneo debido a la fusión incompleta del tubo neural durante el desarrollo embrionario, así como desprendimiento esporádico de la retina; la miopía puede ser evidente cuando el niño tiene un año de edad.

B. Fibras elásticas

1. Componentes

a. La **elastina**, una proteína estructural amorfa, confiere notable elasticidad a la matriz extracelular; 90% de las fibras elásticas o de las láminas elásticas están constituidas por elastina.

(1) La elastina es especial porque sus moléculas de lisina forman enlaces peculiares entre ellas.

(2) Los residuos lisina de cuatro cadenas diferentes establecen enlaces covalentes, llamados **enlaces cruzados de desmosina**, para crear una extensa red elástica.

(3) Como una banda elástica, la elastina recupera su forma original una vez que cesa de actuar la fuerza que la tensaba.

b. La **fibrilina 1**, que es una glucoproteína, organiza la elastina en fibras y es el componente principal de las **microfibrillas periféricas** de las fibras elásticas.

(1) El extremo amino terminal de una fibrilina 1 interactúa con el extremo carbonilo terminal de otra molécula de fibrilina 1 para formar un ensamblaje tipo punta a borrador de lápices entre moléculas de fibrilina 1, de lo que resultan microfibrillas.

(2) La fibrilina 1 posee sitios de unión para tropoelastina, que forma enlaces cruzados.

(3) La heparina compite con la tropoelastina por los sitios de unión en la fibrilina 1, lo cual probablemente tiene un efecto regulador en la formación de fibras elásticas.

- **c.** La proteína **fibulina 5** forma enlaces con moléculas de integrina de células como las de músculo liso vascular y células endoteliales de los vasos sanguíneos, y también facilita la formación de fibras elásticas.
  - **(1)** La fibulina 5 también se une a microfibrillas y tropoelastina.
  - **(2)** Se ha demostrado que durante la cicatrización de heridas la fibulina 5 se encuentra en mayor concentración que en vasos sanguíneos indemnes.
- **d.** El **colágeno tipo VIII** a menudo se asocia con fibras elásticas, más probablemente para limitar el grado de estiramiento de aquéllas, con lo cual las protege de daños por estiramiento excesivo.

2. La **síntesis de fibras elásticas** es realizada por **fibroblastos** en ligamentos elásticos, **células de músculo liso** en grandes arterias y **condrocitos** y **condroblastos** en cartílago elástico.

- **a.** La síntesis se inicia con la elaboración de **plantillas de microfibrillas de fibrilina**, que se disponen en paralelo cerca de algunas regiones de la superficie de la célula.
- **b.** Estas células producen y expulsan por exocitosis una forma soluble de elastina, llamada **tropoelastina**, y fibulina 5, que se unen no sólo entre sí sino también a la fibrilina 1.
- **c.** Las moléculas de tropoelastina forman enlaces cruzados entre sí para generar elastina madura, insoluble.
- **d.** En el ensamblaje de las fibras elásticas se han implicado otros factores, como sulfato de heparán, glucoproteínas asociadas a microfibrillas y fibrilina 2.

CONSIDERACIONES CLÍNICAS

El **síndrome de Marfan** se debe a mutaciones en los genes que codifican la **fibrilina**, un componente crucial de las fibras elásticas.

1. Los pacientes con esta enfermedad tienen las extremidades y los dedos más largos y delgados de lo normal.
2. Es frecuente la luxación del cristalino del ojo; son comunes los problemas cardiovasculares; y la aorta puede romperse y causar la muerte.
3. El tratamiento consiste en fármacos que reducen la presión arterial y, en casos graves, cirugía de remplazo de aorta.

Autoevaluación

Instrucciones: cada reactivo de esta sección va seguido de posibles respuestas o de términos para completar. Seleccione la opción CORRECTA.

1. ¿Cuál de las afirmaciones siguientes acerca del receptor de fibronectina es verdadera?

(A) Se localiza solamente en la lámina basal
(B) Es una glucoproteína en forma de cruz
(C) Media la unión de moléculas del exterior de la célula con elementos del citoesqueleto del interior de la célula
(D) Pertenece a la familia de receptores de la entactina
(E) Su ausencia se asocia con el escorbuto

2. ¿Cuál de los acontecimientos siguientes de la síntesis de colágeno ocurre fuera de la célula?

(A) Síntesis de preprocolágeno
(B) Hidroxilación de residuos lisina
(C) Formación de la triple hélice
(D) Adición de carbohidratos al procolágeno
(E) Segmentación del procolágeno por procolágeno peptidasas

3. Un estudiante de medicina acude a urgencias, donde le diagnostican ruptura intestinal por un defecto genético llamado síndrome de Ehlers-Danlos tipo IV. ¿Cuál de las afirmaciones siguientes acerca de la enfermedad de este paciente es verdadera?

(A) Presenta un defecto en la síntesis del mRNA que codifica el colágeno tipo I
(B) Tiene un defecto en los genes que codifican el colágeno tipo IV
(C) Posee un colágeno tipo II defectuoso
(D) Tiene mayor riesgo de sufrir una fractura ósea
(E) Tiene un defecto en la traducción del mRNA correspondiente al colágeno tipo III

4. ¿Cuál de las afirmaciones siguientes acerca del ácido hialurónico es verdadera?

(A) Es un componente de las fibras elásticas
(B) Es un glucosaminoglucano
(C) Es un proteoglucano en forma de escobilla limpiabotellas
(D) Está sulfatado
(E) Es una molécula pequeña

5. ¿Cuál de las afirmaciones siguientes acerca de la osteonectina es cierta?

(A) Se encuentra en las lagunas de los huesos
(B) Es un proteoglucano
(C) Se une al colágeno tipo II
(D) Interviene en la calcificación de los huesos
(E) Es sintetizada por los osteoclastos

6. ¿Cuál de las afirmaciones siguientes sobre el escorbuto es verdadera?

(A) Uno de sus síntomas son las piernas arqueadas
(B) Es causado por glucosilación excesiva del tropocolágeno
(C) Se debe a deficiencia de vitamina A
(D) Se asocia con defectos estructurales de las fibras elásticas
(E) Se alivia con la ingesta de frutas cítricas

7. ¿Cuál de las sustancias siguientes es una glucoproteína a través de la cual los fibroblastos migran durante la cicatrización de una herida?

(A) Fibrilina
(B) Fibronectina
(C) Elastina
(D) Entactina
(E) Laminina

8. ¿Cuál de las sustancias siguientes es una glucoproteína de adhesión que une colágeno tipo IV con laminina en la lámina densa?

(A) Fibrilina
(B) Fibronectina
(C) Elastina
(D) Entactina
(E) Tenascina

9. ¿Cuál de las sustancias siguientes es un componente importante de las microfibrillas periféricas de una fibra elástica?

(A) Fibrilina
(B) Fibronectina
(C) Elastina
(D) Entactina
(E) Laminina

10. ¿Cuál de las sustancias siguientes se encuentra en la membrana basal y se forma en las células del tejido conectivo?

(A) Fibrilina
(B) Fibronectina
(C) Elastina
(D) Entactina
(E) Laminina

Respuestas

1. **C.** El receptor de fibronectina es una proteína transmembrana que permite a las células adherirse a la matriz extracelular. La laminina es una glucoproteína en forma de cruz de la lámina basal, donde también hay entactina (ver Capítulo 4 II D).
2. **E.** En el espacio extracelular las peptidasas cortan las secuencias finales de procolágeno y forman tropocolágeno, que se autoensambla para formar fibrillas de colágeno (ver Capítulo 4 III A 1).
3. **E.** El síndrome de Ehlers-Danlos tipo IV se asocia con un defecto en la síntesis y la traducción de mRNA para el colágeno reticular tipo III (ver Capítulo 4 III A 1, Consideraciones clínicas).
4. **B.** El ácido hialurónico es un glucosaminoglucano, no un proteoglucano. La proteína central de los proteoglucanos puede unirse al ácido hialurónico y formar grandes agregados (ver Capítulo 4 II A).
5. **D.** La osteonectina sintetizada por los osteoblastos interviene en la calcificación del hueso y se une al colágeno tipo I en la matriz ósea. El colágeno tipo II se encuentra en el cartílago (ver Capítulo 4 II C).
6. **E.** El escorbuto es causado por deficiencia de vitamina C, un cofactor necesario para la hidroxilación del preprocolágeno. Los cítricos son ricos en vitamina C (ver Capítulo 4 III A 1, Consideraciones clínicas).
7. **B.** La fibronectina forma vías por las cuales migran las células. Durante la cicatrización en el tejido conectivo, los fibroblastos se adhieren a la fibronectina en los coágulos sanguíneos, lo que facilita el proceso de curación (ver Capítulo 4 II C 1, Consideraciones clínicas).
8. **D.** La entactina es una glucoproteína de adhesión sulfatada de las láminas basal y externa que se une tanto al colágeno tipo IV como a la laminina (ver Capítulo 4 II C).
9. **A.** La fibrilina es el componente principal de las microfibrillas periféricas de las fibras elásticas (ver Capítulo 4 III B).
10. **B.** La fibronectina se sintetiza en las células del tejido conectivo, normalmente en los fibroblastos, y se encuentra en la lámina reticular cerca de la lámina densa (ver Capítulo 4 II C 1).

capítulo 5

Epitelios y glándulas

I. GENERALIDADES: EPITELIOS

A. Estructura. Los epitelios son **capas especializadas de tejido** que surgen de las tres capas germinales embrionarias, ectodermo, mesodermo y endodermo, que recubren las superficies interna y externa del cuerpo, excepto en determinadas partes como las superficies dentales y los cartílagos articulares. Un epitelio consiste en una **hoja de células** dispuestas muy juntas, con poco espacio intercelular. Estas células tienen dominios bioquímicos, funcionales y estructurales bien diferenciados que confieren **polaridad** o lateralidad; así, se dice que estas células tienen **dominios apical, lateral** y **basal** (o **basolateral**).

1. La **membrana basal**, formada por una lámina basal y una lámina reticular, separa el epitelio del tejido conectivo subyacente y de los vasos sanguíneos.
2. Los epitelios son **avasculares** y reciben nutrimentos por difusión de moléculas a través de la **lámina basal a la que están unidos**.

B. Clasificación (tabla 5-1). Los epitelios se clasifican en distintos tipos en función del **número** de capas celulares (si están formados por una sola capa son **simples**; si tienen más de una capa son

tabla 5-1 Clasificación de los epitelios

Tipo	Forma de las células de la capa superficial	Localización característica
Una sola capa de células		
Escamoso simple	Aplanada	Endotelio (recubrimiento interno de los vasos sanguíneos), mesotelio (revestimiento del peritoneo y la pleura)
Cúbico simple	Cúbica	Revestimiento del túbulo distal del riñón y los conductos de algunas glándulas, superficie del ovario
Cilíndrico simple	Cilíndrica	Revestimiento de los intestinos, el estómago y los conductos excretores de algunas glándulas
Seudoestratificado	Todas las células reposan en la lámina basal, pero no todas alcanzan la luz; por eso el epitelio parece falsamente estratificado	Revestimiento de tráquea, bronquios principales, cavidad nasal y conductos excretorios de la glándula paratiroides
Más de una capa de células		
Escamoso estratificado (no queratinizado)	Aplanada (con núcleo)	Revestimiento de esófago, vagina, boca y cuerdas vocales verdaderas
Escamoso estratificado (queratinizado)	Aplanada (sin núcleo)	Epidermis
Cúbico estratificado	Cúbica	Revestimiento de los conductos de las glándulas sudoríparas
Cilíndrico estratificado	Cilíndrica	Revestimiento de los conductos excretores grandes de algunas glándulas y de la uretra cavernosa
Transicional	Cupular (cuando están relajadas); aplanada (cuando están contraídas)	Revestimiento de las vías urinarias que comunican el cáliz renal con la uretra

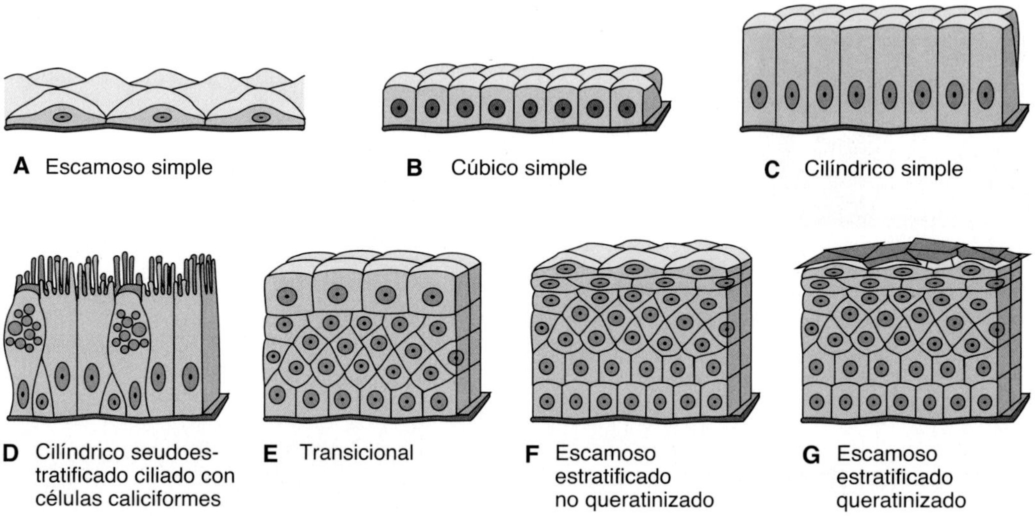

FIGURA 5-1. Clasificación de los epitelios.

estratificados) y de la **forma de las células superficiales** (figura 5-1). Por lo tanto, todas las células que componen un epitelio simple hacen contacto con la lámina basal, mientras que en los epitelios estratificados sólo la capa celular más profunda establece ese contacto. Los epitelios **seudoestratificados** tienen el aspecto de poseer múltiples capas celulares, pero están formados por una sola capa celular, como lo evidencia el hecho de que todas las células que componen este tipo de epitelio están en contacto con la lámina basal (figura 5-2).

C. Función

1. El **transporte transcelular** de moléculas desde una superficie epitelial a otra se realiza mediante distintos procesos, incluidos los siguientes:
   a. **Difusión** de oxígeno y dióxido de carbono a través de las células epiteliales de los alvéolos y los capilares de los pulmones.
   b. Transporte **mediado por una proteína portadora** de aminoácidos y glucosa a través de los epitelios intestinales.
   c. Transporte **mediado por vesículas** de inmunoglobulina A (IgA) y otras moléculas.
2. La **absorción** ocurre via **endocitosis** o **pinocitosis** (ver Capítulo 3 III A) en diversos órganos (p. ej., el túbulo contorneado proximal del riñón; ver Capítulo 18 II).
3. La **secreción** de distintas moléculas (p. ej., hormonas, mucígeno, proteínas) ocurre por **exocitosis**.

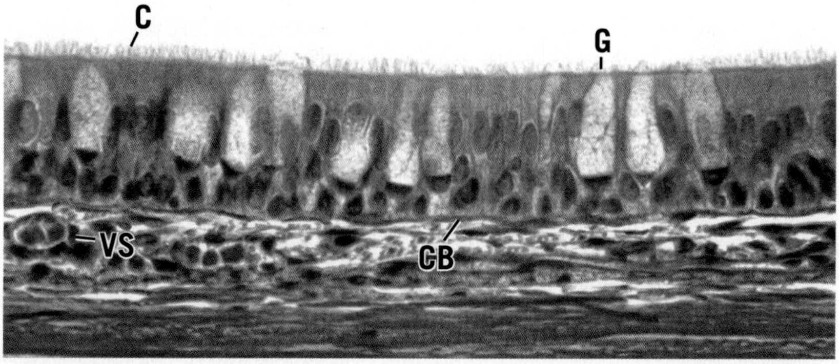

FIGURA 5-2. Micrografía óptica de epitelio cilíndrico estratificado ciliar (C) con células caliciformes (G) que recubren la tráquea. Todas las células de este epitelio reposan sobre la lámina basal (note la célula basal, CB), pero no todas ellas se extienden hasta la luz, lo cual da el aspecto falsamente estratificado. Se observan vasos sanguíneos (VS) que contienen eritrocitos en el tejido conectivo subyacente.

4. La **permeabilidad selectiva** es posible por la presencia de **uniones estrechas (zonas de oclusión, uniones impermeables)** entre las células epiteliales, y permite mantener líquidos con distintas composiciones y concentraciones separados a ambos lados de una capa epitelial (p. ej., epitelio intestinal).
5. La **epidermis**, la capa epitelial de la piel, proporciona **protección,** contra abrasiones y heridas.

CONSIDERACIONES CLÍNICAS

Las **quemaduras de primer grado** son lesiones causadas por calor, fricción u otros agentes.

1. El daño se limita a las capas superficiales del **epitelio** (normalmente la epidermis).
2. Hay enrojecimiento y edema, pero no ampollas.
   a. En las capas más profundas de la epidermis quedan células mitóticamente activas viables.
   b. Estas células se dividen y remplazan las células dañadas y las que han sido destruidas.

II. SUPERFICIES EPITELIALES LATERALES (figura 5-3)

Estas superficies contienen moléculas especializadas que forman **uniones**, las cuales permiten la adhesión mutua de las células y restringen el tránsito de materiales entre células adyacentes (vía paracelular) hacia y desde la luz revestida por el epitelio.

A. El **complejo de unión** es una intrincada estructura de **moléculas de adhesión celular (MAC)** que intervienen en la adhesión mutua de las células epiteliales cilíndricas. Corresponde a la barra terminal que se observa en los epitelios al microscopio óptico y consiste en tres componentes distintos visibles al microscopio electrónico.

1. La **unión estrecha (zona de oclusión, unión impermeable)** es una zona que rodea todo el perímetro apical de células adyacentes y se forma por **fusión de las hojuelas externas** de las membranas plasmáticas de las células (figura 5-3).
   a. En preparaciones de criofractura de esta zona, la unión estrecha se ve como una red ramificada anastomosada de **cadenas (caballones)** intramembranosos de la hojuela interna de la membrana plasmática en contacto con el citoplasma (cara P), y como **surcos** en la correspondiente cara E externa, la cara interna de la hojuela externa (figura 5-3). Las cadenas están formadas por **proteínas** transmembrana de ambas células **unidas directamente una con otra**, lo que obtura el espacio intercelular.
   b. Las cadenas intramembranosas que cierran la vía paracelular poseen cuatro grupos de proteínas transmembrana: claudinas, ocludinas, nectinas y moléculas adhesivas de la unión (MAU).
      (1) Se piensa que las **claudinas** tienen el cometido más importante en el cierre de la vía paracelular al crear una barrera física que impide el movimiento de material entre las células. Sin embargo, estas proteínas forman pequeños poros acuosos que permiten la entrada de agua y iones de tamaño reducido.
      (2) Las **ocludinas** también están presentes en la unión estrecha, y sus dominios extracelulares forman parte de la barrera física.
      (3) En la unión estrecha hay asimismo **nectinas**, y sus dominios extracelulares son parte de la barrera física.
      (4) Las **MAU** son similares a las nectinas en que sus dominios extracelulares probablemente impiden el movimiento de moléculas en el espacio extracelular de la unión estrecha.

      Estas cuatro proteínas deben ser reforzadas para que mantengan su posición correcta, y ese refuerzo es aportado por la presencia de **filamentos de actina** (**actina F**) del citoesqueleto. Sin embargo, hay proteínas intermedias capaces de unirse tanto a actina F como a las cuatro proteínas descritas. Son las tres **proteínas de la zona de oclusión, ZO-1, ZO-2** y **ZO-3**, además de una cuarta proteína, **afadina**. Estas cuatro proteínas intermedias se localizan en la cara citoplásmica de la región de la membrana celular implicada en la formación de la unión estrecha y, de esa manera, están interpuestas entre la actina F y las claudinas, ocludinas, nectinas y MAU, formando un fuerte enlace que mantiene la integridad de la unión estrecha.

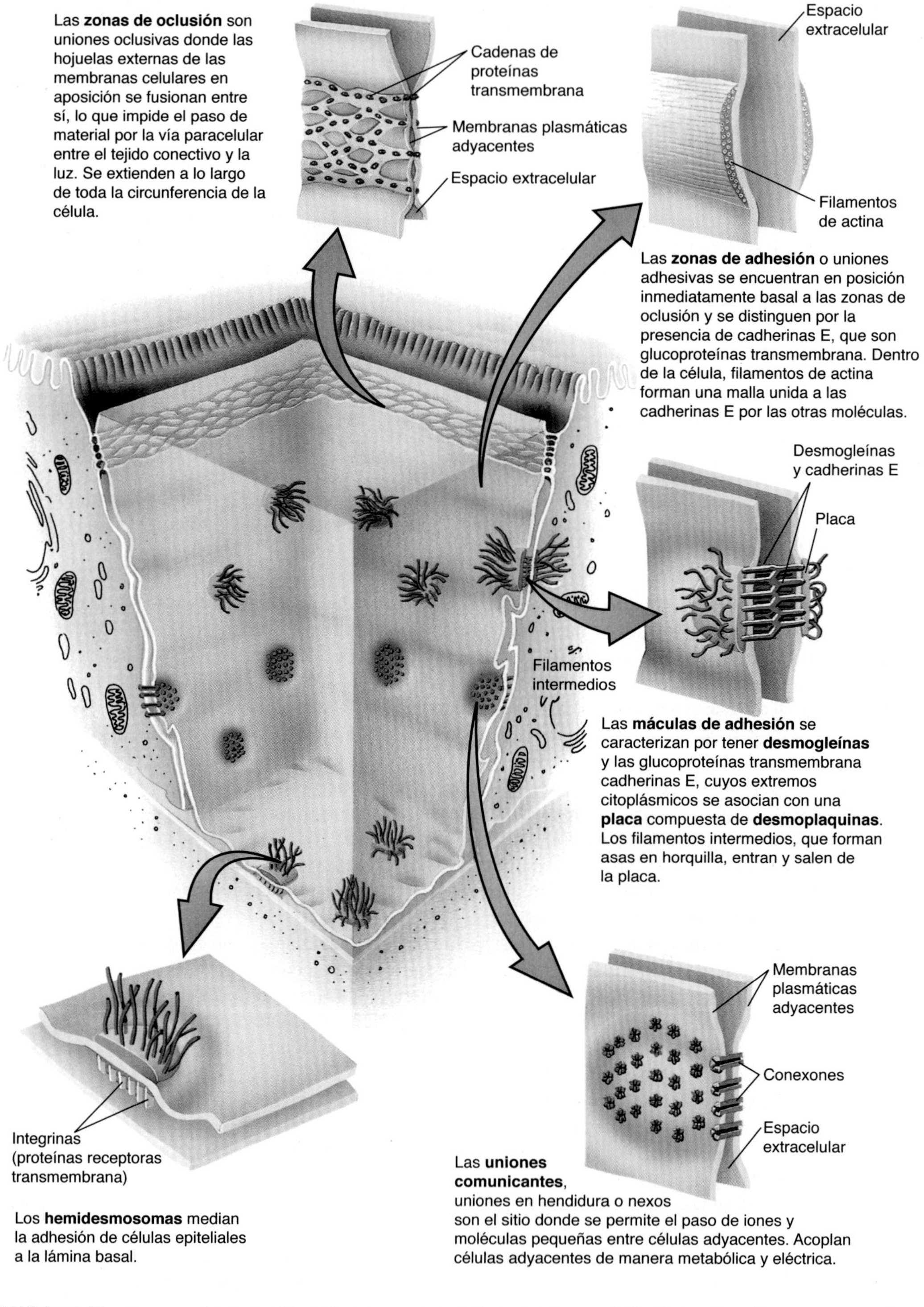

FIGURA 5-3. Diagrama que ilustra la ubicación y las características de las especializaciones de unión presentes en las células epiteliales: complejo de unión, desmosoma, unión comunicante y hemidesmosoma. (De Gartner LP, Hiatt, JL. *Color Atlas of Histology*. 5th ed. Baltimore, MD: Lippincott, William & Wilkins; 2009:33.)

c. La unión estrecha **impide** no sólo la entrada de sustancias de la luz al **espacio intercelular**, sino también la mezcla de las proteínas transmembrana del dominio apical con las de los dominios laterales. Esta propiedad (el hecho de ser hermética) se relaciona directamente con el número y la complejidad de las cadenas intramembranosas y con la función de los epitelios que contienen la unión estrecha específica.

d. La **fascia de oclusión**, un área acintada donde las proteínas transmembrana se fusionan con las **células endoteliales** adyacentes que recubren el interior de los capilares, es análoga a la zona de oclusión pero no rodea la totalidad del perímetro de la célula.

2. Las **uniones de anclaje** de las células epiteliales son de cuatro tipos, dos en el dominio lateral de la célula, la **zona de adhesión** y **desmosoma** (**mácula de adhesión**) y dos –que se consideran en la sección siguiente– en el dominio basal de la célula, a saber **hemidesmosomas** y **adhesiones focales**.

a. La unión adhesiva (**zona de adhesión**) rodea todo el perímetro de la célula epitelial y se localiza inmediatamente por debajo de la unión estrecha, a la que refuerza (figura 5-3).

(1) Se caracteriza por una separación de 10 a 20 nm entre las membranas plasmáticas adyacentes; las partes extracelulares de las moléculas de la glucoproteína transmembrana **cadherina E** ocupan el espacio intercelular.

(2) En las caras citoplásmicas de las uniones adhesivas se extiende una alfombra de **filamentos de actina**. Éstos están unidos entre sí por la proteína de unión a actina **α-actinina** y están enlazados vía otra proteína de unión a actina, **vinculina**, a la proteína **catenina**, que también se une a la porción intracelular de las moléculas de **cadherina E**. Es así como las moléculas de cadherina E son reforzadas por los filamentos de α-actinina del citoesqueleto. Los dominios extracelulares de las cadherinas E de células adyacentes se enfrentan entre sí en el espacio extracelular y, en presencia de iones Ca^{2+}, se unen entre sí, lo cual promueve la **adhesión** mutua de células adyacentes.

(3) Las **fascias de adhesión**, zonas de adhesión acintadas en los **discos intercalares** del músculo cardiaco, son análogas a las zonas de adhesión, pero no rodean la totalidad del perímetro de las células del miocardio.

b. Los **desmosomas (máculas de adhesión)** son **sitios de adhesión** pequeños y bien delimitados en forma de disco. A menudo se encuentran fuera del complejo de unión, donde unen células epiteliales, unas a otras.

(1) Los desmosomas se caracterizan por tener cinco regiones, dos intracelulares en cada célula llamadas **placa densa externa** y **placa densa interna**, y una región extracelular, el **centro extracelular**, en el espacio entre las dos células.

(2) Los componentes extracelulares de las glucoproteínas transmembrana (**desmogleínas** y **desmocolinas**, miembros de la superfamilia de la cadherina E) de una célula hacen contacto con los de la otra célula en el espacio extracelular. Para que estas glucoproteínas formen fuertes enlaces adhesivos con sus contrapartes, debe haber iones Ca^{2+} presentes. Estos componentes extracelulares de las desmogleínas y desmocolinas de cada célula constituyen el centro extracelular y mantienen las dos células unidas entre sí.

(3) Los componentes intracelulares de las desmogleínas y desmocolinas forman enlaces con las proteínas de la placa desmosómica, **placoglobinas** y **placofilinas**. Otras proteínas grandes, llamadas **desmoplaquinas**, hacen contacto con placoglobinas y placofilinas, y juntas constitiyen la **placa densa externa** que hace presión contra la cara citoplásmica de cada membrana celular.

(4) Las desmoplaquinas son moléculas grandes, y sus colas se extienden hasta el citoplasma, donde hacen contacto con los **filamentos intermedios de queratina** de la célula epitelial, con los que establecen enlaces. Esta región de enlace entre las desmoplaquinas y los filamentos intermedios forma la **placa densa interna**, y es aquí donde el citoesqueleto se aplica al sitio de adhesión.

B. Las **uniones comunicantes (uniones en hendidura, nexos)** no forman parte del complejo de unión y son comunes en determinados tejidos no epiteliales (p. ej., sistema nervioso central y músculos cardiaco y liso).

1. Las uniones comunicantes son pequeños poros acuosos que se insertan en las membranas plasmáticas y **acoplan células adyacentes** en sentidos metabólico y eléctrico (figura 5-3).

2. Una unión comunicante está formada por subunidades llamadas **conexones** (**hemicanales**); éstos se extienden más allá de la superficie celular en la **hendidura** (un espacio intercelular de 2 nm de ancho) (figura 5-3). Dos conexones, uno en la membrana plasmática de cada célula adyacente y en contacto mutuo en el espacio intercelular, forman una sola unión comunicante.
   a. Los **conexones** están formados por seis subunidades cilíndricas (compuestas por proteínas llamadas **conexinas**) que se disponen radialmente alrededor de un canal central con diámetro de 1.5 nm (ver figura 5-3).
   b. La **alineación** precisa de los conexones de células adyacentes forma una unión en la que los **canales entre células** permiten el paso de iones y moléculas pequeñas con peso molecular inferior a 1 kDa (kilodaltons) pero impiden que esas moléculas escapen al espacio extracelular.
   c. Debido a que hay diferentes conexones, según la secuencia de aminoácidos de sus conexinas, las uniones comunicantes pueden ser homotípicas o heterotípicas.
   d. Las conexinas pueden cambiar su conformación para cerrar la comunicación entre células, en especial si una de ellas está muriendo.
   e. Por lo común, un gran número de uniones comunicantes se agrupan para formar una **placa de unión comunicante** donde puede ocurrir el intercambio de iones y moléculas pequeñas llamadas segundos mensajeros.
   f. Los conexones abundan donde la comunicación y la coordinación intercelulares son esenciales, como en los músculos liso y cardiaco, nervios y determinados epitelios.

CONSIDERACIONES CLÍNICAS

Sordera

Las mutaciones de determinados genes que codifican conexinas, que abundan en el caracol auditivo, son causa de sordera.

Desarrollo y mineralización óseos

Ciertos genes codifican conexinas localizadas en uniones comunicantes entre osteoblastos y osteocitos del hueso en desarrollo. Cuando un gen específico (C×43) se elimina o desactiva, se producen defectos esqueléticos y la mineralización ósea se demora.

La **enfermedad de Darier** (también llamada **queratosis folicular**) se reconoce por las regiones oscuras, secas y a veces llenas de pus en la piel. Es un trastorno no contagioso con herencia autosómica dominante. En el análisis histológico los queratinocitos de la piel (en especial los del estrato espinoso y el estrato granuloso) son redondeados, y dado que los contactos desmosómicos están afectados, las conexiones intercelulares son débiles e ineficaces, con el resultado de acantosis. Las características distintivas de la enfermedad son un olor específico de la piel afectada y fragilidad de las uñas. En promedio, una de cada 100 000 personas en todo el mundo está afectada por la enfermedad. Al parecer el trastorno se debe a un problema de **transporte intracelular** de **desmoplaquina** hacia la membrana celular lateral durante el ensamblaje de los desmosomas.

C. Las **interdigitaciones laterales (pliegues)** son proyecciones digitiformes irregulares que **sujetan** células epiteliales adyacentes. Estas interdigitaciones laterales son más frecuentes en células que intervienen en el transporte de líquidos, electrólitos o ambos (p. ej., recubrimiento epitelial de los intestinos, túbulos proximales de los riñones).

III. SUPERFICIES EPITELIALES BASALES (figuras 5-3 y 5-4)

A. La **membrana basal** es una estructura de soporte acelular estrecha, flexible y positiva para PAS (es decir, se tiñe de rojo púrpura con ácido peryódico-reactivo de Schiff) que de manera consistente se interpone entre el epitelio y el tejido conectivo subyacente. El espesor de la membrana basal depende de su ubicación; es mucho mayor en la piel gruesa que en el recubrimiento de la tráquea, pero en promedio suele medir 0.3 μm. Al microscopio electrónico, la membrana basal se resuelve en dos capas, la **lámina basal**, de alrededor de 100 nm de espesor, y la **lámina reticular**, que tiene al menos 200 nm de espesor (figura 5-4).
   1. La **lámina basal** es producida por la **capa epitelial** y está compuesta por dos regiones, la **lámina lúcida** (o **lámina rara**), en contacto directo con la membrana plasmática basal de las células

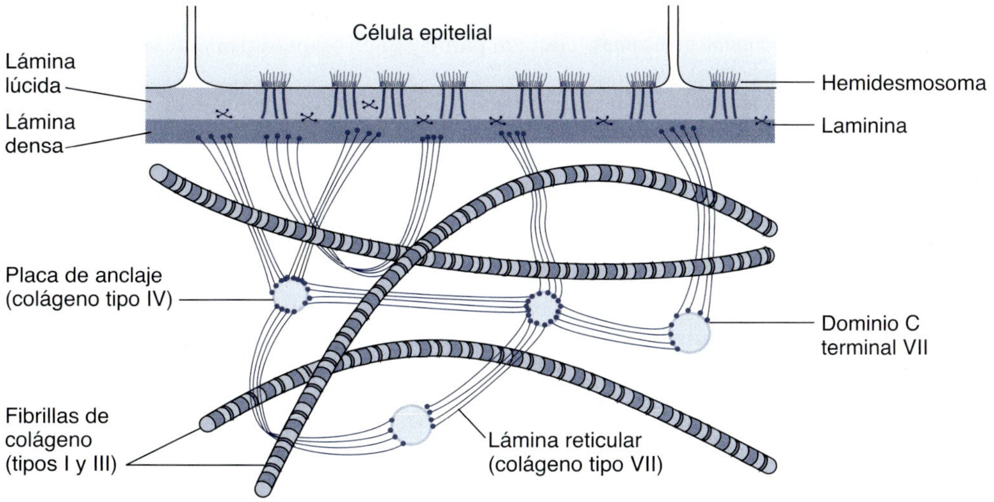

FIGURA 5-4. Especializaciones basales debajo de un epitelio. El colágeno del tipo VII forma una red extendida de láminas reticulares. (Adaptado con permiso de Keene DR, Sakai LY, Lunstrum GP, et al. *J Cell Biol.* 1987;104:611.)

epiteliales, y la **lámina densa**, electrodensa, que se localiza entre la lámina lúcida y la lámina reticular. Aunque en la actualidad algunos autores consideran que la lámina lúcida es en realidad resultado del procedimiento de fijación y sugieren que la lámina densa constituye la totalidad de la lámina basal, los resultados de las investigaciones no son definitivos y por ello en este libro se describen ambos componentes.

a. La **lámina lúcida**, un componente electrolúcido de la lámina basal, mide alrededor de 50 nm de ancho y está formada por las regiones extracelulares de los receptores de laminina, **integrina** y **moléculas de distroglucano** de la membrana plasmática basal. Los proteoglucanos **laminina** y **entactina** también son componentes de la lámina lúcida, aunque recubren la superficie de la lámina densa adyacente. Por ello, las integrinas y los distroglucanos forman enlaces con la laminina en la lámina lúcida, y sus regiones intracitoplásmicas forman enlaces con componentes del citoesqueleto, de manera específica con **talinas** y **α-actininas**. De este modo, la membrana plasmática basal se aplica a la lámina lúcida.

b. La **lámina densa** es una estera densa y flexible (parecida a fieltro) de colágeno tipo IV de 50 nm de espesor interpuesta entre la lámina lúcida y la lámina reticular. En el lado de la lámina lúcida, la lámina densa está cubierta no sólo de laminina y entactina sino también de **perlacano**, un proteoglucano rico en el glucosaminoglucano sulfato de heparán. La laminina se une no sólo a las integrinas y los distroglucanos, sino también al sulfato de heparán del perlacano y al colágeno tipo IV de la lámina densa. Además, la entactina se une asimismo a laminina y colágeno tipo IV, y de este modo se establece una fuerte adhesión entre la lámina lúcida y la lámina densa, y la vaina de las células epiteliales se une firmemente a la lámina basal. La superficie de la lámina densa que da a la lámina reticular también está cubierta de **perlacano** y otros proteoglucanos, como la **fibronectina** sintetizada por fibroblastos del tejido conectivo. (Hay otro tipo de fibronectina, producida por células del hígado; ver Capítulo 10, Sangre y hematopoyesis.)

c. La **lámina reticular** suele medir 200 nm o más de espesor, y está formada por **colágeno tipo III**, **colágeno tipo IV** (**láminas reticulares**), **colágeno tipo XVIII** y algunas fibras de **colágeno tipo I** así como **miofibrillas** (constituidas por **fibrilina**). La fibronectina se une a los diversos tipos de fibras de colágeno y a los componentes sulfato de heparán del perlacano. Además, las fibrillas de colágeno tipo VII y las microfibrillas se unen a distintos componentes de la lámina reticular, con lo que aseguran aún más la lámina densa a la lámina reticular. Las fibras de colágeno tipos I y III forman asas desde el tejido conectivo, con lo que fijan la lámina reticular a la superficie de ese tejido. Todos estos enlaces e interacciones unen firmemente el epitelio al tejido conectivo por medio de los diversos componentes macromoleculares de esas estructuras.

B. Otros dos componentes del dominio basal de la membrana celular, las uniones de anclaje llamadas **adhesiones focales** y **hemidesmosomas**, también participan en el mecanismo de adhesión entre el epitelio y el tejido conectivo.

1. Las **adhesiones focales** son regiones con uniones de anclaje relativamente débiles que ayudan a la fijación del epitelio a la lámina basal. Los principales componentes son grupos de proteínas transmembrana, **integrinas alfa y beta**, cuyos componentes citoplásmicos están unidos a **filamentos de actina** del citoesqueleto mediante las proteínas de anclaje intracelulares **α-actinina, talina, paxilina** y **vinculina**, y sus regiones extracelulares están unidas a **laminina** y **fibronectina** de la lámina basal. Las adhesiones focales pueden ser fijaciones de larga duración, pero en mayor medida se forman cuando las células migran por la superficie de la lámina basal y continuamente se desprenden y vuelven a fijarse durante su desplazamiento. Tanto la fijación como el desprendimiento son procesos dinámicos que ocurren a través de señales intracelulares, extracelulares o ambas que alteran la conformación tridimensional de las moléculas de integrina, lo cual las hace formar o romper enlaces con las proteínas de anclaje intracelular y con los proteoglucanos de la lámina basal.
2. Los **hemidesmosomas** son uniones de anclaje especializadas que semejan medio desmosoma. Sin embargo, en lugar de unir células entre sí, median la **adhesión** fuerte de las células epiteliales a la matriz extracelular subyacente (figura 5-3). A diferencia de las adhesiones focales, los hemidesmosomas son en general de mayor duración y establecen una fijación más firme de la célula a la lámina basal. Además, en vez de unirse a filamentos de actina del citoesqueleto, están unidos a los filamentos intermedios, más robustos.
   a. Hay dos tipos de hemidesmosomas: el **tipo clásico** (**tipo I**), localizado en el estrato basal de la piel, el recubrimiento del esófago y la mucosa masticatoria y de recubrimiento de la cavidad bucal, así como en las células de los epitelios seudoestratificados de estructuras como la tráquea, y el **tipo II**, presente en mayor medida en los epitelios cilíndricos simples del recubrimiento intestinal. Los hemidesmosomas tipo I son más complejos, mientras que los del tipo II tienen muchos menos componentes.
      (1) Los hemidesmosomas tipo I tienen varios componentes, a saber el grupo denso de proteínas transmembrana **integrina α6β4**, cuyos componentes intracitoplásmicos se unen a la proteína **erbina** y las proteínas **plaquina** llamadas **plectina** y **antígeno penfigoide ampolloso 230** (**BP230**). Son estas dos proteínas plaquina las que conectan las integrinas α6β4 con los filamentos intermedios (**queratina 5** y **queratina 14**, también llamados **tonofilamentos**). La erbina ayuda a unir la molécula integrina a BP230. Otras dos proteínas se asocian con el componente α6 de la integrina, **antígeno penfigoide ampolloso 180** (**BP 180**, también conocido como **colágeno tipo XVIII**) y **grupo de la proteína de diferenciación 151** (**CD151**). BP180 se une dentro de la célula tanto al componente α6 de la integrina como a la plectina y, fuera de la célula, al componente α6 de la integrina y a la laminina de la lámina basal. Los componentes extracelulares de las integrinas α6β4 también se unen a las **lamininas** y los **colágenos tipo IV** de la lámina basal. **CD151** asegura que se convoquen suficientes moléculas de integrina en la zona, de modo que pueda ocurrir la formación de hemidesmosomas. Los componentes intracitoplásmicos del hemidesmosoma crean una estructura electrodensa en forma de placa que guarda alguna semejanza con la placa densa externa de un desmosoma.
      (2) Los hemidesmosomas tipo II son mucho más simples que los hemidesmosomas clásicos en los primeros constituidos por sólo el grupo denso de proteínas transmembrana **integrina α6β4**, cuyos componentes intracitoplásmicos se unen a la proteína **plaquina** llamada **plectina**, que a su vez se une a los filamentos intermedios **queratina 8** y **queratina 18** (**tonofilamentos**). Como en los hemidesmosomas tipo I, los componentes intracitoplásmicos generan una estructura electrodensa en forma de placa que tiene algún parecido con la placa densa externa de un desmosoma.
   b. Debido al gran número de integrinas α6β4 y a que se conectan con los filamentos intermedios, más resistentes, en lugar de hacerlo con los filamentos de actina, menos sólidos, los hemidesmosomas forman uniones de anclaje mucho más fuertes que las adhesiones focales. Sin embargo, como en el caso de las adhesiones focales, se requiere la presencia de iones Ca^{2+} para la formación y el mantenimiento de estas uniones de anclaje, y la célula es capaz de formar y desensamblar hemidesmosomas según se requiera. Tanto la formación como en desensamblaje son regulados por una serie de sucesos de señalización intracelular

y extracelular, muchos de los cuales ocurren durante la formación de nuevas células que se anclan a la lámina basal o se mueven hacia la superficie libre del epitelio.

c. Los filamentos de queratina (tonofilamentos) de la célula terminan en la placa del hemidesmosoma, lo que permite a estas uniones **sujetar** el citoesqueleto a la matriz extracelular.

CONSIDERACIONES CLÍNICAS

El **penfigoide ampolloso o vesicular** es una **enfermedad autoinmunitaria** en la que se producen anticuerpos contra los hemidesmosomas.

1. Esta enfermedad se caracteriza por ampollas generalizadas crónicas en la piel.
2. Las ampollas hacen que el epitelio se separe del sustrato subyacente.

C. Los **repliegues de la membrana plasmática basal** son comunes en los **epitelios transportadores de iones** (p. ej., en el túbulo contorneado distal del riñón y en los conductos estriados de las glándulas salivales).

1. Forman invaginaciones profundas que compartimentalizan la mitocondria.
2. **Función.** Incrementan el área superficial y acercan las bombas iónicas (Na^+-K^+ ATPasa) de la membrana plasmática a su suministro energético (el ATP producido en las mitocondrias).

IV. SUPERFICIES EPITELIALES APICALES

Estas superficies pueden poseer estructuras especializadas como microvellosidades, estereocilios y cilios. Los flagelos, cilios modificados sólo presentes en los espermatozoides, se consideran en el Capítulo 20, Aparato reproductor masculino.

A. Las **microvellosidades** son proyecciones epiteliales digitiformes de alrededor de 1 μm de longitud, que se **extienden en la luz** e incrementan el área superficial de la célula.

1. Un **glucocáliz** (capa de azúcar) recubre su superficie (ver Capítulo 1 II C).
2. Un haz de aproximadamente 25 a 30 **filamentos de actina** recorre longitudinalmente el centro de cada microvellosidad y se extiende desde la punta de ésta hasta la **red terminal**, una zona de intersección de filamentos en el citoplasma apical.
   a. Los filamentos de actina dentro de la microvellosidad están unidos entre sí por las proteínas asociadas a actina **vilina, fimbrina, espina** y **fascina**, y los filamentos de actina del perímetro del haz de actina están adheridos al plasmalema de la microvellosidad por **calmodulina** y **miosina I.**
   b. Los filamentos de actina están dispuestos en una orientación específica dentro de la microvellosidad, de modo que sus **extremos positivos** (**con púas**) se extienden hasta la punta de la microvellosidad, donde se embeben en un material amorfo conocido como **vilina**. Los **extremos negativos** (**en punta**) del haz de filamentos de actina se extienden hasta la red terminal de la célula epitelial, donde se adhieren a los filamentos de espectrina y actina de la red.
3. Las moléculas de **miosina II** y **tropomiosina** localizadas en la red terminal pueden interactuar para contraer la región apical de la célula, con lo que hacen que las microvellosidades diverjan entre sí, e incrementan los espacios intermicrovellosos. Esto último facilita el mayor transporte de materiales a la célula.
4. Las microvellosidades constituyen el **borde en cepillo** de las células del túbulo proximal del riñón y el **borde estriado** de las células absorbentes del intestino.

B. Los **estereocilios** son **microvellosidades muy largas** (15 a 20 μm de largo) (*no cilios*) en las células ciliadas de oído interno, epidídimo y conductos deferentes de las vías reproductivas masculinas. El centro de los estereocilios consta de filamentos de actina unidos entre sí por **fimbrina** y al plasmalema de los estereocilios por **vilina 2** y **ezrina** (excepto en las células ciliadas del oído interno). Como en las microvellosidades, los extremos con púas del haz de filamentos de actina se extienden hasta la punta de los estereocilios, donde no hay vilina, y sus extremos con punta llegan a la red celular y se ancla ahí.

C. Los **cilios** son de dos tipos, móviles e inmóviles (primarios).

1. Los **cilios con motilidad activa** son prolongaciones celulares de 7 a 10 μm de longitud que se extienden desde determinados epitelios (p. ej., epitelio traqueobronquial y de los oviductos) e impulsan sustancias a lo largo de su superficie. Contienen un **centro de microtúbulos** dispuestos longitudinalmente (el **axonema**) que surge de un cuerpo basal durante la ciliogénesis.

   a. El **axonema** (figura 5-5A) está formado por nueve dobletes de microtúbulos uniformemente espaciados alrededor de dos microtúbulos centrales (**configuración 9 + 2**), donde cada doblete está formado por un microtúbulo completo, denominado **microtúbulo A**, que consta de los 13 protofilamentos normales, y un microtúbulo incompleto, el **microtúbulo B**, que consta de sólo 10 protofilamentos. El microtúbulo A comparte tres de sus protofilamentos con el microtúbulo B, de modo que éste tiene una estructura completamente cerrada. Cada microtúbulo central consta de 13 protofilamentos. Los cilios tienen los componentes adicionales que siguen:

   (1) Brazos de dineína ciliar interno y externo, que se extienden unidireccionalmente desde un miembro de cada doblete de microtúbulos e interactúan con los dobletes adyacentes, de tal manera que se deslizan uno sobre el otro. Estos brazos están formados por **dineína ciliar** cuya cabeza es una **ATPasa** que escinde ATP para liberar la energía necesaria a fin de mover los cilios.

   (2) Fibras radiales que se extienden desde cada uno de los nueve dobletes externos hasta la vaina central.

   (3) Una **vaina central** que rodea los dos microtúbulos centrales; junto con las fibras radiales, regula el batir de los cilios.

   (4) La **nexina**, una proteína elástica que conecta entre sí los dobletes de microtúbulos adyacentes y ayuda a mantener la forma del cilio.

   (5) Tectinas, proteínas parecidas a filamentos intermedios que dan soporte físico al axonema al formar esqueletos lineales que se unen a las caras externas (lejos de la vaina central) de la unión de cada microtúbulo A con su microtúbulo B.

   b. El **cuerpo basal** (figura 5-5B) es una estructura cilíndrica que se encuentra en la **base de cada cilio**; está formado por nueve tripletes de microtúbulos dispuestos radialmente en forma de

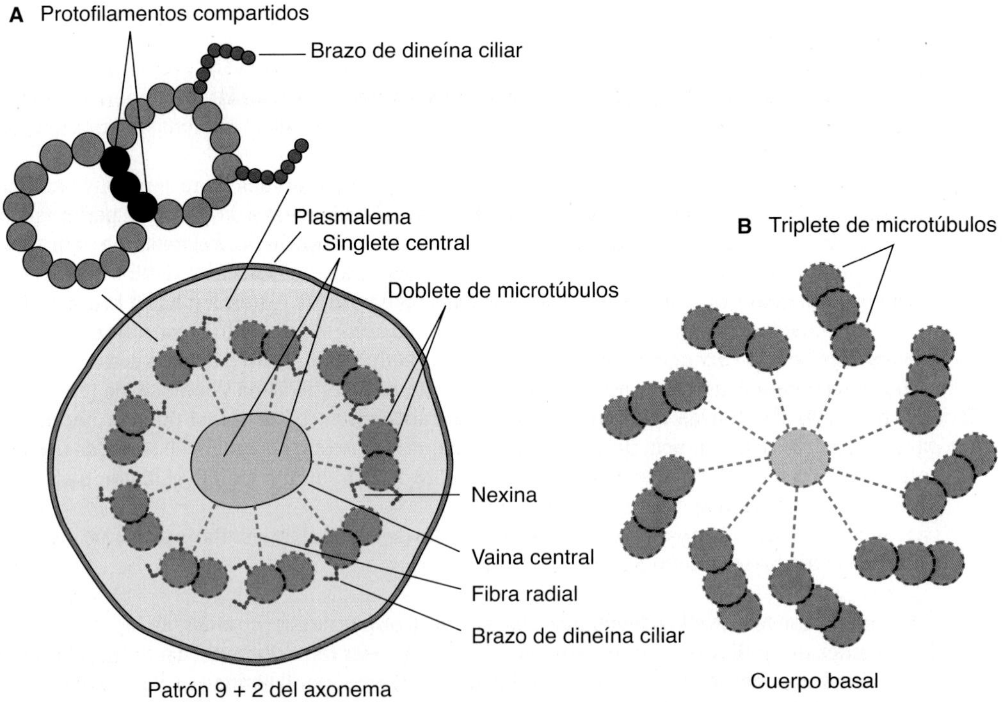

FIGURA 5-5. Corte transversal de un cilio y un cuerpo basal. (Parte A adaptada con permiso de Junqueira LC, Carneiro J, Kelley RO. *Basic Histology.* 9th ed. Norwalk, CT: Appleton & Lange; 1998:45. Parte B adaptada con permiso de West JB. *Best and Taylor Physiological Basis of Medical Practice.* 12th ed. Baltimore, MD: Williams & Wilkins; 1991:12).

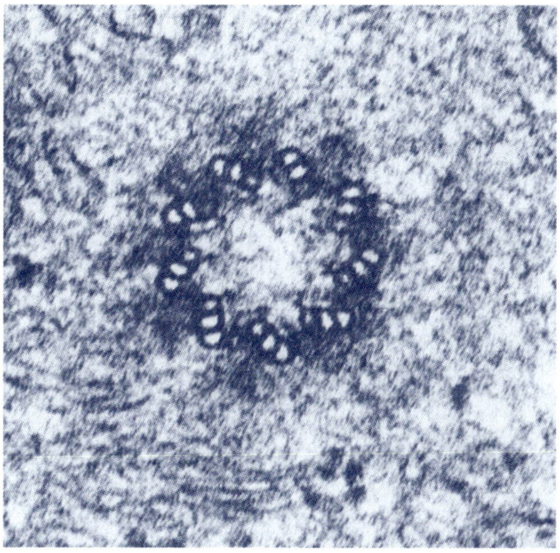

FIGURA 5-6. Micrografía electrónica de un centríolo en corte transversal. Observe los nueve tripletes de microtúbulos dispuestos radialmente como una rueda de cabillas. Esto se conoce como configuración 9 + 0 (compárese con el cilio); se observa escasa organización central.

rueda de cabillas (**configuración 9 + 0**). Se parece al centríolo (figura 5-6), pero su organización central no es tan compleja. Los dos tripletes internos del cuerpo basal originan el doblete de microtúbulos del axonema ciliar. El tercer microtúbulo del triplete, más externo, llamado **microtúbulo C**, también es incompleto. Está formado por sólo 10 protofilamentos y comparte tres de los protofilamentos del microtúbulo B, de modo que también es una estructura completamente cerrada. La región donde el cuerpo basal y el axonema se fusionan entre sí a menudo recibe el nombre de **zona de transición**. El cuerpo basal y las estructuras acopladas a él no sólo fijan el cilio a la célula, sino también aseguran que todos los cilios de la célula batan en el mismo sentido. Las estructuras asociadas con el cuerpo basal son lámina alar, pies basales y raicillas estriadas.

(1) Una membrana fibrosa en forma de embudo, conocida como **lámina alar**, se une a los microtúbulos C del cuerpo basal en la zona de transición y asciende para fusionarse con la membrana celular en el origen del cilio. La lámina alar no sólo asegura una fuerte fijación del cuerpo basal al plasmalema, sino también funciona como una membrana semipermeable que limita el acceso al citoplasma ciliar.

(2) Unida al cuerpo basal hay una estructura conocida como **pie basal**, que se piensa asegura que todos los cilios de la misma célula se alineen en la misma dirección, con lo que controla la flexión unidireccional sincrónica de todos ellos.

(3) Los protofilamentos conocidos como **raicillas estriadas** se extienden desde el cuerpo basal y lo aseguran al citoplasma. Estas estructuras fijan el cilio en un sitio relativamente profundo del citoplasma apical.

c. El movimiento ciliar ocurre cuando los brazos de dineína de un doblete sujetan el "dorso" del doblete adyacente y "trepan" por él, con lo que flexionan los cilios en un sentido preferente. Éste es un proceso que requiere energía y es impulsado por la actividad de ATPasa de los brazos de dineína. Cuando el cilio se flexiona, las proteínas elásticas del axonema se estiran. Una vez que el cilio se flexiona lo suficiente, los brazos de dineína relajan su sujeción del doblete adyacente, y el cilio salta de regreso a su posición original, impulsando materiales situados en su punto; de este modo transporta sustancias, como moco en la luz traqueal, a lo largo de la superficie del epitelio. El proceso de "salto" no requiere energía porque es impulsado por las proteínas elásticas estiradas que retornan a sus posiciones de reposo.

d. El transporte de material ocurre dentro de los cilios móviles, cilios primarios y flagelos, y se conoce como **transporte axonémico**. Dentro de los cilios se conoce como **transporte intraciliar**, y dentro de los flagelos, como **transporte intraflagelar**. El transporte de dímeros de tubulina y otras moléculas requeridas por los cilios ocurre vía proteínas portadoras, llamadas **proteínas balsa**, que captan cargas como dímeros de tubulina. Las proteínas balsa se unen entonces a la

cinesina o a la **dineína**, proteínas motoras que llevan cargas a lo largo de los microtúbulos en sentido anterógrado o retrógrado, respectivamente. **Anterógrado** significa del cuerpo basal a la punta del cilio, y **retrógrado** se refiere al sentido opuesto, de la punta del cilio al cuerpo basal. Los defectos en el transporte intraciliar dan por resultado diversas anomalías, algunas con consecuencias letales.

2. En casi todas las células humanas en la etapa G_0 del ciclo celular hay un **cilio inmóvil (cilio primario)** único. Se pensaba que estas estructuras eran remanentes evolutivos no funcionales, pero en fechas recientes se demostró que tienen funciones esenciales en la organización de vías de señalización no sólo durante el desarrollo embrionario sino también en el organismo adulto. Se ha demostrado ampliamente que los defectos de los cilios primarios provocan diversas anomalías, llamadas **ciliopatías**.
   a. El axonema de los cilios primarios difiere del de los cilios móviles en que no posee singletes centrales; así, tiene **configuración 9 + 0**; también carece de lámina central, brazos de dineína externo e interno y la mayoría de las fibras radiales.
   b. Un grupo de proteínas, llamado **BBSoma** (debido al síndrome de Bardet-Biedl), se localiza en el extremo distal del cuerpo basal y se encarga de la formación y el funcionamiento correcto del cilio primario. Es el complejo proteínico del BBSoma el que determina a cuáles moléculas se les permite entrar en el citoplasma del cilio primario. La alteración del BBSoma es la causa de varias ciliopatías, incluido el síndrome de Bardet-Biedl.
   c. Si una célula sale de la fase G_0 del ciclo celular y entra en la fase G_1, el cilio primario se reabsorbe, y el **cuerpo basal** vuelve a su función previa como un centríolo.
   d. Los cilios primarios de una región específica, como el túbulo renal o los fibroblastos, están orientados en el mismo sentido; esta alineación precisa es dictada por el **pie basal**, y permite a los cilios primarios realizar sus funciones, ya sea en la vigilancia del flujo del ultrafiltrado en el riñón o en la migración de fibroblastos en el sentido correcto durante la cicatrización de heridas.
   e. Se ha demostrado que varios canales iónicos y receptores selectos sólo se encuentran en las membranas de los cilios primarios. Aún no se dilucida la causa específica de esta exclusividad, pero se piensa que puede guardar alguna relación con el **mecanismo de transporte intraciliar**, y los trastornos de este proceso celular específico son la causa de las diversas **ciliopatías**.

CONSIDERACIONES CLÍNICAS

1. El **síndrome de inmovilidad cilar** se debe a un defecto genético que provoca anomalías o ausencia del batir ciliar.
   a. En este síndrome, los cilios tienen axonemas que carecen de brazos de dineína ciliar y presentan otras anomalías.
   b. El síndrome se relaciona con infecciones recurrentes de vías respiratorias inferiores, baja fecundidad en mujeres y esterilidad en varones.
2. La **poliquistosis renal (PQR)**, un trastorno genético, es una enfermedad autosómica dominante que ocurre en alrededor de dos de cada mil nacidos vivos. Hay tres mutaciones responsables de esta anomalía, a saber PKD-1, PKD-2 y PKHD-1, pero la mayoría de los casos se debe a mutaciones en el gen PKD-1 localizado en el cromosoma 16. Por una razón desconocida, los individuos con estas mutaciones presentan centríolos primarios defectuosos, de lo que resultan ciclos celulares anómalos así como transporte intracelular de calcio disfuncional. Durante el desarrollo embrionario, comienzan a formarse quistes en los riñones, y aumentan su tamaño y número. Como estos quistes siguen acumulando líquido y creciendo, aplican presión a los túbulos urinarios e impiden que realicen sus funciones. En la mayoría de los pacientes los síntomas, como dolor de espalda y flancos así como cefaleas, se hacen evidentes hacia los 40 años de edad, y con el tiempo el funcionamiento renal se reduce hasta el grado de hacer necesaria la diálisis y requerir trasplante renal.
3. El **síndrome de Bardet-Biedl** es un trastorno debido a alreraciones en el funcionamiento normal del BBSoma situado en la base del cuerpo basal del cilio primario. Las manifestaciones de este síndrome son variadas, y entre ellas se incluyen ceguera nocturna, trastornos del habla, deformidad de los bastones y conos de la retina con ulterior pérdida de la visión, dedos supernumerarios en manos y pies, insuficiencia renal, defectos urogenitales y obesidad. Muchos pacientes sucumben a la insuficiencia renal.

V. GLÁNDULAS

Se originan a partir de un epitelio que penetra en el tejido conectivo y forma unidades secretoras.

A. **Estructura.** Una glándula está formada por una porción funcional (**parénquima**) de células secretoras y epiteliales de conducto, que está separada por una lámina basal de los elementos del tejido conectivo de soporte (**estroma**).

B. **Clasificación.** Las glándulas se clasifican en tres grupos con base en el lugar donde vierten sus productos de secreción: las **glándulas exocrinas** los vierten en un conducto o en una superficie; las **glándulas endocrinas** los vierten al torrente sanguíneo; y las **glándulas paracrinas** los vierten al espacio extracelular local.

1. **Glándulas exocrinas**
   a. Las **glándulas unicelulares** están formadas por una sola célula (p. ej., las células caliciformes del epitelio traqueal).
   b. **Glándulas multicelulares** (figura 5-7)
      (1) Se clasifican con base en dos criterios.
         (a) Según la **ramificación de sus conductos** las glándulas multicelulares se clasifican en **glándulas simples** (sus conductos no se ramifican) y **glándulas compuestas** (con conductos ramificados).
         (b) Además, según la **forma de la unidad secretora**, se clasifican en **acinares** o **alveolares** (en forma de saco o botella) y **tubulares** (rectas, espirales o ramificadas).

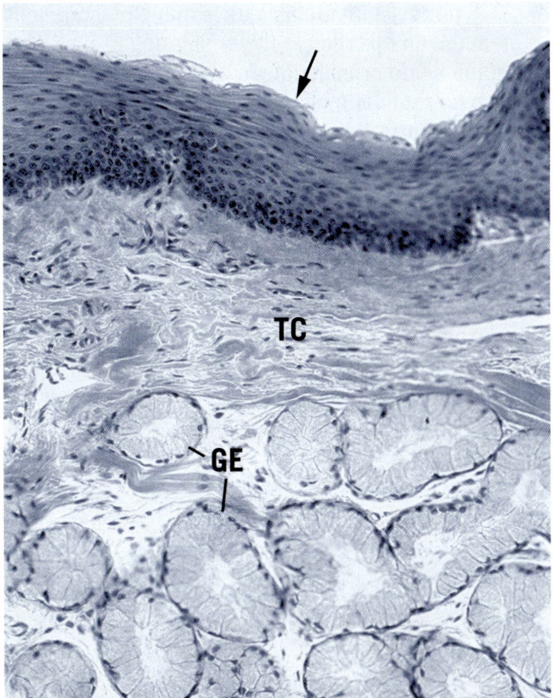

FIGURA 5-7. Micrografía óptica de un epitelio escamoso estratificado no queratinizado (*flecha*) que recubre la luz del esófago. El epitelio es grueso, y las células en sus capas superiores son aplanadas o escamosas, mientras que las células basales que sufren mitosis y dan origen a células de la capa superior son cúbicas. Hay glándulas cardiales esofágicas (GE) en la capa de tejido conectivo (TC) (lámina propia), en situación profunda respecto al epitelio. Estas glándulas se localizan en la vecindad de la unión esofagocardial, y están recubiertas de células de epitelio cilíndrico simple que secretan moco.

(2) La glándula puede estar rodeada por una cápsula de tejido conectivo o dividirse en **lóbulos** y **lobulillos** (más pequeños) mediante tabiques de tejido conectivo.
(3) Las glándulas pueden tener **ductos** entre los lóbulos (**interlobulares**), dentro de los lóbulos (**intralobulares**), entre los lobulillos (**interlobulillares**) o dentro de los lobulillos (**intralobulillares**), tal como los ductos estriados e intercalados.
(4) Las glándulas multicelulares segregan distintas sustancias.
(a) El *moco* es una sustancia viscosa que normalmente protege o lubrica las superficies celulares.
(b) Las secreciones *serosas* son acuosas y a menudo ricas en enzimas.
(c) Las secreciones *mixtas* contienen tanto componentes mucosos como serosos.
(5) Los mecanismos de secreción varían.
(a) En las glándulas **merocrinas** (p. ej., glándula paratiroides), las células secretoras liberan su contenido por exocitosis.
(b) En las glándulas **apocrinas** (p. ej., glándula mamaria en lactación), parte del citoplasma apical de la célula secretora se libera junto con su contenido.
(c) En las glándulas **holocrinas** (p. ej., glándula sebácea), se libera la célula secretora entera junto con su contenido.

2. Las **glándulas endocrinas** pueden ser **unicelulares** (p. ej., las células endocrinas individuales de los epitelios gastrointestinal y respiratorio) o **multicelulares** (p. ej., la glándula suprarrenal), y **no poseen un sistema de conductos**. En las glándulas multicelulares el material de secreción es liberado en capilares fenestrados, que abundan inmediatamente afuera de la lámina basal del epitelio glandular.

CONSIDERACIONES CLÍNICAS

1. Los epitelios a veces sufren **metaplasia** en respuesta a lesión persistente. La metaplasia es la conversión de un tipo de epitelio diferenciado en otro. Más a menudo, un epitelio glandular se transforma en uno escamoso. Sin embargo, en caso de reflujo ácido crónico desde el estómago hacia la parte inferior del esófago, el epitelio escamoso estratificado no queratinizado se sustituye por un epitelio glandular secretor de moco (**epitelio de Barrett**), similar al que recubre el cardias del estómago. Esto ayuda a proteger el esófago contra los efectos nocivos del ácido y la pepsina, pero también es un precursor bien conocido del adenocarcinoma esofágico.
2. Los **tumores celulares epiteliales** se producen cuando las células son incapaces de responder a los mecanismos normales de regulación del crecimiento.
   a. Estos tumores son **benignos** mientras permanecen **locales**.
   b. Se vuelven **malignos** cuando **invaden tejidos vecinos**. En este caso pueden (o no) crear **metástasis** en otras partes del cuerpo.
      i. Los **carcinomas** son tumores malignos que surgen en un **epitelio superficial**.
      ii. Los **adenocarcinomas** son tumores malignos que se originan en las **glándulas**.

Autoevaluación

Instrucciones: cada reactivo de esta sección va seguido de posibles respuestas o de términos para completar. Seleccione la opción CORRECTA.

1. ¿Cuál de las afirmaciones siguientes sobre el desmosoma es verdadera?

(A) A veces recibe el nombre de nexo
(B) Permite el paso de grandes proteínas desde una célula a la célula adyacente
(C) Posee una placa formada por muchos conexones
(D) Facilita el acoplamiento metabólico entre células adyacentes
(E) Es un sitio de adhesión en forma de disco entre células epiteliales

2. Un estudiante de medicina con infecciones crónicas de las vías respiratorias inferiores consulta a un otorrinolaringólogo. Una biopsia del epitelio respiratorio del estudiante revela alteraciones en determinadas estructuras epiteliales. Es más probable que este paciente presente anomalías en:

(A) Microvellosidades
(B) Desmosomas
(C) Cilios
(D) Hemidesmosomas
(E) Invaginaciones del plasmalema basal

3. ¿Cuál de las afirmaciones siguientes sobre la unión comunicante es verdadera?

(A) Es una zona que se extiende alrededor del perímetro apical de células adyacentes
(B) Posee placas densas formadas en parte por desmoplaquinas
(C) Permite el paso de iones desde una célula a la célula adyacente
(D) Es una adhesión dependiente de iones calcio
(E) Posee glucoproteínas transmembrana de unión

4. ¿Cuál de las afirmaciones siguientes sobre las glándulas es verdadera?

(A) Las glándulas exocrinas no tienen conductos
(B) Las glándulas simples poseen conductos que se ramifican
(C) Las glándulas endocrinas vierten los productos de secreción en conductos
(D) Las secreciones serosas son acuosas
(E) Las glándulas holocrinas liberan su contenido mediante exocitosis

5. ¿Cuál de las afirmaciones siguientes sobre los epitelios es verdadera?

(A) Están polarizados
(B) Están vascularizados
(C) Están completamente rodeados por una lámina basal
(D) Contienen amplios espacios intercelulares
(E) No forman parte de la pared de los vasos sanguíneos

6. ¿Cuál de las afirmaciones siguientes sobre los cilios es verdadera?

(A) Poseen una configuración 9 + 0 de microtúbulos
(B) No tienen axonema
(C) Tienen brazos de dineína ciliar
(D) Son casi idénticos a los centriolos
(E) Desempeñan una función importante en la absorción

7. ¿Cuál de las afirmaciones siguientes sobre el epitelio escamoso estratificado es verdadera?

(A) Su capa de células superficial está siempre queratinizada
(B) Las células de su capa más superficial son planas
(C) Sus células basales descansan sobre una lámina elástica
(D) Sus células no poseen desmosomas
(E) Reviste los conductos de las glándulas sudoríparas

8. ¿Cuál de las siguientes patologías es una enfermedad autoinmunitaria?

(A) Adenocarcinoma
(B) Penfigoide ampolloso
(C) Carcinoma
(D) Quemadura de primer grado
(E) Discinesia ciliar primaria

9. ¿Cuál de las siguientes patologías es una enfermedad hereditaria que puede provocar esterilidad?

(A) Adenocarcinoma
(B) Penfigoide ampolloso
(C) Carcinoma
(D) Edema
(E) Discinesia ciliar primaria

10. ¿Cuál de las siguientes patologías es un tumor del epitelio glandular?

(A) Adenocarcinoma
(B) Penfigoide ampolloso
(C) Carcinoma
(D) Edema
(E) Discinesia ciliar primaria

11. ¿Cuál de las siguientes enfermedades afecta la epidermis de la piel sin que en ella se formen ampollas?

(A) Adenocarcinoma
(B) Penfigoide ampolloso
(C) Carcinoma
(D) Quemadura de primer grado
(E) Discinesia ciliar primaria

Respuestas

1. **E.** Los desmosomas son sitios de adhesión caracterizados por placas citoplásmicas densas y filamentos de queratina asociados. Sólo las uniones comunicantes permiten el paso de pequeñas moléculas a través de canales de conexones de una célula a otra (ver Capítulo 5 II A).

2. **C.** Los individuos con cilios respiratorios anómalos a menudo desarrollan infecciones respiratorias recurrentes si los cilios son incapaces de limpiar el epitelio respiratorio de microorganismos, detritos y demás. El estudiante puede tener discinesia ciliar primaria, que es causada por un defecto genético que hace que los axonemas de los cilios carezcan de brazos de dineína ciliar y, por lo tanto, sean incapaces de batir (ver Capítulo 5 IV C 2, Consideraciones clínicas).

3. **C.** El canal de la unión comunicante regula el paso de iones y moléculas pequeñas de una célula a otra, y excluye el de aquellas moléculas con peso molecular mayor de 1 200 Da. La unión estrecha es la zona de adhesión alrededor del perímetro apical de células adyacentes. Las demás afirmaciones son características de los desmosomas (ver Capítulo 5 II B).

4. **D.** Las secreciones serosas producidas por las glándulas a menudo son ricas en enzimas y de consistencia acuosa. Las glándulas exocrinas vierten sus productos de secreción en conductos y las glándulas endocrinas carecen de conductos. Las glándulas merocrinas usan la exocitosis para liberar sus productos (ver Capítulo 5 V B).

5. **A.** Los epitelios están polarizados; es decir, presentan lateralidad y tienen superficies apicales y basolaterales con funciones específicas (ver Capítulo 5 I A).

6. **C.** Los cilios tienen un axonema con brazos de dineína ciliar que se extienden unidireccionalmente desde un miembro de cada doblete. La dineína ciliar tiene actividad de ATPasa, y cuando escinde el ATP, los dobletes adyacentes se deslizan uno sobre el otro y el cilio se mueve. La función de las microvellosidades, no de los cilios, es la absorción (ver Capítulo 5 IV C).

7. **B.** El epitelio escamoso estratificado se caracteriza por células aplanadas con o sin núcleos en su capa superficial. Puede o no estar queratinizado, y descansa sobre una lámina basal producida por el epitelio. El epitelio cúbico estratificado reviste los conductos de las glándulas sudoríparas (ver Capítulo 5 I B).

8. **B.** El penfigoide ampolloso es una enfermedad autoinmunitaria. Los individuos afectados forman anticuerpos contra sus propios hemidesmosomas (ver Capítulo 5 III B, Consideraciones clínicas).

9. **E.** La discinesia ciliar primaria se debe a un defecto genético que impide la síntesis de la dineína ciliar ATPasa, de modo que los cilios no pueden moverse activamente. Los hombres son estériles, ya que sus espermatozoides son inmóviles (el flagelo de sus colas carece de la enzima). Las mujeres pueden presentar infecundidad porque los cilios de sus oviductos suelen ser incapaces de desplazar los oocitos hacia el útero (ver Capítulo 5 IV C 2, Consideraciones clínicas).

10. **A.** Los adenocarcinomas son tumores que se originan en los epitelios glandulares. Los carcinomas se originan en los epitelios superficiales (ver Capítulo 5 V B 2, Consideraciones clínicas).

11. **D.** Las quemaduras de primer grado sólo dañan las capas superiores de la epidermis, y no se forman ampollas en la piel (ver Capítulo 5 I C, Consideraciones clínicas).

capítulo **6**

Tejido conectivo

I. GENERALIDADES: TEJIDO CONECTIVO

A. Estructura. El tejido conectivo está formado principalmente por **matriz extracelular (MEC)**, constituida por **sustancia basal** y **fibras**, en la que están inmersas **células** conectivas de distintos tipos.

B. Función. El tejido conectivo **sostiene** los órganos y las células, actúa como **medio para el intercambio** de nutrimentos y desechos entre la sangre y los tejidos, **protege** de los microorganismos, **repara** los tejidos dañados y **almacena grasa**.

II. MATRIZ EXTRACELULAR

La matriz extracelular proporciona un medio para la transferencia de nutrimentos y material de desecho entre las células del tejido conectivo y el torrente sanguíneo.

A. La sustancia basal es un material incoloro y transparente, parecido a un gel, en el que están inmersas las células y las fibras del tejido conectivo.

1. Es una mezcla compleja de **glucosaminoglucanos**, **proteoglucanos** y **glucoproteínas** (ver Capítulo 4).
2. La sustancia basal sirve de lubrificante, ayuda a prevenir la invasión de los tejidos por agentes extraños y resiste las fuerzas de compresión.

B. Las fibras (de colágeno, reticulares y elásticas) son polímeros proteínicos largos y delgados que se encuentran en distintas proporciones en los diversos tipos de tejidos conectivos.

1. **Fibras de colágeno.** Aunque existen como mínimo 25 tipos moleculares de colágeno, los más frecuentes en el tejido conectivo propiamente dicho son los **tipos I** y **III** (ver Capítulo 4, tabla 4-3), ambos formados por muchas fibrillas de **tropocolágeno** densamente empacadas. Las fibrillas individuales de colágeno tipo I tienen diámetro muy variable (10 a 300 nm). Estas fibrillas pueden agregarse y formar estructuras parecidas a cables hasta de varios centímetros de largo, y exhiben periodicidad de 67 nm (ver Capítulo 4 y figura 4-4).
   a. Las fibras de colágeno se forman mediante un proceso en dos etapas, que se desarrolla en parte fuera y en parte dentro de las células (ver Capítulo 4 y figura 4-3).
   b. Las fibras de colágeno tienen gran fuerza de tensión, que imparte tanto flexibilidad como resistencia a los tejidos que las contienen.

   c. Hueso, piel, cartílago, tendón y muchas otras estructuras corporales contienen fibras de colágeno.
2. Las **fibras reticulares** son extremadamente **delgadas** (0.5 a 2.0 μm de diámetro) y están formadas básicamente por **colágeno tipo III;** tienen mayor contenido de carbohidratos que otras fibras de colágeno.
   a. Las fibras de colágeno tipo III constituyen el marco estructural de determinados órganos y glándulas.
   b. Debido a su elevado contenido de carbohidratos, se tiñen de negro con sales de plata.
3. Las **fibras elásticas** son fibras enrolladas y ramificadas, de entre 0.2 y 1.0 μm de diámetro, que algunas veces forman redes laxas.
   a. Estas fibras pueden alargarse hasta 150% de su longitud en reposo.
   b. consisten en una sustancia central amorfa llamada **elastina**, rodeada por **microfibrillas** delgadas. Estas últimas están formadas por **fibrilina 1**, unida a elastina por la proteína **fibulina 5** (ver Capítulo 4 III B).
   c. Las fibras elásticas requieren una tinción especial para ser observadas al microscopio óptico.

III. CÉLULAS DEL TEJIDO CONECTIVO

Las células del tejido conectivo son de distintos tipos y desempeñan distintas funciones. Algunas se originan localmente y permanecen en el tejido conectivo (**células fijas**), mientras que otras se originan en otra parte y se encuentran en el tejido conectivo sólo de forma temporal (**células transitorias**) (figura 6-1). Entre las **células fijas del tejido conectivo** están fibroblastos, pericitos, células adiposas (adipocitos), células cebadas (mastocitos) y macrófagos fijos. Entre las **células móviles se incluyen** determinados macrófagos, linfocitos, células plasmáticas (plasmocitos), neutrófilos, eosinófilos y basófilos.

A. Células fijas del tejido conectivo

1. Los **fibroblastos** derivan de células mesenquimatosas y son las células predominantes en el tejido conectivo propiamente dicho (figura 6-2). A menudo poseen un núcleo ovoide con uno o más nucléolos. Los fibroblastos rara vez experimentan mitosis, excepto en la cicatrización de heridas. En determinadas condiciones se diferencian en otros tipos celulares (ver Consideraciones clínicas).

   Los **fibroblastos activos** tienen forma de huso (fusiformes) y contienen retículo endoplásmico rugoso (RER) bien desarrollado y diversos aparatos de Golgi. Hay miosina en todo el citoplasma, y actina y α-actinina en la periferia celular. **Sintéticamente activos**, producen procolágeno, colágeno y fibras elásticas, así como la mayor parte de la sustancia basal y otros componentes de la matriz extracelular.

CONSIDERACIONES CLÍNICAS

Los **fibroblastos** tienen mitosis sólo durante la reparación de heridas. Sin embargo, en determinadas condiciones, pueden diferenciarse en adipocitos o, durante la formación de fibrocartílago, en condrocitos. Además, en condiciones patológicas, pueden diferenciarse en osteoblastos.

2. Los **pericitos** (**células adventicias, células perivasculares**) derivan de células mesenquimatosas embrionarias y pueden conservar su **pluripotencialidad**.
   a. Poseen características de células endoteliales y de células musculares lisas, ya que contienen actina, miosina y tropomiosina, lo que sugiere que pueden intervenir en la contracción, en la que ayudan a modificar el flujo sanguíneo por los capilares.
   b. Son más pequeños que los fibroblastos, se localizan en mayor medida a lo largo de los capilares y están envueltos por completo en su propia lámina basal, que es continua con la lámina basal del endotelio capilar.
   c. Durante la formación y reparación de los vasos sanguíneos pueden diferenciarse en fibroblastos, células musculares lisas y células endoteliales de las paredes vasculares.

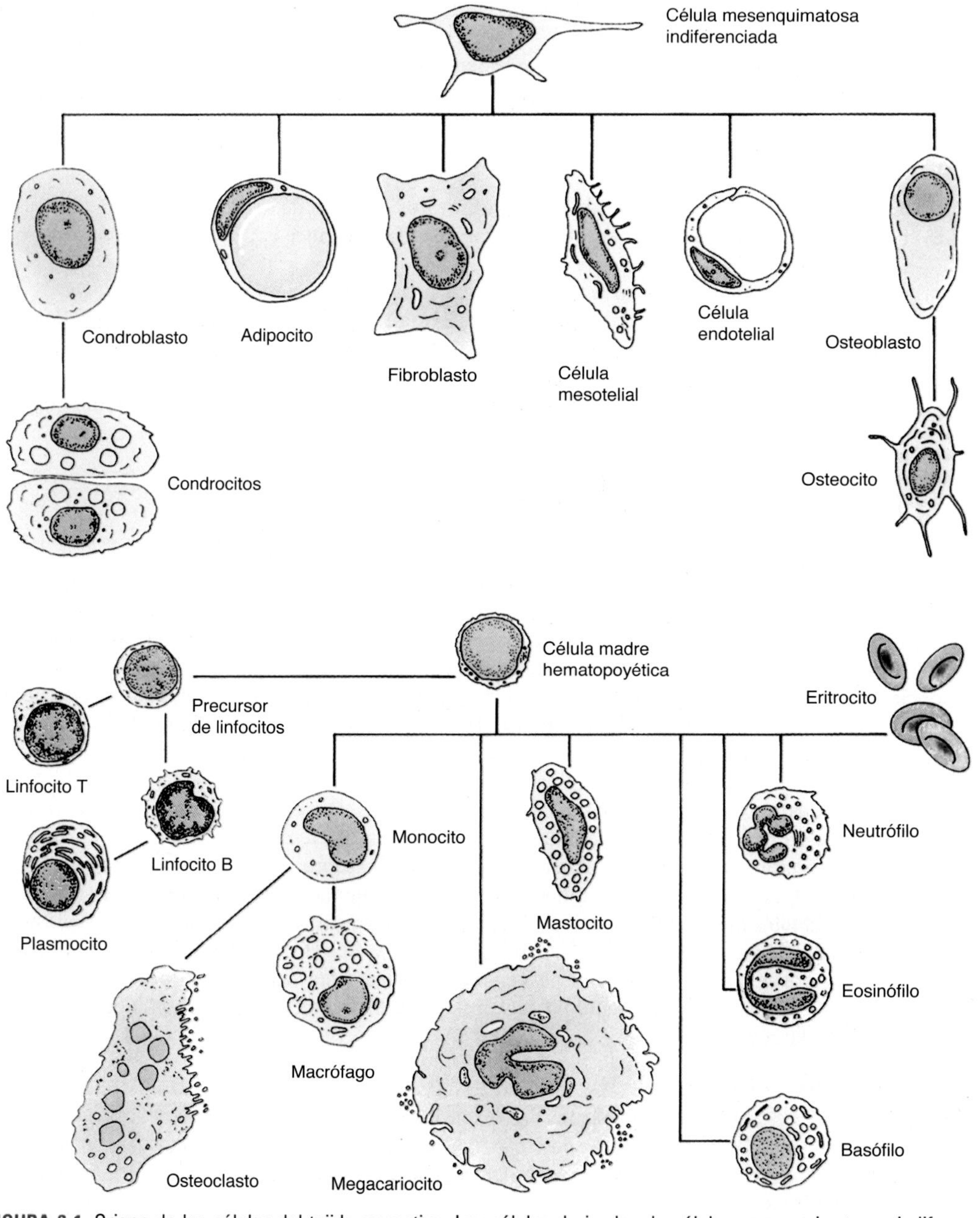

FIGURA 6-1. Origen de las células del tejido conectivo. Las células derivadas de células mesenquimatosas indiferenciadas se forman en el tejido conectivo y permanecen en él. Las células derivadas de células madre hematopoyéticas se forman en la médula ósea y se encuentran de paso en el tejido conectivo. (Adaptado con permiso de Gartner LP, Hiatt JL: *Color Textbook of Histology*, 3rd ed. Philadelphia, PA: Saunders (Elsevier); 2006:112.)

3. Las **células adiposas (adipocitos)** (ver figuras 6-1 y 6-2) derivan de células mesenquimatosas y quizá también de fibroblastos. La adipogénesis ocurre antes y después del nacimiento, y su velocidad disminuye con el envejecimiento. Los adipocitos normalmente no experimentan división celular, ya que son células del todo diferenciadas. Sin embargo, su número se incrementa durante las primeras etapas de la vida neonatal. Aún se discute la proliferación normal de adipocitos después de los dos años de edad, aunque en individuos obesos las células no sólo aumentan de tamaño sino también forman nuevos adipocitos. Las células adiposas están rodeadas por una

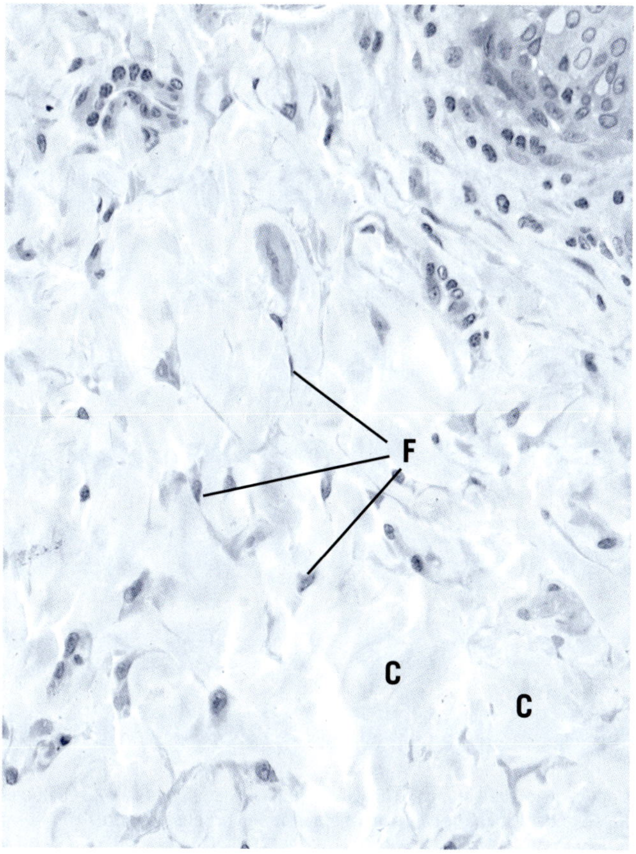

FIGURA 6-2. Micrografía óptica de vejiga de mono (×270) que muestra fibroblastos (F) y haces de colágeno (C) dentro del tejido conectivo.

lámina basal y son responsables de la **síntesis**, el **almacenamiento** y la **liberación de grasa**. Hay dos tipos de adipocitos, uniloculares y multiloculares.

a. Las **células adiposas uniloculares (tejido adiposo blanco)** contienen una sola gota lipídica de gran tamaño. Para darle cabida, el citoplasma y el núcleo están comprimidos en una banda fina en la periferia celular.
   (1) Estas células poseen **receptores** de insulina, hormona del crecimiento, noradrenalina y glucocorticoides en el plasmalema para **controlar la captación y liberación de ácidos grasos libres y triglicéridos**.
   (2) Están rodeadas por una lámina basal y son responsables de la **síntesis**, el **almacenamiento** y la **liberación de grasa**.
b. Las **células adiposas multiloculares** (tejido adiposo pardo) son más pequeñas que las uniloculares y en ellas la grasa se almacena en muchas gotas lipídicas pequeñas, de modo que el núcleo, esférico, está situado en el centro.

4. Las **células cebadas (mastocitos)** (figura 6-1) derivan de células madre mielógenas en la médula ósea y suelen residir cerca de vasos sanguíneos pequeños. Aunque comparten muchas características estructurales y funcionales con los basófilos, se desarrollan a partir de distintos precursores y no están emparentadas con ellos.
   a. Estas células se cuentan entre las mayores del tejido conectivo propiamente dicho. Poseen un núcleo central esférico; por todo su citoplasma hay esparcidos gránulos burdos que se tiñen intensamente con tinción metacromática; las sustancias que contienen (conocidas como **mediadores primarios**) se enumeran en la tabla 6-1.
   b. Sus superficies están replegadas y en las micrografías electrónicas aparecen un aparato de Golgi bien desarrollado, un RER escaso y muchos gránulos laminados densos. Existen dos

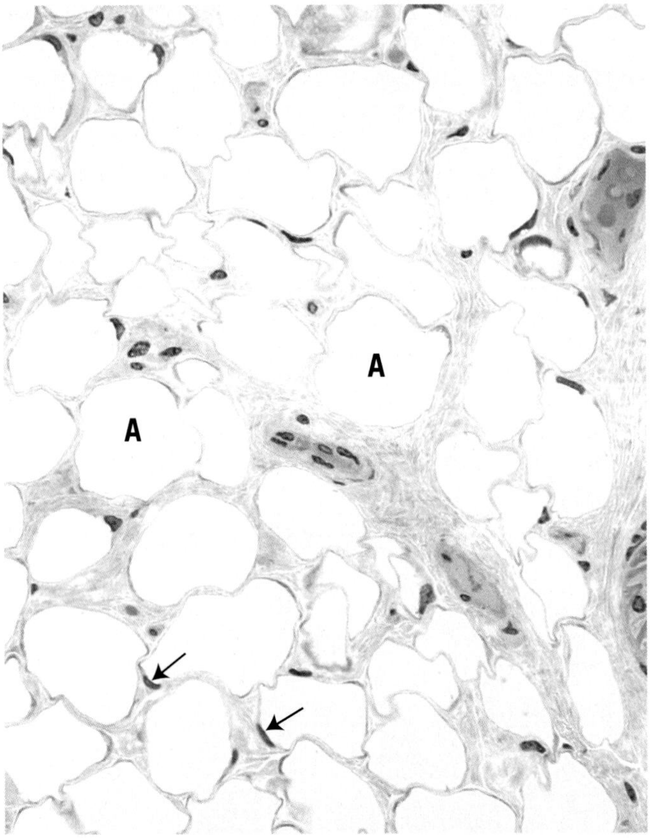

FIGURA 6-3. Micrografía óptica de piel de mono (×270). Obsérvense los adipocitos (A) y sus núcleos (*flechas*) que han sido desplazados a la periferia de la célula. La grasa se extrajo durante el procesamiento.

tabla 6-1 Principales mediadores liberados por las células cebadas

Sustancia	Fuente intracelular	Acción
Mediadores primarios		
Histamina	Gránulos	Vasodilatador; incrementa la permeabilidad vascular; provoca la contracción de la musculatura lisa bronquial; incrementa la producción de moco
Heparina	Gránulos	Anticoagulante; desactiva la histamina
Factor quimiotáctico de eosinófilos	Gránulos	Atrae eosinófilos al sitio de inflamación
Factor quimiotáctico de neutrófilos	Gránulos	Atrae neutrófilos al sitio de inflamación
Arilsulfato	Gránulos	Desactiva el leucotrieno C_4, lo que limita la respuesta inflamatoria
Sulfato de condroitina	Gránulos	Se une a la histamina y la desactiva
Proteasas neutras	Gránulos	Segmenta proteínas para activar el complemento; incrementa la respuesta inflamatoria
Mediadores secundarios		
Prostaglandina D_2	Lípido de membrana	Provoca la contracción de la musculatura lisa bronquial; incrementa la secreción de moco; vasoconstrictor
Leucotrienos C_4, D_4, E_4	Lípido de membrana	Vasodilatadores; incrementan la permeabilidad vascular; contraen la musculatura lisa bronquial
Bradicininas	Lípido de membrana	Ocasiona permeabilidad vascular; responsable de la sensación de dolor
Tromboxano A_2	Lípido de membrana	Provoca la agregación de las plaquetas; vasoconstrictor
Factor activador de plaquetas	Activado por fosfolipasa A_2	Atrae neutrófilos y eosinófilos; ocasiona permeabilidad vascular; contrae la musculatura lisa bronquial

poblaciones de células cebadas. Los **mastocitos del tejido conectivo** poseen gránulos que contienen heparina. La otra población la constituyen los **mastocitos mucosos**, más pequeños y con gránulos que contienen sulfato de condroitina. Se encuentra en la mucosa del tubo digestivo y en la de las vías respiratorias. Resulta interesante el hecho de que no hay mastocitos en el sistema nervioso central, tal vez para prevenir la posibilidad de una respuesta inflamatoria.

c. Cuando las células cebadas se activan durante una reacción de hipersensibilidad tipo I (ver punto siguiente), los fosfolípidos de su membrana celular son convertidos en ácido araquidónico por la enzima fosfolipasa A_2. El ácido araquidónico se convierte, a su vez, en **mediadores secundarios** (p. ej., leucotrienos y prostaglandinas; ver tabla 6-1).

d. Los mastocitos median reacciones de **hipersensibilidad inmediata (tipo I)** (reacciones anafilácticas) de la manera siguiente:

(1) Después de la primera exposición a un alérgeno, las células plasmáticas elaboran anticuerpos inmunoglobulina E (IgE), que se unen a **receptores de Fc** (receptores de **FcεRI**) de la superficie de mastocitos y basófilos, lo que **sensibiliza** estas células. Entre los antígenos comunes que pueden inducir esta respuesta se encuentran **pólenes** de plantas, **venenos** de insectos, determinados **fármacos** y **suero ajeno**.

(2) Durante la segunda exposición al mismo alérgeno, la IgE anclada a la membrana se une al alérgeno. La consiguiente formación de enlaces cruzados y el apiñamiento de los complejos IgE-alérgeno provoca la desgranulación de los mastocitos y la liberación de mediadores primarios y secundarios (figura 6-4 y tabla 6-1; ver Capítulo 12).

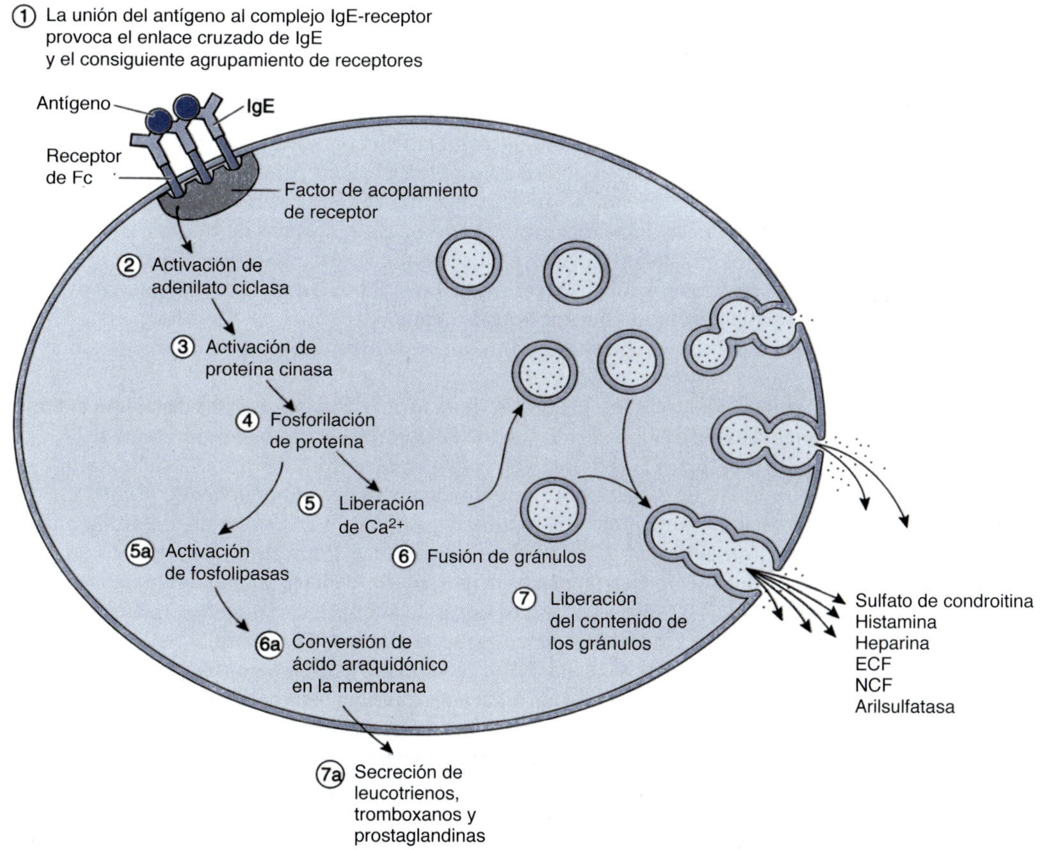

FIGURA 6-4. Activación y desgranulación de un mastocito. ECF, factor quimiotáctico de eosinófilos; NCF, factor quimiotáctico de neutrófilos. (Adaptado con permiso de Gartner LP, Hiatt JL: *Color Textbook of Histology*. 3rd ed. Philadelphia, PA: Saunders; 1997:120.)

CONSIDERACIONES CLÍNICAS

Fiebre del heno y asma

La **fiebre del heno** se caracteriza por congestión nasal causada por edema local en la mucosa nasal. Este edema se debe a un incremento de la permeabilidad de los vasos sanguíneos pequeños por liberación excesiva de **histamina** de los mastocitos de la mucosa nasal.

Las personas que padecen **asma** tienen dificultades para respirar debido a broncoespasmo provocado por la liberación de **leucotrienos** en los pulmones.

El **choque anafiláctico** resulta de los efectos de mediadores potentes liberados durante la **reacción de hipersensibilidad inmediata** que desencadena la segunda exposición a un alérgeno.

1. Esta reacción puede ocurrir a los pocos segundos o minutos de haber entrado en contacto con un alérgeno.
2. Entre los signos y los síntomas se incluyen disnea, hipotensión arterial y otros signos y síntomas de choque.
3. El choque anafiláctico puede poner en peligro la vida si no se trata.

B. Células transitorias del tejido conectivo

1. Los **macrófagos** (ver figura 6-1) son las principales **células fagocíticas** del tejido conectivo. Son responsables de la eliminación de partículas grandes y ayudan a la **respuesta inmunitaria**. También segregan sustancias que intervienen en la cicatrización de las heridas.
   a. Los macrófagos se originan en la médula ósea como **monocitos**, circulan por el torrente sanguíneo y después migran al tejido conectivo, donde maduran y se convierten en macrófagos funcionales (ver Capítulo 10 VI E). El número de macrófagos se incrementa gracias a la actividad del factor estimulante de colonias de macrófagos (M-CSF). Además, la unidad formadora de colonias de monocitos (CFU-M) facilita la mitosis y la diferenciación de monocitos para formar macrófagos.
   b. Los macrófagos son miembros del **sistema fagocítico mononuclear**. Son **células presentadoras de antígeno** que fagocitan antígenos, los degradan en epitopos y, por medio de moléculas MHC I o MHC II, colocan los epitopos en su superficie celular para presentarla a linfocitos T inmunocompetentes (ver Capítulo 12 III). Por razones históricas, los macrófagos reciben diferentes nombres en las distintas regiones del cuerpo (p. ej., células de Kupffer en el hígado, "células de polvo" [macrófagos alveolares] en los pulmones, osteoclastos en el hueso, células de Langerhans en la piel, microgliocitos en el sistema nervioso central). Los macrófagos exhiben receptores de FcεRI y receptores para el complemento.
   c. Cuando están activados presentan filopodios, un núcleo excéntrico arriñonado, vacuolas fagocíticas, lisosomas y cuerpos residuales.
   d. Cuando son estimulados, pueden fusionarse para formar **células gigantes de cuerpo extraño**. Estas **células multinucleadas** envuelven y fagocitan cuerpos extraños de gran tamaño.
2. Las **células linfoides** (ver figura 6-1) derivan de células madre linfoides durante la hematopoyesis (ver Capítulo 10 VI G). Se distribuyen por el tejido conectivo subepitelial de todo el cuerpo y se acumulan en el aparato respiratorio, el tubo digestivo y en cualquier área de inflamación crónica. (Ver más información sobre las células linfoides en el Capítulo 12 II.)
   a. Los **linfocitos T** (células T) inician la **respuesta inmunitaria mediada por células (celular)**.
   b. Los **linfocitos B** (células B), una vez que han sido activados por un antígeno, se diferencian en células plasmáticas, que intervienen en la **respuesta inmunitaria humoral**.
   c. Los **linfocitos citolíticos naturales (células NK)** carecen de los determinantes superficiales característicos de los linfocitos T y B, pero pueden tener **actividad citotóxica** contra las células tumorales.
3. Las **células plasmáticas (plasmocitos)** son **células formadoras de anticuerpos** que derivan de linfocitos B activados y son responsables de la **inmunidad humoral**.
   a. Estas células ovoides contienen un núcleo excéntrico que posee **masas de heterocromatina**, que se dispone como los radios de una rueda.
   b. Su citoplasma es intensamente basófilo debido a la gran abundancia de RER.
   c. Un área prominente, contigua al núcleo y de tinción pálida, contiene el aparato de Golgi (imagen negativa del aparato de Golgi).
   d. Abundan en la entrada de las heridas y en sitios de inflamación crónica.
4. Los **granulocitos** (ver figura 6-1) son glóbulos blancos (leucocitos) que poseen gránulos citoplásmicos y se originan de células madre mielógenas durante la hematopoyesis. En los sitios

de inflamación, abandonan el torrente sanguíneo y penetran en el tejido conectivo laxo, donde realizan sus funciones específicas (ver Capítulo 10 II B 2 a).

a. Los **neutrófilos fagocitan, destruyen y digieren bacterias** en los sitios de inflamación aguda. El **pus** es una acumulación de neutrófilos muertos, bacterias, líquido extracelular y otros desechos de un sitio de inflamación.

b. Los **eosinófilos** se unen a los complejos antígeno-anticuerpo en la superficie de los parásitos (p. ej., helmintos) y a continuación los dañan con las citotoxinas que liberan.

(1) Son más abundantes en sitios de inflamación crónica o alérgica.

(2) Los eosinófilos son atraídos a los sitios de inflamación alérgica por el factor quimiotáctico de eosinófilos (ECF), que es segregado por mastocitos y basófilos. Allí los eosinófilos liberan enzimas que degradan la histamina y el leucotrieno C, lo que **modera la reacción alérgica**.

(3) Estas células también fagocitan complejos antígeno-anticuerpo.

c. Los **basófilos** se parecen a los mastocitos en que poseen receptores de FcεRI sus gránulos alojan los mismos mediadores primarios; y los mismos mediadores secundarios se elaboran *de novo* a partir de fosfolípidos de su plasmalema. Sin embargo, a diferencia de las células cebadas, circulan por el torrente sanguíneo.

IV. CLASIFICACIÓN DEL TEJIDO CONECTIVO

La clasificación se basa en la proporción de células respecto a la de fibras y en la disposición y el tipo de fibras (tejido conectivo embrionario, tejido conectivo propiamente dicho y tejido conectivo especializado).

A. Tejido conectivo embrionario

1. El **tejido mucoso (gelatina de Wharton)** es un tejido conectivo laxo que es el constituyente principal del cordón umbilical. Está formado por una matriz gelatinosa, con algunas fibras de colágeno, en la que están inmersos grandes fibroblastos estrellados.

2. El **tejido mesenquimatoso** sólo se encuentra en los **embriones**. Consta de una matriz gelatinosa amorfa, con algunas fibras reticulares esparcidas, en la que están inmersas células mesenquimatosas estrelladas de tinción pálida. En estas células pluripotenciales a menudo se observan figuras mitóticas.

B. Tejido conectivo propiamente dicho

1. El **tejido conectivo laxo (tejido areolar)** posee menos fibras pero más células que el tejido conectivo denso.

a. Este tejido está **bien vascularizado**, y es **flexible**, pero **no es muy resistente al esfuerzo mecánico**.

b. Es **más abundante** que el tejido conectivo denso, y es el tejido conectivo que llena los espacios inmediatamente subyacentes a la piel.

CONSIDERACIONES CLÍNICAS

El **edema** es un proceso patológico que provoca **aumento del volumen del líquido tisular**.

El edema puede ser causado por obstrucción venosa o disminución del flujo sanguíneo venoso (como en la insuficiencia cardiaca congestiva), aumento de la permeabilidad capilar (debido a lesión), inanición, liberación excesiva de histamina u obstrucción de vasos linfáticos.

El edema que reacciona a la presión local (es decir, las depresiones persisten después de dejar de hacer presión) recibe el nombre de **edema con fóvea**.

2. El **tejido conectivo denso** contiene más fibras pero menos células que el tejido conectivo laxo. Según la orientación de sus haces de fibras se clasifica en dos tipos:

a. Tejido conectivo denso irregular (más común), que contiene haces de fibras sin orientación definida. Este tejido es característico de la **dermis** y las **cápsulas de muchos órganos**.

b. Tejido conectivo denso regular, que contiene haces de fibras y fibroblastos atenuados que se disponen uniformemente de manera paralela.

(1) Está presente sólo en los **tendones** y **ligamentos**.

(2) Este tejido puede ser colagenoso o elástico.

3. El **tejido elástico** está compuesto por fibras elásticas ramificadas gruesas, con una red dispersa de fibras de colágeno y algunos fibroblastos que ocupan los espacios intersticiales. Se encuentra en dermis, pulmones, cartílago elástico, ligamentos elásticos y vasos sanguíneos grandes (conductores), donde forma vainas fenestradas.
4. El **tejido reticular** consiste principalmente en una red de fibras reticulares ramificadas (**colágeno tipo III**) (figura 6-5).
   a. Este tejido rodea los sinusoides del hígado, las células de la musculatura lisa y las células adiposas, y forma el estroma de órganos linfáticos, médula ósea y glándulas endocrinas.
   b. También forma la lámina reticular de las membranas basales.
5. El **tejido adiposo** es el principal sitio de almacenamiento de energía (en forma de **triglicéridos**) y posee un rico suministro neurovascular. Actúa como aislante, como un acolchado corporal al llenar determinados espacios, y como amortiguador de impactos. Insulina y prostaglandinas ayudan a controlar el almacenamiento de lípidos en el tejido adiposo.
   a. El **tejido adiposo blanco** está formado por células adiposas **uniloculares**.
      (1) Este tejido constituye casi la totalidad del tejido adiposo del cuerpo de una persona adulta. Controla la homeostasis de ácidos grasos del organismo al acumular ácidos grasos libres durante un exceso de ingestión calórica y liberarlos cuando ese consumo es escaso.
      (2) **Almacena y libera lípidos** de la siguiente manera:
         (a) Las células adiposas sintetizan la enzima **lipoproteína lipasa**, que es transferida a la cara luminal del endotelio capilar.

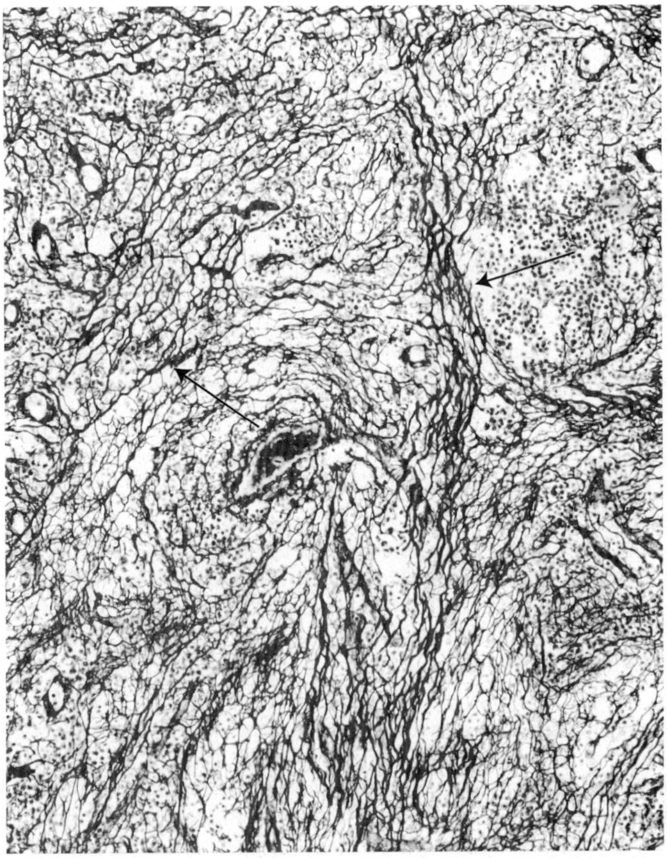

FIGURA 6-5. Micrografía óptica de tejido reticular (tinción de plata) (×132). Obsérvense las fibras reticulares en las puntas de las *flechas*.

(b) La grasa de la dieta es transportada al tejido adiposo en forma de **lipoproteínas de muy baja densidad** (VLDL) y **quilomicrones**. Entonces la lipoproteína lipasa hidroliza estas sustancias en ácidos grasos y glicerol.

(c) Estos ácidos grasos libres entran en las células adiposas, donde son reesterificados y almacenados en forma de triglicéridos (en gotitas lipídicas). Las células adiposas también sintetizan ácidos grasos a partir de glucosa.

(d) La **insulina** estimula el almacenamiento de lípidos, ya que incrementa la síntesis de lipoproteína lipasa y la captación de glucosa por los adipocitos.

(e) La liberación de lípidos es influida por impulsos nerviosos y adrenalina. La **lipasa sensible a hormonas**, activada por el monofosfato de adenosina cíclico (AMPc), hidroliza los triglicéridos almacenados. Los ácidos grasos libres son liberados a la matriz extracelular y penetran en la luz de los capilares.

(3) El **tejido adiposo blanco** también es un **órgano endocrino** que produce varias hormonas conocidas como **adipocininas**. Algunas de estas hormonas, **leptina**, **adiponectina**, **resistina** y **proteína 4 de unión a retinol**, son producidas por los adipocitos, mientras que otras hormonas o factores, **factor α de necrosis tumoral** e **interleucina 6**, son producidos por los macrófagos que residen en el tejido adiposo de individuos obesos. Se ha informado que la obesidad siempre se acompaña de **inflamación crónica**, y los agentes inflamatorios liberados en respuesta a tejido dañado por inflamación inducen la convocatoria de macrófagos al estroma del tejido conectivo entre los adipocitos crecidos.

(a) La **leptina** es una hormona proteínica, producida principalmente por adipocitos, que inhibe el hambre por periodos prolongados al unirse a la sustancia estimulante del hambre neuropéptido Y, con lo que suprime la zona del hipotálamo que controla la alimentación e induce las regiones del hipotálamo que controlan el consumo de energía. Además, la leptina induce la síntesis y liberación del neuropéptido represor del hambre, hormona estimulante de melanocitos α. Los individuos con mutaciones en el gen de la leptina o en los receptores de leptina presentan hambre incontrolable y en consecuencia sufren obesidad. El volumen de cada adipocito y el número de adipocitos son mayores en obesos que en individuos delgados; por lo tanto, la concentración sanguínea de leptina en obesos puede ser hasta siete veces mayor que en sujetos delgados.

(b) La **adiponectina** también es una hormona proteínica producida sólo por los adipocitos uniloculares. Esta hormona aumenta la sensibilidad a la insulina, con lo que facilita la captación de glucosa y la oxidación de ácidos grasos en las células de músculo esquelético, y reduce la gluconeogénesis y la liberación de glucosa por los hepatocitos. Así, la adiponectina regula el metabolismo energético del organismo y facilita la pérdida de peso. La concentración sanguínea de esta hormona es mayor en personas delgadas que en obesos.

(c) La **resistina** es una hormona peptídica producida por los adipocitos en roedores pero por los macrófagos en el ser humano. Se ha sugerido que esta hormona induce **resistencia a la insulina**, con el resultado de hiperglucemia y diabetes mellitus tipo II en pacientes obesos. Además, la resistina contribuye a la respuesta inflamatoria, una observación común en resistencia a la insulina, obesidad y diabetes mellitus tipo II.

(d) La **proteína 4 de unión a retinol** también es producida por adipocitos uniloculares, y se ha demostrado que eleva resistencia a la insulina, inflamación y esteatosis hepática, con aumento concomitante de la liberación de glucosa por los hepatocitos.

(e) El **factor α de necrosis tumoral (TNF-α)** es producido por macrófagos que residen en tejidos adiposos de individuos obesos, y se piensa que es la causa principal de resistencia a la insulina. Además, el TNF-α también deprime la capacidad de las células hepáticas de oxidar ácidos grasos.

(f) La **interleucina 6 (IL-6)** también es producida y liberada por macrófagos en los intersticios de tejido conectivo del tejido adiposo unilocular de individuos obesos. De modo similar al factor α de necrosis tumoral, la interleucina 6 aumenta la resistencia a la insulina pero también eleva la capacidad de las células de músculo esquelético de captar glucosa y oxidar ácidos grasos.

CONSIDERACIONES CLÍNICAS

En fechas recientes la **obesidad** se reclasificó como enfermedad. Un individuo se considera obeso cuando su acumulación de tejido adiposo es lo suficientemente grande para que su índice de masa corporal sea mayor de 30 kg/m^2, con decremento resultante de su lapso de vida y aumento en la posibilidad de adquirir un grupo de problemas de salud denominado **síndrome metabólico**. Resistencia a la insulina, diabetes mellitus tipo II, esteatosis hepática y enfermedad cardiovascular suelen incluirse bajo el encabezado de síndrome metabólico.

La **obesidad** puede ser **obesidad hipertrófica**, caracterizada por un incremento del **tamaño** de las células adiposas como resultado del aumento de grasa acumulada **(inicio en el adulto)** u **obesidad hipercelular (hiperplásica)**, caracterizada por aumento del **número** de células adiposas que se inicia en la infancia y suele perdurar toda la vida.

Una base genética de la obesidad es el resultado de mutaciones en el gen que codifica la hormona leptina o en los genes para receptores de leptina, que impiden la producción de leptina o producen una forma inactiva de leptina o sus receptores. Dado que la leptina interviene en la regulación del hambre, las personas afectadas por cualquiera de estos dos trastornos tienen hambre insaciable, lo que provoca aumento de peso descontrolado. El volumen de cada adipocito y el número de adipocitos son mayores en obesos que en individuos delgados; por ello, la concentración sanguínea de leptina en los obesos puede ser hasta siete veces la propia de los individuos delgados.

b. El **tejido adiposo pardo** está formado por células adiposas **multiloculares**, que contienen muchas mitocondrias de gran tamaño.

(1) Este tejido es capaz de **generar calor desacoplando la fosforilación oxidativa.** La **termogenina**, una proteína transmembrana de las mitocondrias, aparta los protones de la síntesis del trifosfato de adenosina (ATP), lo que da por resultado la producción de calor.

(2) Este tejido se encuentra en los niños (y en los animales en hibernación), pero en los adultos está muy reducido.

CONSIDERACIONES CLÍNICAS

1. Los **tumores adiposos** pueden ser benignos o malignos. Los **lipomas** son tumores benignos de tejido adiposo que suelen producirse en tejidos conectivos subcutáneos de cuello, espalda y regiones proximales de las extremidades de personas maduras y ancianas.
2. Los **liposarcomas** son los tumores malignos de tejido adiposo más comunes. Aunque más a menudo se localizan en la pierna, los tejidos retroperitoneales o en ambos, no se restringen a estos sitios. Son difíciles de diagnosticar porque se parecen a los lipomas. Los adipocitos del tejido maligno semejan adipocitos uniloculares o multiloculares. En la actualidad se utilizan marcadores cromosómicos para establecer el diagnóstico diferencial respecto a los liposarcomas.

CONSIDERACIONES CLÍNICAS

Irisina. Cuando un individuo realiza actividad física, sus células de músculo esquelético liberan la hormona irisina, la cual además de convertir determinados adipocitos uniloculares en multiloculares, favorece el mantenimiento de las sinapsis neuromusculares.

C. Tejido conectivo especializado

1. El cartílago y el hueso se describen en el Capítulo 7.
2. La sangre se considera en el Capítulo 10.

Autoevaluación

Instrucciones: cada reactivo de esta sección va seguido de posibles respuestas o de términos para completar. Seleccione la opción CORRECTA.

1. ¿Cuál de las afirmaciones siguientes acerca del colágeno es verdadera?

(A) Está compuesto por tropocolágeno
(B) Las fibras reticulares están formadas por colágeno tipo II
(C) Lo sintetizan principalmente los mastocitos
(D) Las fibras elásticas están compuestas por colágeno tipo IV
(E) El colágeno tipo II es más abundante en el tejido conjuntivo propiamente dicho

2. El tejido conectivo denso regular se encuentra en:

(A) Cápsulas de los órganos
(B) Membrana basal
(C) Tendones
(D) Piel
(E) Dermis

3. De los tipos celulares siguientes, propios del tejido conectivo, ¿cuál se encuentra más a menudo a lo largo de los capilares y se parece a los fibroblastos?

(A) Célula plasmática
(B) Linfocito
(C) Macrófago
(D) Célula cebada
(E) Pericito

4. El líquido sinovial de las articulaciones normalmente carece de colágeno. Los pacientes con enfermedad reumatoide tienen distintos tipos de colágeno en el líquido sinovial, según el tejido dañado. Si un paciente tiene colágeno de tipo II en las articulaciones, ¿cuál de los siguientes tejidos se está erosionando?

(A) Endotelio vascular
(B) Hueso compacto
(C) Músculo liso vascular
(D) Cartílago articular
(E) Membrana sinovial

5. ¿Cuál de los siguientes tipos de células deriva de los monocitos?

(A) Células plasmáticas
(B) Fibroblastos
(C) Linfocitos
(D) Macrófagos
(E) Células cebadas

6. Las células gigantes de cuerpo extraño se forman por coalescencia de:

(A) Macrófagos
(B) Linfocitos
(C) Fibroblastos
(D) Células adiposas
(E) Células plasmáticas

7. ¿Cuál de los siguientes tipos de células del tejido conectivo deriva de células madre mielógenas?

(A) Pericitos
(B) Eosinófilos
(C) Fibroblastos
(D) Osteoblastos
(E) Adipocitos

8. ¿Cuál de los siguientes tipos de células es responsable del choque anafiláctico?

(A) Fibroblastos
(B) Eosinófilos
(C) Pericitos
(D) Células cebadas
(E) Macrófagos

9. ¿Cuál de los siguientes enunciados acerca de los proteoglucanos es verdadero?

(A) Tienen un centro de proteína fibrosa unido de modo covalente a glucoproteínas
(B) Están unidas a ácido ribonucleico
(C) Son sitios de unión para el ácido desoxirribonucleico (ADN)
(D) Tienen un centro proteínico al que pueden unirse glucosaminoglucanos
(E) Con el colágeno, son la única sustancia de la matriz extracelular

10. ¿Cuál de las siguientes afirmaciones acerca del tejido conectivo laxo es verdadera?

(A) Es menos abundante que el tejido conectivo denso
(B) Tiene menor proporción de células respecto de fibras que el tejido conectivo denso
(C) Sirve de medio para el intercambio de nutrimentos y desechos entre la sangre y los tejidos
(D) Proporciona soporte estructural a los órganos
(E) Consta de muchas fibras en las que están inmersos distintos tipos de células

Respuestas

1. **A**. El colágeno está formado por moléculas de tropocolágeno densamente empacadas. Las fibras reticulares están compuestas por colágano tipo III, mientras que las fibras elásticas están formadas por microfibrillas de elastina y no por colágeno. Los fibrocitos son fibroblastos inactivos no secretores que sintetizan las moléculas de procolágeno (ver Capítulo 6 II B 1).
2. **C**. Los tendones están formados por tejido conectivo denso regular que contiene fibras de colágeno dispuestas de manera paralela uniforme (ver Capítulo 6 IV B 2).
3. **E**. Los pericitos son células pluripotenciales que se parecen a los fibroblastos, aunque son más pequeñas y se encuentran adyacentes a los capilares (ver Capítulo 6 III B).
4. **D**. El colágeno tipo II sólo se encuentra en los cartílagos hialino y elástico; por consiguiente, la detección de colágeno tipo II en el líquido sinovial de una articulación indica que se está erosionando el cartílago articular (ver Capítulo 6 II B 1).
5. **D**. Los monocitos abandonan el torrente sanguíneo y migran al tejido conectivo, donde maduran y se convierten en macrófagos funcionales (ver Capítulo 6 III E).
6. **A**. Las células gigantes de cuerpo extraño se forman por coalescencia de macrófagos (ver Capítulo 6 III E 3).
7. **B**. Los eosinófilos derivan de células madre mieloides durante la hematopoyesis y migran a los sitios de inflamación del interior del tejido conectivo. Pericitos, fibroblastos, osteoblastos y adipocitos derivan de células mesenquimatosas indiferenciadas (ver Capítulo 6 III H 2).
8. **D**. Después de la primera exposición a un alérgeno, las células plasmáticas elaboran anticuerpos IgE que se unen a los receptores FcεRI de las células cebadas (y de los basófilos) y las sensibilizan. En una segunda exposición, el alérgeno se une a la IgE, lo que inicia la desgranulación de las células cebadas y la liberación de distintos mediadores que causan la reacción de hipersensibilidad tipo I (ver Capítulo 6 III D 4).
9. **D**. Los proteoglucanos están formados por una proteína central a la que se unen glucosaminoglucanos (ver Capítulo 6 II A).
10. **C**. Tanto el tejido conectivo laxo como el denso están formados por tres elementos: una sustancia basal amorfa, fibras y distintos tipos de células. La sustancia basal amorfa del tejido conectivo laxo es el medio donde ocurre el intercambio entre las células del tejido conectivo y el torrente sanguíneo (ver Capítulo 6 IV B 1).

capítulo 7

Cartílago y hueso

I. GENERALIDADES: CARTÍLAGO

El cartílago es un **tejido conectivo fibroso** especializado **no vascularizado (avascular)**. Tiene una **matriz extracelular firme**, menos flexible que la del tejido conectivo propiamente dicho, en la que están inmersos **condrocitos**. Alrededor del cartílago se encuentra el **pericondrio**, que alberga **condroblastos** y **células condrógenas**. Las **funciones** principales del cartílago son sostener los tejidos blandos y ayudar al desarrollo y crecimiento de los huesos largos. Los tres tipos de cartílago —**cartílago hialino, cartílago elástico** y **fibrocartílago**— varían en determinados componentes de la matriz (tabla 7-1).

A. El **cartílago hialino** (figuras 7-1 y 7-2; tabla 7-1) es el más abundante. Sirve de esqueleto temporal al feto hasta que es reemplazado por hueso.

1. Estructura

a. Matriz

(1) La matriz está compuesta por una sustancia basal amorfa que contiene **agregados de proteoglucano** y **condronectina**, en la que está inmerso el **colágeno tipo II** (ver tablas 4-2 y 7-1).

tabla **7-1** Características y localización de los distintos tipos de cartílago

Tipo de cartílago	Características distintivas	Pericondrio	Localización
Hialino	Colágeno tipo II, matriz basófila, condrocitos normalmente dispuestos en grupos (grupos isógenos)	Normalmente presente, excepto en las superficies articulares	Extremos articulares de los huesos largos, nariz, laringe, tráquea, bronquios, extremos ventrales de las costillas, molde para la formación de hueso endocondral
Elástico	Colágeno tipo II; fibras elásticas	Presente	Pabellón auricular, conducto auditivo, tuba auditiva, epiglotis, algunos cartílagos laríngeos
Fibrocartílago	Colágeno tipo I, matriz acidófila, condrocitos dispuestos en filas paralelas entre haces de colágeno, siempre asociados con tejido conectivo denso colagenoso y/o cartílago hialino	Ausente	Discos intervertebrales, discos articulares, sínfisis del pubis, inserción de los tendones, menisco de la rodilla

Adaptada con permiso de Gartner LP, Hiatt JL. *Color Textbook of Histology.* Philadelphia, PA: Saunders; 1997;133.

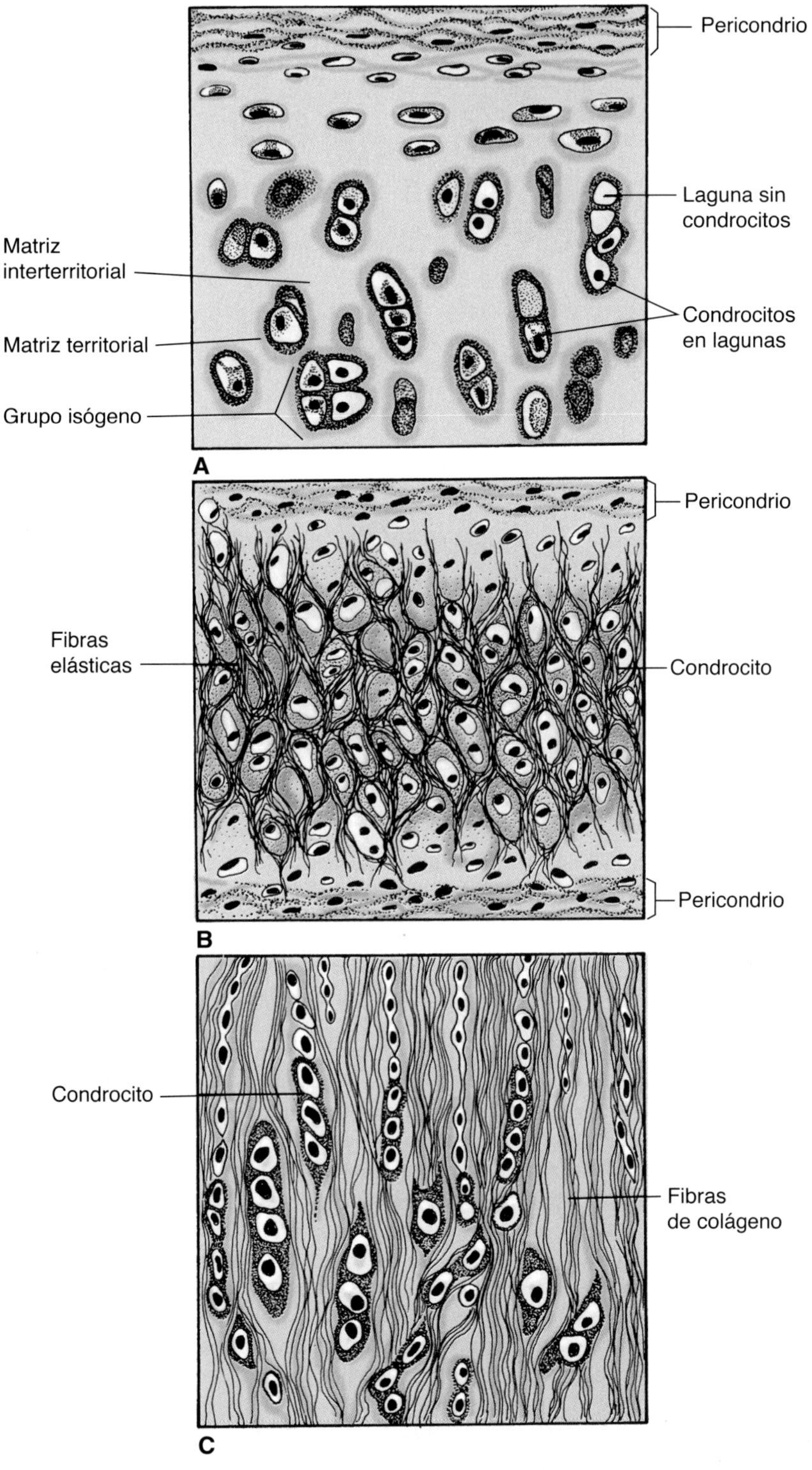

FIGURA 7-1. Los tres tipos de cartílago. **A.** Cartílago hialino. **B.** Cartílago elástico. **C.** Fibrocartílago. (Reimpreso con permiso de Borysenko M, Berringer T. *Functional Histology*. 2nd ed. Little Brown and Co., Boston, 1984, p 102)

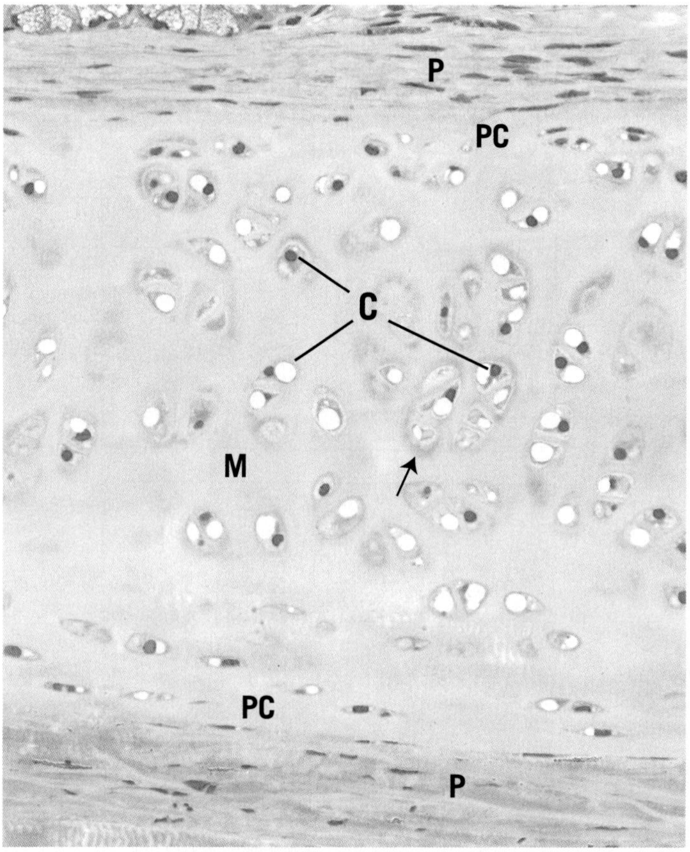

FIGURA 7-2. Micrografía óptica de cartílago hialino de tráquea de mono (×270). Observe condrocitos (C), pericondrio (P), pericondrio condrógeno (PC), matriz (M), y laguna (*flecha*).

(2) La matriz adyacente a los condrocitos recibe el nombre de **matriz territorial**. Esta parte de la matriz es pobre en colágeno pero rica en proteoglucanos, y se tiñe más intensamente que la **matriz interterritorial**.

b. El **pericondrio** es una capa de tejido conectivo denso irregular que rodea el cartílago hialino, excepto en las superficies articulares.

(1) Está formado por una **capa fibrosa externa**, que contiene **colágeno tipo I**, fibroblastos y vasos sanguíneos, y una **capa celular interna** que contiene **células condrógenas** y **condroblastos**.

(2) **Proporciona el suministro sanguíneo más próximo** al tejido cartílaginoso no vascularizado.

c. Los **condroblastos** elaboran la matriz cartilaginosa a través de la cual los nutrimentos y materiales de desecho circulan hacia y desde las células, respectivamente. Estas células contienen un aparato de Golgi extenso, abundante retículo endoplásmico rugoso (RER), gotas lipídicas y glucógeno. Las células mesenquimatosas pueden ser inducidas a convertirse en condroblastos secretores en un ambiente adecuado, pero si se extraen y se cultivan en una monocapa en un sustrato de baja densidad dejarán de secretar matriz cartilaginosa, adoptarán el aspecto de fibroblastos y secretarán colágeno tipo I en vez de colágeno tipo II.

d. Los **condrocitos** son células cartilaginosas maduras que están inmersas en **lagunas** de la matriz.

(1) Se originan por diferenciación de **células condrógenas** mesenquimatosas y de células condrógenas de la capa más interna del pericondrio, que se convierten en condroblastos, las primeras células que producen matriz cartilaginosa. Cuando estas células han quedado totalmente envueltas por la matriz, reciben el nombre de **condrocitos** (ver figura 6-1).

(2) Los que se localizan cerca de la **superficie** son ovoides y se disponen con su eje longitudinal paralelo a la superficie del cartílago. Los situados a **mayor profundidad** son más esféricos y pueden formar grupos de 4 a 8 células (**grupos isógenos**).

tabla 7-2 Efectos de las hormonas y las vitaminas sobre el cartílago hialino

Hormonas	Función
Tiroxina, testosterona, somatotropina	Estimulan la histogénesis del cartílago
Cortisona, hidrocortisona, estradiol	Inhiben la histogénesis del cartílago
Vitaminas	
Hipovitaminosis A	Disminuye el espesor de las placas epifisarias
Hipervitaminosis A	Acelera la osificación de las placas epifisarias
Hipovitaminosis C	Detiene la producción de matriz, deforma las columnas de cartílago de las placas epifisarias; escorbuto
Hipovitaminosis D	Absorción deficiente de calcio y fósforo: proliferan las células cartilaginosas de las epífisis, pero la matriz no se calcifica y los huesos en crecimiento se deforman; raquitismo

2. La **histogénesis del cartílago hialino** es parecida a la del cartílago elástico y el fibrocartílago y es influida por determinadas hormonas y vitaminas (tabla 7-2). Ocurre por los dos procesos siguientes:
   a. El **crecimiento intersticial** se debe a la **división celular de condrocitos preexistentes**. Este tipo de crecimiento sólo ocurre en la fase inicial de la formación de cartílago hialino, en el cartílago articular y en las placas epifisiarias de los huesos largos.
   b. El **crecimiento aposicional** resulta de la diferenciación de las células condrógenas del pericondrio. Este tipo de crecimiento conlleva la formación de condroblastos o de nuevos condrocitos (o de ambos), que fabrican una nueva capa de matriz cartilaginosa en la periferia.
3. La **degeneración del cartílago hialino** ocurre cuando los condrocitos experimentan hipertrofia y mueren, y la matriz se calcifica, proceso que se incrementa con la edad. La degeneración del cartílago hialino es parte normal de la formación de hueso endocondral (que se expone más adelante).

CONSIDERACIONES CLÍNICAS

La **artritis**, uno de los procesos del envejecimiento, es la degeneración del cartílago hialino, en especial el que cubre las superficies articulares de los componentes de las articulaciones óseas. Con el tiempo, esto causa dolor articular, enrojecimiento, tumefacción y rigidez, y restringe la movilidad articular.

La **artrosis** suele ser causada por desgaste y desgarro de la articulación cuando el cartílago hialino se desgasta, de modo que el hueso se frota contra el hueso. Otras causas son lesión o infección articulares.

La **artritis reumatoide** es una forma muy grave de artritis, en la cual el sistema inmunitario ataca la articulación, incluidos cartílago, hueso y membrana sinovial. Si no se trata, puede destruir el hueso y el cartílago articular.

B. El **cartílago elástico** (ver figura 7-1 y tabla 7-1) posee pericondrio y es casi idéntico al cartílago hialino, del que se diferencia por una red de fibras elásticas que le confieren un color **amarillento**. Aunque contiene colágeno tipo II, es menos propenso a la degeneración que el cartílago hialino y no se calcifica con la edad. Se localiza en áreas donde se requiere un **soporte flexible**. El cartílago elástico se encuentra en tuba auditiva, oído externo y epiglotis.

C. El **fibrocartílago** (figura 7-1 y tabla 7-1) **carece** de un pericondrio identificable. Se caracteriza por filas alternadas de condrocitos derivados de fibroblastos rodeados por poca matriz y haces gruesos paralelos de fibras de **colágeno tipo I**. El fibrocartílago se localiza en áreas donde se requiere **fuerza de soporte y resistencia tensil**, y donde los tejidos están expuestos a fuerzas compresivas y cortantes. Se encuentra en discos intervertebrales, meniscos de las rodillas, articulaciones esternoclaviculares y sínfisis del pubis.

II. GENERALIDADES: HUESO

El hueso es el componente principal del esqueleto del adulto. Es un tipo de tejido conectivo especializado con matriz extracelular calcificada en la que están inmersas células características. Las funciones de los huesos son sostener y proteger los órganos vitales y las estructuras carnosas, actuar como órgano hematopoyético y proporcionar un sitio de almacenamiento de fosfato y calcio (el hueso contiene alrededor de 99% del calcio corporal). De manera secundaria, regula la concentración sanguínea de calcio (calcemia) a partir de información que recibe de dos tejidos no óseos distintos. La hormona paratiroidea o paratirina (PTH), de la glándula paratiroides, incrementa los valores de calcio en la sangre, mientras que la calcitonina, segregada por las células parafoliculares (células C) de la glándula tiroides, los reduce. Así, las actividades de estas dos sustancias sobre los valores de calcio en los huesos son responsables de mantener la calcemia correcta. El hueso es además un tejido dinámico que constantemente experimenta cambios de forma, por lo cual la aplicación de presión causa la resorción del hueso, mientras que la aplicación de tensión estimula la formación de hueso.

A. Estructura

1. Matriz ósea

a. La **fracción inorgánica (calcificada) de la matriz ósea** (65% del peso seco) está compuesta por calcio, fosfato, bicarbonato, citrato, magnesio, potasio y sodio. Consiste principalmente en **cristales de hidroxiapatita**, cuya composición se expresa en la fórmula $Ca_{10}(PO_4)_6(OH)_2$.

b. La **fracción orgánica de la matriz ósea** (35% del peso seco) consiste básicamente en **colágeno tipo I** (95%) y una contribución mínima de **colágeno tipo V**. Posee una sustancia basal que contiene **sulfato de condroitina, sulfato de queratán** y **ácido hialurónico**.

(1) En los osteoblastos y los osteoclastos, la osteocalcina, estimulada por la vitamina D, inhibe el funcionamiento de los osteoblastos, y la osteopontina se une a la hidroxiapatita y a las integrinas; tanto la osteocalcina como la osteopontina son glucoproteínas. La osteonectina, producida en mayor medida por los osteoblastos, se encuentra en hueso sometido a remodelación. Citocinas, hormonas del crecimiento y proteínas morfógenas óseas (PMO), entre otras sustancias, contribuyen a la matriz ósea.

(2) La sialoproteína ósea es una proteína de la matriz que también se une a las integrinas de osteoblastos y osteocitos, por lo que está relacionada con la adhesión de las células óseas a la matriz ósea.

2. El **periostio** es una capa de tejido conectivo **no calcificado** que cubre la superficie **externa** del hueso, excepto en articulaciones sinoviales e inserciones musculares.

a. Está formado por una capa colagenosa **fibrosa** densa externa y una capa celular interna **osteoprogenitora (osteógena)**.

b. Las **fibras de Sharpey** (colágeno tipo I) sujetan el periostio a la superficie del hueso.

c. La función del periostio consiste en distribuir los vasos sanguíneos por el hueso.

3. El **endostio** es un tejido conectivo especializado delgado que reviste las **cavidades medulares** y proporciona **células osteoprogenitoras** y **osteoblastos** para el crecimiento y la reparación del hueso.

B. Células óseas

1. Células osteoprogenitoras

a. Estas células en forma de huso derivan del mesénquima embrionario y **se localizan en el periostio y el endostio, y persisten durante toda la vida como células madre que recubren el hueso. Pueden activarse después para la cicatrización de fracturas u otras reparaciones óseas.**

b. Son capaces de diferenciarse en osteoblastos. Sin embargo, **en bajas presiones de oxígeno pueden convertirse en células condrógenas.**

2. Osteoblastos

a. Estas células se forman a partir de células osteoprogenitoras bajo la influencia de miembros de la **familia de proteínas morfógenas óseas (PMO)** y el **factor de crecimiento transformante β**. Poseen receptores para la hormona estimulante de paratina (PTH) (ver Capítulo 13 V). Los osteoblastos son responsables de la síntesis de los componentes orgánicos proteínicos de la matriz ósea, incluidos colágeno tipo I, proteoglucanos y glucoproteínas, que sintetizan y secretan **osteoide** (matriz ósea no calcificada), el cual se mineraliza bajo la influencia y el control de los osteoblastos. Además, producen factor estimulante de colonias de macrófagos **(M-CSF)**, un receptor para la activación del factor nuclear kappa B **(RANKL)**, **osteoprotegerina**, **osteocalcina** (para la mineralización del hueso), **osteopontina** (para la formación de zonas de selladura entre los osteoclastos y el compartimiento subosteoclástico), **osteonectina** (relacionada con la mineralización del hueso) y **sialoproteína ósea** (que une los osteoblastos a la matriz extracelular).

b. En las superficies del hueso dan el aspecto de una capa de células cúbicas basófilas que secreta matriz orgánica (ver figura 6-1).

c. Poseen prolongaciones citoplásmicas con las que entran en contacto con las prolongaciones de otros osteoblastos y osteocitos y forman **uniones comunicantes**.

d. **Cuando se encuentran sintéticamente activos**, tienen RER y aparato de Golgi bien desarrollados.

e. Estas células acaban confinadas en **lagunas**, pero mantienen contacto con otras células mediante sus prolongaciones citoplásmicas. Los osteoblastos confinados reciben el nombre de osteocitos.

3. **Osteocitos** (figura 7-3)

a. Los osteocitos son **células óseas maduras** confinadas en su propia laguna.

b. Poseen prolongaciones citoplásmicas estrechas que se extienden a través de **canalículos** por la matriz calcificada (ver figuras 6-1 y 7-3).

c. Se comunican entre ellos mediante sus prolongaciones a través de **uniones comunicantes**.

d. Son nutridos y mantenidos por nutrimentos, metabolitos y moléculas señal llevados por el líquido extracelular que fluye a través de lagunas y canalículos. Además, el calcio liberado del hueso pasa al líquido extracelular que se encuentra en estos espacios.

e. Contienen abundante heterocromatina, poco RER y un aparato de Golgi pequeño.

4. **Osteoclastos**

a. **Generalidades.** Los **osteoclastos** son células grandes, móviles y multinucleadas (hasta 50 núcleos) que reabsorben hueso. Derivan de células del **sistema de fagocitos mononucleares**, el cual incluye **monocitos** transportados por la sangre que entran en los espacios de tejido conectivo, donde se diferencian en diversos tipos de macrófagos y osteoclastos (ver sección **(3)**).

(1) Los osteoclastos poseen receptores de superficie celular: receptor de factor 1 estimulante de colonias, receptor de calcitonina y RANK (factor nuclear kappa B).

(2) Los osteoblastos que han sido estimulados por PTH promueven la formación de osteoclastos, y los que han sido estimulados por calcitonina la inhiben estimulando la síntesis de osteoide y el depósito de calcio.

(3) Mediante una serie de tres señales de osteoblastos, los precursores de osteoclastos (macrófagos) son estimulados por **M-CSF** para experimentar mitosis. Otra molécula señal, el **RANKL**, se une al precursor y lo induce a diferenciarse en un osteoclasto multinucleado, y de esta manera lo activa para que empiece la resorción de hueso. Una tercera señal, la **osteoprotegerina (OPG)**, perteneciente a la familia de **receptores de factor de necrosis tumoral (TNFR)** y producida por osteoblastos y otras células, puede impedir que el RANKL se una al macrófago, lo que impide la formación del osteoclasto.

b. El citoplasma de los osteoclastos es **acidófilo**. Los osteoclastos se encargan de la **resorción del hueso** (osteólisis). Forman depresiones conocidas como **lagunas de Howship**, que son áreas de resorción del hueso, y ahí residen.

c. **Morfología.** En las micrografías electrónicas, los osteoclastos activados por **factor estimulante de osteoclastos** (producido y liberado por osteoblastos) muestran cuatro regiones.

(1) La **zona basal** es la parte del osteoclasto que aloja la mayor parte de los organelos y la más alejada del compartimiento subosteoclástico.

(2) El **borde festoneado (u ondulado)** es el sitio de resorción activa del hueso. Está formado por proyecciones citoplásmicas digitiformes irregulares que se extienden hasta el **compartimiento subosteoclástico**, una pequeña depresión que se profundiza a medida que el osteoclasto resorbe hueso; entonces se conoce como **laguna de Howship**. El borde festoneado de un osteoclasto inactivo se colapsa cuando la célula entra en estado de reposo.

(3) La **zona clara** rodea el borde festoneado. Contiene filamentos de actina en la periferia que ayudan a los osteoclastos a mantener el contacto con la superficie del hueso y aíslan y sellan la zona de actividad osteolítica. Además la **osteopontina**, secretada por osteoblastos, se usa para sellar la zona entre los osteoclastos y el compartimiento subosteoclástico.

(4) La **zona vesicular** contiene vesículas de exocitosis que transfieren enzimas lisosómicas a las lagunas de Howship, y vesículas de endocitosis que trasladan productos de degradación del hueso presentes en las lagunas de Howship al interior de la célula.

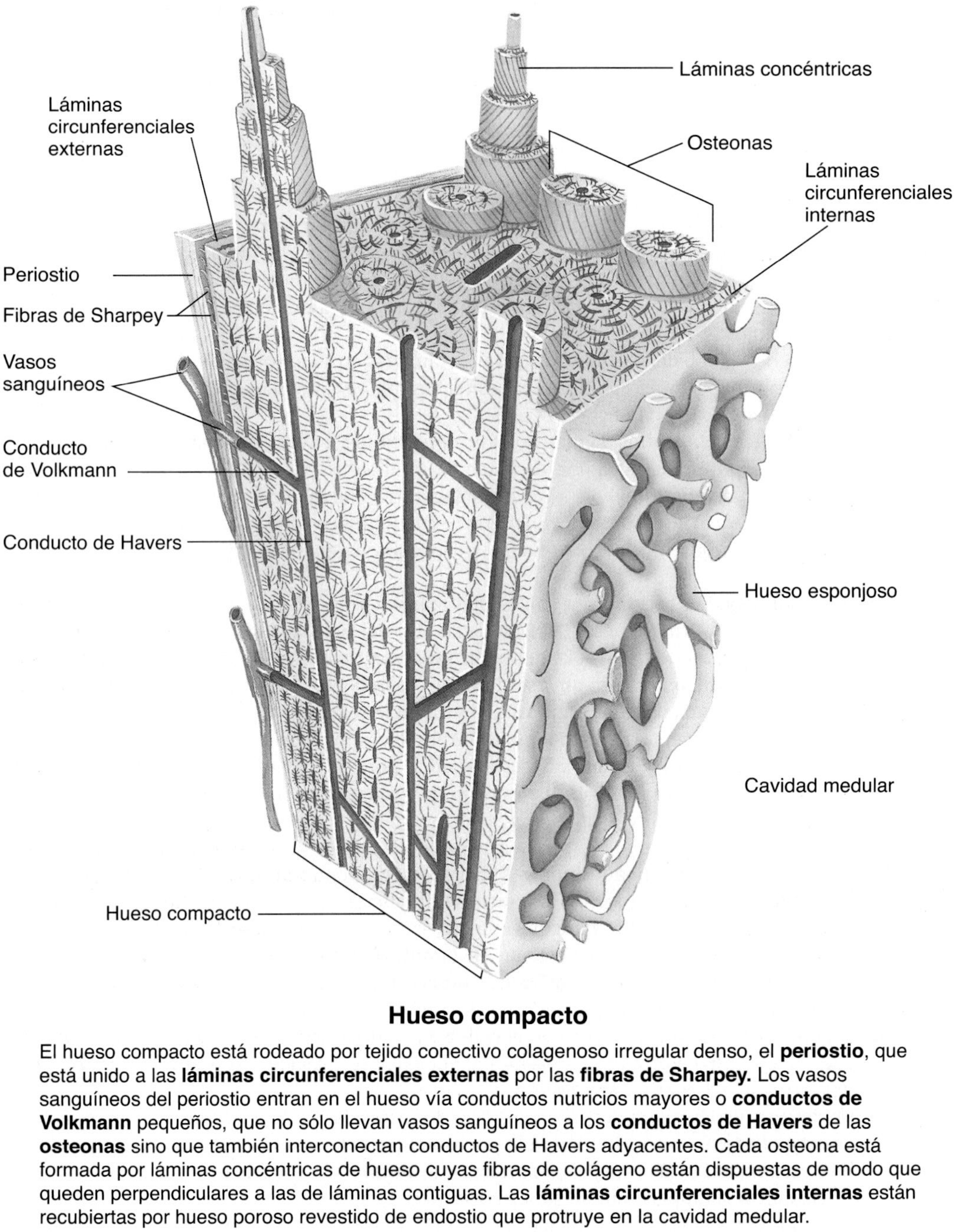

Hueso compacto

El hueso compacto está rodeado por tejido conectivo colagenoso irregular denso, el **periostio**, que está unido a las **láminas circunferenciales externas** por las **fibras de Sharpey.** Los vasos sanguíneos del periostio entran en el hueso vía conductos nutricios mayores o **conductos de Volkmann** pequeños, que no sólo llevan vasos sanguíneos a los **conductos de Havers** de las **osteonas** sino que también interconectan conductos de Havers adyacentes. Cada osteona está formada por láminas concéntricas de hueso cuyas fibras de colágeno están dispuestas de modo que queden perpendiculares a las de láminas contiguas. Las **láminas circunferenciales internas** están recubiertas por hueso poroso revestido de endostio que protruye en la cavidad medular.

FIGURA 7-3. Elementos histológicos de un hueso largo. (Reimpreso con permiso de Gartner LP, Hiatt JL. *Color Atlas and Text of Histology.* 6th ed. Baltimore, MD: Wolters Kluwer Health/Lippincott, Williams & Wilkins; 2013:88.)

CONSIDERACIONES CLÍNICAS

La **osteopetrosis,** a diferencia de la osteoporosis, es un trastorno genético que afecta los osteoclastos, de modo que no poseen bordes festoneados; en consecuencia, estos osteoclastos no pueden resorber hueso, lo que genera un desequilibrio entre la formación de hueso y su resorción. Por ello, las personas con osteopetrosis presentan mayor densidad ósea. Esto provoca anemia a causa de la disminución del espacio medular, además de ceguera, sordera y lesión de los nervios craneales, ya que los agujeros del cráneo se estrechan y los oprimen.

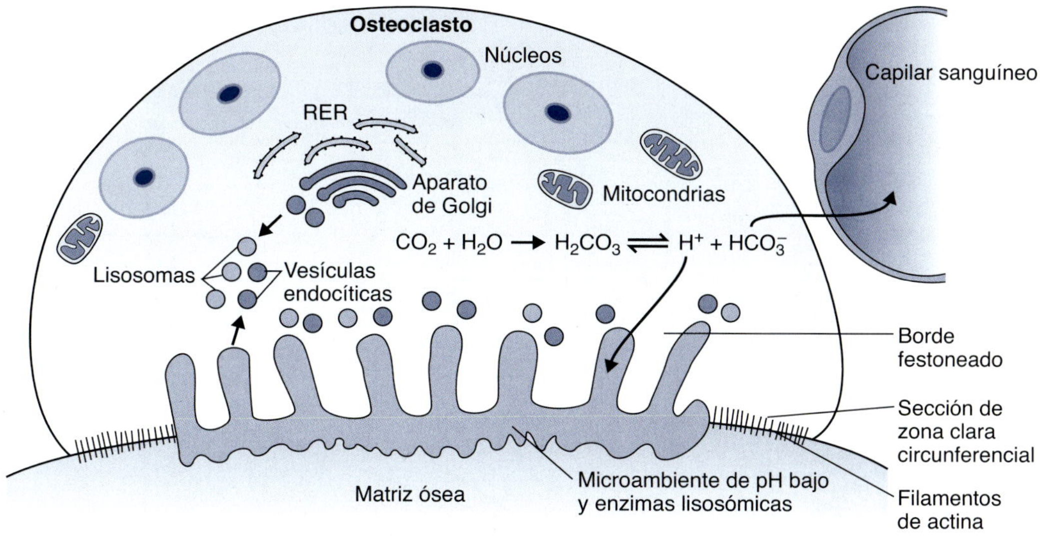

FIGURA 7-4. Actividad osteoclástica. RER, retículo endoplásmico rugoso.

d. La **resorción del hueso** (figura 7-4) implica los siguientes sucesos:

(1) Los osteoclastos secretan **ácido**, que descalcifica la capa superficial del hueso.

(2) A continuación, hidrolasas ácidas, colagenasas y enzimas proteolíticas, así como el ambiente ácido del interior de la laguna de Howship, liberan el contenido mineral del hueso. La catepsina K segregada por los osteoclastos se libera en la laguna de Howship para **degradar la fracción orgánica** del hueso.

(3) Los osteoclastos resorben los residuos orgánicos e inorgánicos de la matriz ósea y los vierten al interior de los capilares del tejido conectivo.

(4) Al terminar su cometido de resorción ósea, los osteoclastos presentan apoptosis.

(5) Los aumentos de PTH estimulan la actividad osteoclástica, con lo que promueven la resorción ósea, mientras que la calcitonina, segregada por las células C (parafoliculares) en la glándula tiroides, inhibe la actividad osteoclástica. Sin embargo, hay pruebas de que en determinadas condiciones la PTH estimula la formación de hueso, aunque se desconoce el mecanismo.

C. La **clasificación del hueso** se basa en sus propiedades macroscópicas y microscópicas.

1. La **observación macroscópica** (ver figura 7-3) de una sección transversal de hueso revela dos tipos óseos:

a. Hueso esponjoso, formado por trabéculas interconectadas. Las trabéculas rodean cavidades llenas de médula ósea, contienen osteocitos y están revestidas en ambas superficies por una capa única de osteoblastos. El hueso esponjoso siempre está rodeado por hueso compacto.

b. Hueso compacto, que no tiene trabéculas ni cavidades medulares óseas.

2. La **observación microscópica** del hueso revela dos tipos óseos:

a. Hueso primario, conocido también como **hueso inmaduro** o **trabeculado**.

(1) El hueso primario contiene osteocitos y grandes haces de colágeno tipo I dispuestos irregularmente.

(2) Tiene bajo contenido de minerales.

(3) Es el primer hueso compacto que se produce durante el desarrollo fetal y en la reparación ósea.

(4) Es remodelado y reemplazado por hueso secundario excepto en pocos sitios (p. ej., en los alvéolos dentales, cerca de las líneas de sutura de los huesos del cráneo y en los sitios de inserción de los tendones).

b. Hueso secundario, también llamado **hueso maduro** o **laminar**.

(1) El hueso secundario es el hueso compacto de los adultos.

(2) Tiene una **matriz calcificada dispuesta en capas regulares** o **láminas**. Cada lámina mide entre 3 y 7 μm de espesor.

(3) Contiene osteocitos en lagunas situadas entre las láminas y ocasionalmente dentro de ellas.

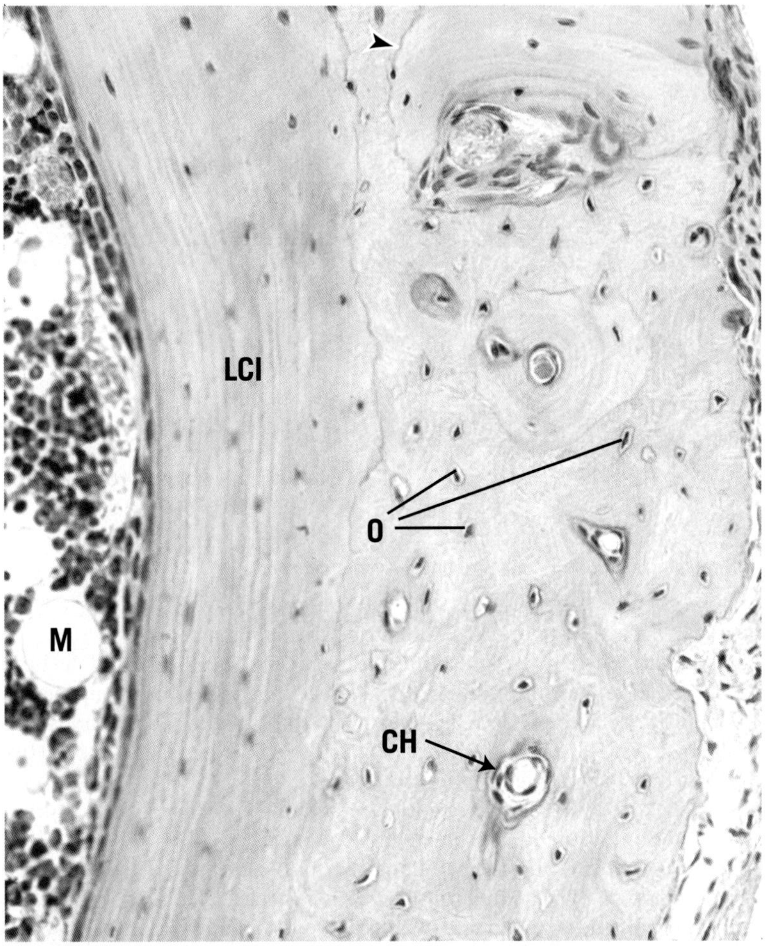

FIGURA 7-5. Micrografía óptica de hueso y médula ósea de una costilla (×270). M, médula ósea; LCI, láminas circunferenciales internas; O, osteocitos; CH, conducto de Havers.

D. La **organización de las láminas** en el hueso compacto (p. ej., en la diáfisis de los huesos largos) es característica y consiste en los elementos siguientes (figura 7-5):

1. Los **sistemas de Havers (osteonas)** son cilindros largos que se disponen aproximadamente paralelos al eje mayor de la diáfisis.
   a. Los sistemas de Havers están formados por 4 a 20 láminas que rodean un conducto de Havers central que contiene vasos sanguíneos, nervios y tejido conectivo laxo. Están recubiertos por células osteoprogenitoras y osteoblastos.
   b. A menudo están rodeados por una **sustancia cementante** amorfa.
   c. Están interconectados por **conductos de Volkmann**, que también los conectan al periostio y al endostio y **llevan el suministro neurovascular**.
2. Las **láminas intersticiales** son láminas irregulares entre los sistemas de Havers. Son restos de sistemas de Havers remodelados.
3. Las **láminas cilíndricas externas e internas** se localizan, respectivamente, en las superficies externa e interna de la diáfisis (figura 7-6).

E. La **histogénesis del hueso** ocurre por dos procesos, la **formación de hueso intramembranosa** y la **endocondral**. Los dos procesos producen un hueso histológicamente idéntico. La histogénesis del hueso se acompaña de resorción ósea. La combinación de formación y resorción óseas, llamada **remodelación**, ocurre durante toda la vida, aunque es más lenta en el hueso secundario que en el primario.

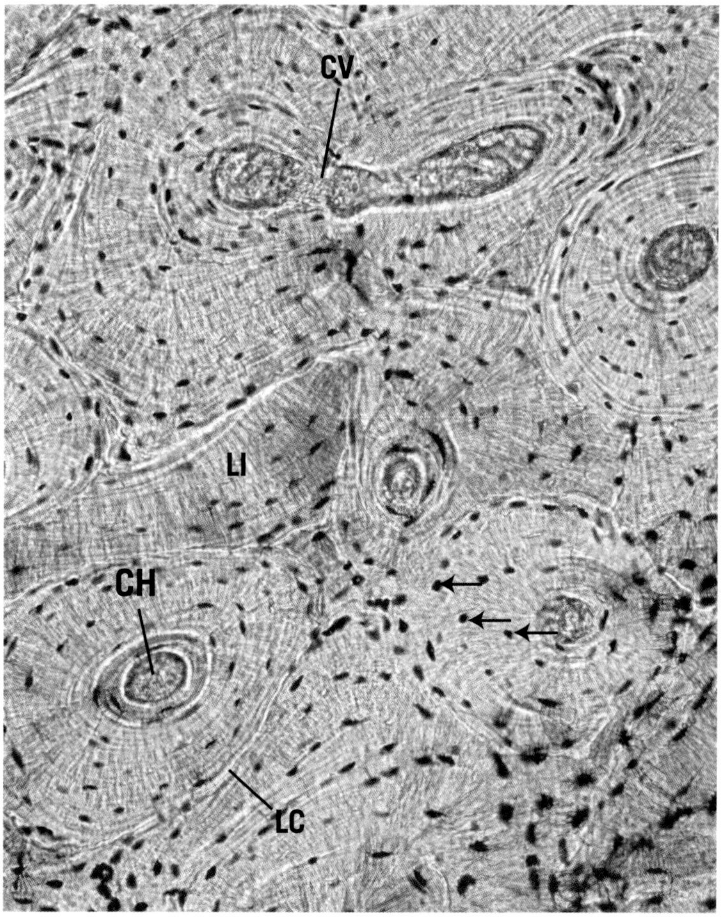

FIGURA 7-6. Micrografía óptica de hueso basal (×132). Observe conducto de Havers (CH), línea cementante (LC), láminas intersticiales (LI), conducto de Volkmann (CV) y osteocitos con láminas (*flechas*).

1. La **formación intramembranosa de hueso** (figura 7-7) es el proceso por el que se forman la mayor parte de **huesos planos** (p. ej., los huesos parietales del cráneo). Implica los siguientes sucesos:
   a. Las células mesenquimatosas, en presencia de una zona vascular, se condensan en **centros de osificación primarios**, se diferencian en osteoblastos, **y** empiezan a secretar **osteoides** en una forma bastante desordenada, el **hueso trabeculado**.
   b. A medida que avanza el crecimiento óseo aposicional y ocurre la calcificación, los osteoblastos quedan atrapados en su propia matriz y se convierten en osteocitos. Estos centros de hueso en desarrollo reciben el nombre de **trabéculas** (espículas fusionadas).
   c. La fusión de las trabéculas óseas produce **hueso esponjoso** cuando los vasos sanguíneos invaden el área y otras células mesenquimatosas indiferenciadas se convierten en células hematopoyéticas de la médula ósea.
   d. El periostio y el endostio se desarrollan a partir de porciones de la capa mesenquimatosa que no experimentan osificación.
   e. La actividad mitótica de las células mesenquimatosas origina células osteoprogenitoras, que experimentan división celular y forman nuevas células osteoprogenitoras o bien se diferencian en osteoblastos en la capa más interna del periostio en desarrollo.
   f. Finalmente, el hueso intramembranoso puede convertirse en hueso laminar.
2. La **formación endocondral de hueso** (figura 7-8) es el proceso por el que se generan los **huesos largos**. Se inicia en un segmento del **cartílago hialino** que sirve de **modelo** en miniatura para el hueso. Las dos etapas de la formación endocondral de hueso implican el desarrollo de centros de osificación primario y secundario.

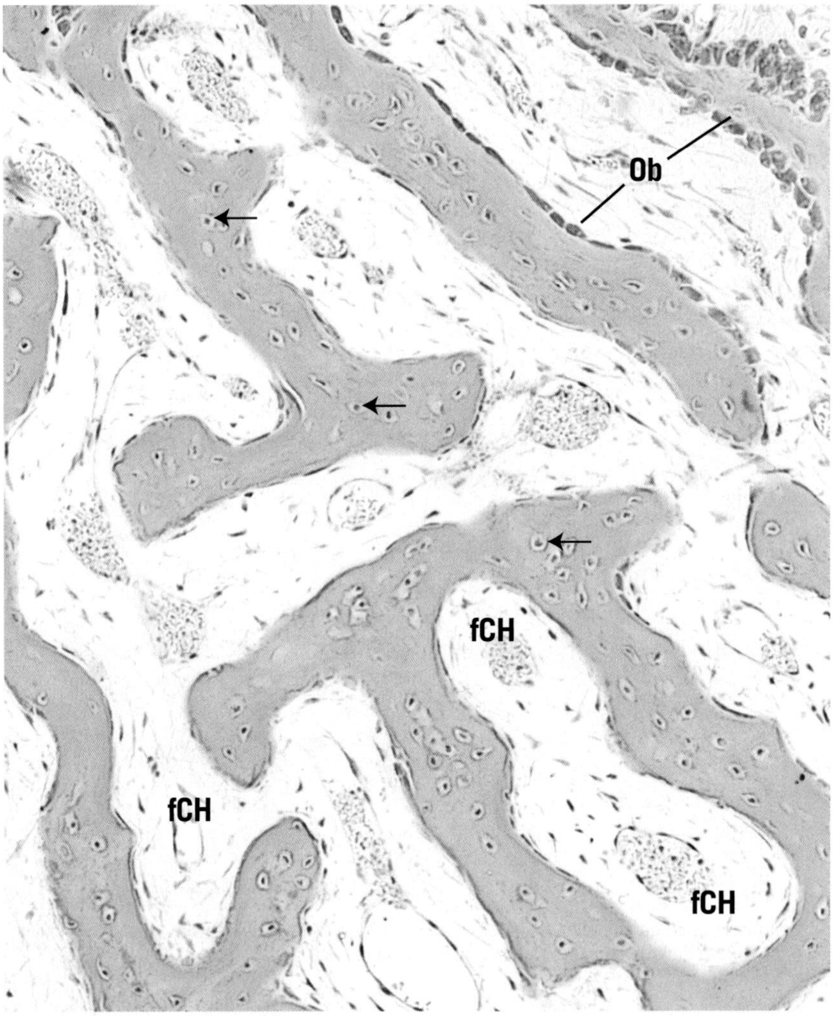

FIGURA 7-7. Micrografía óptica de formación membranosa de hueso (×132). Observe la forma de los conductos de Havers (fCH), osteoblastos (Ob) y osteocitos (*flechas*) en formación.

a. El **centro de osificación primario** se establece en el **centro de la diáfisis** del modelo de cartílago hialino, que contiene colágeno tipo II, a través de la siguiente secuencia de sucesos:

(1) La vascularización del pericondrio en este sitio hace que las células condrógenas se transformen en células osteoprogenitoras, que se diferencian en osteoblastos. En este momento esta región del pericondrio recibe el nombre de **periostio**.

(2) Los osteoblastos elaboran matriz en las profundidades del periostio y, mediante la **formación intramembranosa de hueso**, crean el **collar óseo subperióstico**.

(3) Los condrocitos del centro del modelo cartilaginoso experimentan **hipertrofia** y degeneran; sus lagunas confluyen y forman grandes cavidades que con el tiempo se convierten en espacios medulares.

(4) Los osteoclastos abren agujeros en el collar óseo que permiten a la **yema perióstica** (**o brote perióstico**; vasos sanguíneos, células osteoprogenitoras y células mesenquimatosas) penetrar en los espacios del modelo cartilaginoso recién formados. A continuación, el cartílago que constituye las paredes de estos espacios se calcifica.

(5) Los osteoblastos recién formados elaboran matriz ósea, que se calcifica en la superficie del cartílago calcificado y forma un **complejo cartílago calcificado-hueso calcificado**. En los cortes histológicos el cartílago calcificado se tiñe como **basófilo**, mientras que el hueso calcificado se tiñe como **acidófilo**.

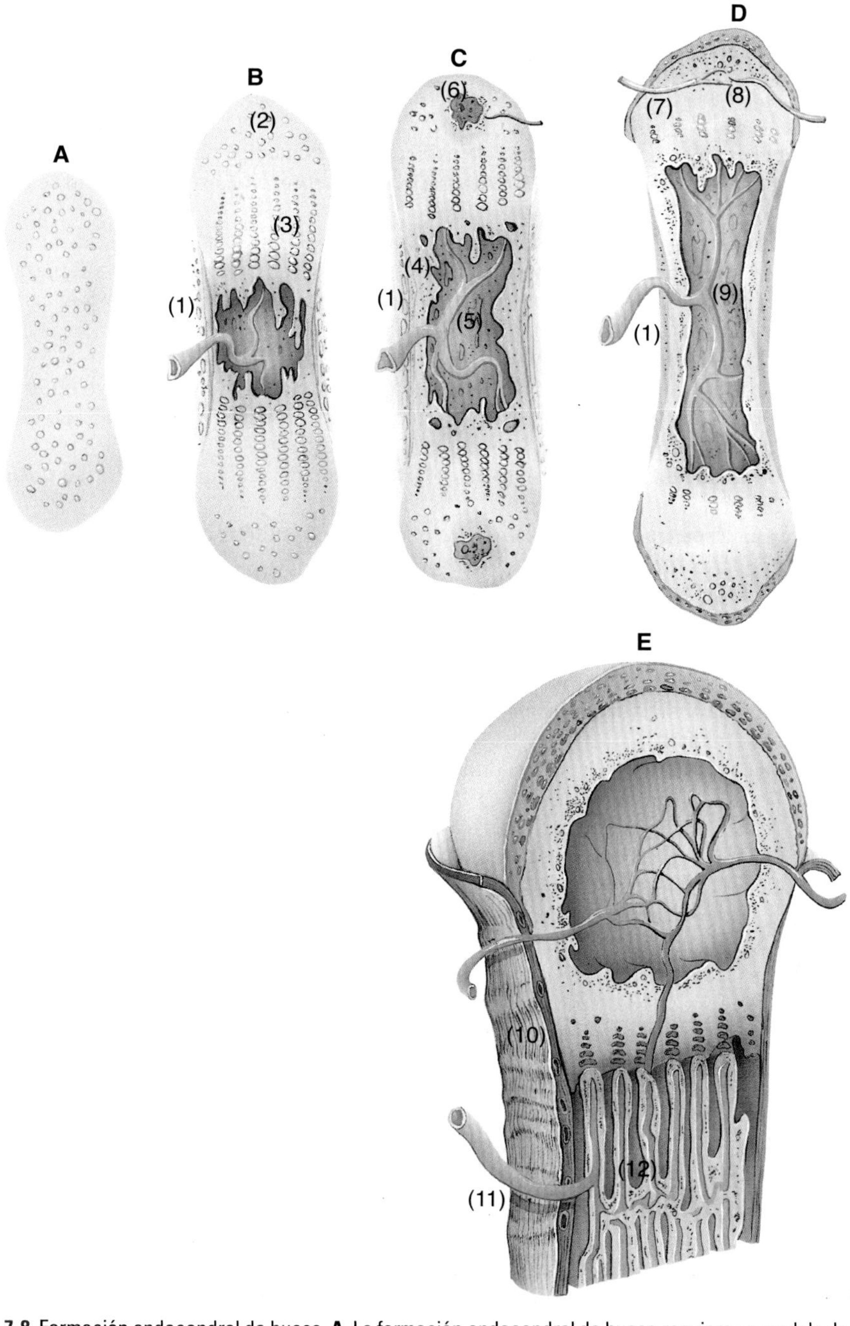

FIGURA 7-8. Formación endocondral de hueso. **A.** La formación endocondral de hueso requiere un modelo de cartílago hialino. **B.** La vascularización del pericondrio de la diáfisis (2) causa la transformación de las células condrógenas en células osteógenas, seguida de la formación (vía osteogénesis intramembranosa) de un collar óseo subperióstico (1) que rápidamente es perforado por la actividad osteoclástica. Los condrocitos del centro del cartílago se hipertrofian (3) y sus lagunas confluyen. **C.** El collar óseo subperióstico (1) aumenta de longitud y anchura. Las lagunas confluyentes son invadidas por la yema perióstica (4). La actividad osteoclástica forma una cavidad medular primitiva (5) cuyas paredes están formadas por el complejo cartílago calcificado-hueso calcificado. Las epífisis muestran el inicio de los centros de osificación secundarios (6). **D** y **E.** El collar óseo subperióstico ya es lo suficientemente grande para soportar el hueso largo en desarrollo y la mayor parte del cartílago ha sido reabsorbida, excepto en las placas epifisarias (7) y la cubierta de las epífisis (8). La osificación de las epífisis ocurre desde el centro (9); de modo que el periostio vascular (10) no cubre la superficie cartilaginosa. Los vasos sanguíneos (11) entran en las epífisis, sin vascularizar el cartílago, para formar la red vascular (12) alrededor de la cual se formará el hueso esponjoso. (Reimpreso con permiso de Gartner LP, Hiatt JL. *Color Atlas of Histology*. 5th ed. Baltimore, MD: Lippincott Williams & Wilkins; 2009.)

(**6**) El collar óseo subperióstico se hace más grueso y se alarga hacia las epífisis.

(**7**) Los osteoclastos empiezan a resorber el complejo cartílago calcificado-hueso calcificado, lo que agranda la cavidad medular primitiva.

(**8**) La repetición de esta secuencia de sucesos hace que la formación de hueso se extienda hacia las **epífisis**.

b. En las **epífisis** se desarrollan **centros de osificación secundarios** mediante una secuencia de acontecimientos parecida a la descrita para el centro primario, excepto que no se forma un collar óseo.

(**1**) El desarrollo de estos centros se inicia cuando las células osteoprogenitoras invaden las epífisis y se diferencian en osteoblastos, que elaboran matriz ósea para reemplazar el cartílago en desintegración. Cuando las epífisis se han llenado de tejido óseo, el cartílago se conserva en dos áreas, las superficies articulares y las placas epifisarias.

(**2**) El cartílago articular persiste y no contribuye a la formación de hueso.

(**3**) Las placas epifisarias continúan creciendo por adición de nuevo cartílago en el extremo epifisario, mientras que en el extremo diafisario el cartílago es reemplazado por tejido óseo (lo que alarga el hueso).

(**4**) La osificación de las placas epifisarias y la detención del crecimiento ocurren hacia los 20 años de edad.

3. Las distintas **zonas de las placas epifisarias** se diferencian histológicamente y se disponen en el orden siguiente:

a. La **zona de reserva** de cartílago se encuentra en el lado de la placa correspondiente a las epífisis. Posee pequeños condrocitos inactivos dispuestos al azar.

b. La **zona de proliferación** (de condrocitos) es una región de división mitótica rápida que origina filas de grupos celulares isógenos.

c. La **zona de hipertrofia y maduración celulares** es la región donde los condrocitos se alargan considerablemente.

d. La **zona de calcificación** es la región donde los condrocitos que ya han experimentado hipertrofia mueren y el cartílago se calcifica.

e. La **zona de osificación** es el área donde los osteoblastos recién formados elaboran matriz ósea en el cartílago calcificado, y de esta manera se forma un complejo cartílago calcificado-hueso calcificado, que es reabsorbido y sustituido por hueso.

4. Sin embargo, la **calcificación** del hueso no se comprende del todo.

a. Se sabe que **osteonectina**, **proteoglucanos** y **sialoproteína ósea** estimulan la calcificación.

b. La matriz ósea contiene altas concentraciones de calcio, Ca^{2+} así como algunos compuestos orgánicos y enzimas. La osteocalcina y las sialoproteínas concentran aún más el calcio,lo cual hace que los osteoblastos segreguen fosfatasa alcalina, con lo que concentran iones PO_4^{3-}, y de este modo se concentran aún más los iones calcio. Los osteoblastos liberan pequeñas vesículas matriciales en la matriz ósea, de lo que resulta la cristalización de fosfato de calcio dentro de las vesículas.

c. Bombas de calcio en las membranas de las vesículas matriciales traen más calcio, el cual concentran. Forman cristales de hidroxiapatita cálcica los cuales crecen hasta romper la vesícula matricial, que expulsa su contenido.

d. Los cristales de hidroxiapatita cálcica que se liberan en la matriz se convierten en **nidos de cristalización**.

e. Las enzimas liberadas a su vez liberan iones fosfato, que se unen con el calcio formando fosfato cálcico.

f. El fosfato cálcico comienza a calcificar la matriz alrededor de los nidos de cristalización.

g. Se elimina el agua de la matriz, lo cual permite el depósito de cristales de hidroxiapatita en los huecos de las fibrillas de colágeno.

h. Los nidos de mineralización crecen y se fusionan con otros vecinos, hasta calcificar toda la matriz.

F. **Remodelación del hueso.** El hueso está remodelándose constantemente según se requiera para permitir el crecimiento, y su configuración estructural se modifica a lo largo de toda la vida para adaptarse a los cambios ambientales.

1. Al principio, el desarrollo del hueso excede la resorción al agregarse nuevos sistemas de Havers, mientras una cantidad menor de ellos se reabsorbe.

2. Más adelante, cuando las placas epifisarias se han cerrado y han detenido el crecimiento del hueso, el desarrollo y la resorción ósea se equilibran.

   Varios factores, incluidos la **calcitonina** y la PTH, son responsables de este fenómeno en lo que se refiere al hueso compacto (ver II J). La remodelación del hueso poroso está bajo el control de muchos factores dentro de la médula ósea.

G. **Reparación de una fractura ósea.** La fractura de un hueso daña la matriz, las células óseas y los vasos sanguíneos de la región, y se acompaña de hemorragia local y formación de coágulos sanguíneos.

1. En el periostio y el endostio cercanos a la fractura **proliferan las células osteoprogenitoras.** A consecuencia de esta proliferación, un tejido celular rodea la fractura y penetra entre los extremos del hueso dañado.
2. En el sitio de fractura, tanto por la parte interna como por la externa, **se forma un callo óseo.**
   a. En la zona de fractura se forman tejido conectivo fibroso y cartílago hialino.
   b. La formación endocondral de hueso sustituye el cartílago con hueso primario.
   c. La formación ósea intramembranosa también produce hueso primario en el área.
   d. Las trabéculas dispuestas irregularmente del hueso primario unen los extremos del hueso fracturado y generan un **callo óseo.**
   e. El hueso primario es reabsorbido y reemplazado por hueso secundario a medida que la fractura sana.

CONSIDERACIONES CLÍNICAS

Reparación ósea. Después de una lesión grave en que se pierden segmentos de hueso o deben ser retirados, el hueso restante no puede formar una unión ósea seguida de un callo óseo que lleve a una reparación completa. Cuando la unión ósea no es posible, se requiere un injerto de hueso. Con este fin es posible utilizar fragmentos óseos que se conservan congelados para mantener su potencial osteógeno.

Los **autoinjertos** son los más exitosos, dado que el donante del hueso es el receptor.

Los **homoinjertos** son de hueso donado por un individuo distinto.

Los **heteroinjertos** son los menos exitosos, porque el hueso proviene de otra especie. Sin embargo, el hueso de ternera que se ha mantenido congelado puede servir como injerto óseo viable en caso necesario.

H. **Vitaminas en la formación de hueso**

1. La **vitamina D** es necesaria para la **absorción de calcio** del intestino delgado. La deficiencia de vitamina D causa calcificación deficiente del hueso (que por tanto es blando), un fenómeno conocido como **raquitismo** en los niños y como **osteomalacia** en los adultos. La vitamina D también es necesaria para la **formación de hueso** (osificación). Su exceso causa resorción ósea.
2. La deficiencia de **vitamina A** inhibe la formación de hueso y su crecimiento, mientras que un exceso de esta vitamina acelera la osificación de las placas epifisarias. Tanto la deficiencia como el exceso dan por resultado baja estatura.
3. La **vitamina C** es necesaria para la **formación de colágeno**. Su deficiencia provoca **escorbuto**, caracterizado por escaso crecimiento óseo y reparación inadecuada de las fracturas.

CONSIDERACIONES CLÍNICAS

El **raquitismo** ocurre en niños con deficiencia de vitamina D, que provoca deficiencia de calcio. Se caracteriza por calcificación deficiente del hueso en formación y por lo general se acompaña de deformación de las espículas óseas de las placas epifisarias; en consecuencia, los huesos crecen más despacio de lo normal y se deforman bajo la presión del peso que soportan.

La **osteomalacia** (raquitismo de los adultos) se debe a deficiencia de calcio.

1. Se caracteriza por calcificación deficiente del hueso en formación y por descalcificación del hueso ya calcificado.
2. Esta enfermedad puede ser grave durante el embarazo, ya que los requerimientos de calcio del feto pueden provocar pérdida de calcio en la madre.

I. Hormonas en la formación del hueso
1. La **PTH** activa los osteoblastos para que secreten **factor estimulante de osteoclastos**, el cual activa los osteoclastos para que **reabsorban hueso**, y de este modo **eleva la concentración sanguínea de calcio (calciemia)**. Un exceso de PTH (hiperparatiroidismo) **aumenta el riesgo de fractura** con el consiguiente depósito de calcio en las paredes de las arterias y en determinados órganos, como el riñón.
2. La **calcitonina** es elaborada por las células parafoliculares (células C) de la glándula tiroides. Elimina el borde festoneado de los osteoclastos e **inhibe la resorción de matriz ósea**, lo que impide la liberación de calcio.
3. La **hormona de crecimiento (somatotropina)** se produce en la parte distal de la hipófisis. Estimula todo el crecimiento, en especial el de las placas epifisarias, e influye en el desarrollo del hueso a través de factores de crecimiento tipo insulina (somatomedinas), principalmente estimulando el crecimiento de las placas epifisarias. Los niños con deficiencia en esta hormona presentan enanismo, mientras que los adultos que padecieron un exceso de hormona de crecimiento durante sus años de crecimiento presentan **gigantismo hipofisario** y **acromegalia**.

CONSIDERACIONES CLÍNICAS

La **osteoporosis** es una enfermedad caracterizada por **baja masa ósea (baja densidad mineral ósea)** y deterioro estructural del tejido óseo, lo que aumenta la fragilidad del hueso y su riesgo de fractura. La osteoporosis se asocia con una proporción anormal de mineral respecto a matriz.

1. Es causada por aumento de la resorción ósea, decremento de la formación de hueso o ambas cosas.
2. Los estrógenos activan la formación de hueso por los osteoclastos, y su ausencia o desequilibrio estimula la actividad osteoclástica, lo que hace los huesos frágiles y susceptibles de fracturarse.
   a. La osteoporosis es más frecuente en las mujeres posmenopáusicas, a causa de la menor secreción de estrógenos, y en los pacientes inmóviles, por falta de presión física sobre el hueso.
   b Durante décadas se ha usado la terapia con estrógenos para minimizar el riesgo de osteoporosis. En fechas recientes se determinó que la terapia de reposición de estrógenos eleva el riesgo de cardiopatía, accidente cerebrovascular, cáncer de mama y trombosis. En la actualidad, para sustituir los estrógenos se desarrolla un nuevo grupo de fármacos, los bifosfonatos, que reducen la incidencia de osteoporosis.
   c. Entre las medidas preventivas se incluyen alimentación balanceada rica en calcio y vitamina D, y ejercicios con soporte de peso.

Acromegalia

La acromegalia se debe a **exceso de somatotropina** en los adultos. Se caracteriza por **huesos muy gruesos** en las extremidades y en partes del esqueleto facial.

III. ARTICULACIONES

A. Las sinartrosis son articulaciones inmóviles formadas por tejido conectivo, cartílago o hueso. Estas articulaciones unen la primera costilla al esternón y conectan los huesos del cráneo entre ellos.

B. Las diartrosis (articulaciones sinoviales) permiten el **máximo movimiento** y por lo general unen huesos largos. Estas articulaciones están rodeadas por una **cápsula** formada por dos capas, que contiene y sella la cavidad articular. Ésta contiene **líquido sinovial**, un fluido incoloro y viscoso rico en ácido hialurónico y proteínas.
1. La **capa capsular externa (fibrosa)** es una capa fibrosa de tejido conjuntivo denso.
2. La **capa capsular interna (sinovial)** también recibe el nombre de **membrana sinovial**. Su superficie interna está recubierta por una capa de células epiteliales entre planas y cúbicas. Las micrografías electrónicas de este epitelio muestran dos tipos de células.
   a. Las **células tipo A** son intensamente fagocíticas y tienen un aparato de Golgi bien desarrollado, muchos lisosomas y un RER disperso.
   b. Las **células tipo B** se parecen a los fibroblastos y tienen un RER bien desarrollado; estas células probablemente secretan líquido sinovial.

Autoevaluación

Instrucciones: cada reactivo de esta sección va seguido de posibles respuestas o de términos para completar. Seleccione la opción CORRECTA.

1. ¿Cuál de las afirmaciones siguientes caracteriza los osteoclastos?

(A) Son células sin núcleo
(B) Producen colágeno
(C) Segregan osteoide
(D) Derivan de células osteoprogenitoras
(E) Ocupan las lagunas de Howship

2. ¿Cuál de las siguientes afirmaciones acerca del periostio es correcta?

(A) No dispone de suministro sanguíneo
(B) Producen colágeno
(C) Es responsable del crecimiento óseo intersticial
(D) Su capa interna contiene células osteoprogenitoras
(E) Su capa externa está desprovista de fibras

3. ¿Cuál de las siguientes afirmaciones caracteriza los osteocitos?

(A) Se comunican mediante uniones comunicantes a través de sus prolongaciones
(B) Contienen grandes cantidades de RER
(C) Son células óseas inmaduras
(D) Se alojan en grupos isógenos en las lagunas
(E) Sus condrocitos se disponen en filas

4. ¿Cuál de las siguientes afirmaciones acerca del cartílago hialino es correcta?

(A) Está vascularizado
(B) Contiene colágeno tipo IV
(C) Experimenta sólo crecimiento aposicional
(D) Se localiza en los extremos articulares de los huesos largos
(E) Sus condrocitos se disponen en filas

5. Un niño de 7 años de edad es visto por su pediatra porque se rompió el húmero al tropezar mientras caminaba. El pediatra pregunta por la alimentación del niño y descubre que podría tener una deficiencia nutrimental. ¿Cuál de los nutrimentos que siguen podría faltar en su alimentación?

(A) Potasio
(B) Calcio
(C) Hierro
(D) Carbohidratos
(E) Proteínas

6. Una mujer de 22 años de edad acude por vez primera con su nuevo médico, quien detecta que sus huesos son muy gruesos en extremidades y cara. El médico sospecha que tiene acromegalia, causada por?

(A) Hipervitaminosis A
(B) Exceso de somatotropina
(C) Hipovitaminosis A
(D) Hipervitaminosis D
(E) Hipovitaminosis D

7. ¿Cuál de las siguientes afirmaciones caracteriza al hueso?

(A) La matriz ósea contiene básicamente colágeno tipo II
(B) Alrededor de 65% del peso seco del hueso es orgánico
(C) Los conductos de Havers están interconectados por conductos de Volkmann
(D) El crecimiento del hueso sólo ocurre por vía intersticial
(E) El crecimiento del hueso sólo ocurre de manera aposicional

8. ¿Cuál de las sustancias o condiciones siguientes inhibe la histogénesis del cartílago?

(A) Tiroxina
(B) Hipervitaminosis A
(C) Hipovitaminosis D
(D) Hidrocortisona
(E) Hipovitaminosis C

9. ¿Cuál de las sustancias o condiciones siguientes estimula la histogénesis del cartílago?

(A) Tiroxina
(B) Hipervitaminosis A
(C) Hipovitaminosis D
(D) Hidrocortisona
(E) Hipovitaminosis C

10. ¿Cuál de las sustancias o condiciones siguientes acelera la osificación de las epífisis?

(A) Tiroxina
(B) Hipervitaminosis A
(C) Ausencia de vitamina D
(D) Hidrocortisona
(E) Hipovitaminosis C

11. ¿Cuál de las sustancias o condiciones siguientes impide que la matriz cartilaginosa de las epífisis se calcifique?

(A) Tiroxina
(B) Hipervitaminosis A
(C) Hipovitaminosis D
(D) Hidrocortisona
(E) Hipovitaminosis C

12. Un paciente de 25 años de edad, anémico desde hace algunos años, refiere pérdida de vista y oído. Durante la exploración física se determina que el paciente ha perdido el funcionamiento de algunos nervios craneales. ¿Cuál puede ser el diagnóstico?

(A) Osteoporosis
(B) Osteomalacia
(C) Raquitismo
(D) Acromegalia
(E) Osteopetrosis

Respuestas

1. **E.** Los osteoclastos son células multinucleadas que producen enzimas proteolíticas y ocupan las lagunas de Howship. No derivan de células osteoprogenitoras sino de precursores de monocitos (ver Capítulo 7 II C 4).

2. **D.** La capa interna del periostio posee células osteoprogenitoras, mientras que su capa externa es fibrosa. La función del periostio consiste en distribuir los vasos sanguíneos por el hueso; así, el crecimiento aposicional del hueso ocurre aquí (ver Capítulo 7 II B 2).

3. **A.** Los osteocitos se comunican entre sí mediante uniones comunicantes en las estrechas prolongaciones citoplásmicas que se extienden a través de los canalículos. Son células óseas maduras en estado de reposo que ocupan lagunas individuales (ver Capítulo 7 II C 3).

4. **D.** El cartílago hialino no está vascularizado, contiene colágeno tipo II y crece tanto intersticialmente como por aposición. Se localiza en los extremos articulares de los huesos largos (ver Capítulo 7 I A).

5. **B.** Como los niveles de calcio deben mantenerse constantes en la sangre y los tejidos, una alimentación deficiente en calcio conlleva la pérdida de calcio óseo. En consecuencia, los huesos se vuelven frágiles (ver Capítulo 7 II C 4, Consideraciones clínicas).

6. **B.** Un exceso de somatotropina causa acromegalia. Un exceso de vitamina D provoca resorción ósea. Tanto el exceso como el defecto de vitamina A dan por resultado baja estatura (ver Capítulo 7 II J, Consideraciones clínicas).

7. **C.** Los conductos de Havers se disponen paralelos al eje longitudinal del hueso. Están conectados entre sí por conductos de Volkmann que se disponen perpendiculares (u oblicuos) a ellos (ver Capítulo 7 II E 1).

8. **D.** La hidrocortisona inhibe el crecimiento del cartílago y la formación de matriz (ver Capítulo 7 I A 2).

9. **A.** Tiroxina, testosterona y somatotropina estimulan el crecimiento del cartílago y la formación de matriz (ver Capítulo 7 I A 2).

10. **B.** La hipervitaminosis A acelera la osificación de las placas epifisarias, mientras que la hipovitaminosis A reduce su anchura (ver Capítulo 7 II I).

11. **C.** En ausencia de vitamina D, los condrocitos de las epífisis continúan proliferando, pero su matriz no se calcifica, lo que causa raquitismo (ver Capítulo 7 II I, Consideraciones clínicas).

12. **E.** La osteopetrosis es un defecto genético que afecta los osteoclastos. Las personas con este defecto poseen osteoclastos sin borde festoneado, lo que les impide resorber hueso. En consecuencia, se forma hueso pero no se resorbe. Esto incrementa la densidad ósea y provoca anemia, ceguera, sordera y afección de los pares craneales, porque son oprimidos en el punto en que abandonan el cráneo a través de sus agujeros (ver Capítulo 7 II B, Consideraciones clínicas).

capítulo 8

Músculo

I. GENERALIDADES: MÚSCULO

A. El músculo se clasifica en dos tipos: **estriado** y **liso**, y el músculo estriado tiene dos subdivisiones: **esquelético** y **cardiaco**.

B. Las células musculares poseen **filamentos contráctiles** cuyos principales componentes son **actina** y **miosina**.

C. La contracción puede ser **voluntaria** (músculos esqueléticos) o **involuntaria** (músculos cardiacos y lisos).

II. ESTRUCTURA DEL MÚSCULO ESQUELÉTICO

A. Los **revestimientos de tejido conectivo** llevan elementos nerviosos y vasculares a las células musculares y constituyen un vehículo que dirige las fuerzas de la contracción muscular.

1. El **epimisio** rodea todo un músculo y forma **aponeurosis**, que conectan el músculo esquelético a otro músculo, y **tendones**, que conectan el músculo esquelético al hueso.
2. El **perimisio** rodea los **fascículos** (pequeños haces) de células musculares.
3. El **endomisio** rodea células musculares individuales y está formado por **fibras reticulares** y una **lámina externa**.

B. **Tipos de células musculares esqueléticas**

1. Los tipos de células musculares esqueléticas (conocidas también como **fibras musculares**) son las **rojas** (contracción lenta pero fatiga tardía), las **blancas** (contracción rápida pero fatiga fácil) y las **intermedias**. Los tres tipos pueden estar presentes en un mismo músculo.
2. Estos tres tipos se diferencian por el contenido de **mioglobina** (una proteína parecida a la hemoglobina que se une a O_2), el **número de mitocondrias**, la **concentración de diversas enzimas** y la **velocidad de contracción** (tabla 8-1).
3. Un cambio en la **inervación** puede cambiar el tipo de una fibra. Si una fibra roja es desnervada y su inervación se reemplaza por la de una fibra blanca, la fibra roja cambiará sus características y se convertirá en una fibra blanca.

C. Las **células musculares esqueléticas** (figuras 8-1 y 8-2) son largas, cilíndricas y **multinucleadas**, y están envueltas por una lámina externa y por fibras reticulares. Su citoplasma recibe el nombre de **sarcoplasma**, y su plasmalema, el de **sarcolema.** El sarcolema forma invaginaciones tubulares profundas o **túbulos T (transversos)** que se extienden por el interior de la célula. Las células musculares esqueléticas poseen grupos cilíndricos de **miofibrillas** de entre 1 y 2 µm de diámetro que se extienden a lo largo de toda la célula.

tabla 8-1 Características de las fibras musculares rojas y blancas

Tipo	Contenido de mioglobina	Número de mitocondrias	Contenido enzimático	Contracción	Principal método de generación de ATP
Rojas (lentas; tipo I)	Alto	Alto	Alto en enzimas oxidativas; bajo en ATPasa	Lenta pero repetitiva; no se fatigan fácilmente	Fosforilación oxidativa
Intermedias (tipo IIa)	Intermedio	Intermedio	Intermedio en enzimas oxidativas y ATPasa	Rápida pero no se fatigan fácilmente	Fosforilación oxidativa y glucólisis anaeróbica
Blancas (tipo IIb)	Bajo	Bajo	Bajo en enzimas oxidativas; alto en ATPasa y fosforilasas	Rápida y se fatigan fácilmente	Glucólisis anaeróbica

ATP, trifosfato de adenosina; ATPasa, adenosina trifosfatasa.

1. Las **miofibrillas** son haces cilíndricos longitudinales de **miofilamentos gruesos** y **delgados** observables al microscopio electrónico de transmisión (ver figura 8-1).
   a. El alineamiento preciso de las miofibrillas produce un patrón de bandas característico que al microscopio óptico aparece como **bandas A** oscuras alternadas con **bandas I** claras; estas últimas son bisecadas por **discos Z** (ver figura 8-1).
   b. Las miofibrillas se mantienen alineadas gracias a los filamentos intermedios de **desmina** (y, durante el desarrollo embrionario, también de **vimentina**); los filamentos de desmina, unidos unos a otros por **plectina**, unen entre sí los discos Z de fibrillas adyacentes.
   c. Se ha demostrado además que la desmina conecta citoesqueleto, núcleo, placas motoras terminales y mitocondrias a las miofibrillas, y de este modo distribuye la fuerza de contracción por toda la célula, con lo que protege la integridad estructural de la fibra muscular.

CONSIDERACIONES CLÍNICAS

La **miopatía relacionada con desmina (MRD)** es una enfermedad hereditaria rara en la que una mutación hace que se produzcan moléculas de desmina que forman agregados en lugar de los filamentos de desmina normales. La ausencia de desmina filamentosa da por resultado miofilamentos y fibras de músculo esquelético desorganizados. Los síntomas de la enfermedad comienzan como debilidad progresiva de los músculos de las piernas, seguida de debilidad del tronco y del resto del cuerpo. Dado que la MRD afecta también los músculos cardiaco y liso, ocurren insuficiencia respiratoria, insuficiencia cardiaca y disfunción gastrointestinal, con posibles consecuencias letales.

2. El **sarcómero** es la región entre dos discos Z sucesivos que se repite regularmente. Constituye la **unidad de contracción funcional** del músculo esquelético.
3. El **retículo sarcoplásmico (RS)** es un retículo endoplásmico liso (REL) modificado que rodea los miofilamentos y forma una malla alrededor de cada miofibrilla.
   a. El RS forma un par de **cisternas terminales** dilatadas que rodean las miofibrillas en el punto de unión de cada banda A con una banda I (uniones A-I).
   b. **Regula la contracción muscular** secuestrando iones calcio (lo que produce la relajación) o liberando iones calcio (lo que produce la contracción).
4. Las **tríadas** son complejos especializados formados por un túbulo T central estrecho flanqueado a ambos lados por cisternas terminales del RS. Se localizan en la unión A-I en las células musculares esqueléticas de los mamíferos y **ayudan a producir una contracción uniforme** a lo largo de toda la célula muscular.
5. Los **miofilamentos** son filamentos **gruesos** (15 nm de diámetro y 1.5 μm de longitud) y filamentos **delgados** (7 nm de diámetro y 1.0 μm de longitud). Yacen paralelos al eje longitudinal de la miofibrilla en una disposición precisa que es responsable del patrón de bandas del sarcómero.

D. Las **células satélite** (**células tipo mioblasto, células regenerativas**), que quizá son células residuales del desarrollo embrionario, reposan dentro de la lámina externa (lámina basal) de las células musculares esqueléticas y se adhieren a éstas por medio de moléculas de cadherina M. Para ser capaces de formar nuevas células de músculo esquelético, las células satélite deben ser capaces de activarse, por

Las estrías del músculo esquelético se resuelven en **bandas A** y **bandas I**. Las bandas I son divididas en dos mitades iguales por un **disco Z**, y cada banda A tiene una zona clara, la banda H. El centro de cada **banda H** es una **banda M**, oscura. Las miofibrillas adyacentes se fijan unas a otras por medio de los filamentos intermedios, desmina y vimentina. La unidad contráctil básica de la célula muscular esquelética es el **sarcómero**, un conjunto precisamente ordenado de **miofilamentos** (**filamentos gruesos** y **delgados**). Los túbulos T (transversos), que son invaginaciones tubulares de la membrana celular muscular, penetran profundamente en el sarcoplasma y rodean las miofibrillas de tal modo que en la unión de cada banda A e I estos túbulos se asocian con las **cisternas terminales** dilatadas del retículo sarcoplásmico (retículo endoplásmico liso), formando tríadas.

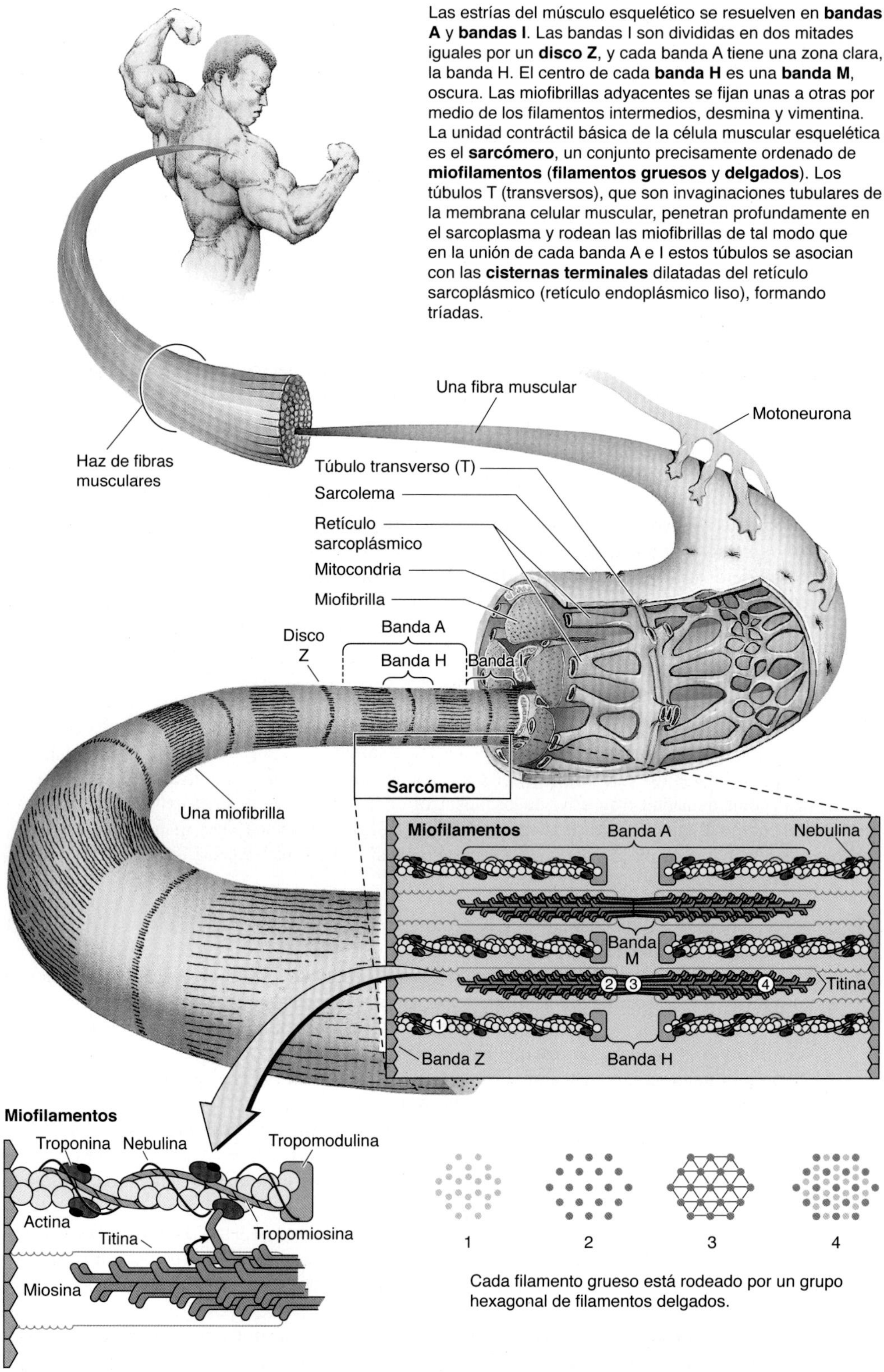

FIGURA 8-1. Diagrama del músculo esquelético y sus componentes tal como se observan al microscopio óptico y al microscopio electrónico. (Reimpreso con permiso de Gartner LP, Hiatt JL. *Color Atlas of Histology*. 5th ed. Baltimore, MD: Lippincott Williams & Wilkins; 2009:116.)

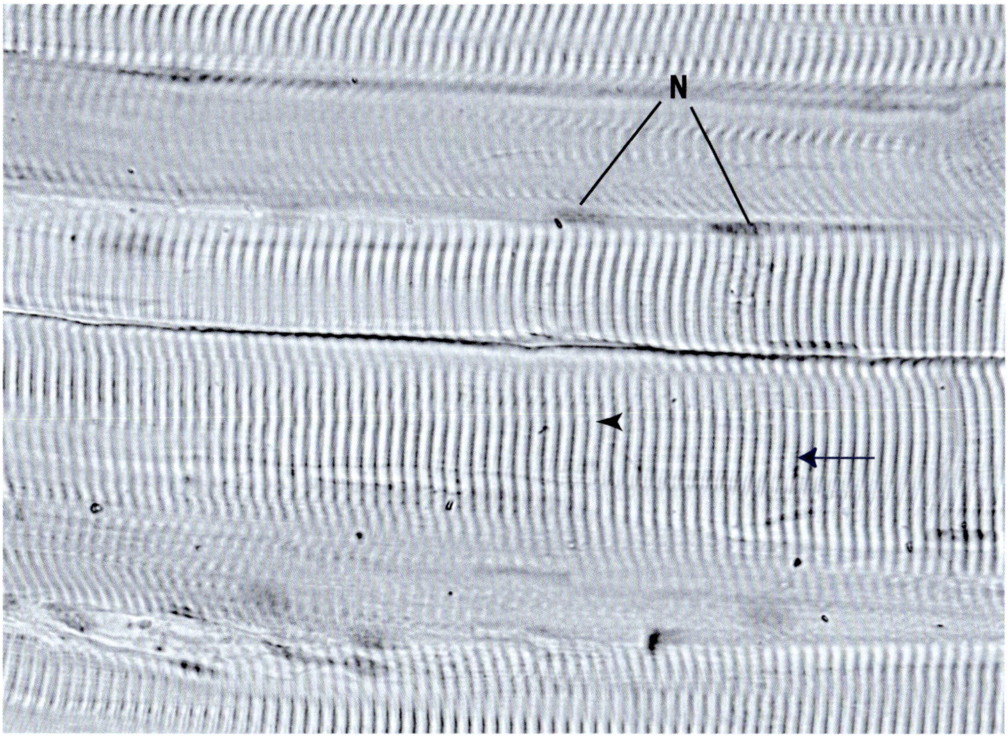

FIGURA 8-2. Micrografía óptica de un corte longitudinal de fibras musculares esqueléticas de mono. N, núcleos de células musculares esqueléticas; *punta de flecha*, banda I; *flecha*, banda A. Corte plástico (×540).

daño del músculo o tal vez esfuerzos mecánicos aplicados a éste. Bajo la influencia de factores reguladores miogénicos como Myo-D, las células satélites activadas se convierten en mioblastos que se fusionan entre sí para formar miotubos, y se diferencian en células musculares esqueléticas maduras.

CONSIDERACIONES CLÍNICAS

Para asegurar que las células musculares no se tornen excesivamente largas o anchas, ellas mismas producen y liberan una proteína, la **miostatina**, miembro de la superfamilia del factor β de crecimiento tumoral, que restringe el tamaño de las células imusculares esqueléticas individuales.

El **uso de esteroides anabolizantes** es frecuente entre los atletas y los estudiantes de sexo masculino de las escuelas de educación media y superior de Estados Unidos. Se estima que casi 10% de los estudiantes de sexo masculino de esas escuelas usan esteroides anabolizantes (parecidos a la testosterona) para incrementar su masa muscular. Alrededor de 65% de los que abusan de esteroides anabolizantes son futbolistas, beisbolistas, levantadores de pesas y luchadores. De las dos presentaciones, comprimidos e inyecciones, la primera es más perjudicial, ya que puede provocar ictericia y lesiones en el hígado, así como aspermia, reducción del tamaño de los testículos y crecimiento de las mamas en el sexo masculino. En las mujeres los esteroides anabolizantes pueden provocar reducción de las mamas, irregularidad en los ciclos menstruales y calvicie con patrón masculino. Otros efectos secundarios son incremento de la libido y del acné, cambios de humor y comportamiento agresivo que puede volverse violento. Los esteroides anabolizantes son detectables en los líquidos corporales durante 6 meses después de la última dosis.

E. Estrías cruzadas musculares esqueléticas (ver figura 8-1)

1. Las **bandas A** son anisotrópicas bajo la luz polarizada; normalmente se tiñen de oscuro. Contienen **filamentos tanto delgados como gruesos**, que se superponen y se interdigitan. Seis filamentos delgados rodean cada filamento grueso (ver figuras 8-1 y 8-2).
2. Las **bandas I** son isotrópicas bajo la luz polarizada y se tiñen ligeramente en las preparaciones histológicas rutinarias. Sólo contienen **filamentos delgados**.

3. Las **bandas H** son regiones claras que atraviesan las bandas A; formadas sólo por **filamentos gruesos**.
4. Las **líneas M** son regiones oscuras estrechas del centro de las bandas H formadas por varias conexiones transversales (**puentes M**) en el centro de filamentos gruesos adyacentes.
5. Los **discos (líneas) Z** son regiones densas que bisecan cada banda I.
   a. Los discos Z contienen **α-actinina** y **Cap Z**, dos proteínas que se unen a los filamentos delgados y los anclan a los discos Z con la ayuda de la **nebulina**.
   b. La **desmina**, con ayuda de la **plectina**, une los discos Z entre ellos. Los discos Z periféricos están anclados a regiones del sarcolema llamadas **costámeros**, que son **complejos de glucoproteína asociados a distrofina**.
      (1) Los **costámeros** son zonas especializadas del sarcolema situadas en regiones que corresponden a las líneas Z de las miofibrillas dispuestas inmediatamente abajo de la membrana celular del músculo estriado. Los costámeros se definen por la presencia de complejos de proteínas periféricas y transmembrana cuyos principales componentes se localizan en el lado citoplásmico de la membrana celular del músculo estriado.
      (2) Los **complejos de glucoproteína asociada a distrofina** están formados por varios grupos proteínicos, incluidos distrofina, complejo de sarcoglucano, complejo de distroglucano, sintrofinas y distrobrevina.
         (a) La **distrofina** es una molécula en forma de lápiz que constituye el eje entre la matriz extracelular y el citoesqueleto unido a la miofibrilla más periférica de la fibra de músculo estriado. Es la distrofina la que más participa en el fortalecimiento y el mantenimiento de la integridad del sarcolema durante el proceso de contracción.
         (b) El **complejo de sarcoglucano** está formado por varias proteínas transmembrana localizadas en los costámeros del sarcolema. Forma conexiones con el complejo de distroglucano y las refuerza.
         (c) El **complejo de distroglucano** es un complejo de dos proteínas transmembrana cuyos dominios extracelulares se unen a la **laminina** de la lámina externa de las células musculares. El distroglucano se une dentro de la célula a distrofina así como a **sintrofinas**.
         (d) Las **sintrofinas** son proteínas relativamente pequeñas, de aproximadamente 60 kDa, que forman enlaces no sólo con distrofinas sino también con desmina y distrobrevina.
         (e) La proteína **distrobrevina** tiene sitios de unión con sintrofinas y desmina.

      Por lo tanto, el complejo de glucoproteína asociada a distrofina forma una serie de enlaces centrados alrededor de la distrofina. Su función es fijar los filamentos intermedios de la desmina a la laminina de la matriz extracelular, lo cual le permite mantener la orientación y disposición precisas de las líneas Z de miofibrillas adyacentes en toda la célula de músculo esquelético. Estas fijaciones a la glucoproteína laminina de la matriz extracelular ocurren en las regiones de costámeros del sarcolema.

CONSIDERACIONES CLÍNICAS

La distrofia muscular de Duchenne (DMD) es causada por un defecto genético recesivo **ligado al sexo** que provoca incapacidad de sintetizar **distrofina**, una proteína de unión a actina que normalmente se encuentra en pequeñas cantidades en el sarcoplasma. La distrofina también estabiliza el sarcolema y actúa como nexo entre el citoesqueleto y la matriz extracelular.

1. Esta común y grave enfermedad degenerativa ocurre en varones jóvenes y causa la muerte, por lo común antes de los 20 años.
2. La distrofia muscular de Duchenne se caracteriza por la sustitución de las células musculares esqueléticas degeneradas por tejido conectivo adiposo y fibroso, y también puede afectar el músculo cardiaco.

La **distrofia muscular facioescapulohumeral (DMFSH o síndrome de Landouzy-Dejerine)** no está ligada al sexo, pero es un defecto genético **autosómico dominante** que al principio causa "emaciación" de los músculos esqueléticos de la cara, los que rodean el omóplato y los del brazo, pero avanza hasta afectar el músculo esquelético de otras regiones del cuerpo. Es una de las formas más comunes de distrofia muscular y se manifiesta poco antes o poco después de los 20 años de edad.

1. Muchas personas afectadas presentan pérdida auditiva, ritmo cardiaco anómalo y vasodilatación en la retina (telangiectasia retiniana).
2. La enfermedad no incide en la expectativa de vida, y 85% de los pacientes no quedan postrados en silla de ruedas.

F. Organización molecular de los miofilamentos

1. Los **filamentos delgados** están formados por actina F, tropomiosina, troponina y proteínas asociadas.
   a. La **actina F** (ver figura 8-1) es un polímero de monómeros de actina G dispuestos en una doble hélice.
      (1) Cada monómero posee un **sitio activo** que puede interactuar con la miosina.
      (2) La actina F se encuentra en forma de filamentos (con diámetro de 5 a 7 nm) que presentan **polaridad**, de manera que tienen un extremo positivo (+) y otro negativo (−). El extremo positivo está unido a **Cap Z** del disco Z; el extremo negativo, rematado por **tropomodulina**, se localiza en la banda H y es el extremo en crecimiento de la actina F.
      (3) La **actina F** pierde y gana moléculas de actina G tanto en su extremo positivo como en el negativo, pero este recambio es muy lento, de varios días, mientras que en otras células ocurre cada pocos minutos.
   b. Las moléculas de **tropomiosina** miden aproximadamente 40 nm de longitud. La cabeza de una se une a la cola de la siguiente, de manera que forman filamentos que se disponen en los surcos de la hélice de actina F.
   c. La **troponina** se asocia con cada molécula de tropomiosina y consta de lo siguiente:
      (1) **Troponina T (TnT)**, que forma la cola de la molécula y cuya función es anclar el complejo de troponina a la tropomiosina.
      (2) **Troponina C (TnC)**, que posee cuatro sitios de unión para calcio. Podría estar relacionada con la calmodulina.
      (3) **Troponina I (TnI)**, que se une a la actina e inhibe su interacción con la miosina.
   d. La **nebulina** es una proteína no elástica larga. Dos moléculas de nebulina se enrollan alrededor de cada filamento delgado y le ayudan a anclarse al disco Z (ver figura 8-1).
      (1) Cada molécula de nebulina tiene su carboxilo terminal inmerso en el disco Z, pero no se extiende por todo el espesor del disco Z.
      (2) El extremo amino terminal de cada molécula de nebulina termina en la banda A, en el extremo libre de su filamento delgado o cerca de él.
      (3) Se cree que la nebulina del músculo esquelético determina la longitud de su filamento delgado asociado, pero en el músculo cardiaco sólo se extiende por un cuarto de la longitud del filamento delgado.
   e. La **tropomodulina** corona el extremo negativo de cada filamento delgado e impide la adición de más moléculas de actina G al extremo en crecimiento; así, limita la longitud del filamento de actina G.
2. Cada **filamento grueso** contiene unas 250 moléculas de **miosina II**, dispuestas de manera antiparalela, y tres proteínas asociadas —miomesina, titina y proteína C— así como la enzima creatina cinasa.
   a. La **miosina II** (ver figura 8-1) está formada por dos cadenas pesadas idénticas y dos pares de cadenas ligeras. Existen como mínimo 18 subtipos de miosina, y el que está presente en el músculo esquelético es la miosina II. Este tipo concreto de molécula de miosina parece un palo de golf de dos cabezas y en lo sucesivo se estará haciendo alusión a ella cuando se hable de "miosina", sin su sufijo numérico.
      (1) Las **cadenas pesadas** de miosina están formadas por una "cola" en forma de vara y una "cabeza" globular. Las colas de las cadenas pesadas se enrollan unas alrededor de las otras en una configuración en hélice α.
         (a) La función de las colas es el autoensamblaje de moléculas de miosina para formar filamentos gruesos bipolares.
         (b) Los sitios de unión a la actina de las cabezas intervienen en la contracción.
      (2) Las **cadenas ligeras** de miosina son de dos tipos; una molécula de cada tipo está asociada con la cabeza globular de cada cadena pesada.
      (3) **Digestión de la miosina**
         (a) La enzima **tripsina** corta la miosina en **meromiosina ligera** (un trozo de la parte de la cola) y **meromiosina pesada** (las dos cabezas y el resto de la cola) (ver figura 8-1).
         (b) La enzima **papaína** corta la meromiosina pesada y libera la cola corta (**fragmento S2**) y las dos cabezas globulares (**fragmentos S1**). Estos fragmentos S1 poseen actividad de ATPasa, pero deben interactuar con la actina para liberar el difosfato de adenosina (ADP) y el P_i unidos de modo no covalente.
   b. La **miomesina** y la **creatina cinasa** se localizan en la línea M. La primera es una proteína que forma enlaces cruzados entre filamentos gruesos adyacentes para mantener su disposición

espacial, mientras que la segunda es una enzima responsable de eliminar un grupo fosfato del fosfato de creatina y fosforilar ADP para convertirlo en el compuesto de alta energía trifosfato de adenosina (ATP).

c. La **proteína C** se une a filamentos gruesos en la vecindad de líneas M a lo largo de gran parte de su extensión (entre la línea M y el extremo del filamento delgado en la vecindad de la unión A-I). Esta región de la banda A se conoce como **zona C**.

d. La **titina** es una proteína lineal grande con periodicidad axial. Forma una red elástica paralela a los filamentos gruesos y delgados, y dos filamentos de titina anclan cada filamento grueso al disco Z, de manera que éstos mantienen sus relaciones arquitectónicas mutuas (ver figura 8-1).

(1) El extremo amino terminal de la molécula de titina se extiende por todo el espesor del disco Z y se une a la α-actinina y a las proteínas Z.

(2) Dentro del disco Z, la titina se superpone con otras moléculas de titina del sarcómero vecino y probablemente establece enlaces con ellos o con proteínas de unión no identificadas.

(3) El carboxilo terminal de la molécula de titina se extiende por toda la línea M, se superpone con moléculas de titina de la otra mitad del mismo sarcómero y se une a la proteína **miomesina**.

(4) Dentro de la banda I, cerca del disco Z, la titina interactúa con filamentos delgados.

(5) Dentro de la banda A, la titina interactúa con **proteína C**.

III. CONTRACCIÓN DEL MÚSCULO ESQUELÉTICO

El ciclo de contracción (figura 8-3) implica la unión, hidrólisis y liberación de trifosfato de adenosina (ATP).

A. Modelo del filamento deslizante de Huxley (tabla 8-2)

1. Durante la contracción, los filamentos gruesos y delgados no se acortan, sino que incrementan su superposición.
2. Los filamentos delgados se deslizan sobre los filamentos gruesos y penetran más profundamente en la banda A, cuya longitud se mantiene constante.
3. Las bandas I y las bandas H se acortan al acercarse entre sí los discos Z.

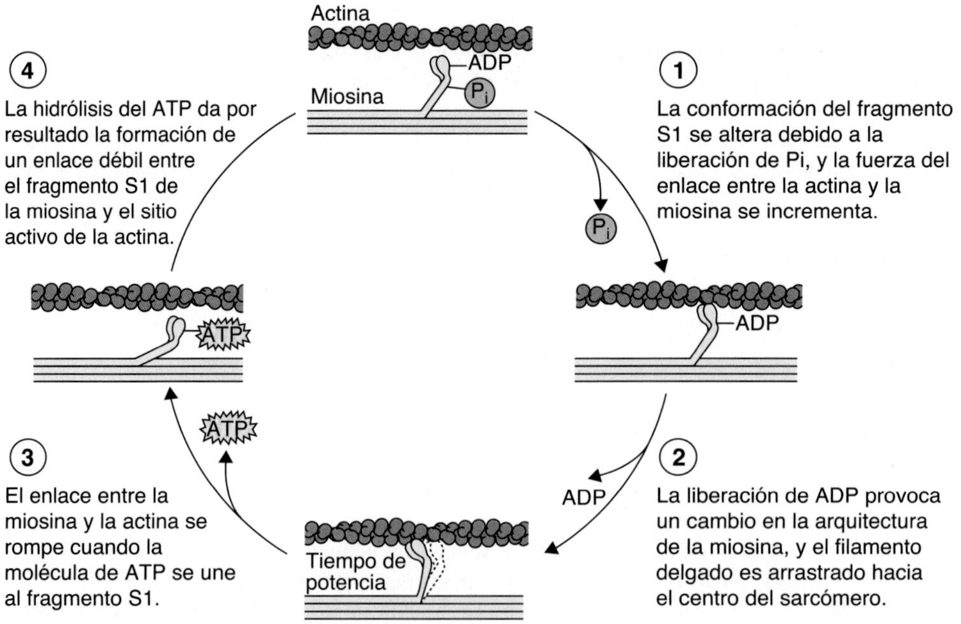

FIGURA 8-3. Ciclo de contracción de las células musculares esqueléticas. Esta secuencia de pasos se repite muchas veces, lo que causa una extensa superposición de filamentos gruesos y delgados, que acorta el sarcómero y, en consecuencia, toda la fibra muscular esquelética. ADP, difosfato de adenosina; ATP, trifosfato de adenosina. (Copyright 1994 de *Molecular Biology of the Cell*, 3rd ed., por Alberts et al. Adaptado con permiso de Garland Science/Taylor & Francis LLC.)

tabla 8-2 Efectos de la contracción en las bandas cruzadas del músculo esquelético

Bandas	Componente del miofilamento	Cambio en las bandas durante la contracción
I	Sólo delgado	Acortamiento
H	Sólo grueso	Acortamiento
A	Grueso y delgado	Ningún cambio de longitud
Discos Z	Sólo delgado (unido por una α-actinina)	Se acercan entre ellos

B. **Inicio y regulación de la contracción**

1. La despolarización, acompañada de la liberación de Ca^{2+}, dispara la unión de la actina y la miosina, lo que provoca la contracción muscular.
   a. El **sarcolema** se despolariza en la unión mioneural.
   b. Los **túbulos T** transmiten la onda de despolarización a las miofibrillas. La conformación de los **receptores de dihidropiridina (DHP) sensibles a voltaje** cambia en respuesta a la despolarización de la membrana.
   c. En las uniones A-I se libera **Ca^{2+}** al citosol a través de **canales de liberación de Ca^{2+} (pies de unión, receptores de rianodina)** de las cisternas terminales del retículo sarcoplásmico, que se abren por la acción de los receptores de DHP activados. Mientras la concentración de Ca^{2+} sea suficientemente elevada, el ciclo de contracción prosigue.
2. **Activación de la actina por Ca^{2+}**
   a. En el **estado de reposo**, los sitios de unión a miosina de los filamentos delgados (de actina) están parcialmente cubiertos por tropomiosina. También la troponina I está unida a la actina e impide la interacción miosina-actina.
   b. La unión del Ca^{2+} a TnC provoca un **cambio conformacional** que rompe el enlace TnI-actina; la tropomiosina cambia ligeramente de posición y deja al descubierto los sitios de unión a miosina (**estado activo**).
3. **Ciclo de contracción (ver figura 8-3)**
   a. El **fragmento S1 de la miosina II** libera un grupo fosfato (P_i), pero el ADP permanece unido al fragmento S1; la liberación del P_i causa un cambio conformacional que forma un fuerte enlace entre el filamento de actina y el fragmento S1.
   b. La molécula de ADP se libera del fragmento S1 de la miosina II, lo que da por resultado un cambio en la molécula de miosina II, y el filamento delgado es empujado hacia la línea media del sarcómero por una distancia de 5 nm; esto se conoce como **tiempo de potencia**.
   c. Una molécula de ATP se une al fragmento S1, lo cual hace que el fragmento S1 se libere del filamento delgado.
   d. Se hidroliza el ATP y se forma un enlace débil entre el filamento de actina y el fragmento S1 de la miosina II. Si la contracción continúa, entonces el ciclo prosigue mientras el fragmento S1 de la mosina II libera un grupo fosfato (P_i) pero el ADP permanece unido al fragmento S1; la liberación de P_i causa un cambio conformacional que da por resultado un fuerte enlace entre el filamento de actina y el fragmento S1.
   e. Para una contracción completa en la que un sarcómero se acorta alrededor de 1 μm, el ciclo recién descrito para una sola molécula de miosina II debe repetirse unas 200 veces.

C. La **relajación** ocurre cuando la concentración de Ca^{2+} del citosol se reduce lo suficiente para que la troponina C pierda el Ca^{2+} que llevaba unido.

1. En consecuencia, la tropomiosina vuelve a su posición de reposo y cubre los sitios de unión a actina, y se restablece el estado de reposo.
2. La relajación depende de una **bomba de Ca^{2+}** del retículo sarcoplásmico, que bombea Ca^{2+} desde el citosol hacia la superficie interna de la membrana del retículo sarcoplásmico para que se una a la **calsecuestrina**.

CONSIDERACIONES CLÍNICAS

La **rigidez cadavérica** es la rigidez *postmortem* temporal que aparece cuando los músculos esqueléticos se endurecen a causa de la incapacidad de las células musculares de sintetizar ATP. Como resultado, la miosina queda unida a la actina y los músculos permanecen contraídos porque el ADP sigue unido al fragmento S1; la liberación del P_i causa un cambio conformacional que induce la formación de un fuerte enlace entre el filamento de actina y el fragmento S1.

D. Una **unidad motora** está formada por una única neurona motora y todas las células musculares que ésta inerva. Un **músculo** puede contraerse con distintos grados de fuerza porque sólo algunas de las células musculares se contraen, pero una célula muscular individual obedece la "**ley de todo o nada**" (es decir, se contrae o no se contrae). Todas las células musculares de una misma unidad motora se contraen a la vez, y un músculo grande como el trapecio puede tener miles de células musculares en una unidad motora, mientras que un músculo como el oblicuo superior del ojo puede tener apenas de 10 a 15 células musculares en una unidad motora.

CONSIDERACIONES CLÍNICAS

Normalmente, cuando un músculo se contrae los sarcómeros se acortan y, en consecuencia, todo el músculo se acorta. Este tipo de contracción se conoce como **contracción concéntrica**, y es la que ocurre por ejemplo al ejercitarse con una mancuerna de gimnasio. Otro tipo de contracción es la **contracción isométrica**, en la cual los sarcómeros no se acortan; así el músculo entero conserva su longitud, como ocurre al comprimir un objeto como una esfera de metal macizo.

IV. INERVACIÓN DEL MÚSCULO ESQUELÉTICO

La inervación está formada por terminaciones de un nervio **motor** (uniones mioneurales) y por dos tipos de terminaciones nerviosas **sensitivas** (husos musculares y órganos tendinosos de Golgi). Ambos tipos de terminaciones nerviosas **sensitivas** intervienen en la **propiosensibilidad**.

A. La **terminal axónica** (unión neuromuscular) es la **sinapsis** entre una rama de nervio motor y una célula muscular esquelética.

1. **Componentes estructurales**
   a. La **terminal axónica** carece de mielina pero posee una **célula de Schwann** en su superficie no sináptica.
      (1) La membrana de la superficie sináptica de la terminal axónica se llama **membrana presináptica**.
      (2) La terminal axónica contiene mitocondrias, **vesículas sinápticas** (que contienen el neurotransmisor **acetilcolina**) y elementos del REL.
   b. La **hendidura sináptica** es un espacio estrecho entre la membrana presináptica de la terminal axónica y la **membrana postsináptica** (también conocida como **placa motora terminal**) de la célula muscular. La hendidura sináptica contiene una **lámina externa** amorfa, un material parecido a la lámina basal derivado de la célula muscular.
   c. **Célula muscular cerca de la unión mioneural**
      (1) Unas invaginaciones del sarcolema (de la membrana postsináptica), llamadas **pliegues de unión**, están revestidas por lámina externa y se extienden hacia dentro desde la hendidura sináptica.
      (2) En la membrana postsináptica se localizan **receptores de acetilcolina** en los extremos de los pliegues de unión.
      (3) El sarcoplasma es rico en mitocondrias, ribosomas y retículo endoplásmico rugoso (RER).
2. **Conducción del impulso nervioso a través de la unión mioneural**
   a. La membrana presináptica (es decir, la membrana del pie en el extremo del axón) se despolariza y los **canales de Ca^{2+} regulados por voltaje** se abren, de manera que permiten la entrada de Ca^{2+} extracelular en la terminal axónica.
   b. El aumento del Ca^{2+} citosólico induce a las vesículas sinápticas a liberar acetilcolina en cantidades multimoleculares (**cuantos**) en la hendidura sináptica. Un cuanto equivale a alrededor de 20 000 moléculas de acetilcolina.
   c. La acetilcolina liberada se une a los receptores de acetilcolina situados en los extremos de la membrana postsináptica.
   d. Estos receptores de acetilcolina son **canales ionicos de Na^+ controlados por transmisor**, y la unión de acetilcolina da por resultado un cambio conformacional de la compuerta, que permite la entrada de iones Na^+; esto tiene como consecuencia la **despolarización** del sarcolema y genera un **potencial de acción**.
   e. La enzima **acetilcolinesterasa**, localizada en la lámina externa que reviste los pliegues de unión de la placa motora terminal, degrada la acetilcolina, y de esta manera termina la señal de despolarización de la célula muscular.

f. La acetilcolina se recicla en forma de **colina** y es devuelta a la terminal axónica, donde se recombina con acetilcoenzima A (CoA) (de las mitocondrias) bajo la influencia de la enzima **colina acetiltransferasa** para formar acetilcolina, que se almacena en vesículas sinápticas.

g. Las membranas de las vesículas sinápticas vacías se reciclan vía **vesículas endocíticas cubiertas de clatrina** (ver figura 3-5 en el Capítulo 3, Citoplasma y organelos).

CONSIDERACIONES CLÍNICAS

La **esclerosis lateral amiotrófica (ELA, o enfermedad de Lou Gehrig)** se caracteriza por la degeneración de las neuronas motoras de la médula espinal, lo que provoca atrofia muscular. La muerte suele deberse a la falla de los músculos respiratorios.

La **miastenia grave** es una **enfermedad autoinmunitaria** en la cual **los anticuerpos bloquean los receptores de acetilcolina** de las uniones mioneurales, lo que reduce el número de sitios disponibles para el inicio de la despolarización del sarcolema.

1. La miastenia grave se caracteriza por debilitamiento gradual de los músculos esqueléticos, en especial los más activos (p. ej., los músculos de ojos, lengua, cara y extremidades). La muerte suele deberse a deterioro respiratorio e infecciones pulmonares.
2. Entre las manifestaciones clínicas cabe mencionar hiperplasia tímica, (timoma) y presencia de anticuerpos circulantes contra los receptores de acetilcolina.

El **botulismo** es una forma de **intoxicación alimentaria** causada por ingestión de la toxina de *Clostridium botulinum*, que inhibe la liberación de acetilcolina en las uniones mioneurales. El botulismo se caracteriza por parálisis muscular, vómito, náusea y trastornos visuales, y tiene desenlace fatal si no se trata.

B. El **huso muscular (huso neuromuscular)** es un órgano sensitivo alargado y fusiforme del interior del músculo esquelético que funciona principalmente como **receptor de tensión** (estiramiento).

1. **Estructura**
   - **a.** Está limitado por una cápsula de tejido conectivo que engloba el **espacio periaxial** lleno de líquido, y entre 8 y 10 fibras musculares esqueléticas modificadas **(fibras intrafusales)**.
   - **b.** Lo rodean fibras musculares esqueléticas normales **(fibras extrafusales)**.
   - **c.** Está anclado a la cápsula por el perimisio y el endomisio de las fibras extrafusales.
2. **Función**
   - **a.** El **estiramiento de un músculo** también estira el huso muscular, y por ello estimula las terminaciones nerviosas aferentes para que envíen impulsos al sistema nervioso central. La respuesta es modificar tanto la **velocidad (respuesta fásica)** como la **duración (respuesta tónica)** del estiramiento.
   - **b.** La **despolarización de neuronas eferentes** γ también estimula las terminaciones nerviosas intrafusales; la velocidad y la duración de la estimulación se controlan de la misma manera que el estiramiento.
   - **c.** La **sobreestimulación muscular** se debe a un estiramiento demasiado frecuente o demasiado prolongado. La sobreestimulación incita las **neuronas eferentes** α del músculo, lo que inicia la contracción para contrarrestar el estiramiento.

C. El **órgano tendinoso de Golgi**, localizado en los tendones, contrarresta el efecto de los husos musculares.

1. **Estructura.** Está formado por **fibras de colágeno** encapsuladas rodeadas por ramificaciones terminales de **nervios sensitivos tipo Ib**.
2. Se estimula cuando el músculo se contrae con demasiada energía, lo que incrementa la tensión en los tendones. Cuando esto sucede, los impulsos de las neuronas tipo Ib **inhiben** las neuronas eferentes (motoras α) del músculo para evitar una mayor contracción.

V. MÚSCULO CARDIACO

A. **Características generales: células musculares cardiacas** (tabla 8-3). Las células musculares cardiacas presentan las siguientes características:

1. **Se contraen de manera espontánea y experimentan un latido rítmico**, que es modificado por estímulos hormonales y nerviosos (simpáticos y parasimpáticos).
2. Pueden ramificarse en las terminaciones para formar conexiones con células adyacentes.

tabla 8-3 Comparación entre el músculo esquelético, el cardiaco y el liso

Propiedad	Músculo esquelético	Músculo cardiaco	Músculo liso
Forma y tamaño de las células	Larga, cilíndrica	Extremos romos, bifurcada	Corta, fusiforme
Número y localización de los núcleos	Muchos, periféricos	Uno o dos, centrales	Uno, central
Estrías	Sí	Sí	No
Túbulos T y retículo sarcoplásmico	Tiene tríadas en las uniones A-I	Tiene díadas en los discos Z	Tiene caveolas (pero no túbulos T) y un poco de REL
Uniones comunicantes	No	Sí (en los discos intercalares)	Sí (en el sarcolema); conocido como nexo
Sarcómero	Sí	Sí	No
Regeneración	Limitada	No	Extensa
Contracción voluntaria	Sí	No	No
Características distintivas	Núcleos periféricos	Discos intercalares	Sin estrías

REL, retículo endoplásmico liso; RS, retículo sarcoplásmico.

3. Contienen un núcleo central (ocasionalmente dos).
4. Contienen **gránulos de glucógeno**, en especial en cada polo del núcleo, y el sarcoplasma es rico en **mioglobina**.
5. Poseen filamentos gruesos y delgados dispuestos en **miofibrillas poco definidas**.
6. Muestran un patrón en bandas cruzadas idéntico al del músculo esquelético.
7. **No se regeneran**; los daños causados al músculo cardiaco se reparan mediante la formación de tejido conectivo fibroso (cicatriz) por los fibroblastos (ver Consideraciones clínicas, más adelante).

B. Los **componentes estructurales de las células musculares cardiacas** difieren de los propios de las células musculares esqueléticas en lo siguiente:

1. Los **túbulos T** son más grandes que los del músculo esquelético y están revestidos por una lámina externa. Se invaginan a partir del sarcolema en los discos Z, no en las uniones A-I como sucede en el músculo esquelético.
2. El **retículo sarcoplásmico (RS)** no está bien definido y contribuye a la formación de **díadas**, cada una de las cuales está formada por un túbulo T y un perfil de RS. El retículo sarcoplásmico también se encuentra cerca de los discos Z en sáculos pequeños en forma de cesta conocidos como **retículo sarcoplásmico corbular**, una región rica en **canales de liberación de Ca^{2+} (pies de unión)** y, por tanto, análoga a las cisternas terminales del RS de los músculos esqueléticos.
3. **Iones calcio**
   a. Durante la relajación, el **Ca^{2+} escapa** lentamente al interior del sarcoplasma, de lo que resulta un ritmo automático. El Ca^{2+} también penetra en las células musculares cardiacas desde el espacio extracelular a través de canales de Ca^{2+} regulados por voltaje de los túbulos T y del sarcolema.
   b. En respuesta a la entrada de calcio a través de los canales de Ca^{2+} regulados por voltaje, se libera Ca^{2+} del retículo sarcoplásmico y el RS corbular (en ambos casos mediante **receptores de rianodina**) para provocar la contracción del músculo cardiaco.
   c. La fuerza de contracción del músculo cardiaco depende directamente de la disponibilidad de Ca^{2+} en el sarcoplasma. Durante la contracción cardiaca basal, sólo 50% de los sitios de unión de calcio disponibles de la troponina C están ocupados.
   d. Después de la contracción, los iones Ca^{2+} vuelven al RS gracias a la actividad de una proteína integral de la membrana sarcoplásmica, llamada **fosfolambano**, que es el principal regulador de la bomba de Ca^{2+} sarcoplásmica y, por lo tanto, de la diástole (relajación) de los ventrículos y aurículas del corazón.
      (1) En el estado desfosforilado, el fosfolambano inhibe la bomba de Ca^{2+} sarcoplásmica, pero cuando es fosforilado por la acción de la **proteína cinasa dependiente de AMPc** el fosfolambano se activa y las bombas de Ca^{2+} sarcoplásmicas se abren.

4. Las **mitocondrias** son más abundantes que en el músculo esquelético; se disponen paralelas a las bandas I, a menudo adyacentes a los lípidos.
5. En las células musculares cardiacas de las aurículas hay **gránulos auriculares** que contienen los precursores del **péptido natriurético auricular** (**PNA**) y el **péptido natriurético tipo B (PNB)**, los cuales *disminuyen* la reabsorción de sodio y agua en los riñones y de esta manera reducen el volumen sanguíneo y, por lo tanto, la presión arterial. El PNA y el PNB inhiben la liberación de renina por las células yuxtaglomerulares y los riñones y de aldosterona por la corteza suprarrenal. Además, tanto PNA como PNB impiden la contracción del músculo liso vascular, lo cual reduce aún más la presión arterial. Las células musculares cardiacas ventriculares liberan ambos péptidos si se estiran mucho más que en condiciones normales.
6. Los **discos intercalares** (figuras 8-4a, 8-4b y 8-5) son uniones complejas escalonadas que unen los extremos de células musculares cardiacas adyacentes.
   a. La **porción transversal de los discos intercalares** recorre las fibras musculares en ángulo recto y presenta tres especializaciones: **fascias de adhesión** (análogas a las zonas de adhesión), a las que se unen filamentos de actina, **desmosomas** (máculas adherentes) y **uniones comunicantes** (ver Capítulo 5 II).
   b. La **porción lateral de los discos intercalares** posee desmosomas y numerosas uniones comunicantes grandes, que facilitan el **acoplamiento iónico** entre las células y ayudan a coordinar la contracción; así, el músculo cardiaco se comporta como un **sincicio funcional**.
7. Sus filamentos delgados están asegurados al disco Z por una α-actinina y una **nebulita**, una molécula parecida a la nebulina que, a diferencia de la nebulina del músculo esquelético, se extiende sólo 25% de la longitud proximal del filamento delgado.
8. **Elementos de tejido conectivo** sostienen un rico lecho capilar que proporciona nutrimentos y oxígeno suficientes para mantener la elevada tasa metabólica del músculo cardiaco. Al menos 90% de la producción de energía del músculo cardiaco es generada por respiración aeróbica.
9. Las **fibras de Purkinje** son células musculares cardiacas **modificadas** de los **haces de His**. Están especializadas en la **conducción** y contienen pocas miofibrillas periféricas.
   a. Estas células grandes y pálidas son ricas en glucógeno y mitocondrias.
   b. Establecen uniones comunicantes, fascias adherentes y desmosomas con las células musculares cardiacas (pero no a través de los discos intercalares típicos).

CONSIDERACIONES CLÍNICAS

Si bien se dijo antes que en el ser humano adulto no es posible la generación de nuevas células musculares cardiacas, estudios recientes realizados en fuentes de tejido proporcionadas por el Karolinska Institute de Suecia y el UK Human Tissue Bank de Gran Bretaña indican lo contrario, con base en las concentraciones de ^{14}C en el DNA del músculo cardiaco de individuos nacidos antes de que comenzaran las pruebas con bombas nucleares. Parece ser que alrededor de 1% de las fibras musculares cardiacas de individuos de 20 años de edad y casi 50% de las células musculares cardiacas de individuos de 50 años se formaron después del nacimiento.

El **infarto de miocardio** es una necrosis irreversible de las células musculares cardiacas por isquemia prolongada (que dura más de 20 min). Las células musculares cardiacas moribundas y muertas liberan creatina fosfocinasa, isoenzima MB de creatina fosfocinasa y troponina I específica de cardiocitos, y estas tres sustancias —en especial la última— son indicadores de infarto de miocardio, el cual puede provocar la muerte si el daño al músculo cardiaco es extenso.

VI. MÚSCULO LISO

A. **Estructura: células musculares lisas** (tabla 8-3 y figuras 8-6 y 8-7). Las células musculares lisas son células **fusiformes no estriadas** cuya longitud oscila entre 20 µm en los vasos sanguíneos pequeños y 500 µm en el útero en gestación. Contienen un solo núcleo, se dividen activamente y se **regeneran**. Están rodeadas por una lámina externa y por una red de fibras reticulares y se disponen en capas, haces pequeños o hélices (en las arterias).

1. **Núcleo**
   a. El núcleo, localizado en el centro, no siempre puede observarse en los cortes transversales de una célula de la musculatura lisa, ya que algunos núcleos se sitúan fuera del plano de sección.
   b. En secciones longitudinales del músculo liso contraído, el núcleo tiene **forma de sacacorchos** y presenta **muescas profundas**.

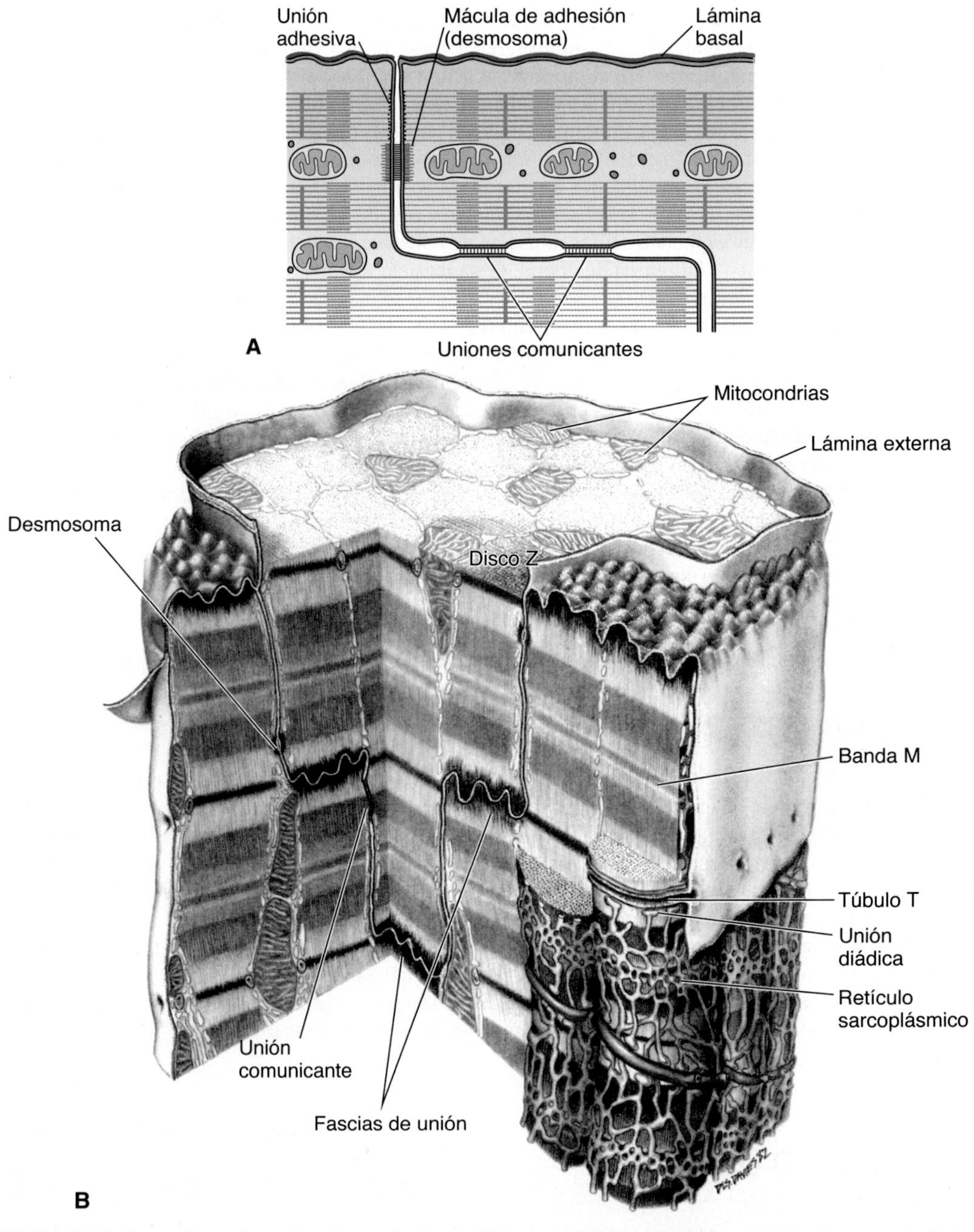

FIGURA 8-4. A. Dos regiones de un disco intercalar, la porción transversal y la porción lateral. (Adaptado con permiso de Junqueira LC, Carneiro J, Kelley RO: *Basic Histology.* 8th ed. Norwalk, CT: Appleton & Lange; 1995:197.) **B.** Diagrama de las células del músculo cardiaco que ilustra las principales características de los discos intercalares. Se delinean claramente los tres tipos de uniones, uniones comunicantes, fascias de adhesión y desmosomas. También se ponen de relieve las relaciones entre retículo sarcoplásmico, túbulo T y líneas Z de los sarcómeros. (Reimpreso con permiso de Kelly DE, Wood RL, Enders AC. *Bailey's Textbook of Microscopic Anatomy.* 18th ed. Baltimore, MD: Williams & Wilkins; 1984:292.)

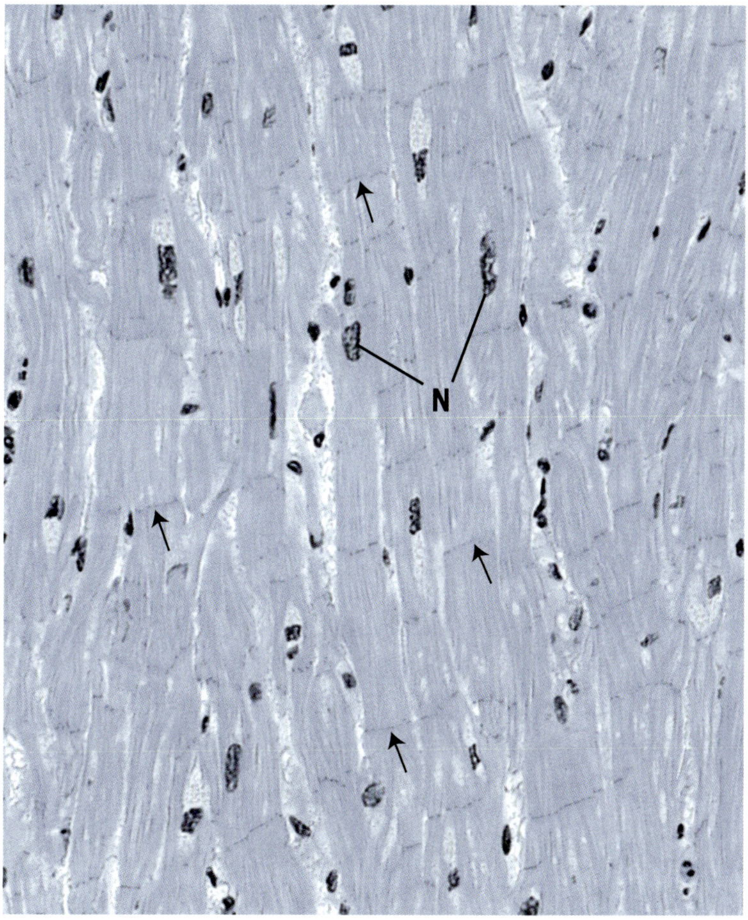

FIGURA 8-5. Micrografía óptica de un corte longitudinal de fibras musculares cardiacas de mono. N, núcleos de células musculares cardiacas; *flechas*, discos intercalares. Corte plástico (×270).

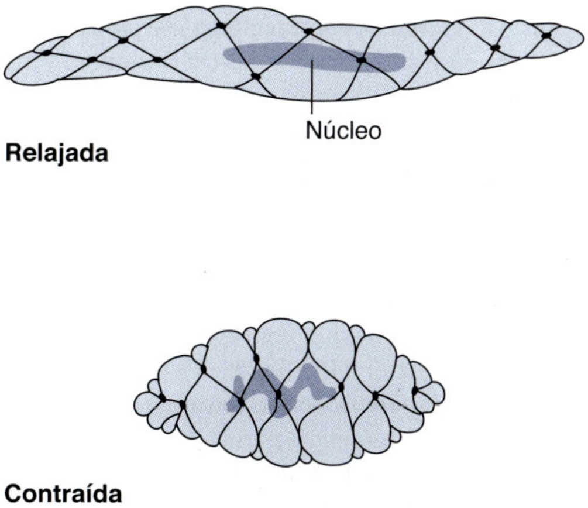

FIGURA 8-6. Células musculares lisas relajada y contraída: densidades citoplásmicas y periféricas. El núcleo de la célula muscular lisa adopta forma de sacacorchos. (Adaptado con permiso de Gartner LP, Hiatt JL. *Color Textbook of Histology.* Philadelphia, PA: Saunders; 1997:151.)

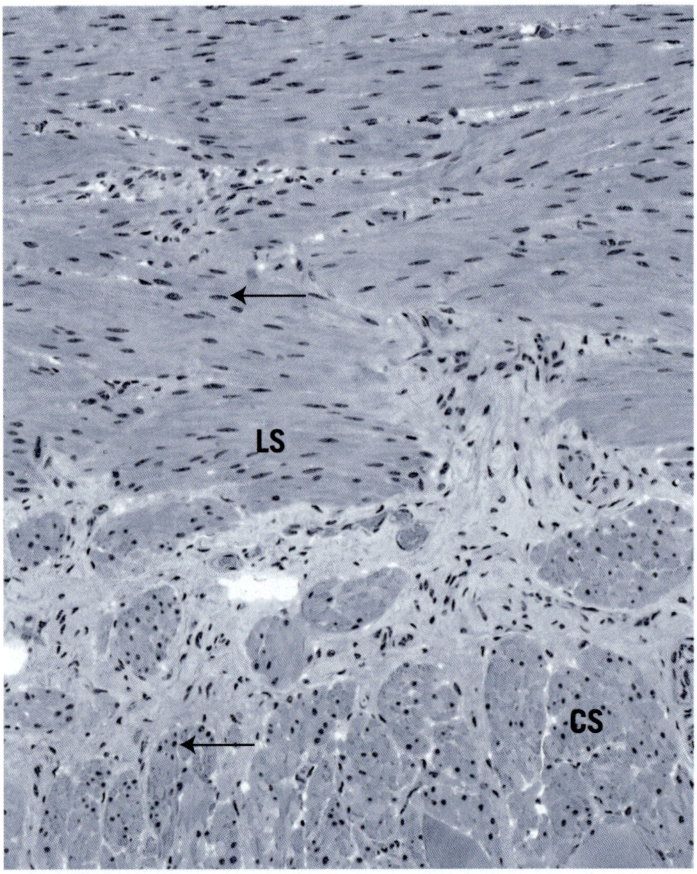

FIGURA 8-7. Micrografía óptica de un corte longitudinal y cortes transversales de fibras musculares lisas de duodeno de mono. LS, corte longitudinal de fibras musculares lisas; CS, corte transversal de fibras musculares lisas; *flechas*, núcleos de células musculares lisas. Corte plástico (×270).

2. Organelos citoplásmicos

a. **Mitocondrias, RER** y **aparato de Golgi** se concentran cerca del núcleo e intervienen en la síntesis de colágeno tipo III, elastina, glucosaminoglucanos, lámina externa y factores de crecimiento.

b. Las **vesículas del sarcolema (caveolas)**, distribuidas por toda la periferia de las células musculares lisas, intervienen en la captación y liberación de Ca^{2+}.

c. El **REL** está disperso y puede asociarse con caveolas.

3. Filamentos del músculo liso

a. Los **filamentos contráctiles (de actina y miosina) no** se organizan en miofibrillas. Están unidos a las densidades periféricas y citoplásmicas, y se alinean de manera oblicua al eje longitudinal de las células musculares lisas.

(1) Cada **filamento grueso** (compuesto de miosina II) está rodeado por hasta 15 filamentos delgados. A diferencia de lo que ocurre en el músculo estriado, las cabezas de las moléculas de miosina apuntan todas en el mismo sentido. Antes de la contracción, la molécula de miosina II es **inactiva** y no puede unirse al filamento de actina porque la cola de la molécula de miosina (meromiosina ligera) está unida a la meromiosina pesada), de modo que la molécula parece un palo de golf con el mango doblado hasta tocar la cabeza.

(2) Los **filamentos delgados** están compuestos por **actina, caldesmona, tropomiosina** y **calponina**. La caldesmona tiene una función similar a la de la troponina T y la troponina I en el sentido que cubre los sitios a los que la miosina se une para realizar la contracción muscular.

b. Los filamentos intermedios están unidos a las densidades citoplásmicas. En las células musculares lisas **vasculares** tienen **vimentina** y **desmina,** mientras que en las células musculares lisas **no vasculares** sólo tienen **desmina**.

4. Las **densidades citoplásmicas**, que se cree son **análogas a los discos Z**, contienen α-actinina y funcionan como **sitios de unión de filamentos**.
5. **Uniones comunicantes** entre células musculares lisas facilitan la propagación de la excitación. Estas uniones comunicantes reciben el nombre colectivo de **nexo**.

B. La **contracción del músculo liso es más lenta pero dura más** que la contracción del músculo esquelético porque el ATP se hidroliza más lentamente. La contracción del músculo liso es regulada por un mecanismo distinto del que regula la contracción en el músculo esquelético.

1. El **ciclo de contracción** es estimulado por un incremento transitorio del Ca^{2+} citosólico.
   a. El Ca^{2+} se une a la **calmodulina** y cambia su conformación.
   b. El complejo Ca^{2+}-calmodulina activa la enzima **cadena ligera de miosina cinasa**, que cataliza la fosforilación de una de las cadenas ligeras de la miosina, la **cadena ligera reguladora**.
   c. La cadena ligera reguladora fosforilada de la miosina permite a la molécula de miosina desplegarse y de este modo interactuar con otras moléculas de miosina II para formar un filamento grueso.
   d. En presencia de Ca^{2+}, se elimina el efecto inhibidor del complejo caldesmona-tropomiosina en la interacción actina-miosina (la caldesmona enmascara el sitio activo de la actina G). Otro inhibidor de la contracción es la **calponina**, que pierde su capacidad inhibidora al ser fosforilada.
   e. La cabeza globular de la miosina fosforilada interactúa con la actina y estimula la miosina ATPasa, lo que produce la **contracción**. Mientras la miosina permanece en su forma fosforilada, el ciclo de contracción continúa.
   f. La **desfosforilación** de la miosina interrumpe la interacción miosina-actina y causa la relajación.
2. **Inicio de la contracción**
   a. En el **músculo liso vascular**, la contracción normalmente es inducida por un **impulso nervioso**, con poca propagación del impulso de una célula a otra.
   b. En el **músculo liso visceral**, es inducida por el estiramiento del músculo mismo **(miógena)**; la señal se propaga de una célula a otra.
   c. En el **útero** durante el trabajo de parto es inducida por la **oxitocina**.
   d. En la musculatura lisa del resto del cuerpo es desencadenada por la **adrenalina**.

C. La **inervación del músculo liso** es realizada por nervios **simpáticos** (noradrenérgicos) y **parasimpáticos** (colinérgicos) del sistema nervioso autónomo, que actúan de manera antagónica para estimular y disminuir la actividad muscular.

VII. CÉLULAS CONTRÁCTILES NO MUSCULARES

A. Células mioepiteliales

1. En determinadas glándulas, estas células comparten la lámina basal de las células secretoras y de los conductos.
2. Se originan a partir del **ectodermo** y se **contraen** para enviar (exprimir) la sustancia segregada desde el epitelio glandular a través de los conductos y hacia fuera de la glándula.
3. Aunque en general se parecen a las células musculares lisas, tienen **forma de cesta** y varias **prolongaciones** radiales.
4. Se fijan a la lámina basal subyacente por medio de hemidesmosomas.
5. Contienen **actina**, **miosina** y filamentos intermedios, así como densidades citoplásmicas y periféricas, a las que se unen estos filamentos.
6. La contracción es similar a la del músculo liso, y ocurre por un proceso **mediado por calmodulina**. Las **glándulas mamarias** en lactación se contraen en respuesta a la **oxitocina**. En las **glándulas lagrimales**, la contracción ocurre en respuesta a la **acetilcolina**.

B. Miofibroblastos

1. A diferencia de las células mioepiteliales, los **miofibroblastos** se originan de células mesenquimatosas y presentan vimentina como sus filamentos intermedios característicos así como caldesmona y citoqueratinas.
2. Aunque se parecen a los fibroblastos, poseen más **actina** y **miosina** y son capaces de **contraerse**.
3. Se contraen durante la cicatrización de una herida para reducir el tamaño de ésta **(contracción cicatrizal)**.

Autoevaluación

Instrucciones: cada reactivo de esta sección va seguido de posibles respuestas o de términos para completar. Seleccione la opción CORRECTA.

1. ¿Cuál de las afirmaciones siguientes sobre el músculo esquelético de los mamíferos es verdadera?

(A) Los túbulos T se localizan en el disco Z
(B) No tiene túbulos T
(C) No tiene troponina
(D) Posee tríadas
(E) Posee caveolas

2. ¿Cuál de las afirmaciones siguientes sobre el músculo cardiaco es verdadera?

(A) Los túbulos T se localizan en el disco Z
(B) Los túbulos T tienen menor diámetro que los del músculo esquelético
(C) No tiene troponina
(D) Posee tríadas
(E) La oxitocina desencadena la contracción

3. ¿Cuál de las afirmaciones siguientes sobre el músculo liso es verdadera?

(A) Los túbulos T se localizan en el disco Z
(B) Posee díadas
(C) Las cavéolas almacenan y liberan iones calcio
(D) Posee tríadas
(E) Los túbulos T se localizan en la interfase A-I

4. La contracción de cualquier tipo de músculo requiere iones calcio. ¿Cuál de los componentes musculares siguientes puede captar o secuestrar iones calcio?

(A) Retículo endoplásmico rugoso
(B) Tropomiosina
(C) Troponina
(D) Sitios activos de la actina
(E) Titina

5. Cada célula muscular lisa:

(A) Posee tríadas asociadas con la contracción
(B) Posee díadas asociadas con la contracción
(C) Posee un sólo núcleo central
(D) Se caracteriza por la ausencia de vesículas del sarcolema
(E) Contiene troponina

6. Los filamentos gruesos están anclados a los discos Z mediante:

(A) Proteína C
(B) Nebulina
(C) Titina
(D) Miomesina
(E) α-actinina

7. El endomisio es un revestimiento de tejido conectivo que envuelve:

(A) Fibras musculares individuales
(B) Fascículos musculares
(C) Miofibrillas individuales
(D) Un músculo entero
(E) Pequeños haces de células musculares

8. ¿Cuál de las afirmaciones siguientes acerca de las tríadas del músculo esquelético de los mamíferos es verdadera?

(A) Se localizan en el disco Z
(B) Constan de dos cisternas terminales del RS separadas por un túbulo T
(C) Pueden observarse bajo el microscopio óptico
(D) Se caracterizan por un túbulo T que secuestra iones calcio
(E) Están formadas por dos túbulos T separados por una cisterna terminal central

9. ¿Cuál de las afirmaciones siguientes acerca de las células musculares cardiacas es verdadera?

(A) Tienen forma de huso
(B) Requieren un estímulo externo para experimentar contracción
(C) Son células multinucleadas
(D) Están unidas por sus extremos mediante discos intercalares
(E) Poseen numerosas caveolas

10. Un hombre de 19 años de edad y su madre acuden a urgencias, ambos con náusea, vómito y trastornos visuales. El médico que los interroga anota en el informe que ambos comieron ejotes (judías verdes) enlatados con un sabor extraño. ¿Cuál de las siguientes posibilidades debe considerar el médico?

(A) Distrofia muscular de Duchenne
(B) Esclerosis lateral amiotrófica
(C) Botulismo
(D) Miastenia grave
(E) Infarto de miocardio

Respuestas

1. **D.** Los túbulos T de las células musculares esqueléticas se disponen de tal manera que forman tríadas con las cisternas terminales del retículo sarcoplásmico en la interfaz de las bandas A e I (ver Capítulo 8 II C).

2. **A.** Los túbulos T de las células musculares cardiacas son más anchos que los de las células musculares esqueléticas y están revestidos por lámina externa (una sustancia parecida a la lámina basal). A diferencia del músculo esquelético, los túbulos T se localizan en el disco Z, donde a menudo forman díadas, no tríadas (ver Capítulo 8 V B 6).

3. **C.** Las células musculares lisas no poseen túbulos T. La contracción puede iniciarse por estiramiento, impulsos nerviosos, el paso intercelular de pequeñas moléculas a través de uniones comunicantes o por la acción de hormonas, como la oxitocina. La contracción no depende de la troponina, que no se encuentra en el filamento delgado del músculo liso. En cambio, el Ca^{2+} contenido en las vesículas del sarcolema conocidas como caveolas se libera al citosol, donde se une a la calmodulina. El complejo calcio-calmodulina activa la cadena ligera de miosina cinasa, que participa en el proceso de contracción (ver Capítulo 8 VI A 2).

4. **C.** La unión de Ca^{2+} a la subunidad C de la troponina hace que los sitios de unión a miosina de la actina (filamentos delgados) queden al descubierto (ver Capítulo 8 II F 1 c).

5. **C.** Las células musculares lisas contienen un sólo núcleo situado en el centro (ver Capítulo 8 VI A 1).

6. **C.** La titina forma una red elástica que ancla los filamentos gruesos a los discos Z (ver Capítulo 8 II F 2 c).

7. **A.** El endomisio es una capa fina de tejido conectivo formada por fibras reticulares y una lámina externa que envuelve fibras musculares (células) individuales. El epimisio envuelve el músculo entero, y el perimisio envuelve los haces (fascículos) de fibras musculares (ver Capítulo 8 II A 3).

8. **B.** La tríada de un músculo esquelético está formada por tres componentes, un túbulo T y dos cisternas terminales del retículo sarcoplásmico que lo flanquean. El retículo sarcoplásmico, y no los túbulos, secuestra Ca^{2+} (ver Capítulo 8 II C 4).

9. **D.** Las células musculares cardiacas se mantienen unidas por sus extremos gracias a una unión especial llamada disco intercalar (ver Capítulo 8 V B 6).

10. **C.** El botulismo es la única consideración posible, en especial porque ambos ingirieron comida enlatada. La distrofia muscular de Duchenne es común en hombres jóvenes pero muy rara en mujeres mayores. Sería muy improbable que ambos, madre e hijo, mostraran síntomas de esclerosis lateral amiotrófica o miastenia grave o tuvieran un infarto de miocardio al mismo tiempo (ver Capítulo 8 II E, Consideraciones clínicas).

capítulo **9**

Sistema nervioso

I. GENERALIDADES: SISTEMA NERVIOSO

El sistema nervioso se puede organizar anatómica y funcionalmente.

A. **Anatómicamente** el sistema nervioso se divide en **sistema nervioso central** (SNC), que incluye el encéfalo y la médula espinal, protegidos respectivamente por cráneo y columna vertebral, y **sistema nervioso periférico** (SNP), que incluye los nervios situados fuera del SNC y los ganglios asociados con ellos, además de conexiones con el SNC, como los receptores y componentes motores de los nervios periféricos del cuerpo.

B. **Funcionalmente** el sistema nervioso se divide en un componente **sensitivo**, que transmite impulsos eléctricos (señales) al SNC, y un componente **motor**, que transmite impulsos desde el SNC hacia diversas estructuras del cuerpo. El componente motor se divide, a su vez, en sistema **somático** y sistema **autónomo**. El sistema nervioso somático (SNS), situado tanto en el SNC como en el SNP, controla funciones sensitivas y motoras de todas las acciones voluntarias conscientes. Sin embargo, no controla funciones relacionadas con músculos lisos o cardiaco, arcos reflejos o glándulas.

El sistema nervioso autónomo (SNA) regula los órganos internos. Se subdivide en los **sistemas nerviosos simpático**, **parasimpático** y **entérico**. El sistema nervioso simpático prepara el organismo para la acción contra situaciones hostiles, con el resultado de "lucha, huida o congelamiento", mientras que el sistema nervioso parasimpático es "tranquilizador" y aporta inervación secretomotora a la mayoría de las glándulas endocrinas. El sistema nervioso entérico, un componente muy grande del SNA, inerva el aparato digestivo. Aunque funciona de manera independiente, los componentes simpático y parasimpático modulan sus funciones.

C. El tejido nervioso está formado por dos tipos de células: **células nerviosas** (**neuronas**), que conducen los impulsos eléctricos, y **células gliales** (**neuroglia**), que sostienen, nutren y protegen las neuronas del SNC. Además, cuenta con otros tipos celulares en el SNP (**células satélite**, **células capsulares** y **células de Schwann**).

II. HISTOGÉNESIS DEL SISTEMA NERVIOSO (figura 9-1)

A. **El neuroepitelio** se engruesa y se diferencia para formar la placa neural.

B. **La placa neural** se invagina y engruesa para formar el **surco neural**.

C. **El tubo neural**, una estructura cilíndrica que resulta de la fusión de los bordes del surco neural, se agranda en su extremo craneal para formar el **encéfalo**. La parte restante origina la **médula espinal**.

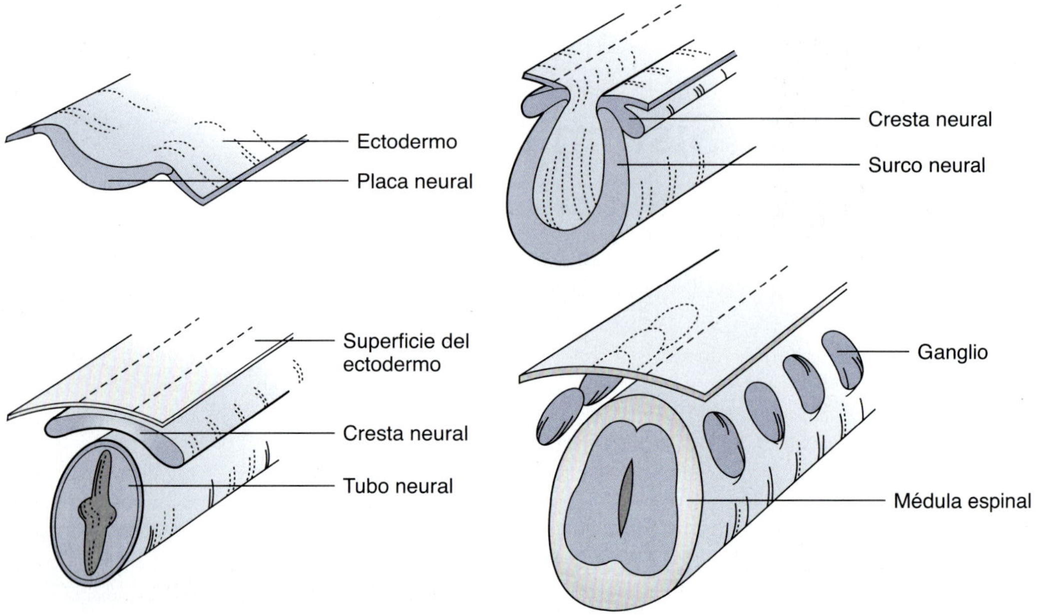

FIGURA 9-1. Histogénesis temprana del sistema nervioso. Observe cómo después de formarse, la cresta neural se fragmenta y cada fragmento migra hacia su destino.

D. **Las células de la cresta neural** "escurren" por los bordes del surco neural antes de que se forme el tubo neural. Estas células migran por el cuerpo y originan las estructuras siguientes:

1. Neuronas sensitivas de los ganglios espinales y craneales
2. Mayoría de las neuronas sensitivas y células de Schwann del SNP
3. Ganglios entéricos y autónomos y sus neuronas posganglionares, con la glía asociada con ellas
4. Mayor parte de las células mesenquimatosas (ectomesenquimatosas) de la cabeza y la parte anterior del cuello
5. Melanocitos de la piel y la mucosa bucal
6. Odontoblastos (células responsables de la producción de dentina)
7. Células de la aracnoides y la piamadre (rostrales al mesencéfalo)
8. Células cromafines de la médula suprarrenal

CONSIDERACIONES CLÍNICAS

1. Una histogénesis anómala del SNC causa malformaciones congénitas.
2. Malformaciones congénitas
   a. La **espina bífida** es el cierre defectuoso de la columna vertebral. En los casos graves, la médula espinal y las meninges sobresalen por las áreas no fusionadas. Los casos muy graves suelen relacionarse con desarrollo defectuoso de las vísceras del tórax y el abdomen.
   b. La **anencefalia** se debe a que el neuroporo anterior no se cierra durante el desarrollo. Esto genera un encéfalo poco formado sin bóveda craneal. No suele ser compatible con la vida.
   c. La **enfermedad de Hirschsprung (megacolon congénito)** es consecuencia de una organogénesis anómala en la cual las células de la cresta neural no migran hacia la pared del intestino. Esta enfermedad se caracteriza por ausencia de plexo de Auerbach, una parte del sistema parasimpático que inerva el segmento distal del colon. Esta pérdida de funcionamiento motor provoca dilatación del colon.
   d. Los **tumores neurogliales** constituyen 50% de los tumores intracraneales. Los tumores del SNC rara vez afectan neuronas; la mayoría deriva de células neurogliales (p. ej., astrocitos, oligodendrocitos y ependimocitos). La gravedad de estos tumores va desde **oligodendrogliomas benignos** de crecimiento lento hasta **astrocitomas malignos** de crecimiento rápido y desenlace fatal.
   e. El encéfalo de los pacientes con SIDA y VIH-1 presenta grandes poblaciones de **células microgliales.** Aunque esta microglia no ataca las neuronas, produce citocinas tóxicas para ellas.

III. CÉLULAS DEL SISTEMA NERVIOSO

A. **Las neuronas** están formadas por un **cuerpo celular** y sus prolongaciones, que normalmente consisten en múltiples **dendritas** y un solo **axón.** Entre las neuronas se encuentran las células más grandes y las más pequeñas del cuerpo, pues miden entre 5 y 150 μm de diámetro.

1. **Clasificación morfológica de las neuronas** (figura 9-2)
   a. Las **neuronas unipolares** poseen una sola prolongación y son raras en los vertebrados (ver Sección III A 1 d).
   b. Las **neuronas bipolares** poseen un solo axón y una sola dendrita. Estas neuronas se encuentran en algunos órganos sensoriales (p. ej., en el mecanismo vestibulococlear).
   c. Las **neuronas multipolares** poseen un solo axón y más de una dendrita. Son **las más comunes** en los vertebrados.
   d. Las **neuronas seudounipolares** poseen una sola prolongación que parte del cuerpo celular y se ramifica en un axón y una dendrita. Se encuentran en los ganglios espinales y craneales.
      (1) Estas neuronas se originan embriológicamente como células bipolares, y más tarde su axón y su dendrita se fusionan en una ramificación única que funcionalmente actúa como axón.
      (2) A menudo se les llama neuronas unipolares.

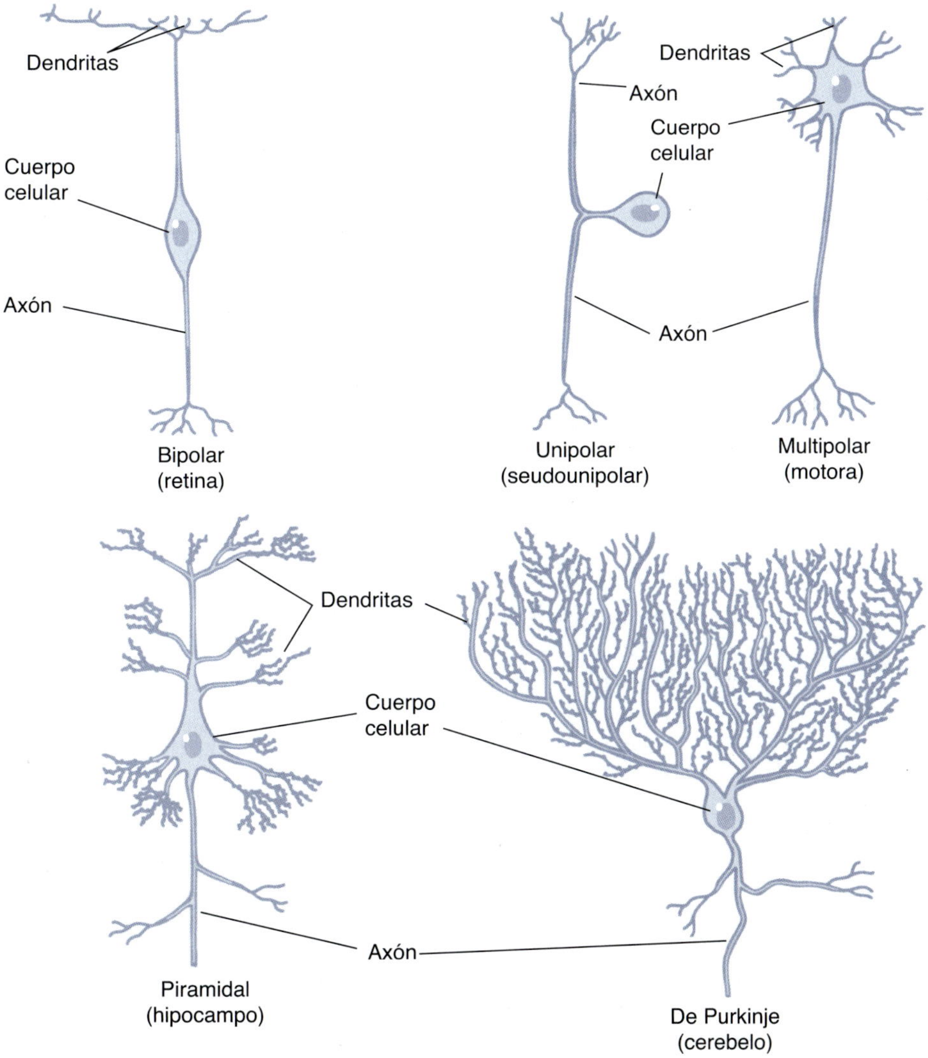

FIGURA 9-2. Distintos tipos de neuronas. (Reimpreso con permiso de Gartner LP, Hiatt JL: *Color Textbook of Histology,* 2nd ed. Philadelphia, PA: Saunders; 2001:187.)

2. **Clasificación funcional de las neuronas**
   a. Las **neuronas sensitivas** reciben estímulos del ambiente interno y externo. Conducen los impulsos **hacia el SNC** para que sean procesados y analizados.
   b. Las **interneuronas (neuronas intercalares)** conectan otras neuronas en una cadena o secuencia. Por lo común conectan neuronas sensitivas y motoras; también regulan señales transmitidas a neuronas.
   c. Las **neuronas motoras** conducen impulsos **desde el SNC** hacia otras neuronas, músculos o glándulas.
3. **Estructura de las neuronas** (figura 9-3)
   a. El **cuerpo celular neuronal (soma, pericarion)** es la región de la neurona que contiene el núcleo, diversos organelos e inclusiones citoplásmicos, y los componentes del citoesqueleto.
      (1) El **núcleo** es grande, esférico, de tinción clara y de **localización central** en el soma de la mayoría de las neuronas. Contiene abundante eucromatina y un nucléolo grande (núcleo de ojo de búho).
      (2) Organelos e inclusiones citoplásmicos
         (a) Los **cuerpos de Nissl** están formados por polisomas y retículo endoplásmico rugoso (RER). Al microscopio óptico se ven como agrupaciones, y son más abundantes en las neuronas motoras de gran tamaño.
         (b) El **aparato de Golgi** se encuentra cerca del núcleo, mientras que las **mitocondrias** están dispersas por todo el citoplasma.
         (c) Hay **gránulos de melanina** en algunas neuronas del SNC, de la raíz dorsal y de los ganglios simpáticos.

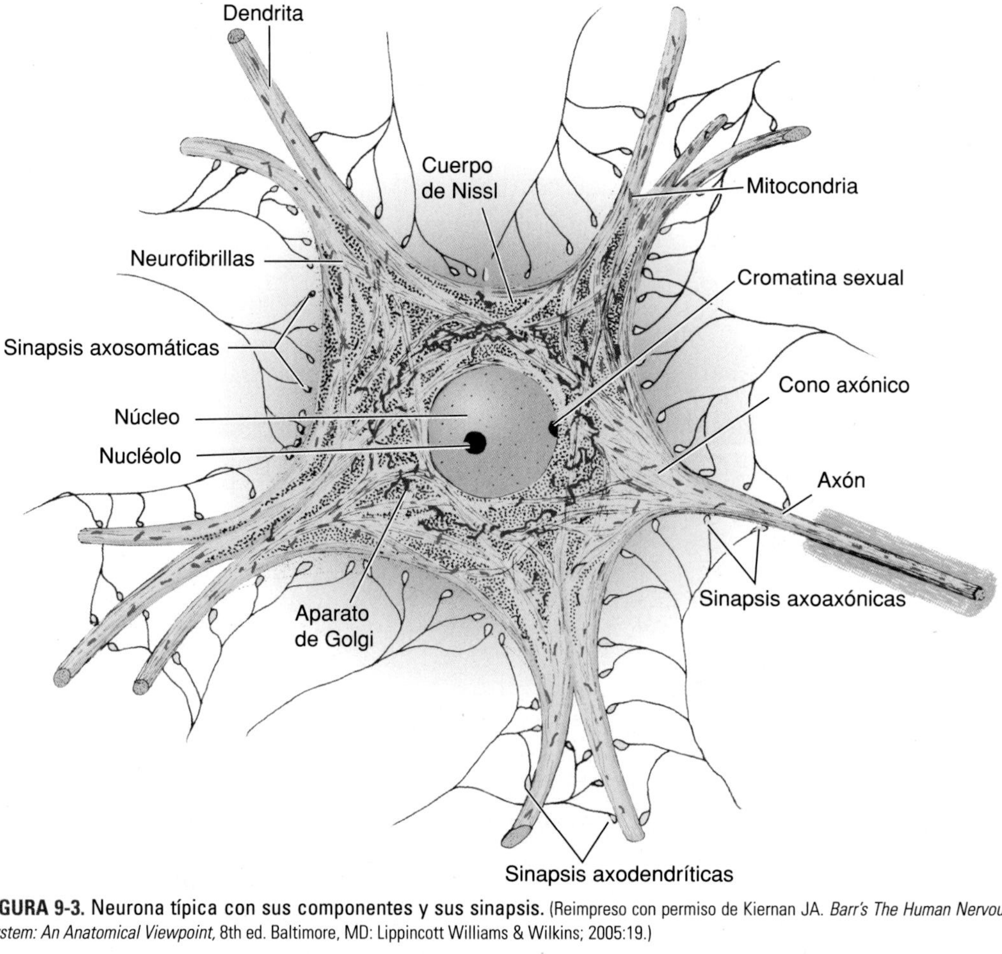

FIGURA 9-3. Neurona típica con sus componentes y sus sinapsis. (Reimpreso con permiso de Kiernan JA. *Barr's The Human Nervous System: An Anatomical Viewpoint*, 8th ed. Baltimore, MD: Lippincott Williams & Wilkins; 2005:19.)

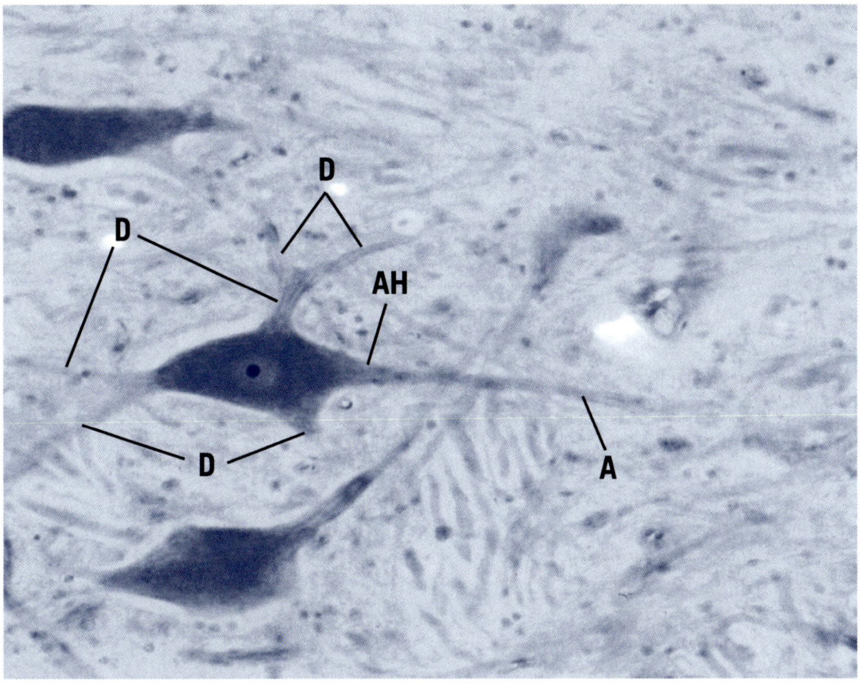

FIGURA 9-4. Micrografía óptica de la médula espinal en corte transversal (×540). Observe las neuronas multipolares en el cuerno ventral de la médula espinal. D, dendritas; AH, cono axónico; A, axón.

(d) Se encuentran **gránulos de lipofuscina** en algunas neuronas; su número se incrementa con la edad.

(e) A veces hay **gotas lipídicas**.

(3) Componentes citoesqueléticos (figuras 9-3 y 9-4)

(a) Los **neurofilamentos** (10 nm de diámetro) son abundantes y corren a lo largo del citoplasma del soma. Se trata de filamentos intermedios compuestos por tres cadenas polipeptídicas entrelazadas.

(b) También hay **microtúbulos** (24 nm de diámetro) en el citoplasma del soma.

(c) Los **microfilamentos (filamentos de actina)** (de 6 nm de diámetro) están asociados con la membrana plasmática.

b. Las **dendritas reciben estímulos** (señales) de células sensitivas, axones u otras neuronas, y convierten estas señales en pequeños impulsos eléctricos (potenciales de acción) que se **transmiten hacia** el soma.

(1) Las dendritas tienen **terminaciones ramificadas** (excepto las neuronas bipolares) que permiten a la neurona recibir estímulos procedentes de varias neuronas al mismo tiempo.

(2) El citoplasma de la dendrita se parece al del soma, pero carece de aparato de Golgi.

(3) Cerca de las terminales axónicas el número de organelos es reducido o nulo, excepto en el caso de las mitocondrias, que son abundantes.

(4) Las espinas presentes de la superficie de las dendritas incrementan el área disponible para la formación de sinapsis con otras neuronas. Disminuyen con la edad y con la nutrición deficiente, y exhiben configuración alterada en individuos con trisomía 21 o trisomía 13.

c. Los **axones conducen impulsos desde** el soma hacia las terminales axónicas sin que disminuya su fuerza.

(1) El diámetro y la longitud de los axones varía en los distintos tipos de neuronas. Algunos axones alcanzan los 100 cm de longitud.

(2) Los axones se originan en el **cono axónico**, una región especializada del soma que carece de RER, ribosomas, cisternas de Golgi y cuerpos de Nissl, pero contiene muchos microtúbulos y neurofilamentos; la abundancia de estos últimos regula el diámetro neuronal. Además, permite el paso de mitocondrias y vesículas hacia el axón.

(3) Los axones pueden tener ramas **colaterales**, que nacen en ángulo recto del tronco principal.

(4) El citoplasma del axón **(axoplasma)** carece de aparato de Golgi pero contiene retículo endoplásmico liso (REL), RER y mitocondrias alargadas.

(5) Una membrana plasmática, el **axolema**, rodea el axón.

(6) Los axones terminan en muchas ramificaciones pequeñas **(terminales axónicas)** desde las cuales los impulsos saltan a otra neurona o a otro tipo de célula.

CONSIDERACIONES CLÍNICAS

La **enfermedad de Alzheimer** es la causa más común de demencia. Es la sexta causa principal de muerte en Estados Unidos, y se le considera una enfermedad de la población mayor. En la actualidad, unos 5.2 millones de personas en ese país tienen el diagnóstico de enfermedad de Alzheimer, y de ellas 5 millones tienen 65 años o más y 200 000 son más jóvenes. Se estima que en 2013 el trastorno costó a ese país 203 000 millones de dólares, y se espera que el costo aumente a 1 200 000 millones hacia el año 2050. La enfermedad de Alzheimer comienza con pérdida de la memoria y confusión, dificultad para encontrar las palabras, pérdida de la capacidad de pensamiento abstracto, desorientación y depresión, seguidos de irritabilidad y cambios de estado de ánimo con agresión. Al final se presentan aislamiento, declinación de los sentidos y pérdida de las capacidades corporales. Al parecer el inicio del trastorno es desencadenado por una combinación de factores genéticos, modo de vida y ambiente. La enfermedad se caracteriza por pérdida de neuronas y sinapsis, principalmente en la corteza cerebral, seguida de atrofia de lóbulos cerebrales individuales. Se producen placas de amiloide β y marañas neurofibrilares que hacen a las neuronas disfuncionales. Estudios recientes demuestran que la proteína amiloide β puede actuar como un prión y transferirse de neuronas infectadas a sanas al viajar por el axón de la célula enferma a la sana a través de sinapsis. Otras investigaciones en curso sugieren que la enfermedad de Alzheimer es un trastorno neuroendocrino, de manera específica **diabetes mellitus tipo III**, que resulta de deficiencias específicas en la producción de insulina, factor de crecimiento insulinoide 1 y factor de crecimiento insulinoide 2, así como escasez de receptores para esas tres moléculas confinada a ciertas regiones del encéfalo.

B. **Las células de neuroglia**, astrocitos y oligodendroglia (así como microglia y ependimocitos) se localizan sólo en el SNC. Las células de Schwann y células capsulares son su equivalente en el SNP.

1. **Características generales.** Las células neurogliales comprenden diversos tipos celulares y exceden en número a las neuronas en alrededor de 10 a 1. Estas células están inmersas en una red de tejido compuesto por elementos ectodérmicos modificados; la estructura de soporte entera recibe el nombre de **neuroglia**. Su función consiste en **sostener y proteger las neuronas**, y no conducen impulsos ni forman sinapsis con otras células; sin embargo, al parecer ejercen alguna regulación de neuronas en el proceso de la transmisión neural. La neuroglia lo hace vigilando activamente las sinapsis, eliminando moléculas de neurotransmisor de ellas y enviando a la vecindad sináptica moléculas conocidas como **sustancias gliotransmisoras**, por ejemplo glutamato y ATP. Al parecer estos gliotransmisores suprimen la transmisión sináptica en neuronas del hipocampo cultivadas. Además, las células neurogliales tienen la capacidad de dividirse. La neuroglia se observa en cortes histológicos del SNC sólo con colorantes de oro y plata especiales.

2. **Tipos de células neurogliales** (figura 9-5). Aunque las células de Schwann se consideran en esta sección, sólo se encuentran en el SNP.

   a. **Astrocitos**

   (1) Los astrocitos son las células neurogliales más grandes. Tienen muchas prolongaciones, algunas de las cuales poseen pedicelos expandidos **(pies vasculares)** que rodean los vasos sanguíneos, mientras que otras establecen contacto con la piamadre.

   (2) Función

   (a) Los astrocitos depuran iones y detritos del metabolismo de las neuronas y suministran energía para dicho metabolismo.

   (b) Junto con otros componentes de la neuroglia, la astroglia forma una **barrera hermética** protectora entre la piamadre y el tejido nervioso del encéfalo y la médula espinal.

   (c) Proporcionan **soporte estructural** al tejido nervioso.

   (d) Cuando el SNC se lesiona, proliferan y forman un **tejido cicatricial (cicatriz glial)**.

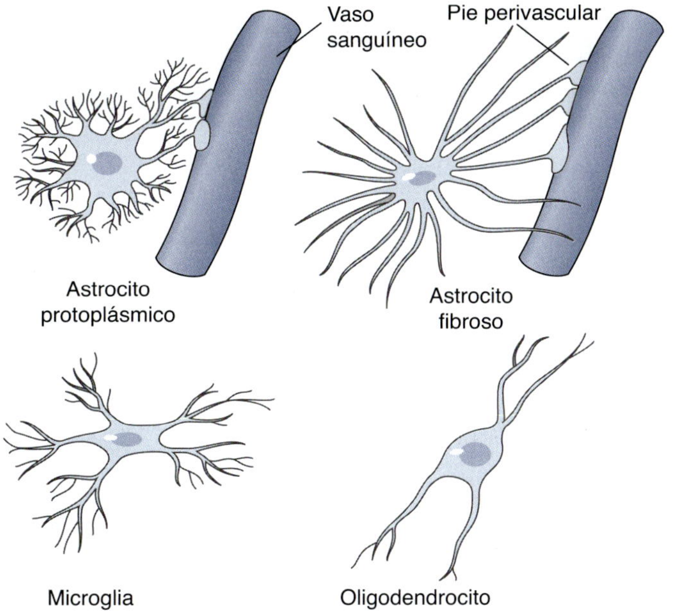

FIGURA 9-5. Distintos tipos de células de neuroglia. (Adaptado con permiso de Gartner LP, Hiatt JL. *Color Textbook of Histology,* 2nd ed. Philadelphia, PA: Saunders; 2001:192.)

(3) Tipos de astrocitos

(a) Los **astrocitos protoplásmicos** residen principalmente en la sustancia gris y poseen prolongaciones ramificadas que envuelven vasos sanguíneos, neuronas y áreas sinápticas. Contienen algunos filamentos intermedios constituidos por **proteína ácida fibrilar glial** (GFAP, por sus siglas en inglés).

(b) Los **astrocitos fibrosos** residen mayoritariamente en la **sustancia blanca** y poseen prolongaciones largas y delgadas poco ramificadas. Contienen muchos filamentos intermedios compuestos por **GFAP**.

Ambos tipos de astrocitos ayudan a establecer la barrera hematoencefálica y contribuyen a su mantenimiento.

b. Oligodendrocitos

(1) Los oligodendrocitos son células de neuroglia que viven en **simbiosis** con neuronas (es decir, cada célula se ve afectada por las actividades metabólicas de la otra). Son necesarias para la supervivencia de las neuronas en el SNC.

(2) Se localizan tanto en la **sustancia gris** como en la **sustancia blanca**.

(3) Poseen un núcleo pequeño, redondeado y condensado y algunas prolongaciones cortas.

(4) Su citoplasma, electrodenso, contiene ribosomas, numerosos microtúbulos, muchas mitocondrias, RER y un aparato de Golgi grande.

(5) Los oligodendrocitos producen **mielina**, una sustancia lipoproteínica organizada en capas que aísla y protege los axones en el SNC. Cada oligodendrocito forma varias prolongaciones, y cada prolongación produce mielina para un solo internodo de un solo axón. De este modo, un oligodendrocito puede mielinizar un internodo para varios axones.

c. Células de Schwann

(1) Las células de Schwann, localizadas en el SNP, son células aplanadas con pocas mitocondrias y una región de Golgi pequeña.

(2) Aunque las células de Schwann derivan de células de la cresta neural, todavía se consideran células de neuroglia.

(3) Estas células desempeñan la misma función en el SNP que los oligodendrocitos en el SNC: protegen y aíslan las neuronas. Las células de Schwann forman tanto cubiertas no mielinizadas como mielinizadas sobre las neuronas. Sin embargo, una célula de Schwann sólo puede aislar un solo axón, mientras que un solo oligodendrocito puede aislar varios axones. Una vaina de mielina consiste en los plasmalemas de muchas células de Schwann alrededor de un solo axón (ver Sección V).

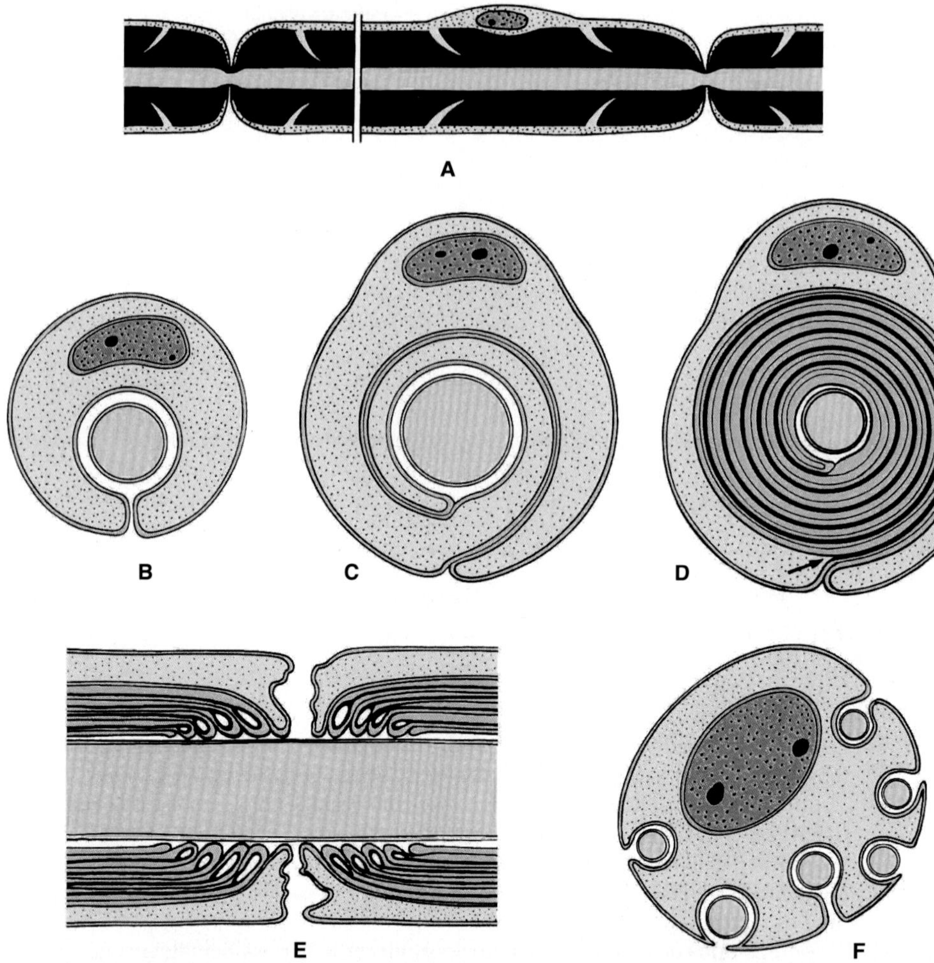

FIGURA 9-6. Formación de la vaina de mielina. **A.** Vaina de mielina y célula de Schwann vistas (idealmente) al microscopio óptico. **B, C, D.** Estadios sucesivos del desarrollo de la vaina de mielina a partir de la membrana plasmática de una célula de Schwann. **E.** Ultraestructura de un nódulo de Ranvier, en sección longitudinal. **F.** Relación de la célula de Schwann con varios axones no mielinizados. (Reimpreso con permiso de Kiernan JA: *Barr's The Human Nervous System: An Anatomical Viewpoint,* 8th ed. Baltimore, MD: Lippincott Williams & Wilkins; 2005:22.)

(4) Las **fibras nerviosas periféricas no mielinizadas** están rodeadas por gran cantidad de células de Schwann, y cada segmento del axón está envuelto por una sola célula de Schwann. Dado que en los axones mielinizados los impulsos saltan de un nódulo de Ranvier a otro y en los no mielinizados se mueven en secuencia de un canal iónico a otro, la propagación de los impulsos es mucho más rápida en los axones mielinizados. Es interesante hacer notar que a menudo en los axones no mielinizados del SNC, a diferencia de lo que ocurre en el SNP, no hay una envoltura de células neurogliales.

d. Las **células de microglia** son células neurogliales **fagocíticas** pequeñas que derivan de la población mononuclear de células fagocíticas de la médula ósea. Poseen un núcleo condensado y alargado y muchas prolongaciones cortas ramificadas. Normalmente son inactivas, pero en caso de lesión o invasión por patógenos liberan interferón γ, que activa células microgliales vecinas. Las células de microglia activadas eliminan residuos de lesiones celulares y secretan citocinas que atraen linfocitos T al sitio de infección. Las células microgliales también tienen la capacidad de convertirse en células presentadoras de antígeno para los linfocitos T que recién llegan.

e. Los **ependimocitos (células ependimarias)**, derivados del neuroepitelio, son **células epiteliales** que recubren el tubo neural y los ventrículos encefálicos. En determinadas regiones del encéfalo poseen **cilios** que ayudan a mover el líquido cefalorraquídeo (LCR). Los ependimocitos modificados contribuyen a la formación del **plexo coroideo**.

IV. SINAPSIS

Las sinapsis son sitios de **aposición funcional** donde las señales se transmiten de una neurona a otra o de una neurona a otro tipo de célula (p. ej., a una célula muscular).

A. Clasificación. Las sinapsis se clasifican según el sitio de contacto sináptico y el mecanismo de transmisión de la señal (ver figura 9-3).

1. **Sitio de contacto sináptico**
   a. Las **sinapsis axodendríticas** se establecen entre un axón y una dendrita.
   b. Las **sinapsis axosomáticas** se establecen entre un axón y un soma. El SNC contiene principalmente sinapsis axodendríticas y axosomáticas.
   c. Las **sinapsis axoaxónicas** se establecen entre dos axones.
   d. Las **sinapsis dendrodendríticas** se establecen entre dendritas.
2. **Mecanismos de transmisión de señales**
   a. **Sinapsis químicas**
      (1) Estas sinapsis implican la liberación de una sustancia química (**neurotransmisor o neuromodulador**) por la célula presináptica, y la sustancia genera un potencial de acción en la célula postsináptica.
      (2) Las sinapsis químicas son las más comunes entre neuronas, y las únicas existentes en las sinapsis neurona-músculo.
      (3) La transmisión de señales a través de estas sinapsis se **retrasa** unos 0.5 ms, el tiempo requerido para la secreción y difusión del neurotransmisor desde la membrana presináptica de la primera célula a la hendidura sináptica, y de allí a la membrana postsináptica de la segunda célula.
      (4) Los neurotransmisores no producen ningún cambio, sólo activan una respuesta en la segunda célula.

CONSIDERACIONES CLÍNICAS

Enfermedad de Parkinson

La enfermedad de Parkinson es un trastorno degenerativo progresivo que se caracteriza por temblores, rigidez muscular, dificultad para iniciar los movimientos, arrastre lento de los pies al caminar y falta de expresión facial (facies de máscara). La causa es la pérdida de neuronas dopaminérgicas de la sustancia negra del cerebro. Aunque no está claro por qué se pierden estas células, se sabe que algunos productos industriales tóxicos –como aquellos a los que están expuestos los trabajadores de las minas de manganeso y la muy tóxica MTPT (metil-fenil-tetrahidropiridina), presente en la heroína de producción ilícita– provocan la enfermedad de Parkinson. Entre los diversos tratamientos se incluye la administración de levodopa, que produce cierto alivio, aunque las células continúan muriendo. El trasplante de tejido de glándula suprarrenal fetal sólo ha proporcionado alivio pasajero. Los avances en la investigación con células madre algún día podrán aplicarse a la curación de esta enfermedad letal.

La estimulación encefálica profunda es una técnica que no cura la enfermedad de Parkinson, pero puede abatir los síntomas y mejorar la calidad de vida del paciente. En la actualidad se emplea cuando los fármacos fallan o producen efectos secundarios graves.

Corea de Huntington

La corea de Huntington es una enfermedad hereditaria letal que se manifiesta entre los 20 y 30 años de edad, al principio en forma de dolores articulares que avanzan a movimientos articulares involuntarios, disfunción motora, demencia y la muerte. Al parecer se debe a la pérdida de neuronas productoras del neurotransmisor ácido γ-aminobutírico (GABA). Se piensa que los síntomas de demencia están relacionados con la pérdida de células secretoras de acetilcolina.

   b. **Sinapsis eléctricas**
      (1) Estas sinapsis implican el movimiento de iones de una neurona a otra a través de **uniones comunicantes**, que transmiten el potencial de acción de la célula presináptica directamente a la célula postsináptica.

(2) Las sinapsis eléctricas son mucho menos numerosas que las sinapsis químicas.
(3) La transmisión de señales en este tipo de sinapsis se realiza de manera **casi instantánea**.

B. Morfología sináptica

1. La morfología de las **terminales axónicas** varía con el sitio de contacto sináptico.
   a. Los **botones sinápticos** son expansiones bulbosas únicas al final de las terminales axónicas.
   b. Los **botones de paso** son protuberancias a lo largo de la terminal axónica; en cada protuberancia puede ocurrir una sinapsis.
2. La **membrana presináptica** es el axolema engrosado de la neurona que transmite el impulso. Contiene **canales de Ca^{2+} regulados por voltaje** que regulan la entrada de iones calcio en la terminal axónica. Las vesículas sinápticas se fusionan con la membrana presináptica y se incorporan a ella antes de liberar sus sustancias neurotransmisoras.
3. La **membrana postsináptica** es la membrana plasmática engrosada de la neurona u otra célula diana que recibe el impulso.
4. La **hendidura sináptica** es el espacio estrecho (20 a 30 nm de anchura) que hay entre las membranas presináptica y postsináptica. Los neurotransmisores se difunden a través de la hendidura sináptica.
5. Las **vesículas sinápticas** son estructuras pequeñas (40-60 nm de diámetro) rodeadas por membrana que se encuentran en el axoplasma de la neurona transmisora. **Descargan neurotransmisores** en la hendidura sináptica mediante exocitosis.

C. **Los neurotransmisores** (tabla 9-1) son producidos, almacenados y liberados por las neuronas presinápticas. Se difunden a través de la hendidura sináptica y se unen a receptores de la membrana postsináptica, lo que genera en ella un potencial de acción.

V. FIBRAS NERVIOSAS

Las fibras nerviosas son axones individuales envueltos por una vaina de mielina de células de Schwann en el SNP o de oligodendrocitos en el SNC.

A. Vaina de mielina (figura 9-6)

1. La vaina de mielina es producida por **oligodendrocitos** del SNC y por **células de Schwann** del SNP.

tabla 9-1 Neurotransmisores comunes

Neurotransmisor	Localización	Función
Acetilcolina	Uniones mioneurales; todas las sinapsis parasimpáticas; sinapsis simpáticas preganglionares	Activa el músculo esquelético y los nervios autónomos; funciones cerebrales
Noradrenalina	Sinapsis simpáticas posganglionares	Incrementa el gasto cardiaco
Glutamato	SNC; sensores presinápticos y corteza	Neurotransmisor excitador más común del SNC
GABA	SNC	Neurotransmisor inhibidor más común del SNC
Dopamina	SNC	Inhibidor o excitador, dependiendo del receptor
Glicina	Tronco del encéfalo y médula espinal	Inhibidor
Serotonina	SNC	Inhibidor del dolor; control del estado de ánimo; sueño
Aspartato	SNC	Excitador
Encefalinas	SNC	Analgésico; suprime el dolor
Endorfinas	SNC	Analgésico; suprime el dolor

SNC, sistema nervioso central; GABA, ácido γ-aminobutírico.

2. Consiste en varias capas de membrana plasmática de un oligodendrocito o de una célula de Schwann dispuestas en espiral alrededor del axón.
3. No es continua en toda la longitud del axón, sino que está interrumpida por huecos llamados **nódulos de Ranvier**.
4. Su grosor es constante a lo largo de todo el axón; sin embargo, suele aumentar con el diámetro del axón.
5. La vaina de mielina puede extraerse mediante técnicas histológicas comunes. Los métodos que usan **tetróxido de osmio** preservan la vaina de mielina y la tiñen de negro.
6. Al microscopio electrónico la vaina de mielina muestra las características siguientes:
   a. **Líneas densas mayores**, que equivalen a los puntos de **fusión** entre las superficies citoplásmicas de las membranas plasmáticas de las células de Schwann (o de los oligodendrocitos).
   b. **Líneas intraperiódicas**, que equivalen a **contactos estrechos**, pero sin fusión, de las superficies extracelulares de las membranas plasmáticas de células de Schwann adyacentes (o de oligodendrocitos).
   c. **Hendiduras (incisuras) de Schmidt-Lanterman** (visibles tanto al microscopio electrónico como al óptico), que son **discontinuidades** oblicuas en forma de cono de la vaina de mielina debidas a la presencia de citoplasma de la célula de Schwann (o del oligodendrocito) en la vaina de mielina.

B. **Los nódulos de Ranvier** son regiones del axón que **carecen de mielina;** corresponden a discontinuidades entre células de Schwann u oligodendrocitos adyacentes.
1. En el SNP, a nivel de los nódulos de Ranvier, el axón está cubierto por prolongaciones citoplásmicas interdigitadas de células de Schwann adyacentes que protegen la superficie no mielinizada del axón. Sin embargo, en el SNC el axón no está cubierto por prolongaciones citoplásmicas de oligodendrocitos. En cambio, la superficie del axón libre de mielina en los nódulos de Ranvier está cubierta por la placa plantar de un astrocito.
2. A nivel de los nódulos, el axolema contiene **muchas bombas de Na+,** y en las micrografías electrónicas se observa una densidad característica.

C. **Los internódulos** son los segmentos de una fibra nerviosa que quedan **entre nódulos de Ranvier adyacentes**. Su longitud varía entre 0.08 y 1 mm, según el tamaño de las células de Schwann o de los oligodendrocitos asociados con la fibra.

CONSIDERACIONES CLÍNICAS

Esclerosis múltiple

La esclerosis múltiple (EM) es una enfermedad inmunitaria que se caracteriza por disfunción crónica progresiva del sistema nervioso por desmielinización del SNC, en especial de encéfalo, médula espinal y nervios ópticos. En Estados Unidos afecta a una persona de cada 700, más a menudo entre los 20 y 40 años de edad, y dos de cada tres afectados son mujeres. Se producen episodios aleatorios de inflamación, edema y desmielinización de los axones, seguidos por periodos de remisión que pueden prolongarse durante meses o años. Cada episodio reduce la vitalidad del paciente y basta para provocar la muerte en cuestión de meses. Se cree que, en el SNC, los linfocitos T montan un ataque contra las vainas de mielina, desmielinizan los axones e interfieren en la propagación normal de los potenciales de acción. Sin embargo, estudios recientes sugieren que el verdadero factor causal de la EM es oligodendropatía, y que la respuesta de linfocitos T es sólo una reacción secundaria. En la actualidad, entre los tratamientos se incluye la inmunosupresión con corticoesteroides.

VI. NERVIOS

Los nervios son haces de fibras nerviosas, parecidos a cordones, envueltos en capas de tejido conectivo (figura 9-7). Son **visibles a simple vista** y suelen tener un color **blanquecino** debido a la presencia de mielina.

A. Recubrimientos del tejido conectivo

1. El **epineuro** es la capa de tejido conectivo denso fibroso **(fascia)** que forma la cubierta externa de los haces nerviosos y a menudo está inmersa en tejido adiposo.

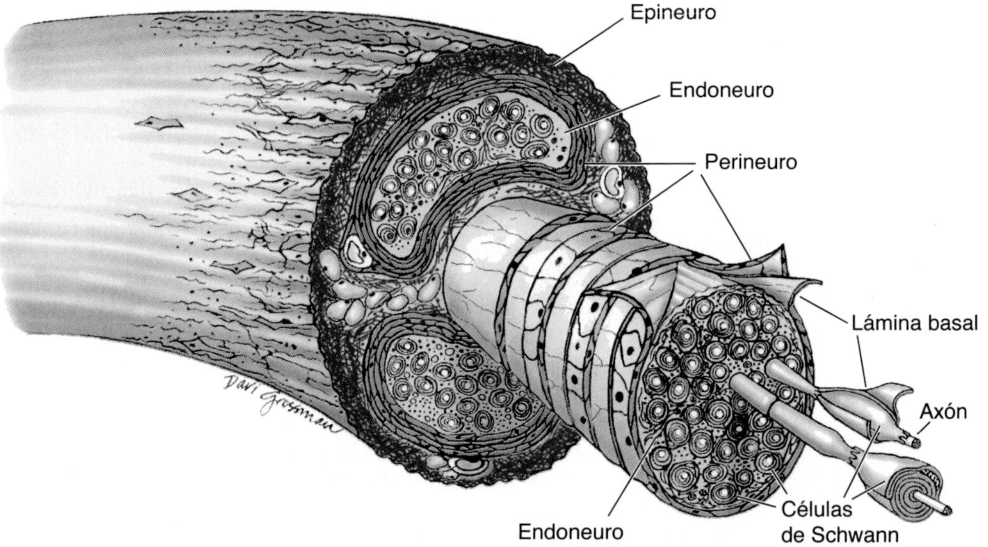

FIGURA 9-7. Sección transversal de un nervio periférico donde se pueden observar las distintas capas de tejido conectivo. Cada haz de fibras nerviosas o fascículo (uno aparece extendido en el dibujo) está cubierto por perineuro. (Reimpreso con permiso de Kelly DE, Wood RL, Enders AC. *Bailey's Textbook of Microscopic Anatomy,* 18th ed. Baltimore, MD: Williams & Wilkins; 1984:353.)

2. El **perineuro** envuelve cada haz de fibras nerviosas **(fascículo)**. Su superficie interna está formada por capas de células aplanadas adheridas mediante **uniones estrechas** (zonas de oclusión) que impiden el paso de la mayoría de las macromoléculas, con lo que ayudan a la formación de la barrera hematoencefálica (figura 9-8).
3. El **endoneuro** es una capa delgada de fibras reticulares, producida principalmente por células de Schwann, que envuelve fibras nerviosas individuales. Esta capa, difícil de observar sin tinciones especiales, contiene mastocitos y macrófagos ocasionales.

CONSIDERACIONES CLÍNICAS

Meningitis

La meningitis se debe a inflamación de las meninges por una infección viral o bacteriana del líquido cefalorraquídeo. La meningitis viral no es grave, pero la meningitis bacteriana es contagiosa y peligrosa y provoca pérdida de la audición, dificultades de aprendizaje, lesiones encefálicas y muerte, a veces en 24 horas si no se trata. En Estados Unidos se vacunan los niños a los 4 años de edad o antes contra la forma bacteriana más común. En fechas recientes, a causa de los muchos brotes de meningitis en universidades, varias escuelas han decidido vacunar a todos sus alumnos y a quienes estén en contacto estrecho con ellos. Los síntomas principales son fiebre, dolor de cabeza, rigidez del cuello y alteraciones de la conciencia de inicio repentino y avance rápido. La punción lumbar y el cultivo del líquido cefalorraquídeo (LCR) para determinar la especie bacteriana son los únicos métodos diagnósticos. Una vez establecido el diagnóstico, empieza un tratamiento con el antibiótico específico. La meningitis bacteriana puede contagiarse por secreciones respiratorias y de garganta (es decir, al toser, estornudar o besar).

B. Clasificación funcional de los nervios

1. Los **nervios sensitivos** contienen fibras **aferentes** y conducen señales sensoriales sólo desde el ambiente interno y externo hacia el SNC.
2. Los **nervios motores** contienen fibras **eferentes** y conducen señales sólo desde el SNC hacia los órganos efectores.
3. Los **nervios mixtos**, que son los más comunes, contienen tanto fibras aferentes como eferentes y, por lo tanto, conducen señales sensoriales y motoras.

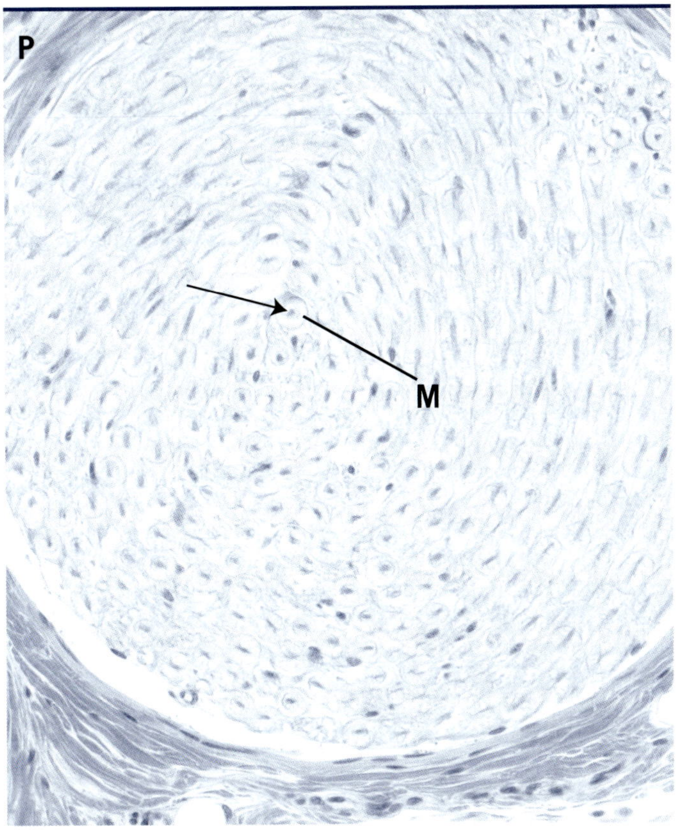

FIGURA 9-8. Micrografía óptica de un nervio periférico en corte transversal (×132). Note que un axón (*punta de flecha*) se encuentra en el centro de la vaina de mielina (M). P, perineuro.

VII. GANGLIOS

Los ganglios son agrupaciones encapsuladas de **cuerpos celulares neuronales (somas)** fuera del SNC.

A. **Los ganglios neurovegetativos** son ganglios **motores** en los cuales los axones de neuronas preganglionares establecen sinapsis con neuronas posganglionares **(ver Sección IX B 1)**.

B. **Los ganglios craneoespinales** son ganglios **sensitivos** asociados con la mayoría de los nervios craneales y las raíces dorsales de los nervios espinales **(ganglios de la raíz dorsal)**. A diferencia de los ganglios neurovegetativos, los ganglios craneoespinales **no establecen sinapsis**. Estos ganglios contienen los cuerpos celulares de neuronas sensitivas, que son **seudounipolares (unipolares)** y transmiten señales sensoriales desde los receptores al SNC.

VIII. HISTOFISIOLOGÍA DEL SISTEMA NERVIOSO

A. Potencial de membrana en reposo

1. El potencial de membrana en reposo se establece a través de la membrana plasmática de todas las células. El potencial de reposo de la mayoría de plasmalemas neuronales es negativo, de –70 mV, en el interior de la célula respecto del exterior.

2. Es establecido y mantenido principalmente por **canales de fuga de K^+** y, en menor medida, por la **bomba de Na^+/K^+**, que transporta de manera activa tres iones Na^+ fuera de la célula a cambio de dos iones K^+. El potencial de reposo existe cuando no hay un movimiento neto de K^+ (es decir, cuando la difusión de K^+ hacia el exterior se equilibra exactamente con la carga positiva externa que actúa en contra de una mayor difusión).

B. **Un potencial de acción** es la actividad eléctrica que ocurre en una neurona cuando un impulso se propaga a lo largo de su axón, y se observa como un **movimiento de cargas negativas a lo largo de la parte externa del axón. Es un suceso de todo o nada con amplitud y duración constantes.**

1. **Generación del potencial de acción**
   a. Un estímulo excitador en una neurona postsináptica **despolariza** parcialmente una porción de la membrana plasmática (la diferencia de potencial se hace **menos negativa**).
   b. Cuando el potencial de membrana alcanza un **umbral** crítico, los **canales de Na^+ regulados por voltaje** de la membrana se abren y permiten la entrada de Na^+ en la célula (figura 9-9).
   c. El flujo de entrada de Na^+ **revierte el potencial de reposo** en el área contigua (es decir, el lado externo se hace negativo).
   d. Los canales de Na^+ se cierran de manera espontánea y quedan inactivados durante 1 o 2 ms **(periodo refractario)**.
   e. La apertura de los **canales de K^+ regulados por voltaje** también es inducida por despolarización. Como estos canales permanecen abiertos durante más tiempo que los canales de Na^+, la salida de K^+ durante el periodo refractario **repolariza** la membrana y restablece su potencial de reposo.
   f. A continuación los canales iónicos vuelven a sus estados normales. En este momento la célula ya está preparada para responder a otro estímulo.
2. **Propagación del potencial de acción**
   a. La propagación se debe a la difusión longitudinal de Na^+ (que entra en la célula por el sitio de excitación inicial) hacia las terminales axónicas **(propagación ortodrómica)**. La difusión longitudinal de Na^+ despolariza la región adyacente de la membrana, lo que provoca un nuevo potencial de acción en este sitio.
   b. La propagación **no** se debe a la difusión de Na^+ hacia el soma **(propagación antidrómica)**, porque en esta región los canales de Na^+ están desactivados.
   c. Los potenciales de acción se propagan a la velocidad máxima en las fibras mielinizadas, que presentan **conducción saltatoria**. En este tipo de conducción, el potencial de acción salta de un nódulo de Ranvier al siguiente.

C. **El transporte axónico** de proteínas, organelos y vesículas ocurre a velocidad alta, intermedia o baja, según la naturaleza de los materiales transportados.

1. El **transporte anterógrado** lleva materiales desde el soma.
2. El **transporte retrógrado** conduce materiales hacia el soma para que sean reutilizados, reciclados o degradados. Sin embargo, algunos virus (por ej., herpes simple y rabia) se propagan de esta manera. También algunas toxinas (p. ej., tetánica) se desplazan de la periferia al SNC de esta manera.

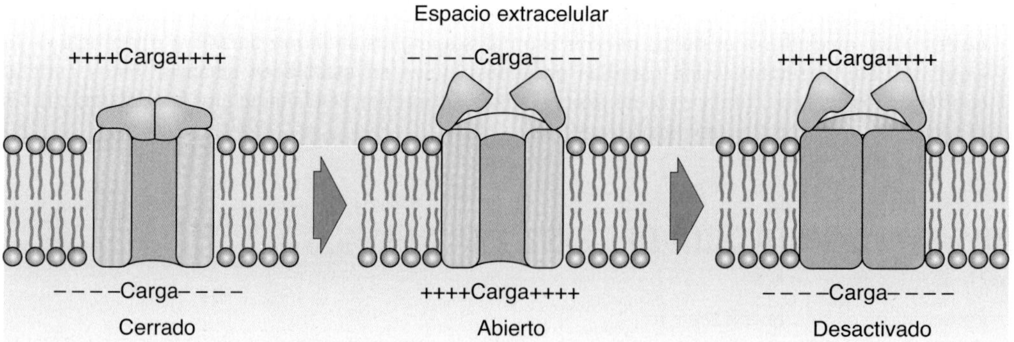

FIGURA 9-9. Modelo de un canal de Na^+ regulado por voltaje que muestra la transición entre sus estados cerrado, abierto y desactivado. En el estado de reposo, el segmento bloqueador del canal y la acción de compuerta mantienen el canal cerrado e impiden la entrada de Na^+ extracelular. La despolarización de la membrana provoca un cambio de conformación que abre el canal al flujo de entrada de Na^+. El canal se cierra espontáneamente y queda inactivo durante el milisegundo posterior a su apertura.

D. Función trófica del tejido nervioso

1. La **denervación** de un músculo o glándula causa su atrofia.
2. La **reinervación** restablece su estructura y función.

IX. SISTEMA NERVIOSO SOMÁTICO Y SISTEMA NERVIOSO AUTÓNOMO

Somático y autónomo son conceptos funcionales que hacen referencia a todos los elementos nerviosos implicados en la transmisión de los impulsos desde el SNC hacia los componentes somáticos y viscerales del cuerpo, respectivamente. Las células de la cresta neural dan origen a las neuronas de las divisiones parasimpática y simpática del SNA, cuyos **somas preganglionares** se localizan en el SNC y cuyos **somas posganglionares** se encuentran en **ganglios neurovegetativos** situados fuera del SNC.

A. **El sistema nervioso somático (SNS)** contiene fibras sensitivas que llevan información al SNC y fibras motoras originadas en el SNC que inervan **músculo esquelético** voluntario.

B. **El sistema nervioso autónomo (SNA)** se considera en general puramente motor en su función, ya que contiene fibras motoras que controlan y regulan el **músculo liso**, el **músculo cardiaco** y algunas **glándulas**. Establece y mantiene la **homeostasis** de las funciones viscerales del cuerpo. Se divide anatómica y funcionalmente en tres partes, los **sistemas nerviosos simpático, parasimpático** y **entérico**. Los dos primeros suelen **funcionar de manera antagónica** en un órgano dado (es decir, si el sistema simpático estimula el órgano, el sistema parasimpático lo inhibe, y viceversa). El sistema nervioso entérico está confinado al aparato digestivo, donde controla los procesos de la digestión; sin embargo, es modulado por los sistemas nerviosos simpático y parasimpático.

1. **Cadenas nerviosas autónomas**
   a. Los cuerpos celulares de las **neuronas preganglionares** se localizan en el SNC y extienden sus **fibras preganglionares** (axones) hacia un **ganglio neurovegetativo** externo al SNC.
   b. En el ganglio, las fibras preganglionares establecen sinapsis con neuronas posganglionares, que son típicamente multipolares y están rodeadas por células satélites.
   c. Las **fibras posganglionares** abandonan el ganglio y terminan en el **órgano efector** (músculo liso, músculo cardiaco o glándula).
2. **Sistema simpático (flujo efusivo toracolumbar)**
   a. Los cuerpos celulares preganglionares de este sistema se localizan en los segmentos torácicos y en los dos primeros segmentos lumbares de la médula espinal.
   b. **Función.** El sistema simpático realiza la **vasoconstricción**. En general, prepara al cuerpo para las respuestas de huida, ataque o congelamiento incrementando las frecuencias cardiaca y respiratoria, la presión arterial y el riego sanguíneo del músculo esquelético, así como dilatando las pupilas y disminuyendo la actividad visceral.
3. **Sistema parasimpático (flujo efusivo craneosacro)**
   a. Los cuerpos celulares preganglionares de este sistema se localizan en determinados núcleos nerviosos craneales del interior del encéfalo y en algunos segmentos sacros de la médula espinal.
   b. **Función.** El sistema parasimpático estimula la secreción (función **secretomotora**). En general, prepara al cuerpo para las funciones de reposo y digestión disminuyendo las frecuencias cardiaca y respiratoria y la presión arterial, contrayendo las pupilas e incrementando la actividad visceral.
4. **Sistema nervioso entérico**
   a. El **sistema nervioso entérico** consiste en dos divisiones de neuronas localizadas en la pared del tubo digestivo: el **plexo mientérico de Auerbach** y el **plexo submucoso de Meissner**.
   b. **Función.** El sistema nervioso entérico es autónomo, y por lo general se encarga del curso correcto de la digestión, incluido el control de las secreciones digestivas y el flujo sanguíneo hacia y desde el intestino. Aunque el sistema entérico se considera independiente, sus funciones son moduladas por los componentes simpático y parasimpático del SNA.

X. SISTEMA NERVIOSO CENTRAL

El **sistema nervioso central (SNC)** consta del encéfalo, situado dentro del cráneo, y la médula espinal, dentro de la columna vertebral.

A. El SNC tiene tanto sustancia blanca como sustancia gris.

1. La **sustancia blanca** contiene principalmente fibras nerviosas mielinizadas, pero también algunas fibras no mielinizadas y células de neuroglia.
2. La **sustancia gris** contiene cuerpos celulares neuronales, muchas fibras no mielinizadas, algunas fibras mielinizadas y células de neuroglia.
3. La **sustancia gris de la médula espinal** tiene forma de H en las secciones transversales de la médula espinal (figura 9-10).
   a. Un pequeño **conducto central**, revestido de ependimocitos, corre por el centro de la barra transversal de la H. Este canal es un remanente del tubo neural embrionario.
   b. Las barras verticales dorsales de la H **(cuernos dorsales)** están formadas por fibras **sensitivas** procedentes de los ganglios de la raíz dorsal y por cuerpos celulares de interneuronas.
   c. Las barras verticales ventrales de la H **(cuernos ventrales)** están formadas por somas y fibras de neuronas motoras multipolares de gran tamaño.
4. La **sustancia gris del encéfalo** se localiza en la periferia (corteza) del cerebro y del cerebelo. En estas estructuras, la sustancia blanca se encuentra debajo de la sustancia gris.
   a. La **capa de células de Purkinje** (sólo en la corteza cerebelosa) consta de células de Purkinje en forma de matraz. Estas células poseen un núcleo central, dendritas altamente ramificadas (arborescentes) y un solo axón mielinizado. Pueden recibir varios centenares de miles de impulsos excitadores e inhibidores para ordenar e integrar (figura 9-11).
   b. La sustancia gris del encéfalo también forma el **núcleo basal** (antes llamado **ganglios basales**), que se encuentra en las profundidades del cerebro y está rodeado por sustancia blanca.

B. Las meninges son las **cubiertas membranosas del encéfalo y la médula espinal**. Están formadas por tejido conectivo. Hay tres meninges: la externa o **duramadre**, que cubre el cráneo óseo y la médula espinal; la intermedia o **aracnoides**, que cubre la duramadre; y la interna o **piamadre**, altamente vascularizada y que yace directamente en la superficie de encéfalo y médula espinal.

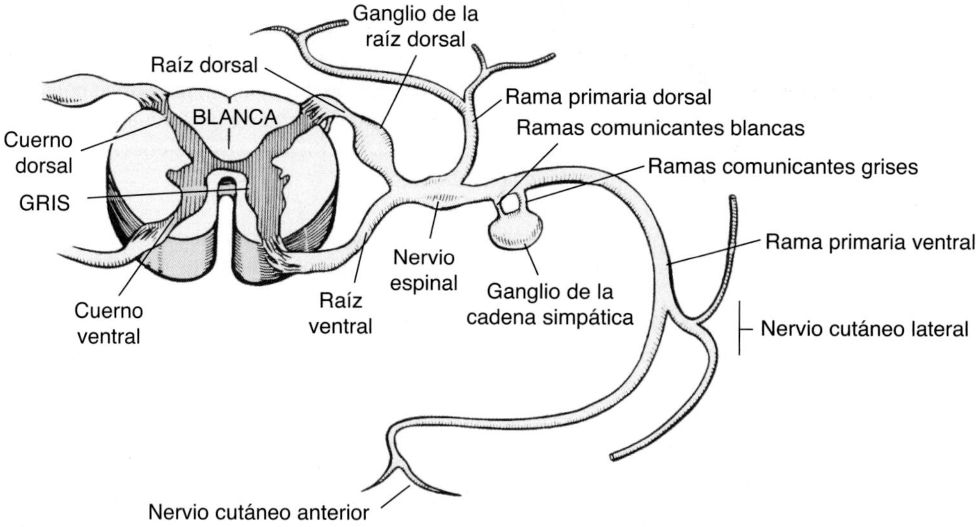

FIGURA 9-10. Segmento torácico típico de la médula espinal con nervios espinales. (Reimpreso con permiso de Hiatt JL, Gartner LP. *Textbook of Head and Neck Anatomy*. 4th ed. Baltimore, MD: Lippincott Williams & Wilkins; 2010:25.)

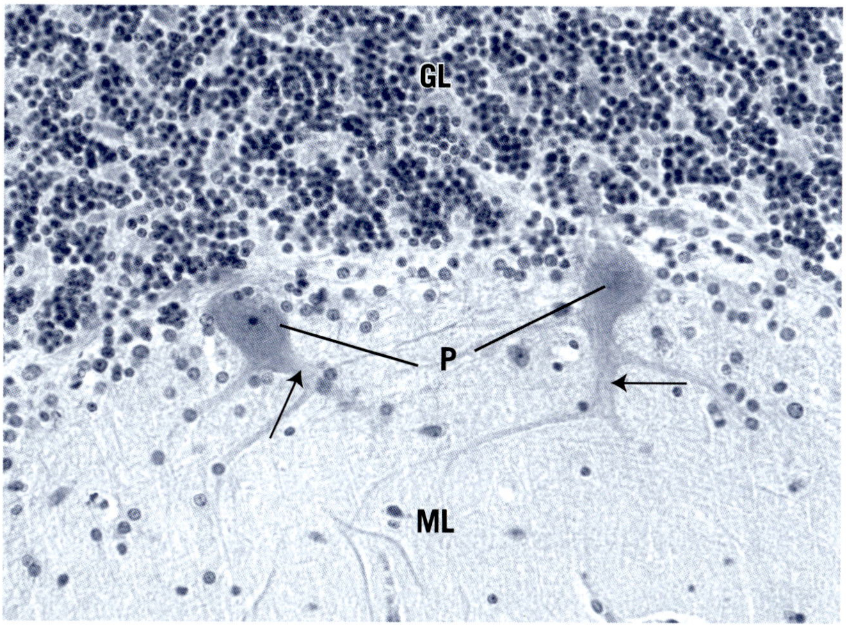

FIGURA 9-11. Micrografía óptica del cerebelo (×132). Obsérvense las células de Purkinje (P) con sus arborescencias dendríticas (*flechas*) que sobresalen hacia la capa molecular (ML). La región densamente poblada y teñida es la capa granular (GL) del cerebelo.

C. Líquido cefalorraquídeo

1. El LCR es un líquido claro producido principalmente por las células del **plexo coroideo** de los ventrículos del encéfalo. El plexo coroideo está formado por repliegues de la piamadre y por capilares rodeados por ependimocitos cúbicos.
2. El líquido cefalorraquídeo circula por los ventrículos, el espacio subaracnoideo y el conducto central, bañando y nutriendo el encéfalo y la médula espinal; también actúa como almohada que absorbe los impactos y así protege estas estructuras.
3. El líquido cefalorraquídeo está constituido en 90% por agua y iones; contiene poca proteína, glóbulos blancos ocasionales y raras veces células de descamación.
4. El líquido cefalorraquídeo se elabora de manera continua y es reabsorbido por las **vellosidades aracnoideas**, que lo transportan al seno sagital superior. El bloqueo de la absorción puede provocar **hidrocefalia**.

CONSIDERACIONES CLÍNICAS

Punción lumbar. Es posible extraer una pequeña cantidad de LCR de la médula espinal para análisis mediante una aguja que se inserta en el conducto vertebral entre las vértebras dorsales tercera y cuarta.

5. La **barrera hematoencefálica** aísla el tejido nervioso del SNC de productos llevados por el aparato circulatorio. Esta función es realizada por uniones estrechas formadas por células epiteliales adyacentes que recubren los capilares continuos que irrigan los tejidos nerviosos. Aunque esta barrera permite el paso de determinadas moléculas (O_2, H_2O, CO_2, lípidos y algunos fármacos), otras sustancias (como vitaminas, algunos fármacos y glucosa) sólo tienen acceso por difusión o transporte mediado por receptor. Además, ciertos iones también atraviesan la barrera por transporte activo. Los astrocitos ayudan al mantenimiento de la barrera hematoencefálica.

XI. DEGENERACIÓN Y REGENERACIÓN DEL TEJIDO NERVIOSO

A. **La muerte de las neuronas** ocurre a consecuencia de lesión o enfermedad que afecte sus somas.

1. La muerte neuronal se describía hasta hace poco tiempo como resultado de degeneración y pérdida permanente de tejido nervioso, ya que se creía que las neuronas de algunas zonas del

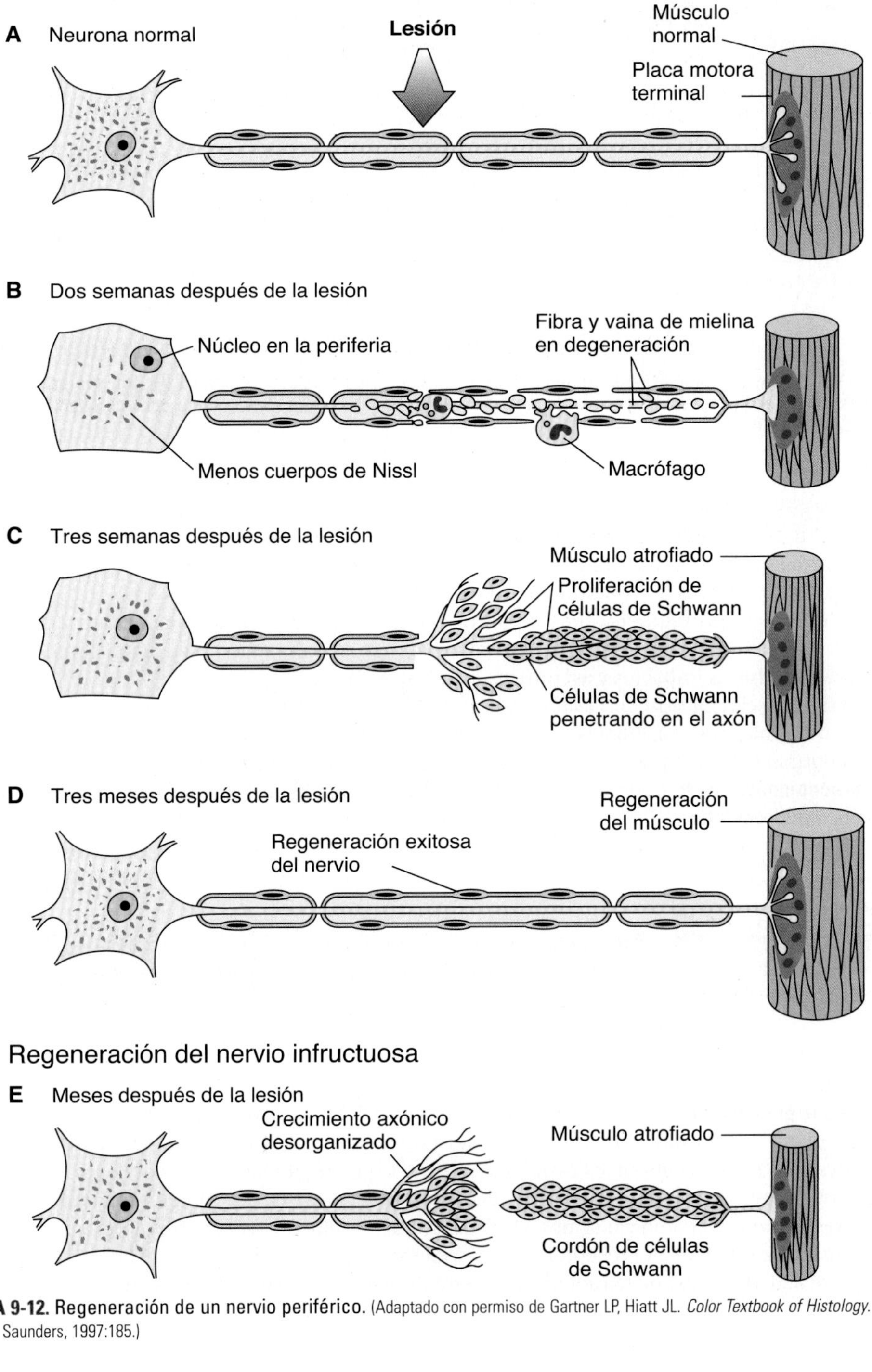

FIGURA 9-12. Regeneración de un nervio periférico. (Adaptado con permiso de Gartner LP, Hiatt JL. *Color Textbook of Histology.* Philadelphia, PA: Saunders, 1997:185.)

SNC no podían dividirse. Sin embargo, en la actualidad hay pruebas de que las células madre neuronales de algunas regiones del encéfalo tienen capacidad multipotencial y pueden ser estimuladas para que se diferencien en células gliales o neuronas a fin de reemplazar las que se han perdido o lesionado en el tejido dañado.

2. En el SNC, la muerte neuronal puede ir seguida por la proliferación de la neuroglia, que rellena los espacios dejados por las neuronas muertas.

B. Un corte transversal de los axones induce cambios en el soma, como **cromatólisis** (fragmentación de los corpúsculos de Nissl con la consiguiente pérdida del carácter basófilo del citoplasma), incremento del volumen del soma y traslado del núcleo a la periferia.

1. **Degeneración del segmento axónico distal** (cambios anterógrados)
   a. El axón y su vaina de mielina, que han quedado separados del soma, degeneran completamente **(degeneración walleriana)**, y los macrófagos eliminan sus restos.
   b. Las células de Schwann proliferan y forman una **columna celular sólida** distal a la lesión y que permanece anclada a la célula efectora.
2. **Regeneración del segmento axónico proximal** (cambios retrógrados) (figura 9-12)
   a. El extremo distal, más cercano a la lesión, inicialmente degenera, y los macrófagos eliminan sus restos.
   b. A continuación el extremo distal empieza a crecer (0.5 a 3 mm/día) y avanza hacia las columnas de células de Schwann.
   c. La regeneración tiene éxito si el axón en crecimiento penetra en una columna de células de Schwann y restablece el contacto con la célula efectora.

Autoevaluación

Instrucciones: cada reactivo de esta sección va seguido de posibles respuestas o de términos para completar. Seleccione la opción CORRECTA.

1. ¿Cuál de las estructuras siguientes se origina a partir de la cresta neural?

(A) Cuernos dorsales de la médula espinal
(B) Corteza suprarrenal
(C) Ganglios simpáticos
(D) Nervios autónomos preganglionares
(E) Neuronas motoras somáticas

2. ¿Cuál de los siguientes neurotransmisores aumenta el gasto cardiaco?

(A) Dopamina
(B) Serotonina
(C) Noradrenalina
(D) Glutamina
(E) GABA

3. ¿Cuál de las siguientes afirmaciones acerca del potencial de membrana de las células nerviosas es verdadera?

(A) Los potenciales de membrana en reposo se mantienen gracias a la entrada de Na^+ en la célula
(B) La entrada de K^+ hace que la membrana recupere su potencial de reposo
(C) La despolarización induce la apertura de los canales de K^+ regulados por voltaje
(D) Los canales de Na^+ regulados por voltaje se activan durante el periodo refractario
(E) La entrada de K^+ revierte el potencial de reposo

4. ¿Cuál de las afirmaciones siguientes es característica del perineuro?

(A) Es una fascia que envuelve varios haces de fibras nerviosas
(B) Es la fascia que envuelve una sola fibra nerviosa
(C) Es una capa delgada de fibras reticulares que cubre fibras nerviosas individuales
(D) Es una fascia que excluye macromoléculas y forma la cubierta externa de los nervios
(E) Está formada en parte por células epitelioides que envuelven un haz (fascículo) de fibras nerviosas

5. ¿Cuál de las siguientes regiones del sistema nervioso tiene acetilcolina como único neurotransmisor?

(A) Sistema nervioso central
(B) Corteza sensorial presináptica
(C) Uniones mioneurales
(D) Sinapsis simpáticas posganglionares
(E) Corteza motora

6. Los cuerpos de Nissl están formados por:

(A) Vesículas sinápticas y acetilcolina
(B) Polirribosomas y retículo endoplásmico rugoso
(C) Lipoproteína y melanina
(D) Neurofilamentos y microtúbulos
(E) Retículo endoplásmico liso y mitocondrias

7. El cono axónico contiene:

(A) Retículo endoplásmico rugoso
(B) Ribosomas
(C Microtúbulos
(D) Aparato de Golgi
(E) Vesículas sinápticas

8. ¿Cuál de las siguientes características se refiere a las vesículas sinápticas?

(A) Elaboran neurotransmisor
(B) Entran en la hendidura sináptica
(C) Se incorporan a la membrana presináptica
(D) Se incorporan a la membrana postsináptica
(E) Liberan neurotransmisor mediante endocitosis

9. ¿Cuál de los síntomas siguientes presentará un paciente con enfermedad de Hirschsprung?

(A) Ausencia de bóveda craneal
(B) Médula espinal expuesta
(C) Dolores de cabeza
(D) Colon grande, dilatado
(E) Ausencia de intestino delgado

10. La mielinización de los nervios periféricos es realizada por:

(A) Astrocitos
(B) Oligodendrocitos
(C) Células de Schwann
(D) Células de la cresta neural
(E) Células en cesta

11. Los episodios de desmielinización se asocian con:

(A) Meningitis
(B) Corea de Huntington
(C) Espina bífida
(D) Enfermedad de Parkinson
(E) Esclerosis múltiple

12. Temblores, marcha festinante y facies de máscara se asocian con:

(A) Meningitis
(B) Corea de Huntington
(C) Espina bífida
(D) Enfermedad de Parkinson
(E) Esclerosis múltiple

13. La pérdida del neurotransmisor GABA se asocia con:

(A) Meningitis
(B) Corea de Huntington
(C) Espina bífida
(D) Enfermedad de Parkinson
(E) Esclerosis múltiple

14. Los ataques súbitos de fiebre, rigidez de cuello, dolores de cabeza y alteración del estado de conciencia se asocian con:

(A) Meningitis
(B) Corea de Huntington
(C) Espina bífida
(D) Enfermedad de Parkinson
(E) Esclerosis múltiple

15. El deterioro y la muerte de las neuronas dopaminérgicas de la sustancia negra del encéfalo se asocian con:

(A) Meningitis
(B) Corea de Huntington
(C) Espina bífida
(D) Enfermedad de Parkinson
(E) Esclerosis múltiple

Respuestas

1. **C.** Las células de la cresta neural migran a través del cuerpo y originan los ganglios y otras estructuras, incluidas algunas porciones de la médula suprarrenal, pero no contribuyen al desarrollo de nervios autónomos preganglionares, corteza suprarrenal ni cuernos dorsales de la médula espinal (ver Capítulo 9 II D).

2. **C.** La noradrenalina incrementa el gasto cardiaco, mientras que la dopamina y el ácido γ-aminobutírico son inhibidores del SNC. El glutamato es el neurotransmisor excitador más común del SNC. La serotonina es un inhibidor del dolor que también controla el estado de ánimo y el sueño (ver Capítulo 9 IV C).

3. **C.** Una vez se ha alcanzado el umbral crítico, los canales de Na^+ regulados por voltaje se abren y el Na^+ entra en la célula, lo cual la despolariza. La despolarización desencadena la apertura de los canales de K^+ regulados por voltaje y entonces el K^+ sale de la célula (ver Capítulo 9 VIII A).

4. **E.** Cada haz de fibras nerviosas está envuelto por el perineuro, que está formado básicamente por varias capas de células epiteliales. Las uniones herméticas entre estas células excluyen la mayor parte de macromoléculas. La cubierta externa de los nervios, el epineuro, envuelve muchos fascículos pero no excluye las macromoléculas. La capa de fibras reticulares que cubre las fibras nerviosas individuales es el endoneuro; tampoco excluye macromoléculas (ver Capítulo 9 VI A).

5. **C.** La acetilcolina es el neurotransmisor de las uniones mioneurales, así como de las sinapsis simpáticas ganglionares y de las parasimpáticas preganglionares y posganglionares (ver tabla 9-1).

6. **B.** Los cuerpos de Nissl son cuerpos basófilos granulares de gran tamaño formados por polisomas y retículo endoplásmico rugoso. Sólo se encuentran en las neuronas (en el citoplasma del soma) (ver Capítulo 9 III A 3).

7. **C.** El cono axónico está desprovisto de organelos grandes, como cuerpos de Nissl y cisternas de Golgi, pero contiene microtúbulos dispuestos en haces, y permite el paso de neurofilamentos, mitocondrias y vesículas al axón (ver Capítulo 9 III A 3 c).

8. **C.** Las vesículas sinápticas liberan neurotransmisor en la hendidura sináptica mediante exocitosis. En este proceso, la membrana de la vesícula se incorpora a la membrana presináptica. Aunque estas vesículas contienen neurotransmisor, no lo elaboran (ver Capítulo 9 IV B 2).

9. **D.** La enfermedad de Hirschsprung se caracteriza por dilatación del colon a causa de la ausencia de los ganglios mientéricos parasimpáticos, conocidos como plexo de Auerbach (ver Capítulo 9 II D, Consideraciones clínicas).

10. **C.** Las células de Schwann producen mielina en el SNP, mientras que los oligodendrocitos la producen en el SNC. Astrocitos, células de la cresta neural y células en cesta no producen mielina (ver Capítulo 9 V A B).

11. **E. La esclerosis múltiple** es una enfermedad inmunitaria que se manifiesta como disfunción crónica progresiva del sistema nervioso por desmielinización del SNC y de los nervios ópticos. Afecta a personas de 20 a 40 años de edad con frecuencia de 1.5 mujeres por cada hombre. Se manifiesta en forma de episodios aleatorios de inflamación, edema y desmielinización de los axones, seguidos de periodos de remisión. Cada episodio reduce la vitalidad del paciente y basta para causar la muerte en meses (ver Capítulo 9 V B, Consideraciones clínicas).

12. **D. La enfermedad de Parkinson** es un trastorno degenerativo progresivo que se caracteriza por temblores, rigidez muscular, dificultad para iniciar los movimientos, arrastre lento de los pies al caminar y ausencia de expresión facial. Es debida a la pérdida de neuronas dopaminérgicas de la sustancia negra del encéfalo. Aunque la causa de la pérdida de estas células no está clara, se

sabe que determinados agentes tóxicos y ciertos factores ambientales provocan la enfermedad de Parkinson (ver Capítulo 9 IV A, Consideraciones clínicas).

13. **B.** **La corea de Huntington** es una enfermedad hereditaria letal que se manifiesta entre los 20 y 30 años de edad. Su avance provoca movimientos articulares involuntarios, disfunciones motoras, demencia y muerte. Parece ser causada por la pérdida de las neuronas que producen el neurotransmisor GABA. Se piensa que los síntomas de demencia se relacionan con la pérdida de las células que secretan acetilcolina (ver Capítulo 9 IV A, Consideraciones clínicas).

14. **A.** **La meningitis** es debida a inflamación de las meninges causada por una infección viral o bacteriana del líquido cefalorraquídeo. Aunque la meningitis viral no es grave, la meningitis bacteriana es contagiosa y peligrosa, y causa pérdida de oído, discapacidades del aprendizaje, lesiones cerebrales y, si no se trata, la muerte, a veces en 24 h. Los síntomas principales son fiebre, dolor de cabeza, rigidez cervical y alteraciones de la conciencia de inicio repentino y avance rápido. El diagnóstico sólo es posible mediante punción lumbar y cultivo del LCR para determinar la especie bacteriana. El tratamiento consiste en antibiótico específico para la especie bacteriana. La meningitis bacteriana se contagia a través de las secreciones respiratorias y de la garganta (es decir, con la tos, los estornudos y los besos) (ver Capítulo 9 VI A, Consideraciones clínicas).

15. **D.** La **enfermedad de Parkinson** es un trastorno degenerativo progresivo que se caracteriza por temblores, rigidez muscular, dificultad para iniciar los movimientos, arrastre lento de los pies al caminar y facies de máscara. Se debe a la pérdida de neuronas dopaminérgicas de la sustancia negra del encéfalo (ver Capítulo 9 IV A, Consideraciones clínicas).

capítulo **10** Sangre y hematopoyesis

I. GENERALIDADES: SANGRE

A. La sangre es un tejido conectivo especializado que consta de células, llamadas comúnmente elementos formes, figurados o sólidos **(eritrocitos, leucocitos y plaquetas)** y un componente líquido llamado **plasma**.

B. El volumen de sangre del adulto promedio es de alrededor de **5 l**.

C. La sangre circula por un sistema cerrado de vasos y **transporta** nutrimentos, productos de desecho, hormonas, proteínas, iones, oxígeno (O_2), dióxido de carbono (CO_2) y elementos formes.

D. También **regula** la **temperatura corporal** y ayuda a regular el **equilibrio osmótico** y el **equilibrio acidobásico**.

E. Las células sanguíneas tienen tiempo de vida corto, pero un proceso llamado **hematopoyesis** las reemplaza continuamente.

II. COMPONENTES SANGUÍNEOS

A. El plasma consta de 90% de **agua;** 9% de **compuestos orgánicos** (como proteínas, aminoácidos y hormonas) y 1% de **sales inorgánicas, gases** disueltos y **nutrimentos**.

1. **Principales proteínas plasmáticas**
   - **a.** La **albúmina**, una proteína pequeña (peso molecular [PM] de 60 000), mantiene la presión coloidosmótica en el sistema vascular y ayuda a transportar algunos metabolitos. La presión coloidosmótica ayuda a mantener un volumen sanguíneo (volemia) adecuado al oponerse a la salida de plasma del torrente sanguíneo. Recuerde que el **plasma** que sale de los vasos sanguíneos para pasar al espacio de tejido conectivo se llama **líquido extracelular (líquido tisular)**.
   - **b.** Las **γ-globulinas** son **anticuerpos (inmunoglobulinas)** (ver Capítulo 12).
   - **c.** Las **α-globulinas** y las **β-globulinas** transportan iones metálicos (p. ej., hierro y cobre) y lípidos (en forma de lipoproteínas).
   - **d.** Entre las principales proteínas del plasma están las proteínas de la coagulación, como el **fibrinógeno**, que se transforma en fibrina durante la coagulación sanguínea.
   - **e.** Las **proteínas del complemento** (C1a C9), que forman parte del sistema inmunitario innato, intervienen en la defensa inmunitaria inespecífica e inician los procesos inflamatorios.
2. El **suero** es el **líquido amarillento** que queda después de que la sangre ha coagulado. Se parece al plasma pero carece de fibrinógeno y de factores de la coagulación.

tabla 10-1 Tamaño y número de los elementos formes de la sangre humana

Tipo celular	Diámetro (λm) Frotis	Sección	Células/mm³ de sangre	Leucocitos (%)
Eritrocito	7–8	6–7	5 × 10⁶ (hombres)	–
			4.5 × 10⁶ (mujeres)	
Agranulocitos				
Linfocito	8–10	7–8	1 500–2 500	20–25
Monocito	12–15	10–12	200–800	3–8
Granulocitos				
Neutrófilo	9–12	8–9	3 500–7 000	60–70
Eosinófilo	10–14	9–11	150–400	2–4
Basófilo	8–10	7–8	50–100	0.5–1
Plaqueta	2–4	1–3	250 000–400 000	–

Reimpreso de Gartner LP, Hiatt JL. *Color Atlas of Histology*. 2nd ed. Baltimore, MD: Williams & Wilkins; 1994:84.

B. **Elementos formes de la sangre** (tabla 10-1 y figura 10-1)

1. **Eritrocitos o glóbulos rojos**

a. **Características generales**

(1) Los eritrocitos son células redondeadas y bicóncavas, **sin núcleo**, que se **tiñen de color rosa pálido** con las tinciones de Wright y de Giemsa (ver figura 10-1).

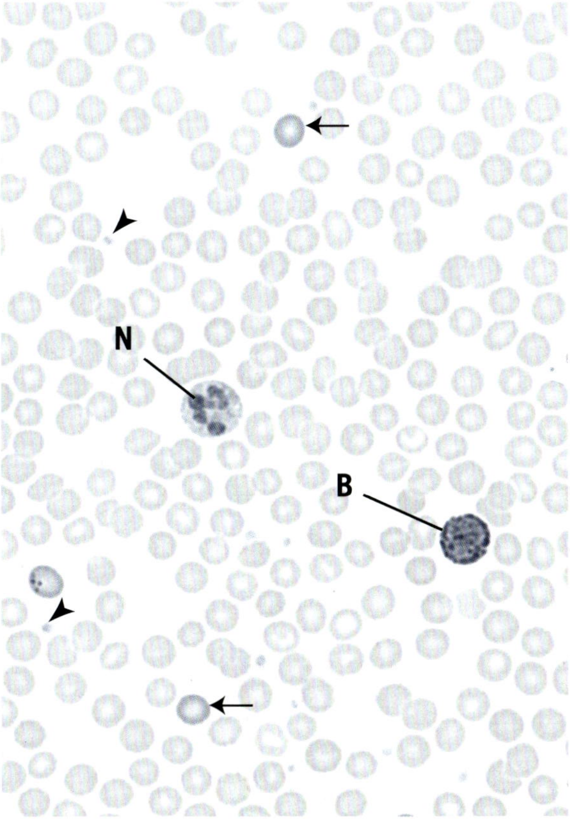

FIGURA 10-1. Micrografía óptica de un frotis de sangre humana. N, neutrófilo; B, basófilo; *flechas*, eritrocitos; *puntas de flecha*, plaquetas. Tinción de Wright (×540).

(2) El lapso de vida promedio de un eritrocito es de 120 días. Los eritrocitos viejos son frágiles y expresan oligosacáridos en su superficie de membrana que son reconocidos por los macrófagos de bazo, hígado y médula ósea, los cuales se encargan de destruir esos eritrocitos.

(3) Los carbohidratos determinantes de los **grupos sanguíneos A, B** y **O** se localizan en la superficie externa del plasmalema de los eritrocitos. Los antígenos A, B y O son secuencias cortas de moléculas de carbohidrato casi idénticas entre sí. Los tres se unen al componente extracelular de proteínas transmembrana **(glucoforinas)**, y la única diferencia es que en los tipos A y B hay una molécula de azúcar terminal extra unida a la cadena de carbohidrato de los antígenos tipo O. La adición de la molécula de carbohidrato adicional requiere enzimas cuya presencia es determinada genéticamente.

(a) En el grupo A, la enzima N-acetilgalactosamina transferasa agrega una **N-acetilgalactosamina** terminal al antígeno del grupo O.

(b) En el grupo B, la enzima **galactosa transferasa** agrega una **galactosa** terminal al antígeno tipo O.

(c) En el grupo AB están presentes ambas enzimas; por ello, los eritrocitos poseen antígenos tanto A como B en sus membranas celulares.

(d) En el grupo O no está presente ninguna enzima; así, sólo antígenos del grupo O se encuentran en la membrana del eritrocito.

El grupo sanguíneo AB es el **receptor universal**; es decir, un individuo del grupo sanguíneo AB puede recibir una transfusión de individuos de los grupos A, B, AB u O.

El grupo sanguíneo O es el **donador universal**; es decir, un individuo del grupo sanguíneo O puede donar una transfusión a individuos de los grupos A, B, AB u O.

(4) Aunque hay más de 45 **antígenos de grupo sanguíneo Rh**, el más importante es el **antígeno D**, porque es propenso a presentar la máxima reacción inmunógena y es el responsable de la **eritroblastosis fetal** en el neonato ("Rh" proviene del **mono *Rhesus*** cuyas células sanguíneas se usaron en la investigación original sobre este antígeno). Los eritrocitos de un individuo dado expresan (Rh positivo, **Rh^+**) o no expresan (Rh negativo, **Rh^-**) el antígeno D **(factor Rh)**. Si una madre Rh negativa tiene un feto Rh positivo, es muy posible que los eritrocitos del feto entren en contacto con la sangre de la madre durante el tercer trimestre o en el proceso del parto.

CONSIDERACIONES CLÍNICAS

La **eritroblastosis fetal**, descrita en el texto, puede ocurrir en embarazos en que la sangre de la madre se expone a antígeno D **(factor Rh)**. Si la madre es Rh negativa, su sistema inmunitario producirá anticuerpos IgM contra el antígeno D, pero esos anticuerpos son demasiado grandes para atravesar la barrera placentaria. Durante un embarazo ulterior con otro feto Rh positivo, la madre volverá a producir anticuerpos, pero esta vez de la clase IgG, los cuales son lo suficientemente pequeños para cruzar la barrera placentaria y montar una reacción inmunitaria contra el feto. Este trastorno se conoce como eritroblastosis fetal y puede ser letal para el feto. Para proteger a futuros fetos, la madre Rh negativa que tiene un niño Rh positivo recibe globulina anti-D **(inmunoglobulina rho)** después de que el bebé nace. La globulina anti-D se une a los sitios antigénicos del antígeno D, de modo que el sistema inmunitario de la madre no lo reconoce y no produce anticuerpos contra él, lo que protege a futuros fetos Rh positivos contra el sistema inmunitario de la madre.

(5) Varias **proteínas citoesqueléticas** (anquirina, proteínas banda 4.1 y banda 3, espectrina y actina) mantienen la forma de los eritrocitos (ver Capítulo 1, Membrana plasmática, sección V A).

(6) Los eritrocitos maduros no poseen organelos, pero están llenos de **hemoglobina (Hb)**.

(7) Los eritrocitos también contienen **enzimas solubles** que son responsables de la vía glucolítica, la vía de monofosfato de hexosa y la producción de trifosfato de adenosina (ATP).

b. El **hematócrito** es una estimación del **volumen de eritrocitos por unidad de volumen de sangre**.

(1) El hematócrito se expresa como porcentaje.

(2) Los valores normales se sitúan entre 40 y 50% en el hombre adulto; entre 35 y 45% en la mujer adulta; en 35% en niños hasta de 10 años y entre 45 y 60% en recién nacidos.

c. La **Hb** es una proteína formada por cuatro cadenas polipeptídicas unidas de modo covalente a un grupo hem. Las cuatro cadenas que se encuentran normalmente en el ser humano son las cadenas **α, β, γ** y **δ**. Estas cadenas difieren en su secuencia de aminoácidos.

(1) La Hb se encuentra en varias formas normales que difieren en la **composición de sus cadenas**.

(a) La forma de Hb predominante en los adultos es la **HbA₁** ($\alpha_2\beta_2$).

(b) Una forma menos frecuente es la **HbA₂** ($\alpha_2\delta_2$).

(c) La Hb fetal se designa **HbF** ($\alpha_2\gamma_2$).

d. El **transporte de** CO_2 y O_2 hacia y desde los tejidos del cuerpo es realizado por los eritrocitos y el plasma.

(1) Las células del cuerpo forman aproximadamente 200 ml de CO_2 por minuto. Como la presión parcial de CO_2 es mayor en los tejidos que en los capilares, el CO_2 entra en los capilares por difusión simple.

(a) De esa cantidad, 20 ml se transportan en el plasma, 40 ml se unen al componente globina de la Hb (formando **carboxihemoglobina**) y 140 ml entran en el citosol de los eritrocitos.

(b) Dentro del citosol, la enzima **anhidrasa carbónica** forma H_2CO_3 al combinar CO_2 con H_2O. El H_2CO_3 se disocia y el HCO_3^- sale del eritrocito al plasma, y el Cl^- del plasma pasa al citosol eritrocítico para mantener el equilibrio eléctrico. El intercambio de iones entre el citosol del eritrocito y el plasma se conoce como **corrimiento de cloruro**.

(c) Mientras tanto, dado que la presión parcial de O_2 es mayor en el eritrocito que en los tejidos, el O_2 se libera de la Hb, formando **desoxihemoglobina**, y el lugar del O_2 se ocupa con la unión de **2,3-difosfoglicerato**.

(2) La presión parcial de O_2 es mayor en el espacio aéreo alveolar de los alvéolos pulmonares que en los capilares; por lo tanto, el O_2 entra en los capilares por difusión simple.

(a) El O_2 entra en el citosol eritrocítico y se une al componente hem de la molécula de Hb para formar **oxihemoglobina**.

(b) Los iones bicarbonato del plasma reingresan en el citosol del eritrocito, y a cambio salen iones Cl^- hacia el plasma (una inversión del corrimiento de cloruro). Los iones bicarbonato se combina con iones H^+ para formar H_2CO_3, que es escindido por anhidrasa carbónica en CO_2 y H_2O. El CO_2 pasa al plasma, y de ahí al espacio aéreo alveolar por difusión simple para ser exhalado.

(3) Dado que el monóxido de carbono se une ávidamente a la Hb, si se inhala en cantidades suficientes bloquea la unión del oxígeno y causa **asfixia por monóxido de carbono**.

(4) El óxido nítrico, una sustancia neurotransmisora, también se une a la Hb; en zonas bajas en oxígeno facilita la dilatación de los vasos sanguíneos y un intercambio más eficiente de O_2 por CO_2.

CONSIDERACIONES CLÍNICAS

1. La **anemia drepanocítica o falciforme** se debe a una mutación puntual del ácido desoxirribonucleico (DNA) que codifica la molécula de Hb, lo que causa la producción de una **hemoglobina anómala** (HbS). En la cadena β de la HbS, el aminoácido **glutamato** es sustituido por **valina**.

a. Aunque esta enfermedad ocurre de manera casi exclusiva en personas de origen africano (1 de cada 500 está afectada en Estados Unidos), entre la población hispana de Estados Unidos 1 de cada 1 000 a 1 400 personas tiene anemia falciforme.

b. La cristalización de la Hb a bajas presiones parciales de O_2 confiere a los eritrocitos su característica forma de hoz (falciforme). Los **eritrocitos drepanocíticos** son frágiles y **se destruyen a mayor velocidad** que las células normales.

c. Entre los signos se incluyen hipoxia, valores elevados de bilirrubina, recuento eritrocítico bajo y estasis capilar.

2. La **anemia perniciosa** es causada por grave **deficiencia de vitamina B_{12}**, lo que altera la producción de **factor gástrico intrínseco** por las células parietales del estómago. Este factor es necesario para la correcta absorción de vitamina B_{12}.

3. Es frecuente que los neonatos tengan deficiencia de **vitamina K**, un cofactor esencial para el proceso de coagulación, y si no la reciben de manera exógena pueden morir a causa de enfermedad hemorrágica del neonato. Los adultos incapaces de absorber lípidos también pueden presentar hemorragia excesiva, pero la inyección de complementos de vitamina K mejora este trastorno.

tabla **10-2** Algunas características de los granulocitos

Característica	Neutrófilos	Eosinófilos	Basófilos
Forma del núcleo	Lobulados (3 o 4 lóbulos)	Bilobulados	Forma de S
Núm. de gránulos azurófilos	Muchos	Pocos	Pocos
Gránulos específicos			
Tamaño	Pequeños	Grandes	Grandes
Color*	Rosa claro	Rosado oscuro	Azul oscuro a negro
Contenido			
	Fosfatasa alcalina Colagenasa	Fosfatasa ácida Arilsulfatasa	Factor quimiotáctico de neutrófilos
	Lactoferrina	β-glucuronidasa	Heparina
	Lisozima	Catepsina	Histamina
	Fagocitina	Proteína básica principal	Peroxidasa
		Peroxidasa	
		Fosfolipasa	
		Ribonucleasa	
Tiempo de vida	1 semana	Pocas horas en la sangre, 2 semanas en el tejido conectivo	Muy longevos (1-2 años en ratones)
Funciones principales	Fagocitan, destruyen y digieren bacterias	Moderan las reacciones inflamatorias desactivando la histamina y el leucotrieno C	Median las respuestas inflamatorias de manera parecida a como lo hacen los mastocitos
Propiedades especiales	Generan H_2O_2 durante la fagocitosis	Los corticoesteroides reducen su número	Tienen receptores para la inmunoglobulina E (IgE) en su membrana plasmática

*Células teñidas con colorante de Giemsa o de Wright.

2. Los **leucocitos** o **glóbulos blancos** (ver tabla 10-1 y figura 10-1) poseen cantidades variables de **gránulos azurófilos.** Se trata de lisosomas que contienen diversas enzimas hidrolíticas. Existen dos categorías principales de leucocitos, **granulocitos** y **agranulocitos**, según la presencia (en los granulocitos) o ausencia (en los agranulocitos) de **gránulos específicos** en su citoplasma. (Los **gránulos azurófilos** están presentes en ambas categorías de leucocitos y son de hecho **lisosomas.**)

a. Entre los **granulocitos** (tabla 10-2), están los **neutrófilos, eosinófilos** y **basófilos** (ver figura 10-1).

(1) Los granulocitos poseen **gránulos específicos** con contenidos específicos diferentes.

(2) Estas células generan ATP por la vía glucótica, a través del ciclo de Krebs (eosinófilos y basófilos) y por vías anaeróbicas (neutrófilos).

(3) Los neutrófilos destruyen los microorganismos fagocitados mediante dos mecanismos.

(a) Los gránulos azurófilos liberan **enzimas hidrolíticas** en el interior de los fagosomas para destruir los microorganismos.

(b) En el interior de los fagosomas se forman (por la acción catalítica de la **mieloperoxidasa** los compuestos de oxígeno reactivos **superóxido (O_2^-)**, peróxido de hidrógeno (H_2O_2) y ácido hipocloroso (HOCl), que destruyen los microorganismos.

b. Los **agranulocitos** (tabla 10-3) carecen de gránulos específicos.

(1) Son los **linfocitos** y **monocitos.**

(2) Existen tres tipos de linfocitos: linfocitos B, linfocitos T y células nulas. (Ver una exposición más completa de linfocitos y monocitos en el Capítulo 12, Tejido linfoide, Sección II, Células del sistema inmunitario.) Los linfocitos B son responsables de la respuesta inmunitaria humoral, y los linfocitos T, de la respuesta inmunitaria celular. Las células nulas constituyen alrededor de 5% de los linfocitos circulantes y son de dos tipos: células madre hematopoyéticas pluripotenciales (CMHP) y linfocitos citolíticos naturales (LCN o células tabla 10-3 Algunas características de los agranulocitos

Característica	Monocitos	Linfocitos T	Linfocitos B
Membrana plasmática	Forman filopodios y vesículas pinocíticas	Poseen receptores de células T	Poseen receptores de Fc y anticuerpos
Número de gránulos azurófilos	Muchos	Pocos	Pocos
Tiempo de vida	Menos de 3 días en la sangre	Varios años	Pocos meses
Funciones principales	Se convierten en macrófagos en el tejido conectivo	Generan la respuesta inmunitaria celular, secretan numerosos factores de crecimiento	Generan la respuesta inmunitaria humoral

CONSIDERACIONES CLÍNICAS

1. La **mononucleosis infecciosa** es causada por el **virus de Epstein-Barr** (**VEB**), relacionado con el herpesvirus.
   a. Esta enfermedad afecta en mayor medida a jóvenes en edad escolar o universitaria.
   b. Entre los signos y los síntomas se incluyen fatiga, hinchazón y sensibilidad de ganglios linfáticos, fiebre, dolor de garganta y aumento de los linfocitos circulantes.
   c. El virus de Epstein-Barr se transmite por la saliva (p. ej., al besar).
   d. La mononucleosis infecciosa puede poner en peligro la vida de los individuos inmunodeprimidos o inmunodeficientes, cuyas células B experimentan intensa proliferación que lleva a la muerte.
2. El **linfoma de Burkitt** también es causado por el virus de Epstein-Barr.
   a. En África central provoca un tipo de linfoma no hodgkiniano que se origina a partir de linfocitos B y que invade regiones distintas de los ganglios linfáticos, como encéfalo, líquido cefalorraquídeo, sangre y médula ósea.
   b. No se sabe por qué en Estados Unidos el virus de Epstein-Barr causa mononucleosis infecciosa y en África central este grave linfoma.
   c. A diferencia de la mononucleosis, el linfoma de Burkitt no es infeccioso; no se contagia de individuos infectados a individuos sanos.
   d. Es letal si no se trata, pero la quimioterapia enérgica cura 70% de los casos que se detectan a tiempo, 50% de los casos que no afectan la médula ósea ni el sistema nervioso central, y sólo 20% de los casos con afección de SNC y médula ósea.
3. Las **leucemias** se caracterizan por el reemplazo de células hematopoyéticas normales de la médula ósea por células neoplásicas, y se clasifican según el **tipo** y la **maduración** de las células implicadas.
   a. Las **leucemias agudas** afectan principalmente a niños.
      i. En estas leucemias están implicadas **células inmaduras.**
      ii. Los síntomas y signos siguientes se **manifiestan con rapidez:** anemia, recuento leucocítico elevado o muchos leucocitos inmaduros circulantes (o ambas cosas); recuento plaquetario bajo, dolor óseo, hinchazón de ganglios linfáticos, bazo e hígado; vómito y dolor de cabeza.
   b. Las **leucemias crónicas** afectan en mayor medida a adultos.
      i. Estas anemias al principio implican **células relativamente maduras.**
      ii. Los primeros signos y síntomas son **inicio lento** de leucocitosis leve e inflamación de ganglios linfáticos; más tarde ocurren anemia, debilidad, aumento de tamaño de bazo e hígado y recuento plaquetario bajo.

NK). Las células nulas se parecen a los linfocitos pero carecen de sus determinantes de superficie característicos.

3. Las **plaquetas (trombocitos)** (tablas 10-1 y 10-4; figura 10-1) son fragmentos celulares en forma de disco, desprovistos de núcleo, que se originan de megacariocitos en la médula ósea.
   a. En los frotis de sangre teñidos se observan una zona periférica clara, el **hialómero**, y una zona que contiene gránulos púrpuras, el **granulómero**.

tabla 10-4 Componentes plaquetarios

Hialómero		Granulómero			
Estructura	**Función**	**Gránulos**	**Tamaño (nm)**	**Contenido**	**Función**
Actina y miosina	Contracción plaquetaria	α	300–500	Fibrinógeno, tromboplastina plaquetaria, factores V y VIII, factor de crecimiento derivado de plaquetas	Reparación de los vasos, agregación plaquetaria, coagulación
Haces de microtúbulos	Mantiene la forma de las plaquetas	δ (cuerpos densos)	250–300	Pirofosfato, ADP, ATP, histamina, serotonina, Ca^{2+}	Vasoconstricción, agregación y adhesión plaquetarias
Sistema canalicular abierto superficial	Facilita la exocitosis y la endocitosis en las plaquetas activadas	λ	200–250	Enzimas lisosómicas	Eliminación de los coágulos
Sistema tubular denso	Evita que las plaquetas se agreguen secuestrando Ca^{2+}				

(1) El **hialómero** está ocupado por un pequeño haz de 10 a 12 **microtúbulos** dispuestos en círculo que adoptan la forma discoide y ayudan a mantenerla. Hay además otros componentes citoesqueléticos, como **actina, miosina** y diversas proteínas que unen los componentes del citoesqueleto entre sí y con el plasmalema. Existen aquí dos sistemas de canales citoplásmicos: uno que comunica con el especio extracelular, el **sistema canalicular abierto**,y el **sistema tubular denso**, que no comunica con el espacio extracelular.

(2) El **granulómero** está ocupado por tres tipos de gránulos, α, δ y λ, de los cuales los últimos son lisosomas. (En la tabla 10-4 se describen el contenido y las funciones de estos elementos tromboplásticos.)

b. Las plaquetas están rodeadas por un **glucocáliz** que cubre el plasmalema y consta de los componentes extracelulares de proteínas integrales **(glucoproteína Ib [GPIb])**, glucosaminoglucanos, glucoproteínas y diversos factores de la coagulación. Los **iones de calcio** y **difosfato de adenosina** (ADP) incrementan la adhesividad del glucocáliz y por tanto de las plaquetas.

c. Las plaquetas intervienen en la **coagulación sanguínea** agregándose a las paredes de los vasos sanguíneos del sitio lesionado y elaborando distintos factores que ayudan a la formación de un coágulo.

d. También son responsables de la **retracción del coágulo** y contribuyen a su **eliminación**.

III. COAGULACIÓN SANGUÍNEA

A. La coagulación sanguínea contribuye a la homeostasis (detención del sangrado) y normalmente está sometida a un control riguroso, de manera que **sólo ocurre en las regiones donde el endotelio ha sido dañado**.

B. El proceso de la homeostasis es básicamente un fenómeno doblemente interconectado en el que participan las **plaquetas** como común denominador. Si el daño del recubrimiento endotelial del vaso sanguíneo es suficientemente grande para exponer la lámina densa y el tejido conectivo subendotelial rico en colágeno de la zona denudada, entonces las glucoproteínas **(factor de von Willebrand [FvW])** quedan expuestas a la sangre circulante.

C. Las moléculas de integrina del plasmalema plaquetario **glucoproteína Ib (GPIb)**, hacen contacto con el **FvW** y se adhieren a él, que a su vez se adhiere a las **moléculas de colágeno** del tejido conectivo subendotelial. Aunque esta adhesión ocurre en presencia de los factores de la coagulación V (proacelerina) y IX (tromboplastina plasmática), es el FvW unido tanto a colágeno como a GPIb de las plaquetas, lo que opone la máxima resistencia a las fuerzas cortantes (cizallantes) del flujo de sangre y permite el anclaje firme de las plaquetas a la zona denudada. El contacto entre GPIb y FvW inicia la **reacción plaquetaria**, y se dice que las plaquetas que se adhieren al FvW están **activadas**.

D. Las **plaquetas activadas** se aplanan (para cubrir una mayor área superficial de la región denudada) y se desgranulan, liberando **ADP** y **iones calcio**, y en la membrana plaquetaria la enzima tromboxano A sintasa convierte ácido araquidónico de membrana para sintetizar **tromboxano A_2**, un ávido vasoconstrictor y activador plaquetario. Además, algunas regiones de la membrana plasmática de la plaqueta se modifican para exhibir **complejos de fosfolípido** que facilitan en avance de la **cascada de la coagulación**. ADP y tromboxano A_2 atraen más plaquetas al sitio lesionado y hacen que éstas se agreguen entre sí. Las plaquetas se mantienen unidas por el descubrimiento de otro conjunto de moléculas integrinas, la **glucoproteína IIb/IIIa (GPIIb/IIIa)**, que se une a fibrinógeno, el cual entonces une las plaquetas entre sí. Conforme la cantidad de plaquetas que se adhieren entre sí aumenta, bloquean el sitio lesionado mediante la formación de un **tapón hemostático primario**.

E. El tapón hemostático primario no es una barrera muy fuerte, y es reforzado por el proceso de contracción plaquetaria, iniciado por su contacto con fibrinógeno -una proteína presente en la sangre circulante-. El tapón se convierte en un **tapón hemostático secundario** muy denso, estable y firmemente anclado. Dado que este proceso de contracción se completa aproximadamente 15 a 20 minutos después de su inicio, este tiempo da amplia oportunidad para que la cascada de la coagulación refuerce el coágulo y lo fije en su sitio, impidiendo una mayor pérdida de sangre.

F. En cuanto el tapón hemostático secundario es suficientemente grande para detener la pérdida de sangre, no debe seguir aumentando de tamaño. Esto es controlado por la liberación de **óxido nítrico (NO)** y **prostaciclinas** por las células endoteliales, dos sustancias que inhiben la agregación plaquetaria. Además, las **vías anticoagulantes** inhiben la cascada de la coagulación. En una vía anticoagulante participa el **complejo de la proteína C** (una combinación de trombomodulina y trombina) y **proteína S**, que inhibe los factores Va y VIIIa. Otra vía incluye antitrombina III, que no sólo desactiva trombina sino también actúa como una enzima que degrada los factores IXa, Xa, XIa y XIIa. En una tercera vía interviene el **inhibidor de la vía de factor tisular**, secretado principalmente por células endoteliales y que se une a factor Xa y al complejo factor tisular-VIIa para desactivarlos y de este modo inhibir la cascada de la coagulación.

G. Para la coagulación sanguínea también se requieren **complejos fosfolípidos de membranas plaquetarias activadas** y **iones Ca^{2+}** (también llamados factor IV).

H. La coagulación de la sangre ocurre por dos vías interrelacionadas, la **vía extrínseca** y la **vía intrínseca**. La etapa final de ambas vías, llamada **vía común**, implica la transformación de la protrombina en **trombina**, una enzima que cataliza la conversión del fibrinógeno (factor I) en **monómeros de fibrina**, que bajo la influencia de **iones Ca^{2+}** y **factor XIIIa** se fusionan y forman un **retículo de trombo**.

1. La **vía extrínseca** se ejecuta en respuesta a la lesión de un vaso sanguíneo que afecta no sólo el epitelio, sino también la pared vascular. Se inicia a los pocos segundos **(comienzo rápido)** del traumatismo que libera **tromboplastina tisular** (factor III).
2. La **vía intrínseca** se inicia al cabo de algunos minutos **(comienzo lento)** de haberse producido un traumatismo de las **células endoteliales** mismas de los vasos sanguíneos o cuando las plaquetas o el factor XII quedan expuestos al colágeno en la pared del vaso. Esta vía depende del **factor de von Willebrand** y del **factor VIII**.
3. La **vía común** implica la conversión de protrombina en trombina y de fibrinógeno en fibrina y, por último, la formación de enlaces cruzados entre **monómeros de fibrina** para formar el **retículo de fibrina**, que se deposita dentro y alrededor del tapón plaquetario contraído.

I. Una vez que se repara el vaso sanguíneo ya no es necesario el coágulo y debe eliminarse. Este proceso se inicia por el **activador de plasminógeno tisular (tPA)** y por el **activador de plasminógeno tipo urocinasa (u-PA)**, enzimas que se encuentran en las membranas celulares luminales del endotelio y en el plasma sanguíneo. Ambas enzimas activan el **plasminógeno**, un precursor enzimático sintetizado por los hepatocitos y liberado en el torrente sanguíneo, tras su conversión en la enzima activa **plasmina**. Es la plasmina la que junto con los macrófagos disuelve el tapón hemostásico secundario.

CONSIDERACIONES CLÍNICAS

Los **trastornos de la coagulación** a menudo se deben a defectos hereditarios o adquiridos en los factores de coagulación.

1. La **deficiencia de factor VIII** (**hemofilia A**) es una enfermedad ligada al sexo que afecta principalmente a varones.
   a. La gravedad depende del grado de reducción de los valores de factor VIII (producido por los hepatocitos).
   b. La hemofilia A provoca sangrado excesivo (articular en casos graves).
   c. Los individuos afectados tienen recuento plaquetario normal, tiempo de sangrado normal y no presentan petequias, pero tienen el tiempo de tromboplastina incrementado.
2. La **enfermedad de von Willebrand** es un defecto genético autosómico dominante que provoca **disminución de la cantidad de factor de von Willebrand** necesaria para la vía intrínseca de la coagulación.
   a. La mayoría de los casos son benignos y no manifiesta hemorragias en las articulaciones.
   b. Los casos graves se caracterizan por sangrado excesivo y/o espontáneo, o ambas cosas, de las membranas mucosas y las heridas.
3. El **síndrome de Bernard-Soulier** es una enfermedad autosómica rara que se distingue por plaquetas muy grandes (hasta de 7 μm de diámetro) que no poseen suficientes moléculas de integrina GPIb en su membrana plasmática. Debido a este defecto, las plaquetas no pueden formar enlaces con el factor de von Willebrand y, por tanto, no pueden formar un tapón hemostásico primario, con el resultado de hemorragia excepcionalmente grave.
4. La **trombastenia de Glanzmann** es también un trastorno hemorrágico raro; consiste en un rasgo autosómico recesivo en el que las plaquetas poseen **glucoproteína IIb/IIIa** (**GpIIb/IIIa**) defectuosa. Dado que esta molécula integrina del plasmalema plaquetario es responsable de la unión a fibrinógeno y por lo tanto asegura que las plaquetas del tapón hemostásico primario se adhieran entre sí, un defecto en esta molécula, impide la formación de un **tapón hemostásico primario**. Puesto que la hemostasis no se controla de manera apropiada, puede ocurrir sangrado masivo y la muerte del individuo afectado.

IV. MÉDULA ÓSEA

A. La **médula ósea amarilla** se localiza en los huesos largos de los adultos y está altamente infiltrada con grasa. **No** es hematopoyética, pero tiene el potencial de serlo en caso necesario.

B. En los adultos, la **médula ósea roja** se localiza en las epífisis de los huesos largos y en los huesos planos, irregulares y cortos (figura 10-2). Se encuentra muy vascularizada y está formada por **estroma**, **sinusoides** irregulares e islotes de **células hematopoyéticas**. En la médula ósea roja se **diferencian** y **maduran** las células sanguíneas. Las células más grandes de la médula ósea son los **megacariocitos** (figura 10-2), precursores de las plaquetas.
   1. Los **sinusoides** son vasos venosos extensos con endotelio muy atenuado (delgado). Su superficie extravascular está asociada con fibras reticulares y **células reticulares adventicias**, que elaboran estas fibras.
   2. Las **células del estroma** son macrófagos, células reticulares adventicias, fibroblastos y células endoteliales. Estas células elaboran y liberan distintos **factores de crecimiento hematopoyéticos** (ver tabla 10-7).
      a. Los **macrófagos** se localizan en las áreas extravasculares cercanas a los sinusoides y extienden sus prolongaciones entre las células endoteliales en la luz de los sinusoides. Fagocitan citoplasma desprendido y núcleos expulsados, y también transfieren hierro a células en diferenciación del linaje eritrocítico.
      b. Se piensa que las **células reticulares adventicias** (ver figura 10-2) subdividen la cavidad medular en compartimentos más pequeños, que son ocupados por los **islotes de células hematopoyéticas**. Las células reticulares adventicias acumulan grasa (en vez de las células adiposas) y de esta manera transforman la médula roja en médula amarilla.

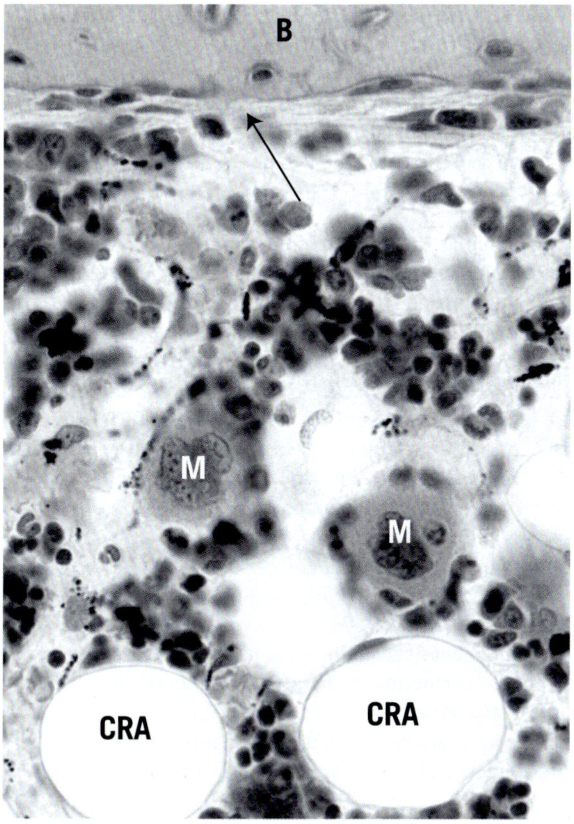

FIGURA 10-2. Micrografía óptica de un corte transversal de una costilla humana que expone su médula ósea. B, hueso; M, megacariocitos; CRA, células reticulares adventicias; *flecha*, endostio (×540).

V. HEMATOPOYESIS PRENATAL

Este proceso ocurre sucesivamente en saco vitelino, hígado, bazo y médula ósea.

A. La médula ósea empieza a participar en la hematopoyesis hacia el sexto mes de gestación, y a partir de entonces tiene una participación cada vez más importante.

B. En el hígado y el bazo, la actividad hematopoyética cesa hacia el momento del nacimiento.

VI. HEMATOPOYESIS POSNATAL

En este proceso están implicados tres tipos de células: **células madre**, **células progenitoras** y **células precursoras**.

A. Comparación entre células madre, progenitoras y precursoras

1. Las **células madre** son capaces de **autorrenovarse** y proliferar enormemente.
   a. Estas células pueden diferenciarse en **múltiples** linajes celulares.
   b. Se encuentran en el torrente sanguíneo (como células nulas) y en la médula ósea.

2. Las **células progenitoras** tienen menor potencialidad que las células madre y están dedicadas a un solo linaje celular.
   a. **Proliferan** y se **diferencian** en células precursoras en presencia de los factores de crecimiento apropiados.
   b. Morfológicamente son idénticas a las células madre, y ambas parecen pequeños linfocitos.
3. Las **células precursoras** son todas las células de un linaje que muestran **características morfológicas distintivas.**

B. **Primeros pasos en la formación de la sangre (células madre)**
1. Las **células madre hematopoyéticas pluripotenciales** (CMHP o CMH) originan **células madre hematopoyéticas multipotenciales** en la médula ósea. Aunque las CMHP no pueden ser reconocidas por su morfología, *poseen determinados marcadores de membrana* que ayudan a su reconocimiento: **CD34** (permite la adhesión de esta célula a otras y a la matriz extracelular), **CD59** (inhibe la formación del componente de la cascada del complemento conocido como complejo de ataque a membrana), **CD133** (cuya función aún se desconoce), **Thy1** (antígeno timocítico 1, también llamado **CD90**; se piensa que interviene en la interacción de la célula con otras células y con la matriz extracelular), y **receptor de C-kit** (también conocido como **CD117**), que actúa como molécula receptora para **factor de células madre** (que también recibe el nombre de **ligando C-kit** y **factor de Steel**), y son *negativas para otros marcadores de membrana celular* que ayudan a su reconocimiento: **lin** (marcadores de linaje presentes en células destinadas a convertirse en determinada línea de células sanguíneas) y **CD38** (responsable del mecanismo de regulación del ion Ca^{2+} intracelular).
2. Las **células madre hematopoyéticas multipotenciales** son de dos tipos: (1) **unidades formadoras de colonias de granulocitos, eritrocitos, monocitos y megacariocitos (CFU-GEMM**, también llamadas **células progenitoras mielocíticas comunes [CPM])** y (2) células formadoras de colonias de linfocitos (**CFU-Ly**, también conocidas como **células progenitoras linfoides comunes [CPL]**). Estas células se dividen y se diferencian en la médula ósea para formar las llamadas **células progenitoras restringidas en linaje.**
   a. La **CFU-GEMM (célula CPM), célula madre mielocítica**, es la célula madre multipotencial que origina los eritrocitos, granulocitos, monocitos y plaquetas. Probablemente los **genes Hox 2** están activos en los primeros estadios de diferenciación de las líneas eritrocíticas, y los **genes Hox 1** están activos en los primeros estadios de diferenciación de granulocitos, monocitos y plaquetas.
   b. La **CFU-Ly (célula CPL), célula madre linfoide**, es la célula madre multipotencial que origina los linfocitos T y B y las células NK.

C. La **formación de eritrocitos (eritropoyesis)** empieza con la formación de dos tipos de células progenitoras: la **unidad formadora de brotes de eritrocitos (BFU-E)**, que deriva de la CFU-GEMM bajo la influencia de la eritropoyetina, y la **unidad formadora de colonias de eritrocitos (CFU-E)**, que se origina a partir de la BFU-E. La eritropoyesis produce alrededor de un billón (1 012) de eritrocitos al día en un adulto normal. Los **receptores de eritropoyetina** en la superficie de las células destinadas al linaje eritrocítico se unen a eritropoyetina activando una cinasa, conocida como **cinasa Jano (o Janus) 2 (JAK2)**, que se une al componente intracelular del receptor. Una proteína intracelular llamada **transductor de señales y activador de la transcripción 5** (**STAT 5**) se une a JAK2 y se fosforila. El proceso de fosforilación activa la proteína, y ésta se une a otro STAT 5, formando un dímero activado. El dímero activado se libera de JAK2, entra en el núcleo y activa los genes que inducen la eritropoyesis.
1. **Células progenitoras eritrocíticas**
   a. La **BFU-E** tiene intensa actividad mitótica y reacciona a altas concentraciones de **eritropoyetina.**
   b. La **CFU-E** reacciona a concentraciones bajas de eritropoyetina y origina el primer precursor eritrocítico reconocible histológicamente, el **proeritroblasto.**
2. Las **células precursoras de eritrocitos** son una serie de tipos celulares (la **serie eritrocítica**) que se diferencian secuencialmente para formar eritrocitos maduros (tabla 10-5 y figura 10-3).

D. La **formación de granulocitos** empieza con la producción de tres células unipotenciales o bipotenciales, todas las cuales descienden de la **CFU-GEMM (GMP).** El proceso de formación de CFU-GEMM a partir de **CMHP** requiere altas concentraciones del **factor de transcripción PU.1**, una proteína con afinidad por segmentos de DNA ricos en purina presente en la vecindad de genes promotores. Al tabla 10-5 Algunas características de las células precursoras de eritrocitos

Característica	Proeritroblasto	Eritroblasto basófilo	Eritroblasto policromatófilo (normoblasto)	Eritroblasto ortocromatófilo	Reticulocito
Forma del núcleo	Redondeado	Redondeado	Redondeado y pequeña	Redondeada	Ninguna
Color*	Rojo Borgoña	Rojo Borgoña	Azul oscuro	Oscuro, puede estar extruido	Ninguno
Red de cromatina	Muy fina	Fina	Gruesa	Picnótica	Ninguna
Número de nucléolos	3–5 (gris claro)	1–2	Ninguno	Ninguno	Ninguno
Mitosis	Sí	Sí	Sí	No	No
Color del citoplasma*	Gris pálido con manchas azules	Rosado grisáceo con manchas de azul intenso	Rosa amarillento con fondo azulado	Rosa con rastros azules	Rosa†
Hemoglobina	No (posee ferritina)	Poca	Abundante	Abundante	Abundante

*Células teñidas con colorante de Giemsa o de Wright.
†Las células sometidas a tinción supravital con azul de cresilo brillante muestran un retículo.

unirse al segmento rico en purina, el gen promotor se activa y las CMHP se diferencian en células GEMM. Otras citocinas (ver tabla 10-7), como **factor estimulante de colonias de granulocitos y monocitos** (**GM-CSF**, por sus siglas en inglés), **factor estimulante de colonias de granulocitos** (**G-CSF**, por sus siglas en inglés), e **interleucina 3 (IL-3)**, son responsables de la formación de granulocitos. La presencia adicional de **interleucina 5 (IL-5)** dirige la diferenciación hacia la línea de los eosinófilos, mientras

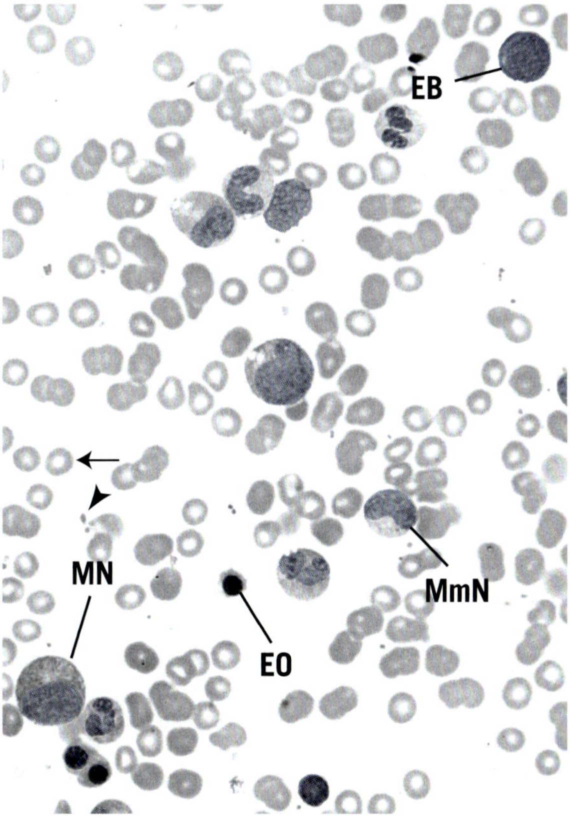

FIGURA 10-3. Micrografía óptica de un frotis de médula ósea humana. EB, eritroblasto basófilo; MN, mielocito neutrofílico; MmN, metamielocito neutrofílico; EO, eritroblasto ortocromatófilo; (*flecha*) eritrocito; (*punta de flecha*) plaqueta. Tinción de Wright (×540).

que si no hay IL-5 presente, la diferenciación procede hacia la formación de basófilos. Se producen alrededor de un millón de granulocitos diarios en un adulto normal.

1. Las **células progenitoras granulocíticas** originan **mieloblastos** y **promielocitos** histológicamente idénticos en los tres linajes celulares.
   a. La **unidad formadora de colonias de eosinófilos** (**CFU-Eo**, por sus siglas en inglés) es la progenitora del linaje de los **eosinófilos.**
   b. La **unidad formadora de colonias de basófilos** (**CFU-Ba**, por sus siglas en inglés) es la progenitora del linaje de los **basófilos.**
   c. La **unidad formadora de colonias de granulocitos y monocitos** (**CFU-GM**, por sus siglas en inglés), progenitora común de **neutrófilos** y **monocitos**, origina **CFU-G** (granulocitos, específicamente neutrófilos) y **CFU-M** (monocitos).
2. En los primeros estadios de los tres linajes celulares, las **células precursoras de granulocitos** se parecen histológicamente (mieloblastos y promielocitos). Durante el estadio de mielocito desarrollan gránulos característicos de cada tipo celular, y durante el estadio de cayado o banda desarrollan una forma nuclear distintiva (tabla 10-6 y figura 10-3).

E. La **formación de los monocitos (CFU-M)** empieza con la progenitora común unidad formadora de colonias de neutrófilos y monocitos (CFU-NM) e implica sólo dos células precursoras: **monoblastos** y **promonocitos**. Se producen aproximadamente 10 billones de monocitos diarios en un adulto normal.

1. Los **promonocitos** son células grandes (16 a 18 µm de diámetro) que contienen un núcleo excéntrico arriñonado, numerosos gránulos azurófilos, retículo endoplásmico rugoso (RER) y aparato de Golgi extensos y muchas mitocondrias. Experimentan división celular y se convierten en **monocitos.**
2. Los **monocitos** abandonan la médula ósea y entran en el torrente circulatorio. De aquí pasan al tejido conectivo, donde **se diferencian en macrófagos.**

F. La **formación de plaquetas** empieza con la progenitora **CFU-Meg** (también llamada **célula progenitora de megacariocitos [CPM]**), que se origina a partir de una CFU-GEMM e implica una sola célula precursora **(el megacarioblasto)**, y el **megacariocito** maduro, que permanece en la médula ósea y desprende plaquetas.

1. **Megacarioblastos**
   a. Su citoplasma basófilo agranular contiene mitocondrias grandes, muchos polisomas, algo de RER y un extenso aparato de Golgi.
   b. Su citoplasma basófilo agranular contiene mitocondrias grandes, muchos polisomas, algo de RER y un extenso aparato de Golgi.
   c. Bajo la influencia de la hormona **trombopoyetina**, los megacarioblastos se dividen endomitóticamente (es decir, sin que se formen células hijas) y crecen; la ploidía del núcleo se incrementa hasta 64 N y se originan megacariocitos.

tabla 10-6 Algunas características de las células precursoras de neutrófilos

Característica	Mieloblasto	Promielocito	Mielocito neutrofílico	Metamielocito neutrofílico	Neutrófilo en banda
Diámetro celular (µm)	12–14	16–24	10–12	10–12	11–12
Forma del núcleo	Grande, redondeado	Grande, redondeado	Aplanado (excéntrico)	Arriñonado (excéntrico)	Herradura
Color*	Azul rojizo	Azul rojizo	Azul claro a oscuro	Azul oscuro	Azul oscuro
Red de cromatina	Muy fina	Fina	Gruesa	Muy gruesa	Muy gruesa
Número de nucléolos	2 o 3 (gris claro)	1 or 2 (gris claro)	Quizás uno	Ninguno	Ninguno
Mitosis	Sí	Sí	Sí	No	No
Aspecto del citoplasma*	Manchas azules en un fondo azul claro, burbujas citoplásmicas en la periferia de la célula	Matiz azulado, sin burbujas citoplásmicas	Azul claro	Azul	Parecido a los neutrófilos maduros
Gránulos	Ninguno	Azurófilos	Azurófilos y específicos	Azurófilos y específicos	Azurófilos y específicos

*Células teñidas con colorante de Giemsa o de Wright.

2. **Megacariocitos**
   a. Estas células extremadamente grandes (40 a 100 μm de diámetro) tienen un solo núcleo grande **polipoide** muy dentado (ver figura 10-2).
   b. Poseen un aparato de Golgi bien desarrollado asociado con la formación de gránulos α, lisosomas y cuerpos densos (gránulos δ); también contienen muchas mitocondrias y un RER extenso.
   c. Los megacariocitos se encuentran inmediatamente afuera de los sinusoides de la médula ósea y forman **canales de demarcación plaquetaria**, que se fragmentan en proplaquetas (masas de plaquetas adheridas) o plaquetas individuales que son liberadas en la luz de los sinusoides.

G. La **formación de linfocitos (linfopoyesis)** empieza cuando la **CFU-Ly (CLP)**, la célula madre linfocítica, se diferencia en las células progenitoras que no son todavía **inmunocompetentes CFU-LyB** y **CFU-LyT**. Este paso requiere la presencia de concentraciones intermedias del **factor de transcripción PU.1** y de factores de transcripción dedos de cinc intranucleares, como la **familia Ícaro (Ikaros) de factores de transcripción**. Estas proteínas dedos de cinc tienen extensiones en forma de horquillas para el pelo, mantenidas por iones cinc y hierro que ajustan en surcos en el promotor u otras regiones reguladoras de la molécula de DNA y, por lo tanto, activan o inhiben un gen específico. (Debe hacerse notar que las proteínas dedos de cinc se unen no sólo a DNA sino también a RNA, proteínas y lípidos.)

Estos **prelinfocitos** son procesados y se convierten en células inmunocompetentes maduras.

1. **Maduración de los linfocitos B (células B)**
   a. Requiere la presencia del factor de transcripción **Pax5**.
   b. Los prelinfocitos B adquieren marcadores de superficie celular, incluidos **anticuerpos** de unión a la membrana, que les confieren **inmunocompetencia**.
   c. En los mamíferos, la maduración de las células B ocurre en la médula ósea, mientras que en las aves se realiza en la bolsa de Fabricio (de ahí el calificativo de linfocitos **B**).
2. **Maduración de los linfocitos T (células T)**
   a. Requiere la presencia del factor de transcripción GATA-3.
   b. Los linfocitos T progenitores migran a la **corteza del timo**, donde adquieren los marcadores de superficie celular, incluidos **receptores de células T**, que les confieren **inmunocompetencia**.
   c. La mayoría de linfocitos T recién formados son destruidos en la corteza del timo y no pasan a la circulación.
3. Los **linfocitos B y T maduros** abandonan la médula ósea y el timo, respectivamente, y circulan hacia órganos periféricos (p. ej., ganglios linfáticos y bazo) para establecer **clonas** de linfocitos inmunocompetentes (ver Capítulo 12).

VII. FACTORES DE CRECIMIENTO HEMATOPOYÉTICOS

A. La **hematopoyesis** es modulada por varios **factores de crecimiento** y **citocinas**, como factores estimulantes de colonias (CSF), factor de células madre (factor de Steel), interleucinas y proteína α inhibidora de macrófagos (tabla 10-7). El **factor de células madre** es quizá el más importante de los CSF porque debe estar presente para mantener una población suficientemente grande de CMHP así como de células madre hematopoyéticas multipotenciales y células progenitoras.

B. Estos factores pueden circular por el torrente sanguíneo y actuar como hormonas, o bien pueden actuar como factores locales producidos en la médula ósea que facilitan y estimulan la formación de células sanguíneas en su vecindad.

C. Funcionan a concentraciones bajas y se unen a receptores específicos de la membrana de células diana individuales.

D. Entre los distintos efectos que tienen sobre las células diana, se incluyen control de la frecuencia de mitosis, incremento de la supervivencia celular, control del número de veces que se dividen las células antes de diferenciarse y estímulo de la diferenciación celular.

E. Las **células madre hematopoyéticas** que no hacen contacto con factores de crecimiento, en especial factor de células madre, suelen sufrir **apoptosis** y eliminación por **macrófagos**.

tabla 10-7 Factores de crecimiento hematopoyéticos

Factores	Acción principal del factor	Lugar de origen del factor
Factor de células madre	Facilita la hematopoyesis	Células del estroma de la médula ósea
GM-CSF	Induce la mitosis de las CFU-GM, la diferenciación y la actividad de los granulocitos	Células T, células endoteliales
G-CSF	Induce la mitosis de las CFU-GM, la diferenciación y la actividad de los granulocitos	Macrófagos, células endoteliales
M-CSF	Facilita la mitosis, la diferenciación de las CFU-M	Macrófagos, células endoteliales
IL-1 (IL-3, IL-6)	Facilita la proliferación de CMHP, CFU-S y CFU-Ly; suprime los precursores eritrocíticos	Monocitos, macrófagos, células endoteliales
IL-2	Induce la proliferación de células T y B activadas; facilita la diferenciación de las células NK	Células T activadas
IL-3	Igual que IL-1; también facilita la proliferación de precursores unipotenciales, excepto LyB y LyT	Células T y B activadas
IL-4	Promueve la activación de células T y B; facilita el desarrollo de mastocitos y basófilos	Células T activadas
IL-5	Facilita la proliferación de CFU-Eo; activa los eosinófilos	Células T
IL-6	Igual que IL-1; también promueve la diferenciación de LCT y células B	Monocitos, fibroblastos
IL-7	Estimula la diferenciación de CFU-LyB y células NK	¿Células reticulares adventicias?
IL-8	Promueve la migración y desgranulación de los neutrófilos	Leucocitos, células endoteliales, células musculares lisas
IL-9	Estimula la activación, la proliferación de mastocitos, modula la síntesis de IgE, estimula la proliferación de células T de ayuda	Células T de ayuda
IL-10	Inhibe la síntesis de citocinas por células NK, macrófagos y células T; promueve la diferenciación de LCT y células B y la proliferación de mastocitos	Macrófagos, células T
IL-12	Estimula las células NK; promueve la actividad de LCT y células NK	Macrófagos
Interferones γ	Activan monocitos y células B; promueven la diferenciación de los LCT; aumentan la expresión del HLA clase II	Células T, células NK
Eritropoyetina	Promueve la diferenciación de CFU-E y la proliferación de BFU-E	Células endoteliales de la red capilar peritubular del riñón, hepatocitos
Trombopoyetina	Incrementa la mitosis y la diferenciación de CFU-Meg y megacarioblastos	Hepatocitos y células renales

CFU, unidad formadora de colonias; CSF, factor estimulante de colonias; LCT, linfocito citotóxico; Eo, eosinófilos; G, granulocitos; GM, granulocitos-monocitos; HLA, antígeno leucocítico humano; IL, interleucina; Ly, linfocitos; M, monocitos; Meg, megacariocitos; CMHP, célula madre hematopoyética pluripotencial; S, bazo. Modificado con permiso de Gartner LP, Hiatt JL. *Color Textbook of Histology*. 2nd ed. Philadelphia, PA: Saunders; 2001.

Autoevaluación

Instrucciones: cada reactivo de esta sección va seguido de posibles respuestas o de términos para completar. Seleccione la opción CORRECTA.

1. ¿Cuál de las siguientes proteínas asociadas a la membrana plasmática de los eritrocitos es responsable de mantener la forma discoidal bicóncava de estas células?

(A) HbA_1
(B) HbA_2
(C) Porfirina
(D) Espectrina
(E) α-actinina

2. ¿Cuál de los siguientes elementos es una célula inmunocompetente?

(A) Eritrocito
(B) Linfocito
(C) Plaqueta
(D) Neutrófilo
(E) Basófilo

3. ¿Cuál de los siguientes elementos deriva de la CFU-Meg (célula CPM)?

(A) Eritrocito
(B) Linfocito
(C) Plaqueta
(D) Neutrófilo
(E) Basófilo

4. ¿Cuál de los siguientes elementos deriva de la CFU-E?

(A) Eritrocito
(B) Linfocito
(C) Plaqueta
(D) Neutrófilo
(E) Basófilo

5. ¿Cuál de los siguientes elementos deriva de la CFU-GM?

(A) Eritrocito
(B) Linfocito
(C) Plaqueta
(D) Neutrófilo
(E) Basófilo

6. ¿Cuál de los siguientes elementos se relaciona con los canales de demarcación?

(A) Eritrocito
(B) Linfocito
(C) Plaqueta
(D) Neutrófilo
(E) Basófilo

7. ¿Cuál de los siguientes elementos deriva de los mieloblastos?

(A) Eritrocito
(B) Linfocito
(C) Plaqueta
(D) Monocito
(E) Basófilo

8. ¿Cuál de las siguientes células intervienen en la producción de anticuerpos?

(A) Eritrocito
(B) Linfocito
(C) Monocito
(D) Neutrófilo
(E) Basófilo

9. ¿Cuál de los siguientes elementos posee gránulos específicos y gránulos azurófilos?

(A) Eritrocito
(B) Linfocito
(C) Plaqueta
(D) Neutrófilo
(E) Monocito

10. ¿Cuál de los siguientes elementos deriva de los reticulocitos?

(A) Eritrocito
(B) Linfocito
(C) Plaqueta
(D) Neutrófilo
(E) Basófilo

11. Un niño de 4 años de edad es llevado al pediatra porque vomita, tiene dolores de cabeza y sensibilidad en los huesos de brazos y piernas. Al palparlo, el médico nota que muchos ganglios linfáticos están inflamados, al igual que el hígado. El pediatra debe ordenar una biometría hemática completa para determinar si el niño tiene o no:

(A) Leucemia crónica
(B) Mononucleosis infecciosa
(C) Enfermedad de von Willebrand
(D) Leucemia aguda
(E) Anemia perniciosa

Respuestas

1. **D.** La espectrina es una proteína asociada a la membrana celular de los eritrocitos que les ayuda a mantener su forma discoidal bicóncava (ver Capítulo 10 II B).
2. **B.** Los linfocitos son células inmunocompetentes (ver Capítulo 10 VI G).
3. **C.** Las plaquetas derivan de las CFU-Meg (células CPM) (ver Capítulo 10 VI F).
4. **A.** Los eritrocitos derivan de las CFU-E (ver Capítulo 10 VI C).
5. **D.** Los neutrófilos derivan de las CFU-GM (ver Capítulo 10 VI D).
6. **C.** Las plaquetas derivan de megacariocitos, y estas células poseen canales de demarcación (ver Capítulo 10 VI F).
7. **E.** Los basófilos derivan de mieloblastos (ver Capítulo 10 VI D).
8. **B.** Los linfocitos y plasmocitos elaboran anticuerpos (ver Capítulo 10 VI G).
9. **D.** Los neutrófilos poseen tanto gránulos azurófilos como gránulos específicos (ver Capítulo 10 II B 2).
10. **A.** Los eritrocitos derivan de reticulocitos (ver tabla 10-5).
11. **D.** La leucemia aguda es una enfermedad infantil cuyos signos y síntomas incluyen dolor de cabeza, vómito e inflamación de ganglios linfáticos, hígado y bazo, así como sensibilidad en los huesos. La leucemia crónica suele afectar a adultos. La enfermedad de von Willebrand es un trastorno de la coagulación que no muestra los mismos síntomas que la leucemia aguda. La mononucleosis infecciosa afecta principalmente a jóvenes en edad escolar o universitaria. La anemia perniciosa está provocada por una deficiencia de vitamina B y sus signos y síntomas no se parecen a los de la leucemia aguda (ver Capítulo 10 II B 2, Consideraciones clínicas).

capítulo **11**

Aparato circulatorio

I. GENERALIDADES: APARATO VASCULAR SANGUÍNEO

El aparato vascular sanguíneo está formado por corazón, arterias, venas y capilares. Transporta **oxígeno y nutrimentos a los tejidos**, recoge **dióxido de carbono y productos de desecho** de los tejidos y lleva las **hormonas** desde el sitio de su síntesis hasta sus células diana.

A. El **corazón** es una bomba de cuatro cámaras, dos **aurículas** y dos **ventrículos,** y está rodeado por un saco fibroseroso llamado **pericardio**.

CONSIDERACIONES CLÍNICAS

Tetralogía de Fallot

La tetralogía de Fallot es una **malformación congénita** caracterizada por defecto del tabique interventricular, hipertrofia del ventrículo derecho (debida a estenosis de arteria pulmonar o válvula pulmonar) y dextroposición de la aorta. Debe ser **corregida quirúrgicamente** poco después del nacimiento, antes de que la constricción pulmonar se exacerbe.

B. Las aurículas son cámaras receptoras, mientras que los ventrículos son cámaras de descarga. Además, el corazón se divide funcionalmente en hemicardio derecho **(sistema pulmonar)** y hemicardio izquierdo **(sistema general)**. La aurícula derecha recibe sangre venosa del cuerpo y la descarga en el ventrículo derecho. De aquí la sangre es bombeada a la rama (tronco) pulmonar para ser distribuida a los pulmones. La sangre venosa proveniente del sistema pulmonar es recibida en la aurícula izquierda y descargada en el ventrículo derecho, que la bombea a través de la aorta hacia la circulación general.

El corazón recibe **inervación simpática** de los niveles torácicos superiores de la médula espinal e **inervación parasimpática** de los nervios neumogástricos ("vagos"), que **modulan la frecuencia del latido cardiaco**, pero no lo provocan. El corazón (en mayor medida en las aurículas) elabora **péptido natriurético auricular** y **péptido natriurético tipo B**, hormonas que aumentan la secreción de sodio y agua por los riñones, inhiben la liberación de renina y disminuyen la presión arterial.

- La inervación simpática acelera la frecuencia cardiaca, aumenta la fuerza del latido cardiaco y dilata los vasos coronarios.
- La inervación parasimpática desacelera la frecuencia cardiaca, reduce la fuerza del latido cardiaco y constriñe los vasos coronarios.

1. **Capas cardiacas** (de dentro hacia fuera)
   a. El **endocardio** reviste el interior del corazón y está formado por un epitelio escamoso simple **(endotelio)** y una capa delgada de tejido conectivo laxo. Debajo de él se encuentra el **subendocardio**, una capa de tejido conectivo que contiene venas, nervios y fibras de Purkinje.

b. El **miocardio** está formado por capas de **células musculares cardiacas** estriadas dispuestas en espiral alrededor de las cámaras cardiacas e insertadas en el esqueleto fibroso. El miocardio se contrae para propulsar la sangre hacia las arterias y distribuirla por todo el cuerpo.
c. El **epicardio**, la capa más externa del corazón, constituye la **capa visceral del pericardio**. Su superficie externa está formada por un epitelio escamoso simple **(mesotelio)**. Debajo del mesotelio hay un tejido conectivo fibroelástico, que contiene nervios y vasos coronarios, y un tejido adiposo.

2. El **esqueleto fibroso del corazón** está constituido por gruesos haces de **fibras de colágeno** orientados en muchas direcciones, en especial para soportar los cuatro anillos valvulares de las válvulas cardiacas. También contiene pocos cuerpos centrales de fibrocartílago.
3. **Válvulas cardiacas**
   a. Las **válvulas auriculoventriculares (AV)** están formadas por un esqueleto de tejido conectivo fibroso, dispuesto como una aponeurosis y recubierto en ambos lados por un endotelio. Están ancladas a los **anillos fibrosos** del esqueleto fibroso. La válvula AV derecha está formada por tres cúspides que embonan entre sí **(válvula tricúspide)**, mientras que la válvula AV izquierda está formada por dos cúspides que ajustan entre sí **(válvula bicúspide o mitral)**. Estas válvulas impiden que la sangre de los ventrículos retroceda hacia las aurículas.
   b. Las **válvulas semilunares** de las ramas pulmonar y aórtica están formadas cada una por tres cúspides que se acercan entre sí al llenarse con sangre arterial. Están recubiertas con endotelio en ambas caras, separado por hebras dispersas de tejido conectivo. Estas válvulas impiden que la sangre de las ramas pulmonar y aórtica retroceda hacia los respectivos ventrículos.

CONSIDERACIONES CLÍNICAS

La **enfermedad valvular reumática** es una **secuela de la fiebre reumática infantil** (debida a una infección por estreptococos), que provoca la formación de cicatrices en las válvulas cardiacas.

1. La enfermedad se caracteriza por reducción de la elasticidad de las válvulas cardiacas, lo que les impide cerrarse (**insuficiencia**) y abrirse (**estenosis**) correctamente.
2. Afecta en primer lugar la **válvula mitral**, seguida de la válvula aórtica.

4. El **sistema que genera y conduce el impulso** del corazón comprende diversas estructuras especializadas que funcionan coordinadamente para **iniciar y regular el latido cardiaco**.
   a. El **nódulo sinoauricular (SA)**, el **marcapasos** del corazón, está formado por células cardiacas especializadas dispuestas en la pared de la aurícula derecha adyacentes a la entrada de la vena cava superior al corazón. **Genera impulsos** que inician la contracción de las células musculares auriculares; a continuación los impulsos son conducidos al nódulo AV.
   b. El **nódulo auriculoventricular (AV)** se localiza en la pared de la aurícula derecha, al lado de la válvula tricúspide.
   c. El **fascículo AV** o **haz de His** es una banda de tejido conductor que irradia desde el nódulo AV hacia el tabique interventricular, donde se divide en dos ramas y se continúa en forma de fibras de Purkinje.
   d. Las **fibras de Purkinje** son grandes células musculares cardiacas modificadas (ver Capítulo 8 V B 9) que establecen contacto con las células musculares cardiacas del ápice del corazón mediante uniones comunicantes, desmosomas y fascias de adhesión.
   e. Como ya se indicó (ver Sección I B), el sistema nervioso autónomo modula la frecuencia cardiaca y el volumen sistólico.

CONSIDERACIONES CLÍNICAS

El **paro cardiaco** ocurre cuando el corazón deja de latir, por lo que cesa el flujo de sangre por todo el aparato circulatorio. La muerte cardiaca es inminente a menos que se realicen con éxito reanimación cardiopulmonar y desfibrilación, y se reactive el sistema eléctrico cardiaco. Algunos trastornos que pueden causar paro cardiaco son taquicardia, fibrilación y bradicardia.

tabla 11-1 Comparación de las túnicas de diferentes tipos de arterias

Componentes de la túnica	Arterias elásticas	Arterias musculares	Arteriolas	Metaarteriolas
Íntima				
Endotelio	+	+	+	+
Factor VIII en el endotelio	+	+	+	–
Lámina basal	+	+	+	+
Capa subendotelial*	+	+	±	–
Lámina elástica interna	Incompleta	Gruesa, completa	Algunas fibras elásticas	–
Media				
Membranas elásticas fenestradas	40–70	–	–	–
Células musculares lisas	Dispersas entre las membranas elásticas	≤40 capas	1 o 2 capas	Capa discontinua
Lámina elástica externa	Delgada	Gruesa	–	–
Vasos vasculares	±	–	–	–
Adventicia				
Tejido conectivo fibroelástico	Capa delgada	Capa delgada	–	–
Tejido conectivo laxo	–	–	+	±
Vasos vasculares	+	±	–	–
Vasos linfáticos	+	+	–	–
Fibras nerviosas	+	+	+	–

+, presente y prominente; ±, presente pero no prominente; –, ausente.
*En las arterias elásticas, la capa subendotelial está formada por tejido conectivo laxo que contiene fibroblastos, colágeno y fibras elásticas. En las arteriolas, esta capa es menos prominente; el tejido conectivo está disperso y contiene pocas fibras reticulares.

C. Las **arterias** llevan la sangre **desde el corazón** hacia los órganos y tejidos. Las paredes de las arterias están formadas por tres capas (túnicas): la **túnica íntima** (interna), la **túnica media** (intermedia) y la **túnica adventicia** (externa). Los componentes de estas capas y sus diferencias en los distintos tipos de arterias se resumen en la tabla 11-1.

1. **Tipos de arterias**
   a. Las **arterias elásticas (arterias conductoras)** son de gran tamaño. Incluyen la **aorta** y sus **ramas mayores** (figuras 11-1 y 11-2).
      (1) Las arterias elásticas ayudan a **amortiguar los cambios de la presión arterial** debidos al latido cardiaco.
      (2) En sus túnicas adventicia y media hay vasos pequeños **(vasos vasculares)** y nervios. Los vasos vasculares irrigan las paredes de las arterias elásticas.
      (3) En la túnica media hay capas gruesas concéntricas de **membranas elásticas**, conocidas como **membranas fenestradas**.
   b. Las **arterias musculares** (arterias de distribución) distribuyen la sangre a los distintos órganos.
      (1) Incluyen la mayoría de arterias con **nombre propio** del cuerpo humano.
      (2) Estas arterias de tamaño mediano son más pequeñas que las arterias elásticas pero mayores que las arteriolas.
      (3) Su túnica adventicia contiene vasos vasculares.
      (4) Su túnica media, formada por capas de células musculares lisas, es gruesa. En las arterias musculares más grandes, una **lámina elástica externa** la separa de la túnica adventicia (figura 11-3).
      (5) La túnica íntima se caracteriza por su endotelio y por una **lámina elástica interna** subendotelial prominente.

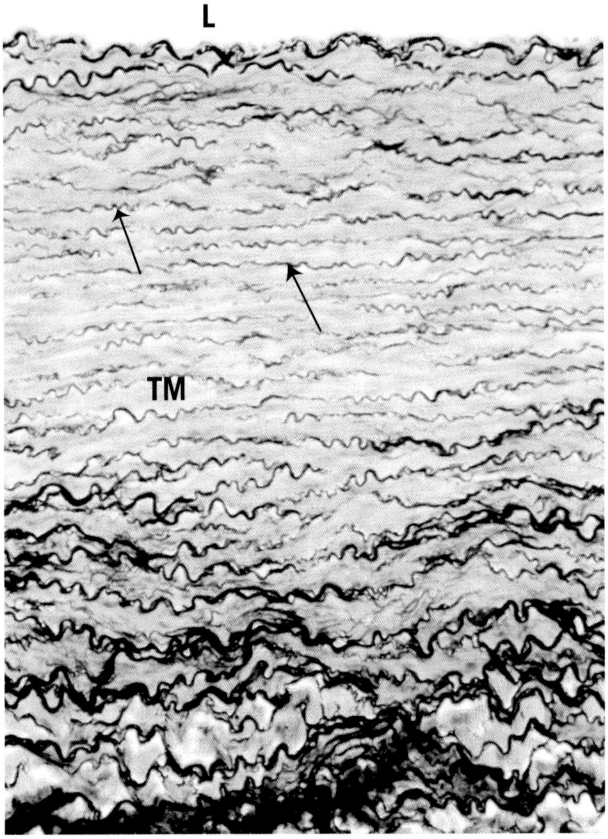

FIGURA 11-1. Micrografía óptica de la aorta (tinción elástica) (×132). Observe las fibras elásticas onduladas (*flechas*) en la túnica media (TM). Nótese la luz en la parte superior de la micrografía (L).

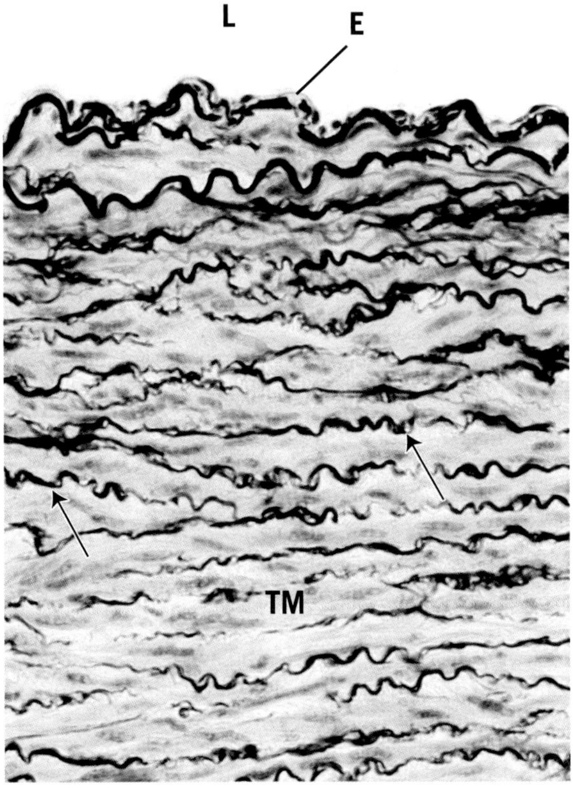

FIGURA 11-2. Micrografía óptica de la aorta (tinción elástica) a mayor amplificación (×270). Note la capa endotelial (E) adyacente a la luz (L). Nótese que la túnica media (TM) contiene abundantes fibras elásticas (*flechas*).

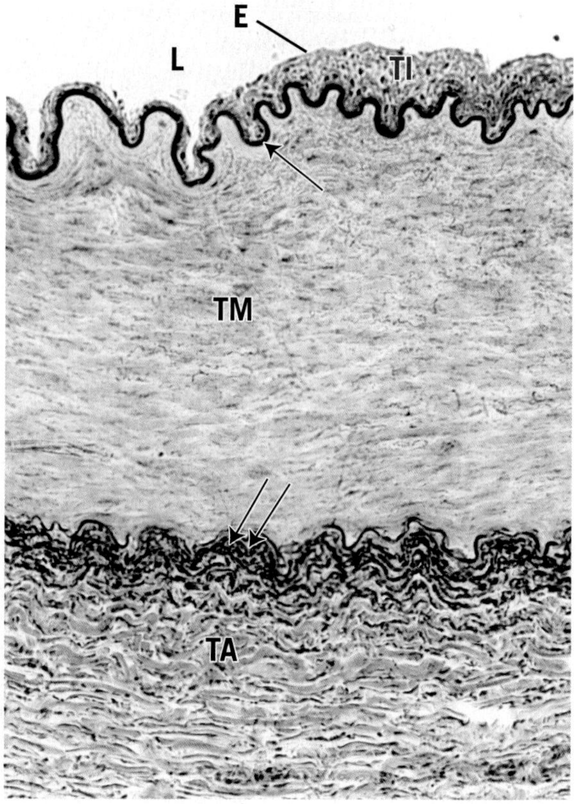

FIGURA 11-3. Micrografía óptica de una arteria (×132). Note luz (L), capa endotelial (E), lámina elástica interna (*flecha simple*), túnica íntima (TI), túnica media (TM), lámina elástica externa (*flechas dobles*) y túnica adventicia (TA).

CONSIDERACIONES CLÍNICAS

Aterosclerosis

La aterosclerosis es la causa más frecuente de la morbilidad de las enfermedades vasculares. Se caracteriza por depósitos de placas amarillentas **(ateromas)** en la íntima de las arterias grandes y medianas. Las placas pueden bloquear el flujo de sangre a la región abastecida por la arteria afectada. El depósito continuo forma placas que reducen la luz de los vasos, y el paciente puede sentir dolor referido y presión. El estrechamiento cada vez mayor de la luz produce isquemia o bloqueo completo, de consecuencias fatales si no se trata. Entre los vasos mayores afectados por la aterosclerosis están las terminaciones de las arterias coronarias, las ramas mayores de las arterias carótidas, las arterias cerebrales, las grandes arterias de las extremidades, las arterias renales y las arterias mesentéricas. La aterosclerosis de las arterias cerebrales es la principal causa de accidente cerebrovascular (infarto cerebral). Otras aterosclerosis son las que afectan el corazón (ver sección sobre cardiopatía isquémica), la colitis isquémica y la isquemia de la arteria renal.

Cardiopatía isquémica (coronaria)

La cardiopatía isquémica normalmente se debe a **aterosclerosis coronaria,** que reduce el flujo de sangre al miocardio. Puede provocar (según su gravedad) angina de pecho, infarto de miocardio, cardiopatía isquémica crónica o muerte cardiaca súbita. El tratamiento actual para las arterias parcialmente taponadas es la angioplastia, mientras que las arterias gravemente taponadas necesitan revascularización quirúrgica.

c. Las **arteriolas** (10 a 100 μm de diámetro) regulan la presión arterial y son los vasos arteriales terminales. Se trata de las arterias **más pequeñas**, con diámetros inferiores a 0.1 mm y luz estrecha; su diámetro luminal suele ser igual al grosor de la pared.

(1) La túnica adventicia es escasa, mientras que la túnica media está formada hasta por dos capas de músculo liso.

(2) La túnica íntima consiste en un endotelio, lámina basal y tejido conectivo escaso.

d. Las **metaarteriolas** (~8 μm de diámetro) son vasos estrechos que surgen de arteriolas y dan origen a los **capilares**.

(1) Están rodeadas por anillos incompletos de células musculares lisas y poseen células musculares lisas individuales **(esfínteres precapilares)** que rodean los capilares en su origen.

(2) La constricción de los esfínteres precapilares evita que la sangre penetre en el lecho capilar.

CONSIDERACIONES CLÍNICAS

Arteriosclerosis

La arteriosclerosis se caracteriza por rigidez y engrosamiento hialino de las paredes de los vasos sanguíneos. Puede afectar la túnica media de las arterias de tamaño mediano, que con el tiempo llega a calcificarse. El engrosamiento hialino suele afectar arterias pequeñas y arteriolas de los riñones, y normalmente se asocia con hipertensión y diabetes mellitus.

2. La **vasoconstricción**, en la que están implicadas principalmente las **arteriolas**, reduce el flujo sanguíneo a una región local. Es estimulada por **fibras nerviosas simpáticas** (ver Capítulo 9 IX B) de nervios vasomotores. Estos nervios no establecen sinapsis con las células musculares de la túnica media; en vez de ello, descargan el neurotransmisor noradrenalina, que se difunde por la capa muscular y, a través de uniones comunicantes, induce la contracción de las células, lo que reduce el diámetro luminal.

3. La **vasodilatación** es realizada por **fibras nerviosas parasimpáticas** de la manera siguiente:

a. La acetilcolina liberada en estas terminaciones nerviosas estimula el endotelio para que libere **óxido nítrico**, antes llamado factor relajante derivado del endotelio (EDRF).

b. El **óxido nítrico** se difunde por las células musculares lisas de la pared del vaso y activa su sistema de monofosfato de guanosina cíclico (GMPc), lo que provoca la relajación que dilata la luz.

CONSIDERACIONES CLÍNICAS

El aneurisma es la **dilatación local de una arteria**.

1. Un aneurisma es provocado por la debilitación de la pared de una arteria o de una vena, lo que puede causar su ruptura. Los aneurismas arteriales se deben a la sustitución de las fibras elásticas por colágeno con la edad.
2. Los aneurismas pueden estar relacionados con **aterosclerosis** y **sífilis**. La aterosclerosis, en especial de la aorta abdominal, puede deberse a trastornos genéticos del tejido conectivo como el síndrome de Marfan o el síndrome de Ehlers-Danlos (ver Capítulo 4, III A Consideraciones clínicas).
3. Los aneurismas disecantes se localizan más a menudo en la aorta ascendente y se deben a un desgarro longitudinal de la pared caracterizado por el desgarro de los tejidos elástico y muscular, que provoca su ruptura en el saco pericárdico.
4. Estos trastornos ponen en peligro la vida, ya que la debilidad de la pared arterial puede hacer que la arteria se rompa.

D. Los capilares son vasos pequeños (aproximadamente 8 a 10 μm de diámetro, y por lo común de menos de 1 mm de longitud). Presentan **permeabilidad selectiva**, de manera que permiten el intercambio de oxígeno, dióxido de carbono, metabolitos, nutrimentos, desechos metabólicos, moléculas señal, hormonas y otras sustancias entre la sangre y los tejidos. Forman **lechos capilares** entre las arteriolas y las vénulas.

1. Células endoteliales de los capilares: características generales. Los capilares están formados por una **capa única de células endoteliales** contiguas que se disponen formando un cilindro, que está rodeado por una lámina basal y algunos **pericitos** (ver Capítulo 6 III A.2). Las células endoteliales.

a. Son células poligonales con núcleo y un citoplasma atenuado.

b. Poseen aparato de Golgi, ribosomas, mitocondrias y un poco de retículo endoplásmico rugoso (RER).

c. Contienen filamentos intermedios de **desmina**, **vimentina** o ambas en la zona perinuclear; estos filamentos tienen una función de soporte.

d. Por lo general se mantienen unidas mediante **fascias de oclusión** (uniones herméticas); también están presentes algunos desmosomas y uniones comunicantes. De manera característica contienen vesículas pinocíticas.

e. El diámetro luminal a veces sólo deja pasar los eritrocitos de uno en uno.

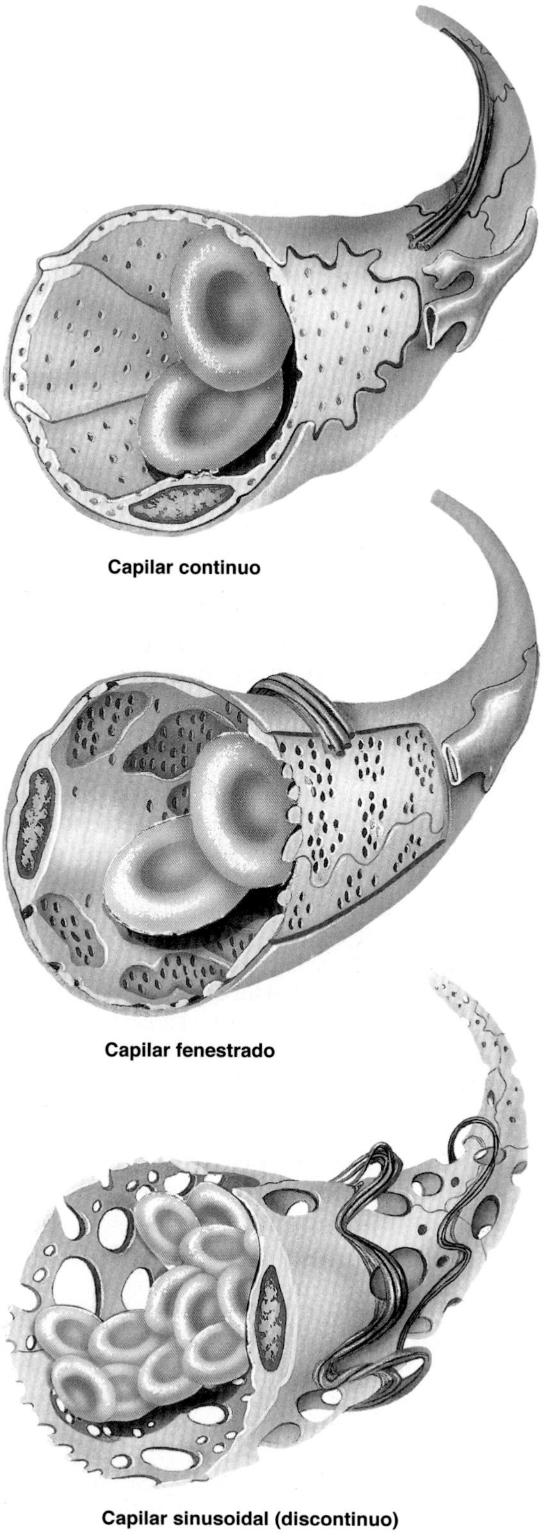

Los capilares consisten en un epitelio escamoso simple enrollado en un cilindro delgado de 8 a 10 µm de diámetro. Los **capilares continuos (somáticos)** no tienen fenestraciones; el material recorre la célula endotelial en cualquier sentido mediante **vesículas pinocíticas**. **Los capilares fenestrados (viscerales)** se caracterizan por la presencia de perforaciones, o **fenestraciones**, de 60 a 80 µm de diámetro, puenteadas o no por un diafragma. Los **capilares sinusoidales** tienen una luz grande (30 a 40 µm de diámetro), numerosas fenestraciones y lámina basal discontinua, y carecen de vesículas pinocíticas. Con frecuencia células endoteliales adyacentes de capilares sinusoidales se superponen entre sí de manera incompleta.

FIGURA 11-4. Los tres tipos de capilares. (Reimpreso con permiso de Gartner LP, Hiatt JL. *Color Atlas of Histology*. Baltimore, MD: Lippincott Williams & Wilkins; 2009:163.)

2. **Clasificación de los capilares.** Se diferencian tres tipos de capilares, según la estructura de sus células endoteliales y la continuidad de la lámina basal (figura 11-4).
   a. Los **capilares continuos (somáticos)** contienen numerosas **vesículas pinocíticas**, excepto en el sistema nervioso central (SNC), donde contienen sólo un número limitado de ellas (propiedad que es, en parte, responsable de la barrera hematoencefálica).
      (1) Los capilares continuos carecen de fenestraciones y poseen una lámina basal **continua**.
      (2) Se encuentran en tejido nervioso, músculo, tejido conectivo, glándulas exocrinas y pulmones.
   b. Los **capilares fenestrados (viscerales)** se forman a partir de células endoteliales perforadas con **fenestraciones**. Estas aperturas miden entre 60 y 80 nm de diámetro y están **cubiertas por un diafragma** más delgado que una membrana celular; en el glomérulo renal, las fenestraciones son mayores y carecen de diafragma.
      (1) Los capilares fenestrados poseen una lámina basal **continua** y algunas vesículas pinocíticas.
      (2) Se encuentran en glándulas endocrinas, intestino, páncreas y glomérulos renales.
   c. Los **capilares sinusoidales** (sinusoides) poseen muchas **fenestraciones grandes sin diafragma**.
      (1) Los capilares sinusoidales miden entre 30 y 40 μm de diámetro; es decir, son mucho mayores que los capilares continuos y fenestrados.
      (2) Los capilares sinusoidales tienen una lámina basal **discontinua** y carecen de vesículas pinocíticas.
      (3) En las uniones celulares puede haber hendiduras que permiten el tránsito entre células endoteliales.
      (4) Se encuentran en hígado, bazo, médula ósea, ganglios linfáticos y corteza suprarrenal.
3. La **permeabilidad de los capilares** depende de la morfología de sus células endoteliales y del tamaño, carga y forma de las moléculas que los atraviesan. Durante la respuesta inflamatoria la permeabilidad se altera por efecto de la **histamina** y la **bradicinina**.
   a. Algunas sustancias se **difunden**, mientras que otras son **transportadas activamente** a través de la membrana plasmática de las células endoteliales de los capilares.
   b. Otras sustancias atraviesan las paredes de los capilares por **poros pequeños** (uniones intercelulares) o por **poros grandes** (fenestraciones y vesículas pinocíticas).
   c. Los **leucocitos** abandonan el torrente sanguíneo y penetran en los espacios tisulares a través de las uniones intercelulares. Este proceso recibe el nombre de **diapédesis**.
4. Las **funciones metabólicas de los capilares**, efectuadas por las **células endoteliales**, son las siguientes (tabla 11-2):
   a. **Conversión** de la angiotensina I, inactiva, en angiotensina II, activa (en especial en los pulmones); este poderoso vasoconstrictor estimula la secreción de aldosterona, una hormona que induce la retención de agua.
   b. **Desactivación** de distintas sustancias con actividad farmacológica (p. ej., bradicinina, serotonina, trombina, noradrenalina, prostaglandinas).
   c. **Descomposición de lipoproteínas** para producir triglicéridos y colesterol.
   d. **Liberación de prostaciclina**, un vasodilatador potente que a la vez inhibe la agregación plaquetaria intravascular.
   e. **Liberación** del factor de relajación, el **óxido nítrico (NO)** y del factor de contracción **(endotelina 1)**.
   f. **Regulación** de la migración transendotelial de células inflamatorias **(neutrófilos)**.
   g. **Liberación** de los factores tisulares responsables de la coagulación de la sangre.
5. El **flujo de sangre hacia los lechos capilares** proviene de las **metaarteriolas** (con esfínteres precapilares) o de las **arteriolas terminales** (figura 11-5).
   a. Los **canales centrales** son vasos que atraviesan un lecho capilar y conectan arteriolas y vénulas pequeñas. Su porción proximal es la **metaarteriola** (que posee esfínteres precapilares) y su porción distal es el **canal transendotelial** (sin esfínteres precapilares) (ver figura 11-5).
   b. Las metaarteriolas suministran sangre al lecho capilar, mientras que los canales transendoteliales reciben sangre de los lechos capilares.
6. **Derivación arteriovenosa (circunvalación de un lecho capilar)**
   a. La **contracción de los esfínteres precapilares** obliga a la sangre a fluir desde la **metaarteriola** directamente al **canal transendotelial**, de manera que no pasa por el lecho capilar sino que drena en una vénula poscapilar.
   b. Las **anastomosis AV** son pequeños vasos que conectan directamente las arteriolas con las vénulas, evitando el lecho capilar. Participan en la **termorregulación**, especialmente en la piel, donde abundan. También controlan la presión arterial y el flujo sanguíneo.

tabla **11-2** Funciones celulares endoteliales

Función	Principales sitios	Modo de acción	Comentarios
Permeabilidad	Capilares y vénulas poscapilares	Paracelular; transcelular	Entre células; caveolas, OVV*, diapédesis
Promoción de la hemostasis	En todo el aparato vascular	Liberación del factor tisular, factor de von Willebrand, inhibidor de activador de plasminógeno y receptores activados de proteasa	Los cuerpos de Weibel–Palade alojan tanto factor de von Willebrand como factor tisular. Si se ve afectada la integridad del endotelio vascular, estos factores se liberan para formar un coágulo sanguíneo y detener el escape de sangre del vaso
Inhibición de la hemostasis	En todo el aparato vascular	Las células endoteliales secretan o expresan (o ambas cosas): inhibidor de factor de la vía tisular; trombomodulina; heparina; activador de plasminógeno; prostaciclina; óxido nítrico; y receptor de proteína C endotelial	Estos anticoagulantes siempre están presentes en el endotelio intacto normal, e impiden la coagulación para asegurar que la sangre permanezca en estado líquido
Tono vasomotor	Arteriolas	*Vasodilatación*: óxido nítrico (NO†), prostaciclina *Vasoconstricción*: endotelinas 1, 2 y 3; prostaglandinas; tromboxano A_2; y angiotensina II	Se liberan moléculas vasodilatadoras y vasoconstrictoras en respuesta a factores locales o generales; la angiotensina II se produce mediante la conversión de angiotensina I por la ECA unida a membrana celular endotelial
Termorregulación	Microcirculación en la dermis y el árbol bronquial	La estrecha proximidad de los lechos capilares a la superficie de la piel y la superficie bronquial luminal permite el intercambio de calor con el ambiente externo	La vasoconstricción reduce el flujo sanguíneo en los lechos capilares, con lo que conserva calor corporal. La vasodilatación incrementa ese flujo sanguíneo, con lo que libera calor corporal
Tráfico de leucocitos	Poscapilar (vénulas endoteliales altas [VEA])	Sustancias linfocíticas como L-selectinas, receptor 7 de quimiocina y antígenos relacionados con linfocitos, interactúan con adresina de ganglios periféricos, ligando 21 de quimiocina y moléculas de adhesión intercelular de células endoteliales de VEA, lo que facilita la migración de linfocitos al interior del estroma de órganos linfoides secundarios	Un método similar permite la migración de otros leucocitos hacia fuera de vénulas poscapilares (distintas de VEA) durante el proceso inflamatorio
Angiogénesis	En todo el aparato vascular	Factores de crecimiento del endotelio vascular liberados por células endoteliales y factores angiogénicos liberados por células tumorales inducen a otras células endoteliales además de pericitos a proliferar y formar tubos endoteliales que con el tiempo desarrollan sus propias túnicas medias y adventicias	Repara el daño vascular durante la cicatrización de heridas y vasculariza tumores en crecimiento
Formación de angiotensina II	Principalmente en lechos de capilares pulmonares	La ECA convierte angiotensina I en el potente factor de contracción del músculo liso vascular angiotensina II	La angiotensina II eleva la presión arterial, con lo que incrementa la filtración glomerular y facilita la reabsorción adicional de sodio del ultrafiltrado

ECA, enzima convertidora de angiotensina.
*OVV: se piensa que los organelos vesiculares–vacuolares son agregados de caveolas fusionadas.
†El óxido nítrico (NO) se llamaba antes factor relajante derivado del endotelio (EDRF); según algunos autores, la prostaciclina también debe considerarse un EDRF.

E. Las **venas** llevan la sangre de vuelta desde los órganos y los tejidos **hacia el corazón**, y en un momento dado, contienen alrededor de 70% del volumen sanguíneo total. Sus paredes están formadas por tres capas: la **túnica íntima** (interna), la **túnica media** (intermedia) y la **túnica adventicia** (externa), que es la más gruesa y prominente. Los vasos vasculares son más numerosos en las venas que en las arterias. Además, las venas carecen de una lámina interna elástica bien delimitada. Los componentes de estas capas y las diferencias entre los distintos tipos de venas se resumen en la tabla 11-3.

1. **Comparación con las arterias.** Las venas tienen paredes más delgadas y luz mayor y más irregular que las arterias. Pueden poseer válvulas en su luz que evitan el flujo retrógrado de la sangre (figura 11-6).

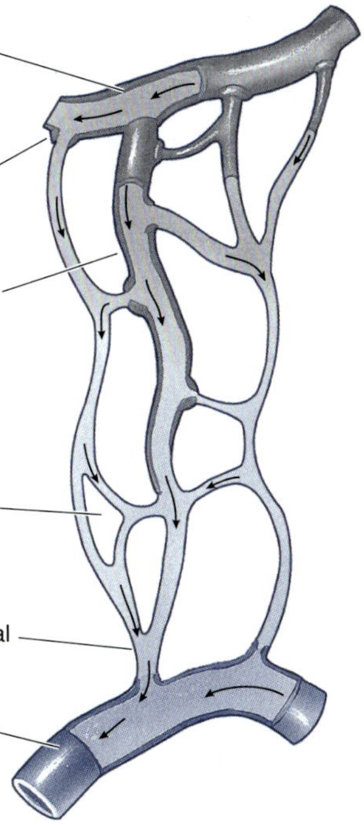

FIGURA 11-5. Flujo sanguíneo hacia los lechos capilares. Algunos lechos capilares, como los de la piel, pueden ser evitados en determinadas circunstancias. Un mecanismo para controlar el flujo sanguíneo consiste en usar los **canales centrales** que llevan la sangre de una arteriola a una vénula. La mitad proximal de un canal central es una **metaarteriola**, un vaso con una cubierta muscular lisa incompleta. El flujo de sangre por cada capilar que se origina de la arteriola es controlado por una célula muscular lisa, **el esfínter precapilar**. La mitad distal del canal central es el **canal transendotelial**, que no posee células musculares lisas y recibe sangre del lecho capilar. Si se tiene que evitar el lecho capilar, los esfínteres precapilares se contraen, lo que impide que el flujo de sangre penetre en el lecho capilar, y pasa directamente hacia la vénula. (Impreso con permiso de Gartner LP, Hiatt JL. *Color Atlas of Histology*. 5th ed. Baltimore, MD: Lippincott Williams & Wilkins; 2009:163.)

2. Tipos de venas

a. Las **grandes venas** son la vena cava y las venas pulmonares. Estas venas poseen **músculo cardiaco** en la túnica adventicia en un pequeño tramo dentro del corazón. Esta capa también contiene vasos vasculares y nervios.

tabla 11-3 Comparación entre las túnicas de los distintos tipos de venas

Componentes de la túnica	Grandes venas	Venas medianas y pequeñas	Vénulas
Íntima			
Endotelio	+	+	+
Lámina basal	+	+	+
Válvulas	En algunas	En algunas	–
Capa subendotelial	+	+	–
Media			
Tejido conectivo	+	Fibras reticulares y elásticas	±
Células musculares lisas	+	+	±
Adventicia			
Células musculares lisas	Haces longitudinales	–	–
Capas de colágeno con fibroblastos	+	+	+

+, presente y prominente; ±, presente pero no prominente; –, ausente.

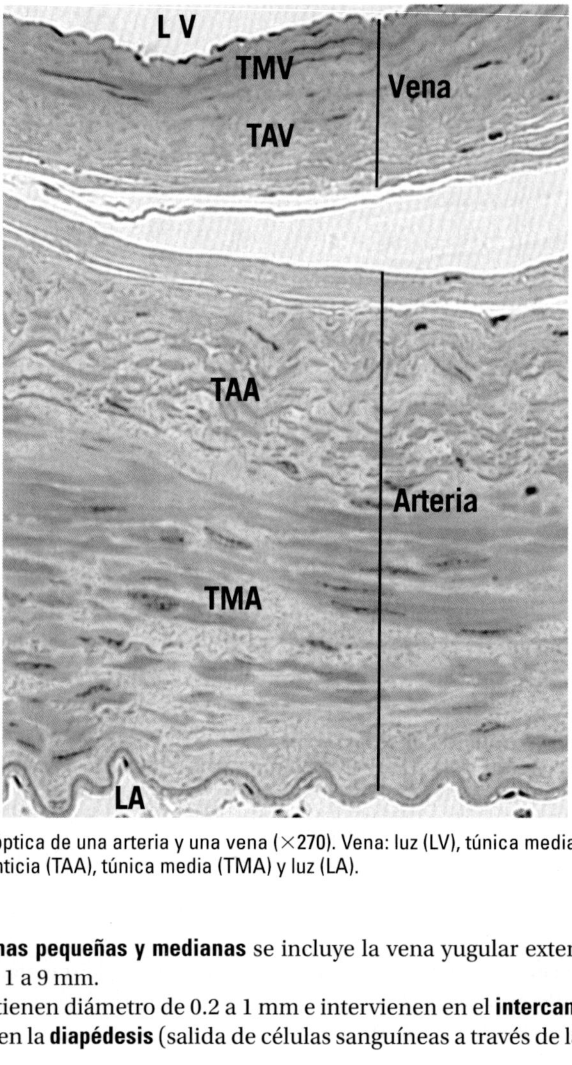

FIGURA 11-6. Micrografía óptica de una arteria y una vena (×270). Vena: luz (LV), túnica media (TMV) y túnica adventicia (TAV). Arteria: túnica adventicia (TAA), túnica media (TMA) y luz (LA).

b. Entre las **venas pequeñas y medianas** se incluye la vena yugular externa. Estas venas tienen diámetro de 1 a 9 mm.

c. Las **vénulas** tienen diámetro de 0.2 a 1 mm e intervienen en el **intercambio de metabolitos** con los tejidos y en la **diapédesis** (salida de células sanguíneas a través de las paredes vasculares).

CONSIDERACIONES CLÍNICAS

Las várices o **venas varicosas** son **venas** anormalmente **dilatadas** y tortuosas, generalmente de las **piernas**.

1. Son causadas por disminución del tono muscular, cambio degenerativo de la pared del vaso e insuficiencia valvular. Por lo general ocurren en personas mayores, con predominio en mujeres. Las embarazadas también son susceptibles a las várices.
2. Cuando se presentan en la unión anorrectal se conocen como **hemorroides**.

F. Los mecanismos sensoriales especializados de las arterias incluyen tres tipos de sensores: **seno carotídeo**, **cuerpo carotídeo** y **cuerpos aórticos**.

1. El **seno carotídeo** es un **barorreceptor** situado en la pared de la arteria carótida exactamente en el punto en que se separa de la arteria carótida común. Terminaciones sensitivas del nervio glosofaríngeo que se introducen en la pared de la arteria detectan los cambios de presión que dilatan el vaso, y entonces envían una señal al centro vasomotor del encéfalo. La respuesta resultante ajusta la tensión de la pared de la arteria por acción de los músculos lisos de la túnica media, lo que produce cambios en la presión arterial.
2. El **cuerpo carotídeo** es un **quimiorreceptor** situado en la bifurcación de la arteria carótida común. Las terminaciones nerviosas especializadas de los nervios craneales neumogástrico ("vago") y

glosofaríngeo son sensibles a las concentraciones de oxígeno y de dióxido de carbono, así como a los valores de H^+ Las células glómicas (tipo 1) y las células envolventes (tipo II), que envuelven las células glómicas, constituyen el parénquima. Las terminaciones nerviosas pierden sus células de Schwann cuando entran en el parénquima, y en cambio se recubren de células envolventes. Estos dos nervios craneales envían impulsos al encéfalo para que sean procesados.

3. Los **cuerpos aórticos** se localizan en la pared del arco de la aorta, en el punto de unión de la carótida común con las arterias subclavias. Su estructura y función son parecidas a las del cuerpo carotídeo.
4. El **control hormonal de la presión sanguínea se inicia en el riñón:**
   a. El **riñón produce renina.**
   b. La renina degrada el angiotensinógeno que circula por la sangre y forma angiotensina I, un vasoconstrictor suave.
   c. La **angiotensina I es convertida en angiotensina II** por la enzima convertidora de angiotensina (ECA), que se localiza en los plasmalemas luminales de los endotelios capilares (en especial en los capilares de los pulmones).
   d. La angiotensina II, un vasoconstrictor potente, provoca la contracción de las paredes de las arteriolas, lo que eleva la presión arterial.
   e. La hormona antidiurética o vasopresina (ADH), segregada por la hipófisis, es otro potente vasoconstrictor que se emplea en caso de hemorragia grave.

II. GENERALIDADES: APARATO VASCULAR LINFÁTICO

El aparato vascular linfático está formado por capilares linfáticos periféricos, vasos linfáticos de tamaño creciente y conductos linfáticos. **Recoge el exceso de líquido tisular (linfa) y lo retorna al sistema venoso.** Drena la mayoría de los tejidos, excepto el sistema nervioso y la médula ósea.

A. Los **capilares linfáticos** son vasos de paredes delgadas que empiezan como **canales ciegos** (p. ej., los vasos **quilíferos**) adyacentes a los lechos capilares, donde colectan la linfa.
   1. Están formados por una sola capa de **células endoteliales atenuadas** que carecen de fenestraciones y de fascias de oclusión. Poseen una lámina basal dispersa.
   2. Estos capilares son permeables; la linfa penetra en ellos por los espacios que quedan entre las células endoteliales superpuestas.
   3. Pequeños filamentos que anclan los linfáticos entre el tejido conectivo circundante y la membrana plasmática abluminal, ayudan a mantener la permeabilidad luminal de estos delicados vasos.

B. Los **grandes vasos linfáticos** poseen válvulas y, desde el punto de vista estructural, parecen pequeñas venas, aunque su luz es más ancha, y sus paredes, más delgadas.
   1. Ganglios linfáticos que filtran la linfa se interponen en su camino.
   2. Estos vasos convergen y forman el **conducto torácico** y el **conducto linfático derecho**. El conducto torácico desemboca en el sistema venoso en el punto de unión de la vena yugular interna izquierda con la vena subclavia, mientras que el conducto linfático derecho desemboca en el sistema venoso en el punto equivalente del lado derecho del cuello.

CONSIDERACIONES CLÍNICAS

El **edema** es un proceso patológico que causa **aumento del volumen de líquido tisular**.

El edema puede ser causado por obstrucción venosa o decremento del flujo sanguíneo venoso (como en la insuficiencia cardiaca congestiva), aumento de la permeabilidad capilar (por lesión), inanición, liberación excesiva de histamina y obstrucción de vasos linfáticos. Es común durante el embarazo y en personas mayores. El edema que reacciona a presión localizada (es decir, las depresiones persisten después de liberar la presión) se llama **edema con fóvea**. El edema puede ser signo de un trastorno subyacente grave, como cardiopatía, hepatopatía o enfermedades de tiroides, sistema linfático o riñones, con consecuencias graves.

Autoevaluación

Instrucciones: cada reactivo de esta sección va seguido de posibles respuestas o de términos para completar. Seleccione la opción CORRECTA.

1. El epicardio es una de las tres capas del corazón. Se trata de una capa:

(A) Que se continúa con el endocardio
(B) Conocida también como pericardio visceral
(C) Compuesta por células musculares cardiacas modificadas
(D) Capaz de incrementar la presión intraventricular
(E) Capaz de disminuir la velocidad de contracción

2. El músculo auricular del corazón produce una hormona que:

(A) Disminuye la presión arterial
(B) Aumenta la presión arterial
(C) Provoca vasoconstricción
(D) Facilita la liberación de renina
(E) Facilita la reabsorción de sodio en los riñones

3. ¿Cuál de las siguientes estructuras es responsable de la generación de impulsos en el corazón normal?

(A) Nódulo auriculoventricular
(B) Fascículo auriculoventricular (haz de His)
(C) Nervios simpáticos
(D) Nódulo sinoauricular
(E) Fibras de Purkinje

4. Las metaarteriolas, vasos que se interponen entre las arteriolas y los lechos capilares:

(A) Controlan el flujo de sangre hacia las arteriolas
(B) Poseen una capa completa de células musculares lisas en su túnica media
(C) Poseen esfínteres precapilares
(D) Reciben sangre de los canales transendoteliales
(E) Poseen válvulas que regulan el sentido del flujo sanguíneo

5. ¿Cuál de las afirmaciones siguientes acerca de la inervación de los vasos sanguíneos es verdadera?

(A) La vasoconstricción es controlada por fibras nerviosas parasimpáticas
(B) La acetilcolina actúa directamente sobre las células musculares lisas
(C) La acetilcolina actúa directamente sobre las células endoteliales
(D) La vasodilatación es controlada por fibras nerviosas simpáticas
(E) El óxido nítrico actúa como vasoconstrictor

6. ¿Cuál de las características siguientes distingue los capilares somáticos de los capilares viscerales?

(A) Presencia o ausencia de fenestraciones
(B) Tamaño de la luz
(C) Grosor de la pared del vaso
(D) Presencia o ausencia de pericitos
(E) Grosor de la lámina basal

7. Se piensa que la barrera hematoencefálica debe su existencia al hecho de que los capilares del SNC presentan una de las siguientes características:

(A) Lámina basal discontinua
(B) Fenestraciones con diafragmas
(C) Fenestraciones sin diafragmas
(D) Pocas vesículas pinocíticas
(E) Ausencia de membrana basal

8. ¿Cuál de las siguientes afirmaciones sobre los capilares intactos sanos es correcta?

(A) Controlan la presión arterial
(B) Están revestidos por un epitelio cilíndrico simple
(C) Poseen una cubierta de músculo liso
(D) Inhiben la formación de trombos
(E) Las células satélites comparten su lámina basal

9. Una paciente refiere disnea incluso después de actividad física ligera. Afirma que la tiene desde hace 2 años, pero que recientemente se ha vuelto más pronunciada. Su historial médico indica que tuvo fiebre reumática cuando era niña. La auscultación indica hipertrofia cardiaca. ¿Qué espera descubrir el médico con otras pruebas diagnósticas?

(A) Estenosis de válvula mitral
(B) Tetralogía de Fallot
(C) Aneurisma de la arteria pulmonar
(D) Cardiopatía coronaria
(E) Cardiopatía isquémica

10. Las pruebas diagnósticas para cardiopatía isquémica normalmente revelan:

(A) Malformaciones en las válvulas cardiacas
(B) Aterosclerosis de las arterias coronarias
(C) Arritmia cardiaca
(D) Válvula sinoauricular defectuosa
(E) Arteriosclerosis de las arterias coronarias

11. Los vasos vasculares funcionan de manera parecida a:

(A) Las válvulas auriculoventriculares
(B) Las válvulas semilunares
(C) Las arterias coronarias
(D) Las arterias elásticas
(E) Las metaarteriolas

12. ¿Cuál de los siguientes vasos posee una lámina elástica interna bien definida?

(A) Capilar
(B) Metaarteriola
(C) Arteriola
(D) Arteria muscular
(E) Vena

13. La cardiopatía isquémica es la secuela habitual de:

(A) Arteriosclerosis
(B) Aneurisma aórtico abdominal
(C) Fiebre reumática
(D) Várices
(E) Aterosclerosis

Respuestas

1. **B.** El pericardio es un saco fibroseroso que envuelve el corazón. La capa más interna del pericardio, el epicardio, también se conoce como pericardio visceral (ver Capítulo 11 I A 1).
2. **A.** El péptido natriurético auricular, que reduce la presión arterial, es producido principalmente por las células musculares cardiacas de la aurícula derecha. Inhibe la liberación de renina y disminuye la reabsorción de sodio y agua por los riñones (ver Capítulo 11 I A 1 b).
3. **D.** Los impulsos se generan en el nódulo SA, que es el marcapasos del corazón. Después son conducidos al nódulo AV. El haz de His y las fibras de Purkinje conducen los impulsos desde el nódulo AV hasta las células musculares cardiacas de los ventrículos. Los nervios simpáticos pueden aumentar la contracción cardiaca pero no la originan (ver Capítulo 11 I A 4 a).
4. **C.** La parte proximal de un canal central se conoce como metaarteriola, mientras que su parte distal es el canal transendotelial. La sangre de las metaarteriolas puede penetrar en el lecho capilar si sus esfínteres precapilares están relajados. Si los esfínteres precapilares de las metaarteriolas están contraídos, la sangre evita el lecho capilar y fluye directamente hacia los canales transendoteliales y de allí a una vénula (ver Capítulo 11 I B 1 d).
5. **C.** La acetilcolina estimula las células endoteliales de un vaso para liberar óxido nítrico (factor de relajación derivado del endotelio), que hace que las células musculares lisas se relajen. Por lo tanto, la acetilcolina no actúa directamente sobre las células musculares lisas (ver Capítulo 11 I B 2).
6. **A.** Los capilares somáticos (continuos) carecen de fenestraciones, mientras que los capilares viscerales (fenestrados) se caracterizan por poseerlas. Ambos tipos de capilares poseen una lámina basal continua y están rodeados por algunos pericitos (ver Capítulo 11 I C 2).
7. **D.** Los capilares del SNC son de tipo continuo y por lo tanto carecen de fenestraciones pero poseen una lámina basal continua. A diferencia de los capilares continuos de otras partes del cuerpo, contienen pocas vesículas pinocíticas; se piensa que esta característica es en parte responsable de la barrera hematoencefálica (ver Capítulo 11 I C 2).
8. **D.** El revestimiento endotelial liso de los capilares sanos intactos inhibe la formación de trombos. Los capilares no controlan la presión arterial (ver Capítulo 11 I C 2).
9. **A.** Una persona que haya padecido fiebre reumática en la niñez puede desarrollar la enfermedad valvular reumática en etapas posteriores de su vida. Aunque la válvula más frecuentemente afectada es la mitral, también pueden resultar afectadas las otras. La válvula mitral se inflama, se vuelve fibrosa y con el tiempo resulta insuficiente o estenótica. Esto causa hipertensión respiratoria y edema, que restringen la respiración. La clave es el antecedente de fiebre reumática, ya que los individuos que la presentan están predispuestos a desarrollar enfermedades valvulares cardiacas (ver Capítulo 11 I A 3 Consideraciones clínicas).
10. **B.** Las pruebas diagnósticas para cardiopatía isquémica revelan aterosclerosis de los vasos coronarios. Con el tiempo, se deposita una placa excesiva de colesterol y grasas debajo de la íntima de estos vasos. Esto restringe el flujo sanguíneo hacia el miocardio, lo que puede provocar angina de pecho, infarto o quizás la muerte súbita (ver Capítulo 11 I B 1 Consideraciones clínicas).
11. **C.** Los vasos vasculares son los pequeños vasos sanguíneos que suministran oxígeno y nutrimentos a las paredes de las arterias elásticas y musculares, del mismo modo en que las arterias coronarias abastecen las paredes del corazón (ver Capítulo 11 I B 1).
12. **D.** Las arterias musculares poseen una lámina elástica interna distintiva. Las arterias elásticas posen una lámina elástica interna incompleta, mientras que capilares, arteriolas, metaarteriolas y venas no poseen lámina elástica interna (ver tabla 11-1 y Capítulo 11 I D).
13. **E.** La cardiopatía isquémica suele ser causada por aterosclerosis coronaria que reduce el flujo sanguíneo hacia el miocardio. Puede evolucionar a angina de pecho, infarto de miocardio, cardiopatía isquémica crónica o muerte cardiaca súbita. Por otra parte, la arteriosclerosis (endurecimiento de las arterias) normalmente afecta las arterias renales y se relaciona con hipertensión y diabetes mellitus (ver Capítulo 11 I B, Consideraciones clínicas).

capítulo **12**

Tejido linfoide

I. GENERALIDADES: SISTEMA LINFÁTICO (INMUNITARIO)

A. El sistema linfático está constituido por **tejidos linfoides encapsulados** (timo, bazo, amígdalas y ganglios linfáticos), **tejido linfoide difuso** y células linfoides, principalmente **linfocitos T** (células T), **linfocitos B** (células B) y **macrófagos**. Los tejidos linfoides encapsulados son de dos tipos: **órganos linfoides primarios** que "educan" a los linfocitos para que se conviertan en células inmunocompetentes; son la **médula ósea** (que se expone en el Capítulo 10, Sección IV) y el **timo** (este Capítulo, Sección VI B). Los **órganos linfoides secundarios** secuestran inmunógenos y permiten que células inmunocompetentes y células presentadoras de antígeno (CPA) interactúen con los inmunógenos y entre sí para iniciar una reacción inmunitaria y contrarrestar el ataque antigénico. El **tejido linfoide difuso** (**ganglios linfáticos, bazo y amígdalas**) consiste en los órganos linfoides secundarios (Sección VI).

B. El **sistema inmunitario** tiene dos componentes: el sistema inmunitario innato (inespecífico) y el sistema inmunitario adaptativo (específico).

1. El **sistema inmunitario innato** no posee memoria inmunitaria; actúa de manera rápida pero inespecífica. Sus constituyentes principales son proteínas del complemento, receptores tipo Toll, TLR, (del alemán jergal *toll*, que significa raro, increíble, extravagante), mastocitos (células cebadas; ver Capítulo 6 III A 4), eosinófilos (ver Capítulo 10, tabla 10-2), neutrófilos (ver Capítulo 10, tabla 10-2), macrófagos (ver Capítulo 6 III B 1) y células asesinas naturales (NK; ver Sección II D).

a. Las **proteínas del complemento** son proteínas sanguíneas (C1 a C9) que participan en la defensa inespecífica del huésped e inician el proceso inflamatorio.

b. Los **TLR** del ser humano son una familia de 10 receptores que consisten en proteínas integrales localizadas en las membranas celulares o en las membranas de endosomas de células específicas del sistema inmunitario innato.

(1) Se piensa que para desempeñar sus funciones deben unirse a sus contrapartes, por lo común el mismo TLR (formando homodímeros); sin embargo, el TLR2 puede formar dímeros con TLR1 y TLR6 (formando heterodímeros).

(2) Los TLR tienen funciones clave en el reconocimiento de patrones moleculares repetitivos que existen en los patógenos, llamados **patrones moleculares asociados a patógeno** (**PAMP**).

(3) Cada TLR o par de TLR reconoce PAMP específicos para él (tabla 12-1).

(4) Los TLR 1, 2, 4, 5, 6 y 10 son proteínas integrales de la membrana celular que reconocen patrones moleculares pertenecientes a bacterias, protozoarios y hongos, mientras que los TLR 3, 7, 8 y 9 son proteínas integrales de membranas endosómicas y reconocen patrones moleculares pertenecientes a ácidos nucleicos de virus (y de algunos otros microorganismos).

5) Por ejemplo, TLR4 reconoce lipopolisacáridos de bacterias gramnegativas, y TLR2 reconoce peptidoglucano de bacterias grampositivas. Una vez que estos receptores se unen a su ligando, causan la liberación de **factor de necrosis tumoral α** (**TNF-α**), **interleucinas 1 y 12** (**IL-1 e IL-12**) y otras **citocinas** que inducen inflamación general.

tabla 12-1 Receptores tipo toll, su ubicación y función

Receptor	Ubicación	Función
TLR1	Membrana celular de macrófagos, neutrófilos, linfocitos B y células dendríticas	Junto con TLR2, se une a lipopéptidos triacilados así como a peptidoglucanos de bacterias grampositivas. Las cubiertas de peptidoglucano de las bacterias gramnegativas son mucho más delgadas; por lo tanto, la reactividad es mucho menos pronunciada
TLR2	Membrana celular de linfocitos T reg, linfocitos B, células dendríticas y macrófagos	Se une al ácido lipoteicoico de las bacterias grampositivas así como a lipopéptidos y lipoproteínas de diversas bacterias, y al zimosano de los hongos. Junto con TLR6, se une a péptidos diacilados. Véanse sus capacidades de unión junto con TLR1 en el renglón anterior
TLR3	Endosomas de macrófagos y células dendríticas	Se une a RNA viral bicatenario
TLR4	Membrana celular de macrófagos, células dendríticas, neutrófilos y células endoteliales	Se une a la endotoxina LPS de las bacterias gramnegativas pero requiere el estado homodimérico y la presencia de MD2 para reconocer LPS
TLR5	Membrana celular de macrófagos, células dendríticas y células del epitelio intestinal	Se une a la proteína flagelina de los flagelos bacterianos
TLR6	Membrana celular de macrófagos, mastocitos y linfocitos B	Se une a lipopéptidos del microorganismo bacteroide *Mycoplasma*. Junto con TLR2, se une a lipopéptidos diacilados
TLR7	Endosomas de células dendríticas especializadas* y linfocitos B	Se une a RNA viral monocatenario
TLR8	Endosomas de macrófagos, células dendríticas, neumocitos tipo I y mastocitos	Se une a RNA viral monocatenario
TLR9	Endosomas de macrófagos, células dendríticas especializadas*	Se une a DNA bacteriano y viral
TLR10	Membrana celular de macrófagos y células dendríticas	Posiblemente se une a proteínas tipo profilina del parásito *Toxoplasma gondii*

LPS, lipopolisacárido; MD2, factor de diferenciación mielógeno 2.
*Las células dendríticas especializadas son células dendríticas plasmocitoides, que constituyen sólo ½% de las células mononucleares de la circulación periférica. Cuando están activadas, liberan los agentes antivirales IFN-α e IFN-β, así como interferones tipo I.

(6) La activación de los TLR también facilita la inducción de una respuesta inmunitaria adaptativa, como la convocación de células NK, macrófagos, neutrófilos y células dendríticas a la región.

(7) Muchos TLR, incluidos TLR4 y TLR2 así como TNF-α e IL-1, activan la vía de **NF-κB (intensificador de la cadena ligera κ del factor nuclear de linfocitos B activados).**

(a) **NF-κB** es una familia de cinco proteínas que forman dímeros entre sí (homodímeros o heterodímeros) firmemente unidos y por ello son mantenidas en el estado inactivo por proteínas inhibitorias llamadas **IκB**.

(b) Cuando TLR2, TLR4 o TNF-α se unen a sus ligandos, **activan una cinasa** que fosforila IκB y libera NF-κB. La IκB fosforilada se ubiquitina y es enviada para su destrucción a **proteasomas.**

(c) El **NF-κB** liberado se transpone al **núcleo** donde, junto con una proteína coactivadora, encuentra su gen objetivo e **inicia su transcripción**. Los productos proteínicos de estos genes activan **respuestas inmunitarias innatas** y **reacciones inflamatorias.**

2. El **sistema inmunitario adaptativo** es evolutivamente más reciente que el sistema inmunitario innato. Posee cuatro características: capacidad de distinguir lo propio de lo ajeno, memoria, especificidad y diversidad. Las células del sistema inmunitario adaptativo, linfocitos T, linfocitos B y células presentadoras de antígeno, se comunican unas con otras mediante moléculas señal **(citocinas)** y marcadores de superficie celular (p. ej., grupo de proteínas de diferenciación), y de esta manera se transmite información en respuesta a una invasión de antígenos.

C. La función principal del sistema inmunitario consiste en defender al organismo organizando **respuestas inmunitarias humorales** contra sustancias extrañas **(antígenos)** y **respuestas inmunitarias celulares** contra microorganismos, tumores, células trasplantadas y células infectadas por virus.

CONSIDERACIONES CLÍNICAS

Las personas pueden presentar **trastornos de inmunodeficiencia congénita**, por lo común un defecto genético que afecta mucho más a hombres que a mujeres. Los signos y síntomas más comunes son infecciones respiratorias recurrentes que tienden a avanzar hasta neumonía. Otros indicadores son múltiples infecciones de piel y bucales, como infecciones por levaduras de boca (candidosis) o vagina. En algunos casos, como en la **agammaglobulinemia ligada al sexo**, no se desarrollan linfocitos B, por lo que hay escasez de plasmocitos y en consecuencia falta de producción de inmunoglobulinas.

II. CÉLULAS DEL SISTEMA INMUNITARIO

A. Generalidades: células del sistema inmunitario: linfocitos T, linfocitos B y células presentadoras de antígeno

1. Las células del sistema inmunitario incluyen **clonas de linfocitos T y B**. Una clona es un pequeño número de células **idénticas** capaces de reconocer y responder a uno o a un pequeño grupo de determinantes antigénicos relacionados, denominados **epitopos**.
   a. Un **epitopo** es aquella pequeña porción de un antígeno a la cual se une un **anticuerpo (inmunoglobulina)**. Un solo antígeno puede tener varios epitopos, todos diferentes, que son reconocidos por diferentes anticuerpos, cada uno específico para cada uno de esos epitopos.
   b. La región del anticuerpo que se une a un epitopo se conoce como **paratopo**.
   c. Es importante advertir que, en vez de reconocer antígenos, los anticuerpos reconocen aquellas porciones de los antígenos que actúan como epitopos.

   La exposición a un antígeno y a una o más **citocinas** induce la **activación** de **células T y B** que estaban en reposo, lo que provoca su proliferación y diferenciación en **células efectoras** (figura 12-1). Tanto los linfocitos B como los T se originan en la médula ósea; los segundos salen de aquí para madurar en el timo, mientras que los linfocitos B permanecen y maduran en la médula ósea.
2. Las **células presentadoras de antígeno** (CPA) (p. ej., macrófagos, células dendríticas linfáticas, células de Langerhans, células dendríticas foliculares, células M y células B), los **mastocitos (células cebadas)** y los **granulocitos** también son células del sistema inmunitario (ver Capítulo 6 III A y B).[1]

B. Linfocitos T

1. **Generalidades: linfocitos T**
   a. Existen varios subtipos funcionalmente distintos de linfocitos T que son responsables de las **respuestas inmunitarias mediadas por células.** Ayudan a las células B a desarrollar las respuestas humorales contra **antígenos timodependientes.**
   b. Los **receptores de linfocitos T (TCR)** son heterodímeros, esto es, están formados por dos cadenas proteínicas distintas: **α y β** o **γ y δ.** Los TCR sólo están presentes en las superficies de los linfocitos T y siempre se relacionan con una molécula de CD3; aunque pertenecen a la superfamilia de las inmunoglubulinas (Ig), a diferencia de éstas, no son secretados y sólo reconocen antígenos **proteínicos.**
      (1) Los **linfocitos T γ/δ** son más uniformes y mucho menos numerosos, y no forman linfocitos T de memoria, además de que suelen localizarse en la mucosa intestinal; reaccionan con antígenos que son indicativos de ataque microbiano.
      (2) Los **linfocitos T α/β** constituyen el grueso de la población de células T; forman linfocitos T de memoria, y aunque reaccionan con más lentitud que las células T γ/δ, son responsables de la mayoría de las respuestas de linfocitos T.
   c. Es importante advertir que los linfocitos T no reconocen antígenos; sólo reconocen los **epitopos** que están unidos a **moléculas del complejo mayor de histocompatibilidad (MHC)** en la superficie de las **CPA.** Dado que las células T requieren que los epitopos les sean presentados junto con moléculas MHC, se dice que son **restringidas por MHC** (ver Sección III).
2. La **maduración de los linfocitos T α/β, γ/δ y NKT** ocurre en el timo. Sólo los **linfocitos T α/β** permanecen un tiempo considerable en el timo y pasan por una serie de pasos en su "educación" para convertirse en células inmunocompetentes. Aunque los **linfocitos T γ/δ** y las **células NKT** también pasan

[1]Aunque las células B pueden presentar epitopos a las células T y son, por tanto, células presentadoras de antígeno, esta función probablemente se limita a la respuesta inmunitaria secundaria (anamnésica) sin intervenir en la respuesta inmunitaria primaria.

La formación de enlaces cruzados dependiente de antígeno entre los anticuerpos de superficie activa el linfocito B, lo cual coloca el complejo epitopo-MHC en el aspecto externo de su plasmalema.

Las moléculas TCR y CD4 del linfocito T_H2 reconocen el complejo MHC II-epitopo presentado por el linfocito B. Además, la unión de la molécula CD40 del linfocito B al receptor de CD40 del linfocito T_H2 induce al linfocito B a proliferar y al linfocito T_H2 a liberar IL-4, IL-5 e IL-6.

IL-4, IL-5 e IL-6 inducen la activación de linfocitos B y su diferenciación en linfocitos B de memoria y plasmocitos.

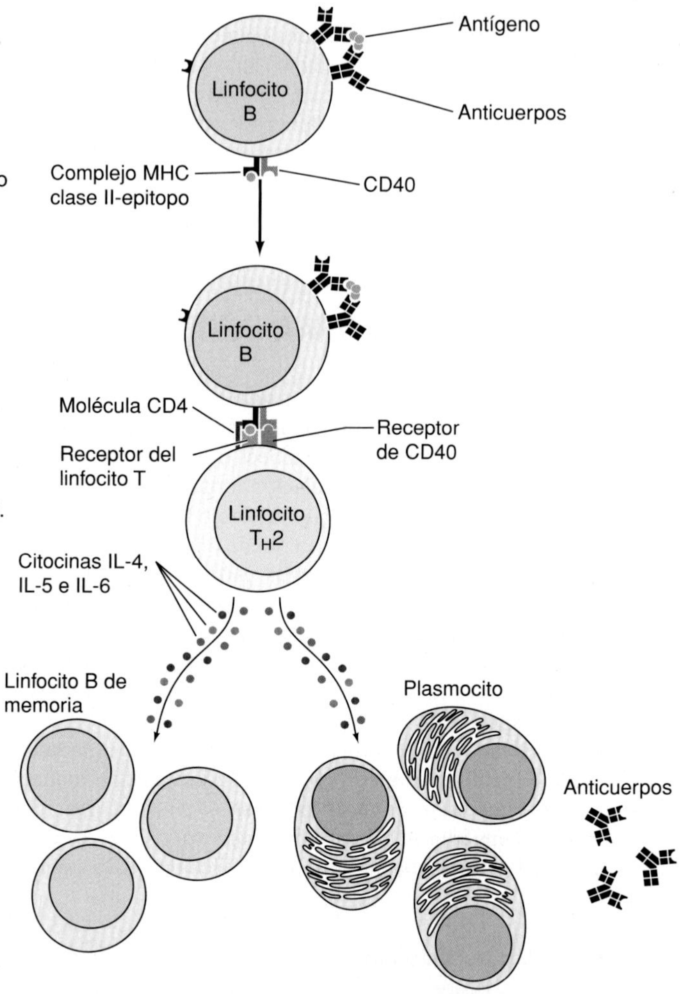

A

FIGURA 12-1. Representación esquemática de las interacciones entre las distintas células del sistema inmunitario. **A.** Formación de linfocitos B de memoria y plasmocitos inducida por antígenos timodependientes.

algún tiempo en el timo, su "educación" para convertirse en células inmunocompetentes es muy dispersa. En este libro sólo se describe la maduración de las células T α/β, que implica los siguientes sucesos:

a. Los linfocitos T progenitores no inmunocompetentes migran desde la médula ósea al timo en la unión corticomedular, y de ahí a la **región externa de la corteza tímica**. Una vez en el timo, reciben el nombre de **timocitos**. Éstos carecen de los **marcadores** de superficie **CD4** y **CD8** (donde CD proviene del inglés *cluster of **d**ifferentiation*, grupo de diferenciación) y, por lo tanto, se conocen como **linfocitos T doblemente negativos**. Sin embargo, el plasmalema de los timocitos posee **receptores Notch-1** que permiten a estas células reaccionar a citocinas liberadas por células reticuloepiteliales para convertirse en linfocitos T.

b. Dentro de la **corteza tímica externa**, los timocitos experimentan **reordenamientos génicos** y empiezan a expresar TCR específicos de antígeno, que son proteínas integrales de membrana. Dado que expresan tanto marcadores de superficie CD4 como CD8, se les conoce como **linfocitos T doblemente positivos**. Ahora son **inmunocompetentes**.

c. Las células T doblemente positivas que no reconocen **moléculas del complejo MHC-epitopo propias** que les son presentadas por **células reticuloepiteliales** de la corteza tímica son forzadas a sufrir apoptosis, porque no pudieron reconocer las propias moléculas MHC y los propios epitopos. A las células T doblemente positivas que fueron capaces de reconocer el

El TCR y la molécula CD4 del linfocito T_H1 se unen al epitopo y la molécula MHC II de la APC, respectivamente. La unión induce a la APC a expresar moléculas B7 en su plasmalema, que entonces se une a la molécula CD28 del linfocito T_H1, induciendo a esa célula a liberar IL2.

La misma APC expresa el complejo MCH I-epitopo, que es reconocido por la molécula CD8 y el TCR del CTL. Además, la molécula CD28 del CTL se une a la molécula B7 en el plasmalema de la APC. Estas interacciones inducen la expresión de receptores de IL-2 en la membrana plasmática del CTL. La unión de IL-2 (liberada por el linfocito T_H1) a los receptores de IL-2 en el CTL induce a esta célula a proliferar.

El plasmalema de las células transformadas por virus expresa complejo MHC I-epitopo, que es reconocido por la molécula CD8 y TCR de los linfocitos T citotóxicos recién formados. La unión del CTL induce a estas células a secretar perforinas y fragmentinas. Las primeras se ensamblan para formar poros en la membrana plasmática de la célula plasmática, y la fragmentina induce a la célula fragmentada a realizar la apoptosis.

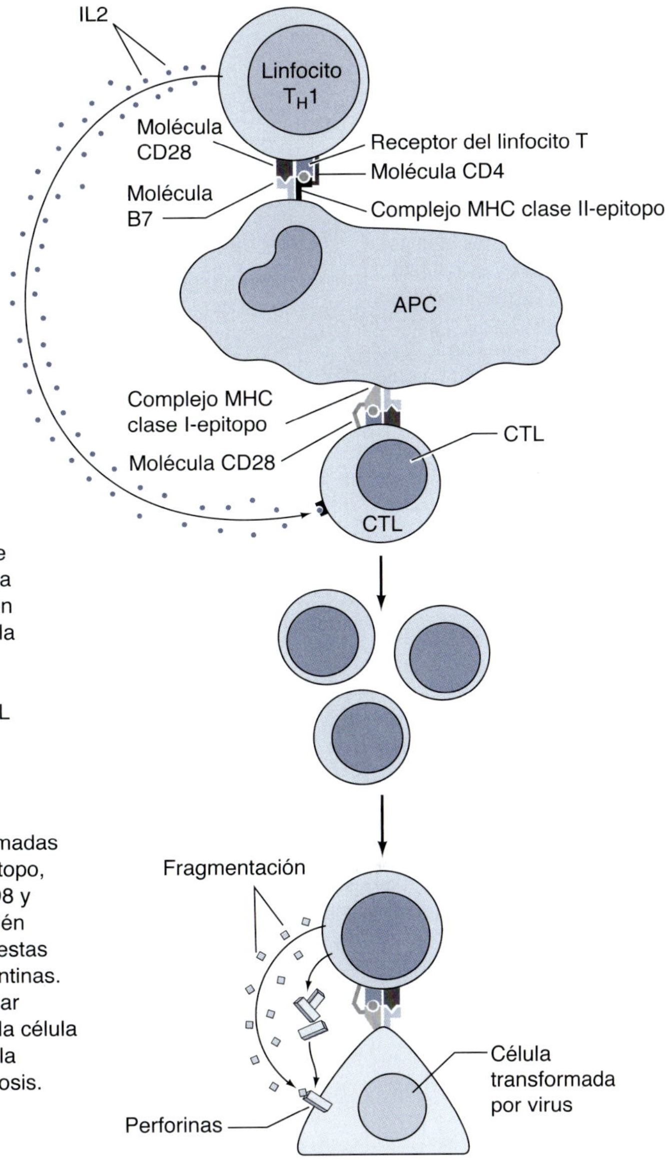

B

FIGURA 12-1. *(Continuación)* **B.** Activación de linfocitos T citotóxicos y destrucción celular.

complejo MHC-epitopo propio se les permite entrar a la médula tímica. Es interesante el que 90% de los linfocitos T doblemente positivos mueran en la corteza.

d. Aún en la **corteza tímica**:

(1) Las células T doblemente positivas que hacen contacto con células reticuloepiteliales que portan **complejos MHC I-epitopo** dejan de expresar marcadores CD4 y se convierten en **linfocitos T simples positivos** que sólo expresan **marcadores CD8**.

(2) Los linfocitos T doblemente positivos que hacen contacto con células reticuloepiteliales que portan **complejos MHC II-epitopo** dejan de expresan marcadores CD8 y se convierten en **linfocitos T simples positivos** que sólo expresan **marcadores CD4**.

(3) Aquellas **células T simples positivas** que permanecen vivas entran en la **médula tímica** como **linfocitos T** no inmunocompetente completamente maduros, pero **vírgenes (células inocentes)**.

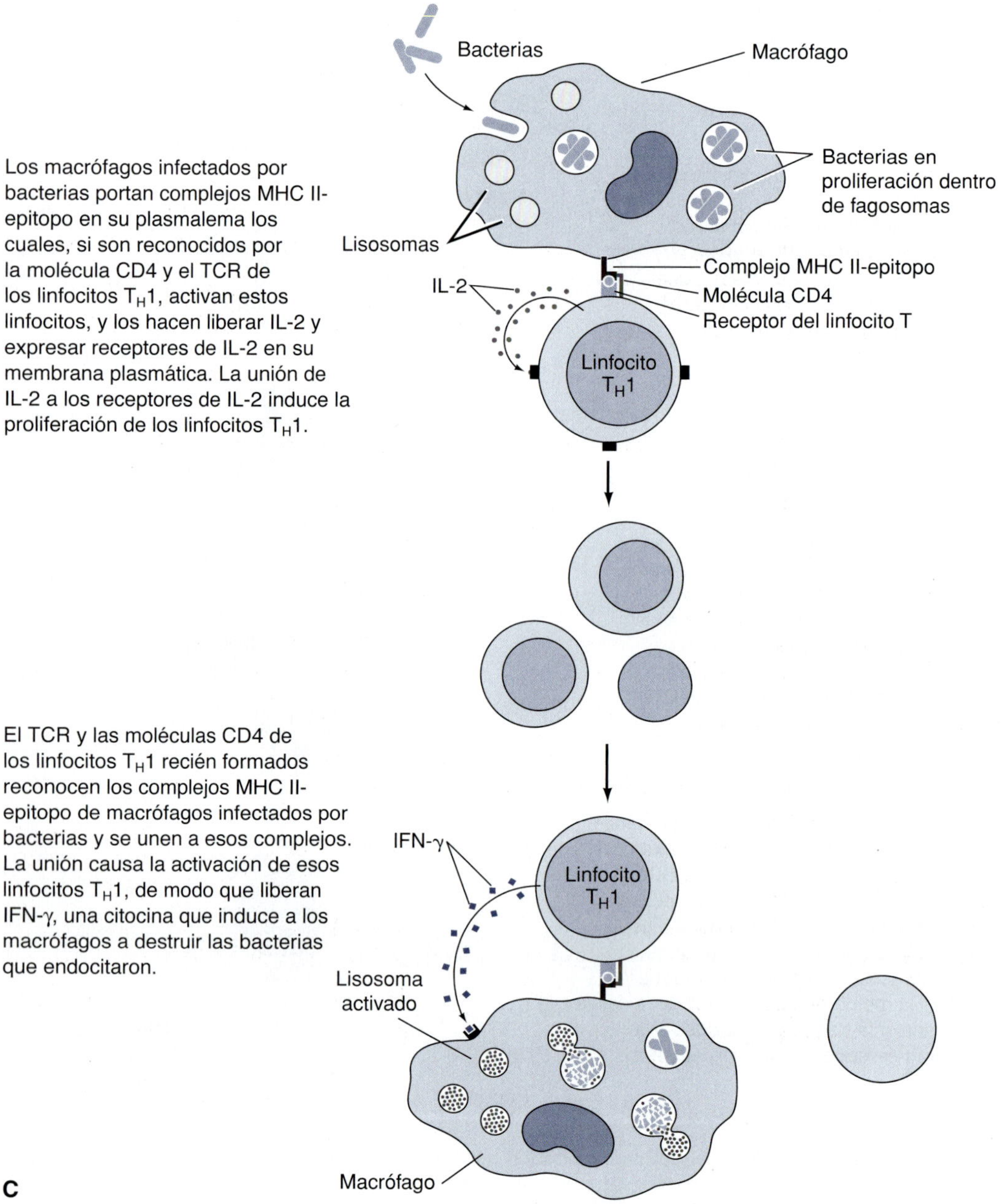

FIGURA 12-1. *(Continuación)* **C.** Activación de macrófagos por linfocitos T_H1. APC, célula presentadora de antígeno; CTL, linfocito T citotóxico; IL, interleucina; MHC, complejo mayor de histocompatibilidad; TCR, receptor de linfocito T; TNF, factor de necrosis tumoral. (Adaptado con permiso de Gartner LP, Hiatt JL. *Color Textbook of Histology.* 2nd ed. Philadelphia, PA: WB Saunders; 2001:282-284.)

e. El paso final en la maduración de los linfocitos ocurre en la **médula tímica**, donde se realiza otra prueba: las **células reticuloepiteliales medulares** presentan epitopos propios en moléculas MHC I y MHC II a linfocitos T simples positivos, y aquellos linfocitos T cuyos TCR se unen al complejo MHC-epitopo son forzados a realizar la apoptosis para prevenir una posible **reacción autoinmunitaria**. Aquellas células reticuloepiteliales también expresan el factor de transcripción **AIRE** (***auto****immune* ***re****gulator*), que ayuda al reconocimiento de determinados antígenos específicos de tejido como **insulina** y **filagrina** (proteína presente en el estrato córneo de la piel) (ver Capítulo 14, Sección II B 2c), y fuerzan a realizar la apoptosis a las células T que serían inducidas por esas proteínas a iniciar una reacción inmunitaria.

f. A las células T que sobreviven a la prueba final se les permite salir de la médula tímica para ser llevadas por el aparato circulatorio a diversas regiones del organismo.
g. Todo el proceso de desarrollo de los linfocitos T es dirigido por una variedad de **factores de crecimiento** y **moléculas señal** liberados por los diversos tipos de **células reticuloepiteliales** del timo.

3. **Subtipos de linfocitos T.** Existen tres tipos de células T: vírgenes, de memoria y efectoras. Algunos se dividen en subtipos.
   a. Los **linfocitos T vírgenes** son células inmunocompetentes que todavía no han sido activadas (es decir, que no han entrado en contacto con su antígeno designado fuera de la corteza tímica) pero poseen marcadores CD45RA en su superficie. Una vez activadas, experimentan división celular y forman tanto células T de memoria como células T efectoras.
   b. Los **linfocitos T de memoria**, derivados de linfocitos T vírgenes, poseen moléculas CD45R0 de superficie. Existen dos subtipos de estas células, los linfocitos T de memoria centrales (CR7+) y los linfocitos T de memoria efectores (CR7–).
      (1) Los linfocitos T de memoria centrales **(TCM)** residen en la paracorteza de los ganglios linfáticos. Si interactúan con un epitopo al que reconocen cuando las APC se lo presentan, hacen que la APC libere IL-12, la cual induce a las APC a experimentar la división celular, y las células recién formadas se diferencian en linfocitos T de memoria efectores.
      (2) Los linfocitos T de memoria efectores migran a los sitios inflamados, donde experimentan división celular y forman **células T efectoras**.
   c. Los **linfocitos T efectores** derivan de células T de memoria efectoras y son capaces de iniciar una respuesta inmunitaria. Los subtipos de células T efectoras son las células T de ayuda (o cooperadores), los linfocitos T citotóxicos (CTL) y las células T reguladoras (células T reg).
      (1) Los **linfocitos T de ayuda** (T_H0, T_H1, T_H2, T17 y $T_H\alpha\beta$) son células **CD4+**. Después de ser activadas, estas células sintetizan y liberan numerosos factores de crecimiento conocidos como **citocinas** (**linfocinas**). Las **células T_H0** se diferencian en los otros cuatro tipos de linfocitos T de ayuda.
         (a) Los **linfocitos T_H1** regulan las respuestas contra invasiones virales o bacterianas e instruyen a los macrófagos para que destruyan bacterias.
         (b) Los **linfocitos T_H2** regulan las respuestas humorales contra los ataques de parásitos, o los ataques de las mucosas al estimular a los linfocitos B para que produzcan anticuerpos.
         (c) Los **linfocitos T17** producen y liberan IL17, que convoca a neutrófilos y fomenta sus actividades bactericidas.
         (d) Los linfocitos **$T_H\alpha\beta$** son activados por IL-10 así como también el interferón α o β (INF-α o INF-β para que actúen en contra de los virus.
         (e) Las citocinas **IL-4**, **IL-5** e **IL-6** liberadas por los linfocitos T_H2 inducen la proliferación y maduración de las células B, y de esta manera responden a un estímulo antigénico, mientras que **IL-10** inhibe la formación de linfocitos T_H1, la **IL-9** fomenta la proliferación de las células T_H2, así como las respuestas de los mastocitos; la IL-13 retarda el desarrollo de los linfocitos T_H1 e induce el desarrollo de los linfocitos B.
         (f) Otras citocinas producidas por las células T_H1, como IL-2 e IFN-γ, **modulan la respuesta inmunitaria** de distintas maneras (tabla 12-2). Los macrófagos sintetizan y liberan IL-12, que restringe el desarrollo de las células T_H2 y fomenta la formación de células T_H1.

CONSIDERACIONES CLÍNICAS

El **síndrome de inmunodeficiencia adquirida (SIDA)** es causado por infección del **virus de la inmunodeficiencia humana (VIH)**, que invade preferentemente los linfocitos T_H y provoca disminución grave de su número, lo que **suprime** tanto la **respuesta inmunitaria celular** como la **humoral**.

1. El SIDA se caracteriza por **infecciones secundarias** de microorganismos oportunistas que causan neumonía, toxoplasmosis, candidosis y otras enfermedades.
2. También se caracteriza por el desarrollo de determinadas neoplasias malignas, como el **sarcoma de Kaposi** y el **linfoma no hodgkiniano**.

tabla 12-2 Actividades biológicas de citocinas selectas en la respuesta inmunitaria*

Citocina	Secretada por	Célula diana	Acción
IL-1a, IL-1b	Macrófagos y células epiteliales	Linfocitos T, macrófagos	Activa tanto los linfocitos T como los macrófagos
IL-2	Linfocitos T_H1	Linfocitos T activados, linfocitos B	Induce la mitosis de los linfocitos T activados y los linfocitos B
IL-4	Linfocitos T_H2	Linfocitos B	Induce la mitosis de los linfocitos B y su transformación en plasmocitos; estimula el cambio isotípico de IgM a IgG e IgE
IL-5	Linfocitos T_H2	Linfocitos B	Induce la mitosis y la maduración de los linfocitos B; promueve el cambio isotípico de IgM a IgE
IL-6	APC y linfocitos T_H2	Linfocitos T, linfocitos B activados	Activa los linfocitos T, induce la maduración de los linfocitos B en plasmocitos productores de IgG
IL-10	Linfocitos T_H2	Linfocitos T_H1	Inhibe la formación de linfocitos T_H1, retrasa su capacidad de producir citocinas
IL-12	Linfocitos B, macrófagos	Células NK, linfocitos T	Activa las células NK, facilita la formación de células tipo T_H1
IL-18	Macrófagos	Linfocitos T_H1 y células NK	Actúa en los linfocitos T_H1 para producir IFN-γ y fomenta la actividad de las células NK
IL-23	Macrófagos	Linfocitos T CD8 +	Reduce la motilidad de los linfocitos T CD8+
TNF-α	Macrófagos	Macrófagos	Los macrófagos se autoactivan para producir y liberar IL-12
	Linfocitos T_H1	Macrófagos activados	Promueve la producción de radicales de oxígeno, lo que facilita la destrucción de las bacterias dentro de los endosomas de los macrófagos activados
INF-α	Células atacadas por virus	Células NK, macrófagos	Activa los macrófagos y las células NK
INF-β	Células atacadas por virus	Células NK, macrófagos	Activa los macrófagos y las células NK
IFN-γ	Linfocitos T_H1	Macrófagos, linfocitos T	Activa los linfocitos T citotóxicos para que destruyan células alteradas o ajenas; promueve la fagocitosis por los macrófagos

Ig, inmunoglobulina; IL, interleucina; IFN, interferón; NK, citolítica natural; T_H, T de ayuda; TNF, factor de necrosis tumoral.
*Ver en el Capítulo 10 la descripción de las citocinas implicadas en la hematopoyesis.

(2) Los **linfocitos T citotóxicos** son células **CD8+.** Cuando son cebados por un estímulo antigénico a través de una APC, las células T son inducidas por la **IL-2** a proliferar y forman nuevos **linfocitos T citotóxicos (CTL)**, que median (vía **perforinas** y **granzimas**) la **apoptosis** de las células extrañas y de las células propias alteradas por virus (ver figura 12-1).

(3) Los **linfocitos T reguladores** (T reg, antes denominados linfocitos T supresores) son células **CD4+.** Las células T reg **(nT reg)** son de dos tipos, naturales e inducibles.

(a) Las **células T reg naturales** se originan en el timo. Además del marcador CD4, poseen los marcadores **CD25** y **Foxp3 (factor de transcripción box p3 de la familia lengüeta de flecha)**, y suprimen la respuesta inmunitaria de una manera no antígeno específica. Los linfocitos T vírgenes son convertidos en células T reg naturales por células dendríticas del timo bajo la influencia de la citocina **linfopoyetina del estroma tímico** (**TSLP**). Resulta interesante el hecho de que las células de los **corpúsculos de Hassall** del timo, están entre las fuentes más ricas de TSLP, que se ha implicado en la inducción de la formación de células T reg naturales.

(b) Los **linfocitos T reg inducibles** (conocidas también como **células T_H3**) se originan fuera del timo a partir de linfocitos T vírgenes. Inhiben la formación de células T_H1, y de esta manera suprimen la respuesta inmunitaria.

(4) Los **linfocitos T citolíticos naturales** se parecen a las células NK, pero tienen que trasladarse al timo para volverse inmunocompetentes. Son inusuales en el sentido de que reconocen los **antígenos lipídicos** que se les presentan en conjunción con una molécula CD1. Los linfocitos T citolíticos naturales producen y segregan IL-4, IL-10 e IFN-γ, y exhiben una gama limitada de TCR en su membrana plasmática.

C. Linfocitos B

1. **Generalidades: linfocitos B**

   a. Los linfocitos B se originan en la médula ósea, donde maduran y se convierten en células **inmunocompetentes.** Son responsables de la **respuesta inmunitaria humoral.** Estas células pasan por una serie de pasos del desarrollo desde prelinfocitos T hasta linfocitos inmaduros y finalmente **linfocitos B de transición**, que expresan diferentes cadenas ligeras y pesadas de Ig en sus membranas celulares. Las células B de transición pasan por el bazo, donde **mueren** o **desarrollan la maduración final** hasta linfocitos B maduros.

   b. Los **linfocitos B maduros** expresan inmunoglobulinas IgD y la forma monomérica de la IgM en la cara externa de sus membranas plasmáticas; tales Ig se conocen como **inmunoglobulinas de superficie (sIg).** Todas las moléculas de inmunoglobulina de una determinada célula B reconocen el **mismo determinante antigénico** (epitopo) y se unen a él. Hay varios tipos de linfocitos B, pero los B-2 y B-1 son los predominantes.

      (1) Los **linfocitos B-2 son** los "convencionales" *y en este libro se les llamará simplemente* ***"linfocitos B"***; son los más numerosos y se encuentran en todo el organismo. Deben interactuar con linfocitos T para propagarse (en la médula ósea) y activarse; reconocen una cantidad inmensa de **epitopos**; y son capaces de cambiar de isotipo (es decir, cambiar a la síntesis de otro tipo de anticuerpo) y establecer **linfocitos B de memoria.** Se les considera fuertemente relacionados con el sistema inmunitario adaptativo.

      (2) Los **linfocitos B-1** son mucho menos numerosos que los B-2 y suelen limitarse a los aparatos digestivo y respiratorio; rara vez requieren interacción con linfocitos T; no tienen que regenerarse en la médula ósea sino que proliferan periféricamente; se dirigen a **carbohidratos** en vez de proteínas; muy rara vez cambian de isotipo; y no establecen linfocitos B-1 de memoria. Constituyen un puente entre los sistemas inmunitarios innato y adaptativo.

   c. En el plasmalema de los linfocitos B hay moléculas CD40. Estas moléculas interactúan con receptores de CD40 de las células T_H2, lo que provoca la liberación de citocinas que:

      (1) facilitan la proliferación y transformación de las células B en células B de memoria y plasmocitos e

      (2) inhiben la proliferación de células T_H1.

   d. Las citocinas específicas que son liberadas por los linfocitos T de ayuda dependen del **patógeno invasor.**

      (1) IL-4 e IL-5 son liberadas por las células T de ayuda en respuesta a gusanos parásitos, y hacen que los linfocitos B cambien a la producción de IgE.

      (2) IL-6 e IFN-α son liberados por las células T de ayuda en respuesta a la presencia de virus y bacterias en el tejido conectivo, y hacen que los linfocitos B cambien a la producción de IgG.

      (3) El factor de crecimiento transformante β (TGF-β) es liberado por los linfocitos T de ayuda en respuesta a la presencia de bacterias y virus en las superficies mucosas, y hacen que las células B cambien a la producción de IgA.

   e. Los linfocitos B pueden presentar a las células T_H1 epitopos en complejo con antígeno leucocítico humano (HLA) clase II; por lo tanto, se consideran **células presentadoras de antígeno (APC).**

   f. Cuando son activados, los linfocitos B liberan **IL-12** para inducir la formación de células T_H1 y la activación de células NK.

   g. Durante una respuesta inmunitaria humoral contra un estímulo antigénico, los linfocitos B proliferan y se diferencian para formar células plasmáticas y células B de memoria (ver figura 12-1 A).

2. Los **plasmocitos (células plasmáticas)** carecen de anticuerpos de superficie, y sintetizan y secretan activamente **anticuerpos específicos contra el estímulo antigénico.**

3. Los **linfocitos B de memoria** son **células inmunocompetentes comprometidas de vida larga** que se forman durante la proliferación en respuesta a un estímulo antigénico. No reaccionan en contra del antígeno, pero permanecen en la circulación o en regiones específicas del sistema linfático. Debido a que incrementan el tamaño de la clona original, **proporcionan una respuesta secundaria mayor y más rápida (respuesta anamnésica)** contra una futura estimulación por el mismo antígeno.

4. Hay dos grupos de linfocitos B en el bazo: los linfocitos B foliculares, más numerosos, y los linfocitos B de la zona marginal.

   a. Los **Linfocitos B foliculares** son más abundantes y se encuentran en los folículos primarios y secundarios del bazo (ver VI C 3 en este capítulo); presentan marcadores de superficie IgM,

IgD y CD21; y dependen de los linfocitos B para su actividad inmunitaria. Se piensa que están en la etapa final de su maduración a linfocitos B maduros plenamente funcionales

b. Los **linfocitos B de la zona marginal** son menos abundantes que los linfocitos B foliculares; se encuentran en la zona marginal del bazo (ver VI C 3 en este capítulo); tienen IgM, CD1, CD9 y CD21 en su plasmalema; y son independientes de los linfocitos T para sus actividades inmunitarias. Reaccionan principalmente a antígenos propios e invasión bacteriana.

CONSIDERACIONES CLÍNICAS

La **inmunodeficiencia variable común** es una enfermedad de personas en desarrollo, de 10 a 20 años de edad. Aunque estos pacientes tienen una población normal de linfocitos B, no producen suficientes inmunoglobulinas, por lo que son propensos a infecciones respiratorias recurrentes y a trastornos autoinmunitarios como artritis reumatoide, tiroiditis y enfermedad de Addison. Los individuos afectados a menudo presentan trastornos digestivos, como diarrea y absorción insuficiente de nutrimentos en el tubo digestivo.

La **enfermedad de Hodgkin** es una **transformación neoplásica maligna de los linfocitos**.

1. Ocurre principalmente en hombres jóvenes. Se caracteriza por la presencia de **células de Reed Stenberg**, que son células gigantes con dos grandes núcleos vacuolados, cada uno con un nucléolo denso.
2. Los signos y síntomas incluyen **engrosamiento** progresivo indoloro de **ganglios linfáticos, bazo** e **hígado**; anemia; fiebre; debilidad; anorexia; y pérdida de peso.

D. Las células NK pertenecen a una categoría de **células nulas**, un pequeño grupo de linfocitos de sangre periférica que **carecen de los determinantes de superficie** característicos de los linfocitos T y B. Sin embargo, poseen dos receptores específicos: **receptores de activación citolítica** que reaccionan a moléculas de estrés y **receptores de inhibición citolítica** que reaccionan a moléculas MHC clase I. Son estos receptores los que les ayudan a reconocer células alteradas por virus y células tumorales que deben ser forzadas a experimentar apoptosis.

1. Estas células son inmunocompetentes desde el mismo momento en que se forman. No tienen que penetrar en el timo.
2. Las células NK no son restringidas por el MHC, y además exhiben **citotoxicidad al parecer inespecífica** contra las células tumorales y las células infectadas por virus. El mecanismo por el cual las células NK reconocen estas células diana todavía no se comprende.
3. Las células NK también pueden destruir células diana específicas que tienen anticuerpos unidos a sus antígenos de superficie mediante un proceso conocido como **citotoxicidad celular dependiente de anticuerpos (ADCC)**; macrófagos, neutrófilos y eosinófilos también exhiben ADCC.
4. Las células NK usan **perforinas** y **granzimas** para inducir la **apoptosis** de las células alteradas por virus o de las células tumorales.

E. Los macrófagos actúan como **APC** y como **células efectoras citotóxicas** en la ADCC.

1. Cuando actúan como APC, los macrófagos fagocitan antígenos, los fragmentan en pequeños componentes antigénicos y los presentan a las células T.
2. Los macrófagos producen y liberan **IL-1**, que ayuda a activar las células T_H y a que los macrófagos se autoactiven. Además, elaboran **TNF-α**, que también autoactiva los macrófagos e induce la liberación de IL-12; y conjuntamente con el IFN-γ, facilita la destrucción de las bacterias endocitadas (ver tabla 12-2). Además, los macrófagos secretan **prostaglandina E_2** (PGE_2), que disminuye determinadas respuestas inmunitarias; **IL-6**, que activa linfocitos T y estimula linfocitos B para diferenciarse en plasmocitos; **IL-12**, que activa células T_H1 para proliferar y activa células NK; **IL-18**, que actúa en células T_H1 para producir IFN-γ y también fomenta la actividad de células NK; e **IL-23**, que reduce la motilidad de los linfocitos T CD8+. Debe hacerse notar que **IL-1**, **IL-6** y **TNF-α** actúan juntos para inducir un **proceso inflamatorio**.

III. PRESENTACIÓN DEL ANTÍGENO Y EL PAPEL DE LAS MOLÉCULAS MHC

A. Complejo mayor de histocompatibilidad

1. El complejo mayor de histocompatibilidad (MHC) es un gran complejo genético con muchos *loci* que codifican dos clases principales de moléculas de membrana: **moléculas clase I (MHC I)**, que se expresan en casi todas las **células nucleadas**, y **moléculas clase II (MHC II)**, que se expresan en las diversas células que funcionan como **APC**.
2. En el ser humano, el MHC se denomina **complejo HLA (antígeno linfocítico humano)**. Por consiguiente, el MHC I es el HLA clase I, y el MHC II es el HLA clase II. Como se describe más adelante, las moléculas MHC I se unen a epitopos derivados de **proteínas endógenas**, mientras que las moléculas MHC II se unen a epitopos derivados de **proteínas exógenas**. Ambos tipos de moléculas MHC presentan sus epitopos a linfocitos T.

B. Los inmunógenos son moléculas capaces de **inducir una respuesta inmunitaria**. Todos los inmunógenos son **antígenos**, es decir, moléculas cuyos **epitopos** pueden reaccionar con un **anticuerpo** o un receptor **de célula T (TCR)**. La mayoría de antígenos son inmunógenos.

1. Los **inmunógenos exógenos** derivan de proteínas que fueron endocitadas o fagocitadas por APC y degradadas dentro de la célula hasta péptidos antigénicos que contienen un epitopo que entra en la red *trans*-Golgi (TGN).
2. En la TGN, el complejo es separado en péptidos antigénicos especiales (que contienen un epitopo) que se asocian con **moléculas HLA clase II** (moléculas MHC II).
   a. Estos epitopos son relativamente largos, formados por 13 a 25 aminoácidos.
   b. Las moléculas HLA clase II se sintetizan en el retículo endoplásmico rugoso (RER) y se colocan en las cisternas del RER con una proteína llamada **CLIP**, proteína invariante asociada a clase II (***cl**ass II-associated **i**nvariant **p**rotein*).
   c. El complejo CLIP-HLA clase II entra en el aparato de Golgi, que lo entrega a las vesículas MIIC (**compartimentos vesiculares de MHC clase II** que ya contienen epitopos derivados de inmunógenos exógenos). Allí la CLIP se intercambia por epitopo.
   d. Los complejos epitopo-HLA clase II son transportados a la superficie celular, donde son **presentados** a las células T.
3. Los **inmunógenos endógenos** derivan de proteínas producidas **dentro** de las células huéspedes (pueden ser **proteínas virales** sintetizadas en células infectadas por virus o **proteínas tumorales** sintetizadas en células cancerosas).
   a. Las **moléculas HLA clase I** (moléculas MHC I), sintetizadas en la superficie del RER, entran en las cisternas del RER.
   b. Los inmunógenos endógenos son degradados en fragmentos polipeptídicos cortos por organelos de las células huéspedes conocidos como **proteosomas**. Estos fragmentos son los péptidos antigénicos (8 a 12 aminoácidos de longitud) conocidos como **epitopos**.
   c. Los epitopos son transportados por las **proteínas transportadoras 1 y 2 (TAP1** y **TAP2)** al interior de las cisternas del RER.
   d. Dentro de las cisternas del RER, los epitopos derivados de los inmunógenos endógenos se unen a **HLA clase I**.
   e. Los complejos péptido-HLA clase I son transportados al aparato de Golgi para que sean clasificados y finalmente entregados, dentro de vesículas cubiertas de clatrina, a la superficie celular, donde son presentados a las células T.

C. Linfocitos T-restringidos por MHC (HLA): linfocitos T. Cada subtipo de linfocitos T (excepto las células T de memoria) sólo reconoce epitopos que están asociados con moléculas (MHC I o MHC II) (HLA clase I o clase II) como sigue:

1. Los linfocitos T_H1 y T_H2 (células CD4+) reconocen moléculas MHC II (HLA clase II).
2. Los linficitos T citotóxicos (células CD8+) reconocen moléculas MHC I (HLA clase I).
3. Los linfocitos T de memoria (células CD45R0) reconocen tanto moléculas MHC I como MHC II (HLA clase I y clase II).

IV. INMUNOGLOBULINAS

Las inmunoglobulinas son glucoproteínas sintetizadas y secretadas por **plasmocitos (células plasmáticas)**. Constituyen los agentes activos de la respuesta inmunitaria humoral y tienen **actividad de anticuerpos específicos** contra un antígeno o un grupo de antígenos estrechamente emparentados. Las inmunoglobulinas se unen a antígenos y forman complejos antígeno-anticuerpo, que son eliminados del cuerpo mediante distintos procesos, en algunos de los cuales interviene el **sistema del complemento**, mientras que en otros intervienen los **eosinófilos**.

A. Estructura: inmunoglobulinas

1. Las **inmunoglobulinas** están formadas por monómeros que contienen dos **cadenas pesadas** y dos **cadenas ligeras**.
2. Cada inmunoglobulina posee una **región constante** que es idéntica en todas las moléculas de inmunoglobulina del mismo isotipo.
3. Cada inmunoglobulina también posee una **región variable**, que es diferente en las moléculas de anticuerpo que reconocen distintos antígenos. Así, las **regiones variables determinan la especificidad** de una molécula de anticuerpo (es decir, su capacidad de unirse a un determinante antigénico dado). Los grandes antígenos pueden poseer múltiples determinantes antigénicos, que inducen la producción de anticuerpos con distinta especificidad.

B. Clases de inmunoglobulinas (tabla 12-3)

1. El suero humano contiene cinco clases **(isotipos)** de inmunoglobulinas, que difieren en la composición de aminoácidos de las **regiones constantes de las cadenas pesadas**.

tabla 12-3 Isotipos de inmunoglobulinas (Ig) y sus características

Clase	Tipo de Ig	Citocinas requeridas para el cambio de isotipo	Fracción de todas las Ig (%) y vida media (días) en el suero	Unión a células	Características biológicas
IgA	Anticuerpo secretorio	TGF-β	10–15% 6 días	Adhesión temporal a las células epiteliales a medida que se secreta	Se secreta como dímeros en saliva, lágrimas, bilis, luz intestinal y leche (con lo que da inmunidad pasiva a los lactantes); los dímeros son protegidos por su componente secretorio. La IgA confiere protección contra patógenos y antígenos invasores
IgD	Anticuerpo reagínico		0.2% 3–8 días	Plasmalema del linfocito B	Permite al linfocito B reconocer antígenos; provoca una reacción inmunitaria al inducir la transformación de los linfocitos B en plasmocitos
IgE	Anticuerpo reagínico	IL-4 e IL-5	Mucho menos de 1% 2–5 días	Plasmalema de mastocitos y basófilos	Unión de antígeno a IgE en la membrana plasmática de mastocitos y basófilos; induce a estas células a liberar sus agentes farmacológicos induciendo una reacción de hipersensibilidad instantánea
IgG	Inmunoglobulina sérica	IFN-γ, IL4, e IL-6	65–75% 23 días	Neutrófilos y macrófagos	La IgG puede penetrar la barrera placentaria, con lo que confiere al feto inmunidad pasiva. La IgG se une a sitios antigénicos en patógenos invasores, con lo cual los opsoniza y facilitata su fagocitosis por macrófagos y neutrófilos. La IgG induce las células NK, con lo que inicia la ADCC
IgM	Primera en formarse en la reacción inmunitaria		8–10% 5–10 días	La IgM es un pentámero; sin embargo, su forma monomérica se une a los linfocitos B	La IgM pentamérica activa el sistema del complemento. El principal sitio de formación de IgM es el bazo

IFN, interferón; IL, interleucina; NK, citolítica natural; ADCC, citotoxicidad celular dependiente de anticuerpo.

2. Los distintos isotipos exhiben diferencias funcionales.
   a. La **IgA** es una inmunoglobulina secretoria que se libera, en la forma de dímeros, en lágrimas, bilis, saliva, leche y como parte de la secreción nasal para proteger el organismo (y al lactante alimentado al seno materno) contra patógenos y antígenos invasores. Es protegida de las enzimas digestivas por su **componente secretorio**, sintetizado por células epiteliales y hepatocitos.
   b. **IgD** e **IgE** son anticuerpos reagínicos; la IgE se une a los receptores de IgE de mastocitos y basófilos e induce la liberación de agentes farmacológicos de estas células para iniciar una **reacción de hipersensibilidad intermedia**. La IgD se une a las membranas plasmáticas de las células B y permite que éstas reconozcan antígenos y de este modo inicien una reacción contra estímulos antigénicos al inducir a los linfocitos B a diferenciarse en **plasmocitos** secretores de anticuerpo.
   c. La **IgG**, la inmunoglobulina más abundante en el suero, cruza la barrera placentaria para proteger al feto, un proceso conocido como **inmunidad pasiva**. Se une a sitios antigénicos en microorganismos invasores, a los que opsoniza, haciéndolos accesibles para la fagocitosis por macrófagos y neutrófilos. Estos anticuerpos activan células NK, con lo que inician la **ADCC**.
   d. La **IgM** forma pentámeros y es el primer isotipo que se produce en una respuesta inmunitaria. Activa el **sistema del complemento.** Su forma monomérica se une a la membrana plasmática de la célula B.

V. TEJIDO LINFOIDE DIFUSO

El tejido linfoide difuso se considera tejido linfoide secundario. Es especialmente prominente en la mucosa de los sistemas gastrointestinal y respiratorio. Se organiza en grupos no encapsulados de células linfoides o en nódulos linfoides (linfáticos). El conjunto del tejido linfoide difuso recibe el nombre de **tejido linfoide asociado a mucosas (MALT)**.

A. **El MALT** está constituido por dos tipos principales de tejido, el **tejido linfoide asociado a bronquios (BALT)** y el **tejido linfoide asociado a intestino (GALT)**. Ambos tipos poseen nódulos linfoides aisla dos entre sí, excepto en el caso de las placas de Peyer.

B. **Las placas de Peyer** son grupos de nódulos linfoides que se encuentran en el **íleon**. Forman parte del GALT.

C. **Los nódulos linfoides** son **acumulaciones** esféricas densas transitorias de **linfocitos** (principalmente células B). La región periférica oscura de los nódulos **(corona)** está constituida principalmente por linfocitos pequeños recién formados. Los nódulos linfoides del GALT están aislados de la luz de sus respectivos conductos por **células de micropliegues** (células M), que recogen antígenos de la luz y los presentan (**sin** procesarlos en epitopos) a linfocitos y macrófagos presentes en las invaginaciones profundas de sus superficies celulares basales. A partir de aquí el tejido linfoide desencadena una respuesta inmunitaria en la lámina propia subyacente.
   1. Los **nódulos secundarios**, formados en respuesta a un estímulo antigénico, poseen un área central que se tiñe de claro, llamada **centro germinal**, formada por linfocitos **(linfoblastos [centroblastos] y centrocitos)**. Una región más oscura, el **manto (corona)** está formada por linfocitos B en reposo que están siendo desplazados del centro germinal por los linfocitos B recién formados. Además de centroblastos y centrocitos, el centro germinal aloja linfocitos B de memoria, plasmocitos, células dendríticas migratorias, células dendríticas foliculares, macrófagos y reticulocitos.
      a. Los **centroblastos** no muestran inmunoglobulinas de superficie (sIg), mientras que los centrocitos expresan sIg.
      b. Los **centrocitos** que expresan sIg contra antígenos propios experimentan apoptosis.
      c. Los centrocitos supervivientes se transforman en **linfocitos B de memoria** o en **plasmocitos**.
      d. Las **células dendríticas migratorias**, derivadas de la médula ósea, se localizan en diversas regiones del organismo, y cuando encuentran un antígeno viajan a un nódulo linfoide o a un ganglio linfático cercano para precipitar una reacción inmunitaria.

e. Las **células dendríticas foliculares** son células residentes de los ganglios linfáticos o de los nódulos linfoides y estimulan las sIg de centrocitos recién formados; fuerzan a sufrir apoptosis a aquellos centrocitos que carecen de las sIg adecuadas. Los **macrófagos** fagocitan los remanentes de las células apoptósicas.

f. Los **reticulocitos (células reticulares)** son células tipo fibroblasto que producen fibras reticulares (colágeno tipo III) para formar el esqueleto de soporte de los nódulos y ganglios linfáticos.

2. Los **nódulos primarios** carecen de centros germinales y están formados por linfocitos B de memoria, plasmocitos, células dendríticas migratorias, células dendríticas foliculares, macrófagos y reticulocitos.

VI. ÓRGANOS LINFOIDES

A. Ganglios linfáticos

1. Generalidades: los ganglios linfáticos son órganos linfoides secundarios.

a. Un ganglio linfático es una estructura encapsulada pequeña, de forma ovoide o arriñonada, de cuya cápsula parten **trabéculas** hacia la sustancia del ganglio (figura 12-2).

b. La superficie **convexa** de un ganglio linfático recibe vasos linfáticos aferentes, mientras que por la superficie **cóncava** (el **hilio**) entran arteriolas y vénulas y salen vasos linfáticos eferentes.

c. Los ganglios linfáticos poseen un **estroma** formado por **células estromáticas** y una armazón de soporte rica en **fibras reticulares.**

d. Función. Los ganglios linfáticos filtran la linfa, mantienen y producen linfocitos T y B y poseen células de memoria (especialmente linfocitos T de memoria). Los antígenos que las APC

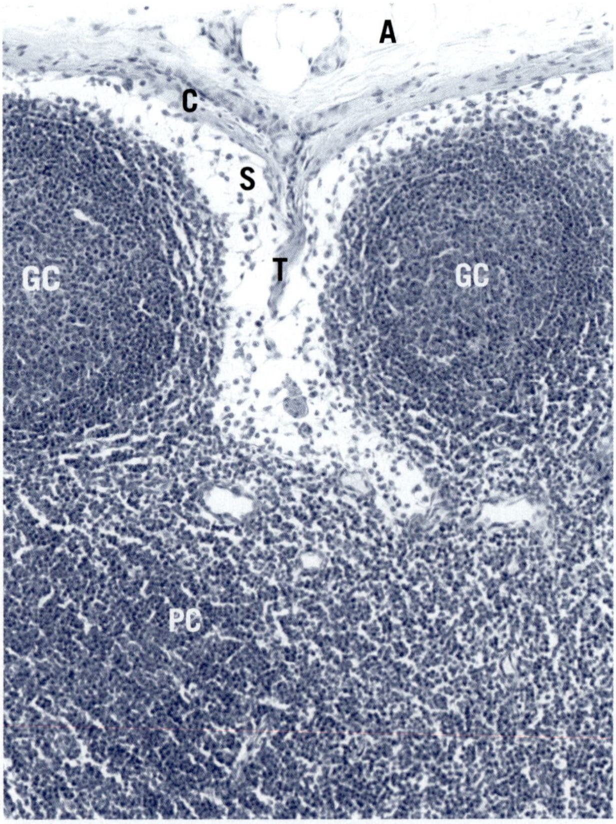

FIGURA 12-2. Micrografía de un ganglio linfático humano que demuestra que la cápsula (C) del ganglio está rodeada por tejido adiposo (A). Desde la cápsula se emiten trabéculas (T) hacia la sustancia del ganglio. Note la presencia de los sinusoides subcapsulares y paratrabeculares (S) así como de los centros germinales (GC) de los ganglios linfáticos. La paracorteza (PC) es evidente entre la corteza y la médula (×132).

entregan a los ganglios linfáticos son reconocidos por las células T, y se inicia una respuesta inmunitaria. Además, algunas de las **células estromáticas** y **células dendríticas** de los ganglios linfáticos expresan el factor de transcripción **AIRE** (regulador de la autoinmunidad [*autoinmune regulador*]), que de manera selectiva induce la apoptosis en linfocitos T que atacan componentes propios y que escaparon de la destrucción en el timo.

2. **Estructura: ganglios linfáticos.** Los ganglios linfáticos se dividen en tres regiones: **corteza** (la más externa), **paracorteza** (la intermedia) y **médula** (la más interna) (ver figura 12-2). Las células estromáticas de estas regiones liberan una variedad de **citocinas quimiotácticas para linfocitos (CCL)** que atraen linfocitos. Según la CCL liberada, se atraen linfocitos B o T a una región dada del ganglio linfático. Para atraer tanto linfocitos B como T, las CCL son llevadas a las membranas de las células del endotelio luminal de las vénulas poscapilares, la región donde los linfocitos salen del aparato circulatorio para entrar en la sustancia del ganglio linfático. Una vez en el estroma de éste, tanto linfocitos B como T son segregados dentro de la corteza por aquellas CCL a las cuales reaccionan.
   a. La **corteza de los ganglios linfáticos**:
      (1) Se encuentra en las profundidades de la cápsula, de la que está separada por un seno subcapsular.
      (2) Está subdividida de manera incompleta en compartimentos por tabiques de tejido conectivo derivados de la cápsula.
      (3) Contiene nódulos linfoides y sinusoides.
         (a) Los nódulos linfoides están formados principalmente por linfocitos B y algunos T, células dendríticas foliculares, macrófagos y reticulocitos. Pueden poseer un centro germinal, y en tal caso se conocen como nódulos linfoides secundarios.
         (b) Los sinusoides son espacios linfáticos revestidos de endotelio que se extienden a lo largo de la cápsula y las trabéculas y se conocen, respectivamente, como **sinusoides subcapsulares** y **sinusoides corticales.**
   b. La **paracorteza del ganglio linfático** se localiza entre la corteza y la médula.
      (1) Está formada por una estructura no nodular compuesta **básicamente por linfocitos T** (el área timodependiente del ganglio linfático) y **células dendríticas.**
      (2) La paracorteza es la región donde los linfocitos circulantes tienen acceso a los ganglios linfáticos a través de las **vénulas poscapilares (endoteliales altas, VEA).**
   c. La **médula de un ganglio linfático** se encuentra en la parte más interna de la paracorteza y la corteza, excepto en la región del hilio. Está formada por sinusoides medulares y cordones medulares.
      (1) Los sinusoides medulares son espacios revestidos de endotelio sostenidos por fibras reticulares y células reticulares. Frecuentemente contienen macrófagos y reciben linfa de los senos corticales.
      (2) Los cordones medulares están formados por linfocitos y células plasmáticas.

B. El timo es un órgano linfoide primario.

1. **Generalidades: timo**
   a. El timo es una estructura bilobulada situada en el cuello. Deriva tanto del **endodermo (células reticuloepiteliales)**, a partir del tercer saco faríngeo del embrión, como del **mesodermo (linfocitos [timocitos]).** El desarrollo de las células reticuloepiteliales tímicas (en especial en la médula) depende de la formación y liberación de **linfotoxinas**, miembros de la familia de citocinas a la que pertenece el factor de necrosis tumoral. En ausencia de estas proteínas el timo no se desarrolla o funciona de modo deficiente. El timo empieza a involucionar hacia la pubertad.
   b. Una **cápsula** de tejido conectivo rodea el timo. Los tabiques de esta cápsula dividen el parénquima en lóbulos incompletos, cada uno de los cuales contiene una **región medular** y una **región cortical** (figura 12-3). El timo no posee nódulos linfoides.
2. **Estructura: timo**
   a. La **corteza del timo** es abastecida por arteriolas de los tabiques; estas arteriolas proporcionan asas capilares que penetran en la sustancia de la corteza. Es en la corteza donde **maduran las células T.**
      (1) Células reticuloepiteliales (ver figura 12-3)
         (a) Hay seis tipos de células reticuloepiteliales (tabla 12-4). Son células pálidas (que se originan del endodermo durante la embriogénesis a partir del tercero y quizás el cuarto saco faríngeo) con un núcleo ovoide grande, que se tiñe ligeramente y a menudo presenta un nucléolo.

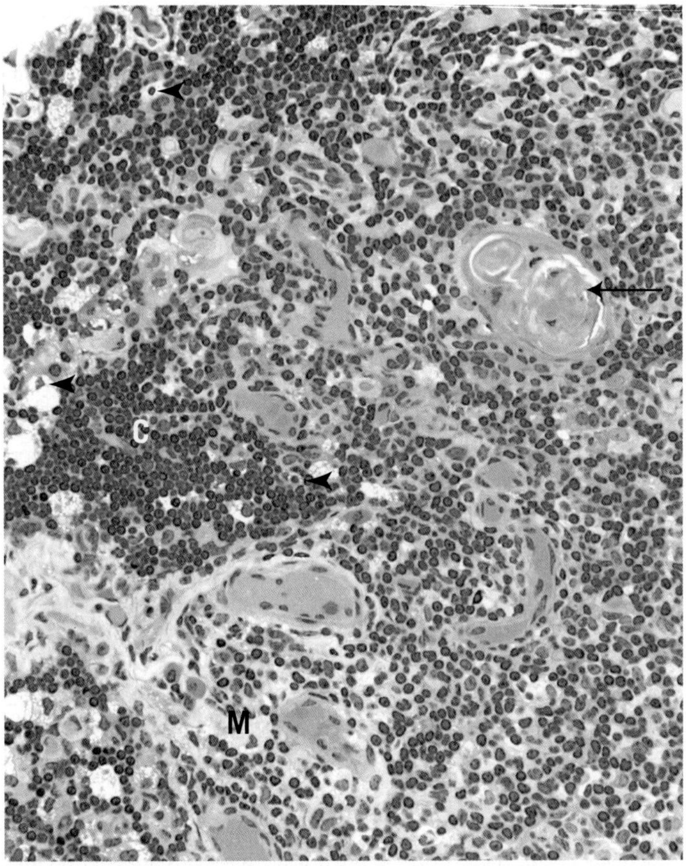

FIGURA 12-3. Fotomicrografía a baja amplificación de un timo de mono que muestra la corteza (C), densa, y la médula (M), más clara. Note las numerosas células reticuloepiteliales (*puntas de flecha*), muy evidentes en la corteza, así como los corpúsculos tímicos (de Hassall) (*flecha*) en la médula (×132).

tabla 12-4 Células reticuloepiteliales del timo

Tipo	Sitio	Función
Corteza		
I	Unión de la cápsula y la corteza así como alrededor de las trabéculas que separan parcialmente los lóbulos tímicos entre sí	Forma una barrera entre el parénquima tímico y el resto del cuerpo; también contribuye a la formación de la barrera hematotímica por los vasos sanguíneos que rodean la corteza tímica
II	Células con forma de estrella en la corteza, donde las prolongaciones de células adyacentes forman desmosomas entre sí	Las prolongaciones forman y rodean compartimientos que aíslan linfocitos T en maduración. Expresan moléculas MHC I y MHC II y de autoantígeno, y las presentan a linfocitos T en maduración
III	En el lado cortical de la unión corticomedular	Forman la frontera entre la corteza y la médula. Expresan moléculas MHC I y MHC II y de autoantígeno y las presentan a linfocitos T en maduración
Médula		
IV	En el lado medular de la unión corticomedular	Estas células y las tipo III aíslan la corteza de la médula
V	En toda la médula	Forman el armazón citoestructural de la médula y crean compartimientos para los linfocitos T
VI	Médula	Forman los corpúsculos de Hassall, que se piensa son responsables de la deleción de clonas de linfocitos T que reconocerían y atacarían proteínas propias. Producen y liberan linfoproteína del estroma tímico, que ayuda a formar las células T reg naturales

(b) Poseen **largas prolongaciones** que rodean la corteza tímica y la separan tanto de los tabiques de tejido conectivo como de la médula. Estas prolongaciones, que están llenas de haces de **tonofilamentos**, contactan entre ellas mediante desmosomas.

(c) Elaboran **timosina**, **factor tímico del suero**, **timopoyetina** y **linfopoyetina del estroma tímico**, hormonas que intervienen en la transformación de los linfocitos T inmaduros en células T inmunocompetentes.

(2) Timocitos

(a) El plasmalema de los **timocitos** posee receptores Notch-1 que permiten a aquellas células que reaccionan a citocinas liberadas por células reticuloepiteliales convertirse en linfocitos T. Una vez comprometidos con el linaje de los linfocitos T, se les conoce como **linfocitos T inmaduros** que se encuentran dentro de la corteza del timo en distintos estadios de diferenciación.

(b) Están rodeados por prolongaciones de células reticuloepiteliales, que ayudan a separar los timocitos de los antígenos durante su maduración.

(c) Mientras maduran, migran hacia la médula. La mayoría de los linfocitos T mueren en la corteza; las células muertas son fagocitadas por los macrófagos.

(d) Las células T que sobreviven son vírgenes. Abandonan el timo y a través del aparato vascular se distribuyen por los órganos linfoides secundarios.

(3) Barrera hematotímica

(a) Esta barrera **sólo** existe en la **corteza**, a la que convierte en una región inmunoprotegida.

(b) Asegura que los antígenos que escapan del torrente sanguíneo no alcancen las células T en desarrollo en la corteza tímica.

(c) Está formada por las siguientes capas: el **endotelio** de los capilares del timo y la lámina basal asociada a ellos; un **tejido conectivo perivascular** y **células** (p. ej., pericitos y macrófagos); y **células reticulares epiteliales tipo I** con sus láminas basales.

b. Médula del timo

(1) La médula del timo se continúa con los lóbulos adyacentes y contiene gran número de **células reticuloepiteliales** y **células T maduras**, que están laxamente empacadas, lo cual hace que la médula se tiña de un color más claro que la corteza (ver figura 12-3).

(2) También contienen acreciones verticiladas de células reticuloepiteliales tipo IV llamadas **corpúsculos de Hassall (corpúsculos tímicos)**. Estas estructuras se encuentran en distintos estadios de queratinización y su número se incrementa con la edad. Se ha demostrado que estas células reticuloepiteliales producen **TSLP (linfopoyetina del estroma tímico)**, una citocina que facilita la maduración de las células dendríticas lo cual a su vez induce la transformación de linfocitos T vírgenes en células T reg naturales.

(3) Los linfocitos T maduros abandonan el timo a través de las vénulas y los vasos linfáticos eferentes por la médula tímica. Entonces migran hacia estructuras linfoides secundarias.

(4) Hormonas que actúan sobre el timo.

(a) Timosina, timopoyetina, timulina (factor tímico), somatotropina, linfopoyetina del estroma tímico y factor humoral tímico promueven la formación de linfocitos T inmunocompetentes.

(b) La **tiroxina** estimula la producción de timulina por las células reticuloepiteliales.

(c) Los **corticoesteroides** deprimen la formación de células T en el timo.

CONSIDERACIONES CLÍNICAS

El **síndrome de DiGeorge**, conocido también como **aplasia tímica congénita**, se caracteriza por la ausencia congénita de timo y glándulas paratiroides por desarrollo anormal de los sacos faríngeos tercero y cuarto.

1. Este síndrome se asocia con una **inmunidad celular anormal**, aunque la inmunidad humoral es relativamente normal.
2. A menudo causa la **muerte** por **tetania** o por una **infección** incontrolable.

C. Bazo

1. Generalidades: bazo

a. Un epitelio escamosos simple (peritoneo) cubre la **cápsula** esplénica, un tejido conectivo colagenoso denso irregular que emite **trabéculas** hacia la sustancia del bazo para constituir una armazón de soporte (figura 12-4).

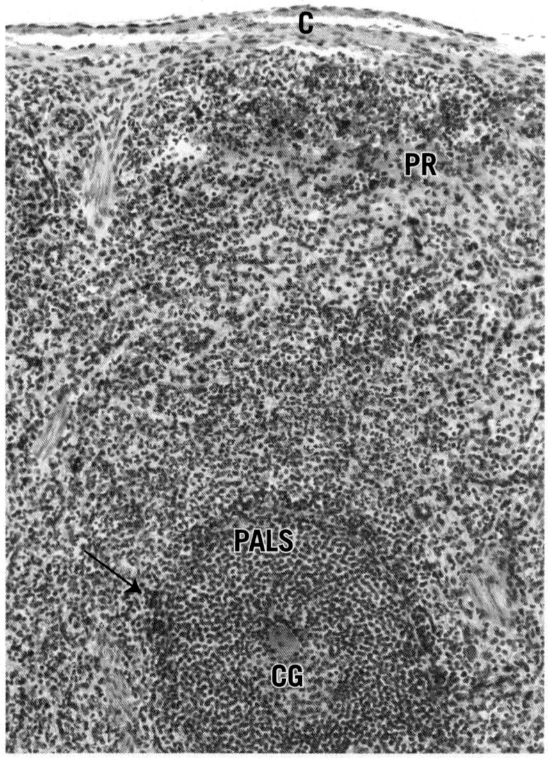

FIGURA 12-4. Fotomicrografía a baja amplificación de la cápsula (C), lisa, de un bazo humano. Note que el bazo no se divide en corteza y médula; más bien, tiene pulpa roja (PR) y pulpa blanca. Note la presencia de un nódulo C con un centro germinal (CG) formado por linfocitos B. El nódulo linfoide está rodeado por la región rica en linfocitos T del bazo, conocida como vaina linfática periarterial (PALS). La *flecha* señala a la zona marginal situada entre la pulpa blanca y la pulpa roja (×132).

   b. El bazo es similar a los ganglios linfáticos en que posee un hilio, pero difiere del timo y de los ganglios linfáticos en que **carece de corteza y médula**. También difiere de los ganglios linfáticos por la ausencia de **vasos linfáticos aferentes**.
   c. Se divide en una **pulpa roja** y una **pulpa blanca**; la última contiene elementos linfoides. Estas dos regiones se encuentran separadas unas de otras por una **zona marginal** (ver figura 12-4).
   d. Función: bazo. El bazo filtra la sangre, fagocita los eritrocitos viejos o dañados y es el sitio donde proliferan los linfocitos T y B y donde los plasmocitos producen anticuerpos. En algunos animales como el perro, almacena leucocitos.

2. La **vascularización del bazo** deriva de la **arteria esplénica**, que penetra en el hilio y origina arterias trabeculares.
   a. Las **arterias trabeculares** abandonan las trabéculas y se recubren de una **vaina periarterial linfática** (**PALS**, que se describe más adelante). Entonces se conocen con el nombre de arterias centrales.
   b. Las **arterias centrales** se ramifican, pero mantienen su vaina linfática hasta que abandonan la pulpa blanca para formar varias arterias peniciladas rectas.
   c. Las **arterias peniciladas** penetran en la pulpa roja. En ellas se distinguen tres regiones: arteriolas pulposas, arteriolas envainadas con macrófagos y **capilares arteriales terminales**. Estos últimos drenan directamente en los sinusoides esplénicos **(circulación cerrada)** o bien terminan como vasos abiertos en los cordones esplénicos de la pulpa roja **(circulación abierta)**.
   d. Los **sinusoides esplénicos** son drenados por venas pulpares, que son tributarias de las venas trabeculares; a su vez, estas últimas drenan en la vena esplénica, que abandona el bazo a nivel del hilio.

3. Estructura: bazo
   a. La **pulpa blanca del bazo** incluye **todos** los tejidos linfoides (difuso y nodular) que se encuentran en los órganos, como los **nódulos linfoides** (mayoritariamente células B) y la **PALS** (la mayoría células T) de alrededor de las arterias centrales. También contiene macrófagos y otras APC.

b. La **zona marginal del bazo**:

(1) Es una **región sinusoidal** situada entre las pulpas roja y blanca en la periferia de la PALS (ver figura 12-4).

(2) Recibe sangre de las asas capilares derivadas de la arteria central, de manera que es el **primer sitio donde la sangre entra en contacto con el parénquima esplénico**.

(3) Está copiosamente abastecida por ávidos macrófagos fagocíticos y otras APC. Hay dos tipos de macrófagos en la zona marginal (MZ): los **macrófagos MZ** y los **macrófagos metalófilos MZ**.

(a) Los **macrófagos MZ** expresan en su superficie moléculas que reconocen patógenos como bacterias, virus y levaduras.

(b) Los **macrófagos metalófilos MZ** expresan moléculas que se unen a ligandos oligosacárido unidos a células; estos macrófagos también interactúan con **linfocitos B de la zona marginal** (ver Sección II C 4 b), induciéndolos a migrar a la pulpa blanca del bazo y presentar a los linfocitos T antígenos llevados por la sangre.

(4) La **MZ** es la región donde los linfocitos T y B circulantes **entran en el bazo** antes de separarse hacia sus lugares específicos dentro del órgano, y donde las **células dendríticas interdigitantes** son capaces de exhibir su complejo MHC-epitopo para que sea reconocido por linfocitos T.

(5) Las células estromáticas de la MZ liberan diversas **CCL (citocinas quimiotácticas para linfocitos)** que atraen linfocitos. Según la CCL liberada, los linfocitos B y T son atraídos a una región específica del bazo. Para atraer tanto linfocitos B como T a la MZ, las CCL son llevadas a las membranas de las células del endotelio luminal de los sinusoides MZ. Una vez en el parénquima esplénico, ambos tipos de linfocitos son segregados dentro de la pulpa blanca del bazo por aquellas CCL a las que cada uno reacciona.

c. La **pulpa roja del bazo** (ver figura 12-4) está formada por una red de sinusoides interconectada sostenida por un tejido reticular laxo **(cordones esplénicos)**.

(1) Sinusoides

(a) Están revestidos por largas células endoteliales fusiformes separadas por espacios intercelulares relativamente grandes que contienen sangre.

(b) Tienen una lámina basal discontinua debajo del endotelio y costillas de fibrillas reticulares dispuestas en círculo.

(2) Los **cordones esplénicos (cordones de Billroth)** contienen plasmocitos, reticulocitos estrellados, células sanguíneas y macrófagos en los espacios de la malla de fibras reticulares. Prolongaciones de los macrófagos penetran en la luz de los sinusoides a través de los espacios que quedan entre las células endoteliales.

D. Las amígdalas son **agregados de tejido linfoide**, que algunas veces carecen de cápsula. Todas las amígdalas se encuentran en la parte superior del tubo digestivo, debajo del epitelio pero en contacto con él. En los tres grupos de amígdalas hay linfocitos B y T en diferentes regiones de una amígdala dada. El mecanismo de distribución es similar al que actúa en ganglios linfáticos y bazo, y depende de las diversas **citocinas quimiotácticas para linfocitos (CCL)** secretadas por las células del estroma. Las amígdalas ayudan a combatir los antígenos que entran en el cuerpo a través de los epitelios nasal y bucal.

1. Amígdalas palatinas

a. Poseen **criptas** –invaginaciones profundas del epitelio escamoso estratificado que cubre las amígdalas–, que frecuentemente contienen detritos.

b. Poseen nódulos linfoides primarios y secundarios (con centros germinales).

c. Están separadas de las estructuras subyacentes por una **cápsula** de tejido conectivo.

2. La **amígdala faríngea** es una amígdala **única** de la pared posterior de la nasofaringe.

a. Está cubierta por un epitelio cilíndrico seudoestratificado ciliado.

b. En vez de criptas posee pliegues longitudinales (invaginaciones).

c. Tiene nódulos linfoides primarios y secundarios (con centros germinales).

3. Amígdala lingual

a. La amígdala lingual se encuentra en el dorso del tercio posterior de la lengua y está cubierta por un epitelio escamoso estratificado no queratinizado.

b. La amígdala lingual posee **criptas** profundas, que a menudo contienen detritos celulares. Los conductos de las glándulas mucosas posteriores de la lengua con frecuencia se abren en la base de estas criptas.

c. Posee nódulos linfoides primarios y secundarios (con centros germinales).

Autoevaluación

Instrucciones: cada reactivo de esta sección va seguido de posibles respuestas o de términos para completar. Seleccione la opción CORRECTA.

1. ¿Cuál de los enunciados siguientes acerca de los linfocitos T de ayuda es verdadero?

(A) Poseen anticuerpos de membrana
(B) Pueden reconocer antígenos de la sangre e interactuar con ellos
(C) Producen numerosas citocinas
(D) Sólo intervienen en la inmunidad celular
(E) Su activación depende del interferón γ

2. ¿Cuál de las afirmaciones siguientes sobre los linfocitos T citotóxicos (T_c) es verdadera?

(A) Ayudan a los macrófagos a destruir microorganismos
(B) Poseen anticuerpos de superficie
(C) Poseen marcadores de superficie CD8
(D) Poseen marcadores de superficie CD28
(E) Secretan interferón γ

3. ¿Cuál de los siguientes tipos celulares se cree que interviene en la prevención de la respuesta inmunitaria?

(A) Células T reg inducibles
(B) Células B
(C) Células T de memoria
(D) Células T_H
(E) Mastocitos

4. ¿Cuál de las siguientes afirmaciones acerca del interferón γ es verdadera?

(A) Lo producen las células T de memoria
(B) Lo producen las células T reg
(C) Activa los macrófagos
(D) Inhibe los macrófagos
(E) Induce la proliferación viral

5. Un paciente al que se le ha suministrado penicilina presenta una reacción adversa al antibiótico. Aunque la reacción se debe a la acción de los mastocitos, la respuesta ocurre porque éstos poseen receptores de IgE en sus membranas celulares. ¿Cuál de las siguientes células produjo la IgE que recubre la superficie de las células plasmáticas?

(A) Células T de memoria
(B) Células B de memoria
(C) Células T de ayuda
(D) Plasmocitos
(E) Células T citotóxicas

6. ¿Cuál de las afirmaciones siguientes referentes al timo es verdadera?

(A) La mayor parte de la corteza tímica está formada por nódulos linfoides
(B) Las células reticuloepiteliales forman corpúsculos de Hassall
(C) Las células T migran a la médula, donde adquieren inmunocompetencia
(D) La mayoría de las células T que entran en el timo son destruidas en la médula
(E) Los macrófagos son componentes esenciales de la barrera hematotímica

7. ¿Cuál de las afirmaciones siguientes acerca de los corpúsculos de Hassall es verdadera?

(A) Se localizan en la corteza tímica de los individuos jóvenes
(B) Se localizan en la corteza tímica de los individuos viejos
(C) Derivan del mesodermo
(D) Se localizan en la médula del timo
(E) Derivan de células T de memoria

8. ¿Hacia cuál de los sitios siguientes migran de preferencia los linfocitos T después de madurar en el timo y ser liberados al torrente circulatorio?

(A) Paracorteza de los ganglios linfáticos
(B) Nódulos linfoides corticales de los ganglios linfoides
(C) Hilio de los ganglios linfáticos
(D) Nódulos linfoides de las amígdalas
(E) Nódulos linfoides del bazo

9. ¿En cuál de los siguientes sitios adquieren inmunocompetencia los linfocitos?

(A) Centro germinal de los nódulos linfoides secundarios
(B) Pulpa blanca del bazo
(C) Corteza del timo
(D) Pulpa roja del bazo
(E) Paracorteza de los ganglios linfáticos

10. ¿Cuál de las afirmaciones siguientes acerca de la IgG es verdadera?

(A) Se encuentra en el suero y sobre la membrana de las células B
(B) Puede atravesar la barrera placentaria
(C) Está implicada en las reacciones alérgicas
(D Existe en forma de pentámero
(E) Se une a antígenos en la superficie corporal y en la luz del tubo digestivo

Respuestas

1. **C.** Los linfocitos T de ayuda producen varias citocinas que afectan a otras células implicadas tanto en la respuesta inmunitaria celular como en la humoral. Estos linfocitos poseen receptores de células T antigénicos específicos (no anticuerpos) en su membrana. Reconocen determinantes antigénicos asociados a las moléculas HLA clase II en la superficie de las células presentadoras de antígeno e interactúan con ellos. La activación de los linfocitos T de ayuda requiere IL-1 (ver Capítulo 12 II B 3 c).

2. **C.** Los linfocitos T citotóxicos son células CD8+. Las moléculas CD28 se encuentran en los linfocitos T_H1. El IFN-γ es liberado por células T_H1, que también ayudan a los macrófagos a destruir microorganismos (ver Capítulo 12 II B 3 c).

3. **A.** La respuesta inmunitaria decrece por acción de las células T reg inducibles. Éstas suprimen la formación de linfocitos T_H1, con lo que suprimen la reacción inmunitaria (ver Capítulo 12 II B 3 c).

4. **C.** El interferón γ activa macrófagos, células NK y linfocitos T citotóxicos, e incrementa su actividad fagocítica, su actividad citotóxica o ambas (ver Capítulo 12 II E 2).

5. **D.** Los individuos alérgicos a la penicilina producen anticuerpos IgE. Las células que producen IgE son los plasmocitos. Después de una estimulación antigénica, la proliferación y diferenciación de células B origina plasmocitos y linfocitos B de memoria (ver Capítulo 12 II C 2).

6. **B.** Las células reticulares epiteliales de la médula se agregan para formar corpúsculos de Hassall (tímicos) (ver Capítulo 12 VI B 2 b).

7. **D.** Los corpúsculos de Hassall son acreciones concéntricas de células reticuloepiteliales (derivadas del endodermo) que se encuentran sólo en la médula del timo (ver Capítulo 12 VI B 2 b).

8. **A.** Los linfocitos T se encuentran de preferencia en el paracorteza de los ganglios linfáticos, mientras que los linfocitos B se encuentran en los nódulos linfoides de ganglios linfáticos, amígdalas y bazo (ver Capítulo 12 VI A 2 a).

9. **C.** Los linfocitos T maduran y se vuelven inmunocompetentes en la corteza del timo, mientras que los linfocitos B lo hacen en la médula ósea. Después de estimulación antigénica, los linfocitos proliferan y se diferencian en distintos tejidos linfoides (ver Capítulo 12 II B 2 y II C 1).

10. **B.** La IgG es el isotipo de inmunoglobulina más abundante del suero. Puede atravesar la barrera placentaria, pero no se une a la membrana plasmática de la célula B. Existe en forma de monómero, activa el complemento y actúa como una opsonina (ver Capítulo 12 IV B 2).

capítulo **13**

Sistema endocrino

I. GENERALIDADES: SISTEMA ENDOCRINO

A. El sistema endocrino está formado por diversas **glándulas sin conductos**, **grupos de células** dentro de determinados órganos y **células endocrinas** aisladas, las llamadas células del sistema neuroendocrino difuso (SNED), localizadas en el recubrimiento epitelial de los aparatos respiratorio y digestivo (que se consideran en los Capítulos 15 y 16, respectivamente).

B. Las glándulas del sistema endocrino son **hipófisis** (y una región del encéfalo llamada hipotálamo), **tiroides**, **paratiroides**, **suprarrenales** y **pineal**. Otros componentes del sistema endocrino, como islotes de Langerhans, tejido adiposo y gónadas femeninas y masculinas, se consideran en los capítulos pertinentes.

C. **Función**. El sistema endocrino secreta hormonas a los capilares cercanos e interactúa con el sistema nervioso para modular y controlar las actividades metabólicas del organismo.

II. HORMONAS

Las hormonas son **mensajeros químicos** que son transportados por el torrente sanguíneo hasta **células diana** en sitios distantes. Entre las hormonas hay proteínas **hidrosolubles** de bajo peso molecular, polipéptidos y aminoácidos (p. ej., insulina, glucagón, folitropina u hormona foliculoestimulante [FSH] y sustancias **liposolubles**, principalmente las **hormonas esteroideas** (p. ej., progesterona, estradiol y testosterona).

A. **Las hormonas hidrosolubles** interactúan con receptores de superficie específicos de las células diana. Estos receptores les comunican un mensaje, el cual genera una respuesta biológica de la célula TSH.
   1. Algunas hormonas usan **receptores acoplados a proteína G** (p. ej., epinefrina, hormona estimulante de la tiroides [THS] y serotonina). La unión de la hormona al receptor acoplado a proteína G estimula la producción de un segundo mensajero que desencadena una respuesta en la célula diana.
   2. La insulina y la hormona de crecimiento (somatotropina) usan **receptores catalíticos**. La unión de la hormona al receptor catalítico activa proteína cinasas que fosforilan las proteínas diana.

B. **Las hormonas liposolubles** se difunden a través de la membrana plasmática de las células diana, se unen a receptores específicos del citosol o del núcleo y forman complejos hormona-receptor que regulan la transcripción del ácido desoxirribonucleico (DNA).

III. GENERALIDADES: HIPÓFISIS E HIPOTÁLAMO

La **hipófisis** se localiza debajo del hipotálamo en una cavidad ósea llamada **fosa hipofisaria**, una depresión en la **silla turca** del hueso esfenoides en la base de la fosa craneal media.

El **hipotálamo** es una región del diencéfalo; posee núcleos que están estructural y funcionalmente conectados con la hipófisis. El vínculo estructural se establece mediante una serie de axones cuyos somas se localizan en los núcleos **supraópticos** y **paraventriculares** del hipotálamo. Estos axones forman el **tracto hipotalamicohipofisario** y terminan en la parte neural de la hipófisis, donde almacenan y, cuando es necesario, liberan sus hormonas. La conexión funcional se realiza mediante **hormonas liberadoras (liberinas)** que se sintetizan en los **núcleos arqueado, paraventriculares** o **filiformes** (y *paraventricular medial*), **periventricular, ventromedial** y **dorsal** del hipotálamo. Estas hormonas son liberadas por las neuronas de estos núcleos, entran en el lecho capilar y a través del **sistema portal hipofisario** llegan a un segundo lecho capilar en el lóbulo anterior de la hipófisis, salen del lecho capilar y se unen a sus respectivas células diana en el lóbulo anterior.

La **hipófisis** es una glándula relativamente pequeña con peso aproximado de 0.6 g en hombres y 1.2 g en mujeres embarazadas o que han tenido dos o más hijos. Tiene dos subdivisiones principales, **adenohipófisis** y **neurohipófisis** (figura 13-1). Cada subdivisión deriva de un análogo embrionario distinto, lo que se refleja en sus constituyentes celulares y funciones característicos.

A. **La adenohipófisis** o **lóbulo anterior de la hipófisis** (figuras 13-1 y 13-2) se origina de un divertículo ectodérmico del estomodeo **(bolsa de Rathke)**. Se subdivide en las **partes distal, intermedia** y **tuberal.**

1. La **parte distal** está sostenida por una cápsula y un esqueleto de tejido conectivo. Consta de cordones irregulares de dos tipos de células parenquimatosas, **cromófilas** y **cromófobas**, que se disponen adyacentes a capilares **fenestrados.**

a. **Cromófilas** (figuras 13-1 y 13-3)

(1) Generalidades. Las **cromófilas** son células parenquimatosas que se tiñen intensamente porque contienen gránulos secretorios llenos de hormonas. Sintetizan, almacenan y liberan varias hormonas. Son regulados por **hormonas estimuladoras** e **inhibidoras** específicas producidas por neuronas llamadas **células neurosecretoras** del **hipotálamo.** Estas hormonas son llevadas a la parte distal por un sistema de vasos sanguíneos portales que parten de la **eminencia media.**

(2) Tipos. Las cromófilas se dividen en dos tipos, acidófilas y basófilas, según los colorantes a los que se unen cuando se usan tinciones histológicas especiales. Con una tinción de hematoxilina-eosina la distinción entre los dos tipos de células es mucho menos obvia.

(a) Las **acidófilas** (tablas 13-1 y 13-2) se unen a colorantes ácidos y a menudo se tiñen de **anaranjado** o de **rojo.** Son células pequeñas de dos subtipos: somatotropas y mamotropas.

1. Las **somatotropas** constituyen alrededor de 50% de las cromófilas y producen **somatotropina (hormona del crecimiento).** Son estimulados por la **hormona liberadora de somatotropina (SRH)** e inhibidos por la **somatostatina.**

2. Las **mamotropas (lactotropas)** constituyen alrededor de 10% de la población somatotropas y mamotropas, excepto en mujeres multíparas, en las que pueden ser hasta 30%. Las mamotropas producen **prolactina,** que se almacena en pequeños gránulos secretorios. Son estimulados por **hormona liberadora de prolactina (PRH)** y **hormona liberadora de tirotropina (TRH)** e inhibidos por la **dopamina** (la cual se descubrió que era la llamada **hormona inhibidora de prolactina** [**PIH**]).

(b) Las **basófilas** (ver tablas 13-1 y 13-2) se unen a colorantes básicos y suelen teñirse de color **azul.** Se dividen en tres subtipos: corticotropas, tirotropas y gonadotropas.

1. Las **corticotropas** representan 10% de la población de cromófilas. Producen **proopiomelanocortina (POMC),** cuyos subproductos son **hormona adrenocorticotropa (ACTH), hormona estimulante de los melanocitos (MSH)** y **hormona lipotrópica (LPH),** un precursor de la β-endorfina. Son estimulados por la **hormona liberadora de corticotropina (CRH).**

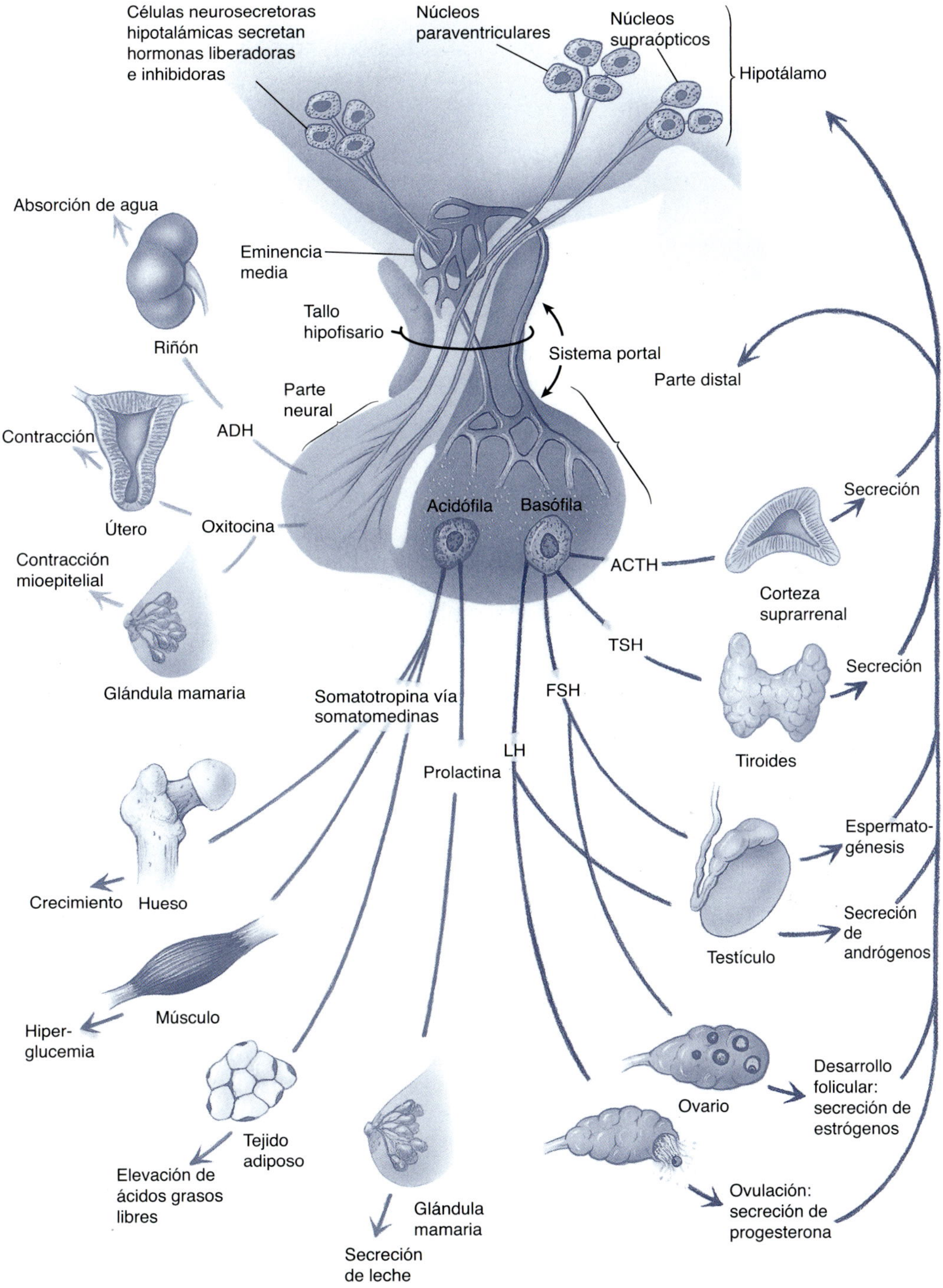

FIGURA 13-1. Diagrama de la hipófisis que muestra sus conexiones con el hipotálamo, las hormonas que libera y los efectos de estas hormonas en los órganos y tejidos del organismo. ADH, hormona antidiurética; ACTH, hormona adrenocorticotropa; TSH, hormona estimulante de la tiroides; FSH, hormona foliculoestimulante; LH, hormona luteinizante. (De Gartner LP, Hiatt JL. *Color Atlas of Histology.* 5th ed. Baltimore, MD: Lippincott Williams & Wilkins: 2009:206.)

2. Las **tirotropas** constituyen alrededor de 5% de la población de cromófilas, producen **TSH** y son estimulados por la **TRH**.
3. Las **gonadotropas** son 10% de la población de cromófilas. Producen **FSH** y **hormona luteinizante** (**LH**) en ambos sexos, aunque en el hombre la segunda a veces recibe el

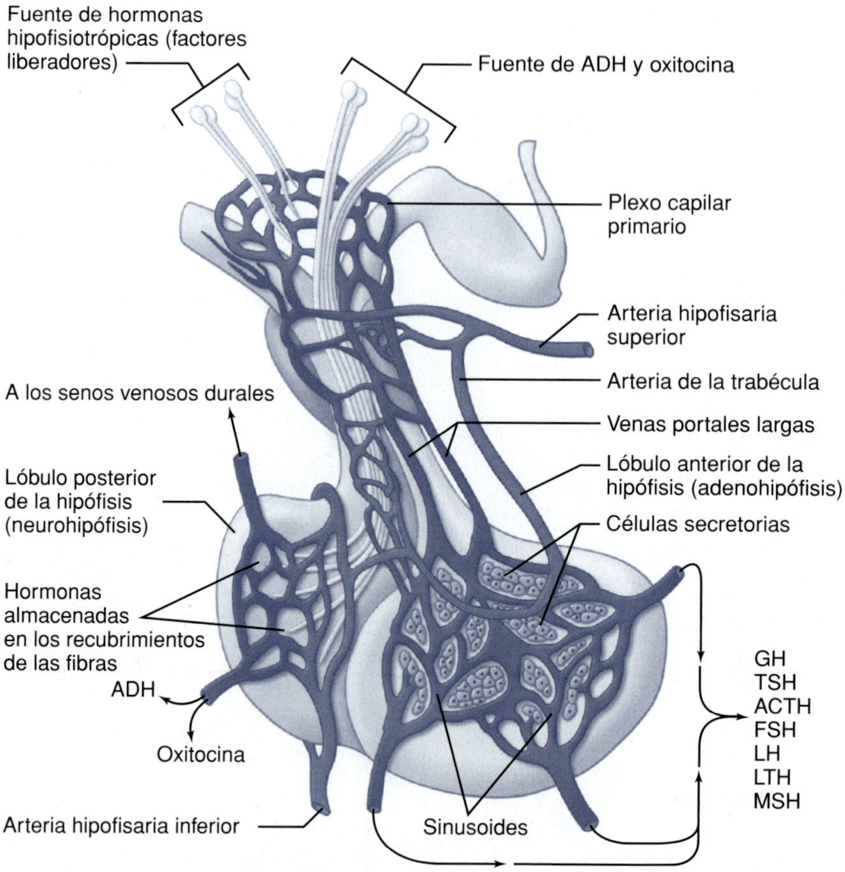

FIGURA 13-2. Diagrama de la hipófisis que muestra sus conexiones con el hipotálamo, los sitios en que se sintetizan y almacenan hormonas y la red vascular. La adenohipófisis se muestra a la derecha y está formada por las partes distal, tuberal e intermedia (no mostrada). La neurohipófisis consta de infundíbulo (tallo) y parte neural. Diversas hormonas inhibidoras y liberadoras almacenadas en la eminencia media son transferidas, a través del sistema portal hipofisario, a la parte distal. ADH, hormona antidiurética; GH, hormona de crecimiento; TSH, hormona estimulante de la tiroides; ACTH, hormona adrenocorticotropa; FSH, hormona foliculoestimulante; LH, hormona luteinizante. (Reimpreso con permiso de Morton P, Fontaine D. *Critical Care Nursing*. 10th ed. Philadelphia, PA: Wolters Kluwer Health/Lippincott Williams & Wilkins; 2012:959.)

nombre de **hormona estimulante de célula intersticial** (**ICSH**). Las gonadotropas son estimuladas por la **hormona liberadora de gonadotropina** (**GnRH**), también conocida como hormona liberadora de hormona luteinizante (LHRH).

b. Cromófobas (figura 13-3)

(1) Son células parenquimatosas que se tiñen poco.

(2) Al microscopio óptico son células pequeñas; carecen de gránulos secretorios (o tienen sólo pocos) y se disponen en grupos apretados.

(3) Algunas veces al microscopio electrónico parecen cromófilas degranuladas, lo que sugiere que puede tratarse de distintos estadios del ciclo vital de poblaciones diversas de acidófilas y basófilas.

(4) También podría tratarse de células indiferenciadas capaces de diferenciarse en distintos tipos de cromófilas.

c. Células foliculoestrelladas

(1) Abundan en la parte distal y se disponen entre las cromófilas y cromófobas.

(2) Poseen largas prolongaciones que establecen uniones comunicantes con las prolongaciones de otras células foliculoestrelladas.

(3) Producen muchos péptidos que se piensa regulan la producción de hormonas en la parte distal mediante un efecto paracrino.

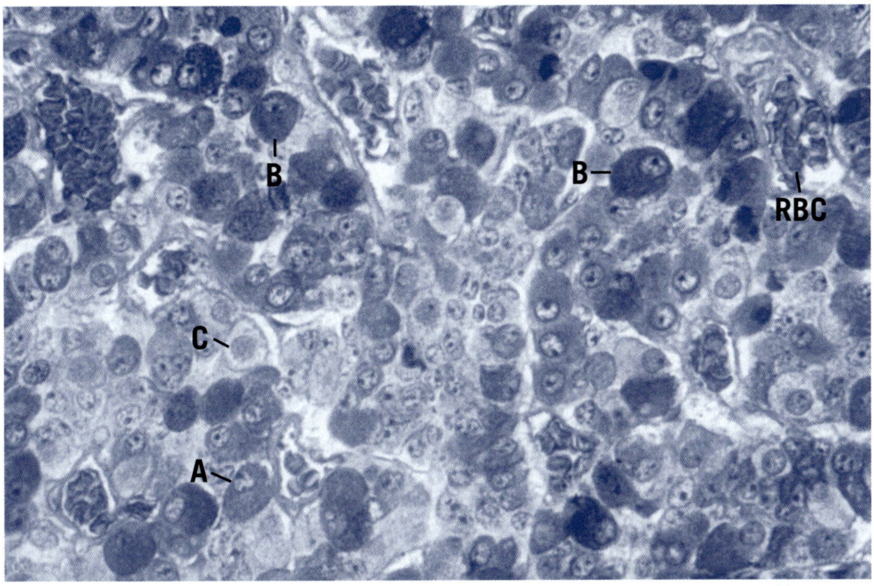

FIGURA 13-3. Micrografía óptica de células de la parte distal de la adenohipófisis. Los dos tipos de células cromófilas se identifican con facilidad mediante la tinción tricrómica. Las basófilas se tiñen de azul, y las acidófilas (A), de rojo. Las cromófobas (C) son más pequeñas y tienen escasa afinidad por el colorante. Hay muchos eritrocitos (RBC) en los capilares (×300).

2. La **parte intermedia** se dispone entre la parte distal y la parte neural.
   a. Contiene muchos **quistes cargados de coloide (quistes de Rathke)** que están revestidos por células cúbicas.
   b. También posee **células basófilas**, que a veces se extienden hasta la parte neural. Estas células secretan la prohormona **proopiomelanocortina (POMC)**, que es fragmentada para producir **ACTH**, hormona lipotrópica y **MSH**. En el ser humano, la MSH induce a los melanocitos a producir melanina y actúa de distintas maneras para modular las respuestas inflamatorias a través del cuerpo, y tal vez intervenga en el control de las reservas de grasa corporal.
3. La **parte tuberal** rodea la parte craneal del infundíbulo (tallo hipofisario).
   a. Está formada por **células basófilas** cúbicas dispuestas en cordones a lo largo de una abundante red capilar.
   b. Sus células posiblemente secreten FSH y LH, pero esto no se ha confirmado.

CORRELACIÓN CLÍNICA

Los **adenomas hipofisarios** son **tumores comunes** de la adenohipófisis.

1. Crecen y a menudo suprimen la secreción del resto de las células de la parte distal.
2. Estos tumores frecuentemente destruyen el hueso y los tejidos nerviosos circundantes, y su tratamiento es la extirpación quirúrgica.

B. **La neurohipófisis** (ver figuras 13-1 y 13-2; tabla 13-1) o **lóbulo posterior de la hipófisis** se origina de una evaginación del hipotálamo y se divide en **infundíbulo**, que se continúa con el hipotálamo, y **parte neural**, o cuerpo principal de la neurohipófisis.

1. **Tracto hipotalamicohipofisiario**
   a. Contiene los axones amielínicos de **células neurosecretoras** cuyos somas se localizan en los **núcleos supraópticos y paraventriculares** del hipotálamo.
   b. Transporta **oxitocina** y **hormona antidiurética o vasopresina** (**ADH**) unidas a **neurofisina** (una proteína acoplada específica para cada hormona) hacia la parte neural (tabla 13-2). La oxitocina se une a neurofisina I, mientras que la hormona antidiurética se une a neurofisina II. Además, los axones que constituyen el tracto hipotalamicohipofisario transportan acetilcolina y trifosfato de adenosina (ATP) a la parte neural.

tabla 13-1 Efectos fisiológicos de las hormonas hipofisarias

Célula	Hormona	Función principal
Hormonas liberadas por la parte distal		
Acidófilas		
Somatotropas	Somatotropina (hormona del crecimiento)	Incrementa el metabolismo en la mayoría de las células; indirectamente estimula la placa epifisaria y el crecimiento de los huesos largos a través de la producción de factores de crecimiento insulinoides I y II
Mamotropas (lactotropas)	Prolactina	Desarrollo de las glándulas mamarias durante el embarazo, síntesis de leche durante la lactancia
Basófilas		
Corticotropas	POMC, cuyos subproductos son ACTH, MSH y hormona lipotrópica	La ACTH estimula la secreción de glucocorticoides por las células de las zona fascicular de la corteza suprarrenal La MSH estimula los melanocitos para producir pigmentos como la melanina La litotropina estimula los melanocitos para producir melanina pero también moviliza lípidos al inducir la lipólisis y la formación de esteroides
Gonadotropas	FSH	En la mujer estimula el crecimiento de los folículos ováricos secundarios y la secreción de estrógenos; en el hombre estimula la espermatogénesis mediante la producción de proteína acoplada a andrógeno en las células de Sertoli
	LH o ICSH	Ovulación, formación del cuerpo amarillo y secreción de progesterona en la mujer; síntesis de testosterona por las células de Leydig de los testículos
Tirotropas	TSH	Estimula la síntesis y liberación de T3 y T4 por las células foliculares
Hormonas liberadas por la parte neural		
Células neurosecretoras del hipotálamo (principalmente en el núcleo paraventricular)	Oxitocina	Induce la contracción del músculo liso de la pared del útero durante el parto y de las células mioepiteliales de las glándulas mamarias durante la lactancia
Células neurosecretoras del hipotálamo (principalmente en el núcleo supraóptico)	ADH	Vuelve los túbulos colectores del riñón permeables al agua, que es reabsorbida para producir orina concentrada; contrae el músculo liso de la pared de las arteriolas

POMC, proopiomelanocortina; ACTH, hormona adrenocorticotropa; MSH, hormona estimulante de los melanocitos; FSH, hormona foliculoestimulante; LH, hormona luteinizante ; TSH, hormona estimulante de la tiroides; ADH, hormona antidiurética.

2. **Parte neural**
   a. Contiene los extremos distales de los axones hipotalamicohipofisiarios y es el sitio donde los gránulos neurosecretorios de estos axones se almacenan en cúmulos conocidos como **cuerpos de Herring**.
   b. Liberan oxitocina y ADH en los capilares fenestrados en respuesta a la estimulación nerviosa.
3. **Pituicitos**
   a. Ocupan alrededor de 25% del volumen de la parte neural.
   b. Son células tipo glial que soportan los axones en esta región.
   c. Poseen numerosas prolongaciones citoplásmicas y contienen gotitas lipídicas, filamentos intermedios y pigmentos.

CONSIDERACIONES CLÍNICAS

Diabetes insípida

La diabetes insípida es consecuencia de cantidades inadecuadas de ADH; se describe en el Capítulo 18 V C, Consideraciones clínicas.

C. Vascularización de la hipófisis

1. El **aporte arterial** proviene de dos pares de vasos sanguíneos que derivan de la arteria carótida interna.
   a. Las arterias hipofisarias **superiores** derecha e izquierda abastecen la parte tuberal, el infundíbulo y la eminencia media.
   b. Las arterias hipofisarias **inferiores** derecha e izquierda abastecen en mayor medida la parte neural.

tabla 13-2 Hormonas del hipotálamo

Hormona	Núcleo	Funciones principales
Oxitocina	Principalmente el núcleo paraventricular	Induce la contracción del músculo liso de la pared uterina en el parto y de las células mioepiteliales de la glándula mamaria durante la lactancia
ADH; hormona antidiurética	Principalmente el núcleo supraóptico	Hace a los túbulos colectores del riñón permeables al agua, que se reasorbe para producir orina concentrada; contrae el músculo liso de la pared arteriolar
CRH	Núcleos arqueado, paraventricular medial y periventricular	Induce la liberación de POMC por las corticotropas de la adenohipófisis
Dopamina	Núcleo arqueado	Inhibe la liberación de prolactina por las mamotropas (lactotropas) de la adenohipófisis
GnRH	Núcleos arqueado, dorsal, paraventriculares y ventromedial	Induce la liberación de LH y FSH por las gonadotropas de la adenohipófisis
Somatostatina	Núcleo arqueado	Inhibe la liberación de somatotropina por las somatotropas de la adenohipófisis
Hormona liberadora de somatotropina (GHRH) (también llamada factor liberador de somatotropina, SRH)	Núcleo arqueado	Induce la liberación de somatotropina por las somatotropas de la adenohipófisis
TRH	Núcleos dorsal, paraventriculares y ventromedial	Induce la liberación de TSH por las tirotropas y de prolactina por las mamotropas (lactotropas) de la adenohipófisis

ADH, hormona antidiurética; CRH, hormona liberadora de corticotropina; POMC, proopiomelanocortina; GnRH, hormona liberadora de gonadotropina; LH, hormona luteinizante ; FSH, hormona foliculoestimulante; SRH = GHRH hormona liberadora de somatotropina; TRH, hormona liberadora de tirotropina; TSH, hormona estimulante de la tiroides.

2. **Sistema portal hipofisario** (ver figuras 13-1 y 13-2)
   a. El **plexo capilar primario** consiste en una serie de capilares fenestrados que parten de las arterias hipofisarias superiores.
      (1) Este plexo se localiza en la **eminencia media**, donde las hormonas neurosecretorias hipotalámicas almacenadas son vertidas a la sangre.
      (2) Es drenado por las **venas portales hipofisarias**, que descienden a través del infundíbulo hacia la adenohipófisis.
   b. El **plexo capilar secundario** consta de capilares **fenestrados** que provienen de las venas portales hipofisarias. Este plexo se localiza en la **parte distal**, donde las hormonas neurosecretorias abandonan la sangre para estimular o inhibir las células parenquimatosas.

CONSIDERACIONES CLÍNICAS

Síndrome de Sheehan

El **síndrome de Sheehan** es la necrosis de la adenohipófisis por decremento súbito de la presión arterial del neonato a causa de hemorragia posparto. El grueso de la adenohipófisis se necrosa, y sólo las células parenquimatosas periféricas permanecen sanas y viables. La funcionalidad de la adenohipófisis depende de la gravedad del suceso necrótico; cuando mayor la amplitud de la destrucción del parénquima, tanto menor el funcionamiento restante. Resulta interesante el hecho de que la neurohipófisis no suele ser afectada, porque su suministro sanguíneo es diferente.

Hemosiderosis

Los pacientes con **hemocromatosis (sobrecarga de hierro)**, sea hereditaria o adquirida por transfusiones múltiples, presentan depósitos de hierro en la hipófisis, en especial en las gonadotropas. Este trastorno se conoce como **hemosiderosis** y por fortuna es tratable por flebotomía o quelación del hierro con uno de los agentes quelantes disponibles en farmacia.

D. Regulación de la parte distal (ver figuras 13-1 y 13-2)

1. Las células neurosecretorias del hipotálamo sintetizan hormonas específicas que entran en el sistema portal hipofisario y estimulan o inhiben las células parenquimatosas de la parte distal (ver tabla 13-2).
2. Las células neurosecretoras hipotalámicas, a su vez, son reguladas por la concentración sanguínea de hormonas (**retroinhibición**) o por otros factores fisiológicos (o psicológicos).
3. Algunas hormonas (p. ej., las hormonas tiroideas y el cortisol) ejercen retroinhibición directamente sobre la parte distal.

IV. GENERALIDADES: TIROIDES (figura 13-4)

La glándula tiroides está formada por dos lóbulos conectados por un **istmo.** Está rodeada por una cápsula de tejido conectivo colagenoso, denso e irregular, en la parte posterior de la cual están inmersas las **glándulas paratiroides**. Tabiques capsulares subdividen la glándula tiroides en lóbulos que contienen **folículos**. Los tabiques también sirven de conducto para vasos sanguíneos, vasos linfáticos y nervios.

A. Los folículos tiroideos son estructuras esféricas llenas de **coloide**, un gel viscoso compuesto principalmente por **tiroglobulina yodada** (figura 13-5).

1. Alrededor del coloide de cada folículo tiroideo hay una capa única de células epiteliales, llamadas **células foliculares**. Además, en ocasiones hay una o más **células parafoliculares** yacen intercaladas entre las células foliculares. Estos dos tipos de células parenquimatosas descansan sobre una lámina basal que las separa de la abundante red de **capilares fenestrados** del tejido conectivo.
2. **Función.** Los folículos tiroideos sintetizan, almacenan y liberan hormonas tiroideas.

B. Células foliculares (figura 13-6)

1. **Estructura**
   a. Las células foliculares normalmente son cúbicas, pero se vuelven cilíndricas cuando son estimuladas, y escamosas cuando permanecen inactivas.
   b. Poseen un retículo endoplásmico rugoso (RER) laxo con muchas regiones libres de ribosomas, un aparato de Golgi supranuclear, numerosos lisosomas y mitocondrias que tienen forma de bastón.
   c. Las células foliculares también contienen muchas pequeñas **vesículas apicales**, implicadas en el transporte y la liberación de tiroglobulina y enzimas al coloide.
   d. Poseen microvellosidades cortas y despuntadas que se extienden dentro del coloide.
2. La **síntesis y liberación de las hormonas tiroideas tiroxina (T_4) y triyodotironina (T_3)** se realiza mediante la secuencia de acontecimientos representada en la figura 13-7. Estos procesos son estimulados por la **TSH**, que se une a receptores acoplados a proteína G de la superficie basal de las células foliculares.

CONSIDERACIONES CLÍNICAS

La **enfermedad de Graves** se caracteriza por **crecimiento difuso de la glándula tiroides** y **protrusión de los globos oculares** (bocio exoftálmico).

1. Esta enfermedad se relaciona con la presencia de células foliculares tiroideas cilíndricas, producción excesiva de hormonas tiroideas y decremento de la cantidad de coloide folicular.
2. Es causada por la unión de anticuerpos inmunoglobulina G (IgG) autoinmunitarios a los receptores de TSH, lo que estimula las células foliculares del tiroides. Además, células inflamatorias como linfocitos T, neutrófilos y macrófagos invaden los tejidos conectivos de la región retroorbitaria y liberan citocinas que activan fibroblastos no sólo para incrementar su producción de proteoglucanos sino también para diferenciarlos en adipocitos. Dado que los proteoglucanos atraen con facilidad iones Na+, que a su vez atraen moléculas de agua, el volumen del tejido conectivo aumenta. Además, la cantidad adicional de adipocitos también incrementa el volumen del tejido conectivo retroorbitario, que ejerce mayor presión contra la parte posterior del globo ocular, empujándolo al frente con el resultado de protrusión ocular.

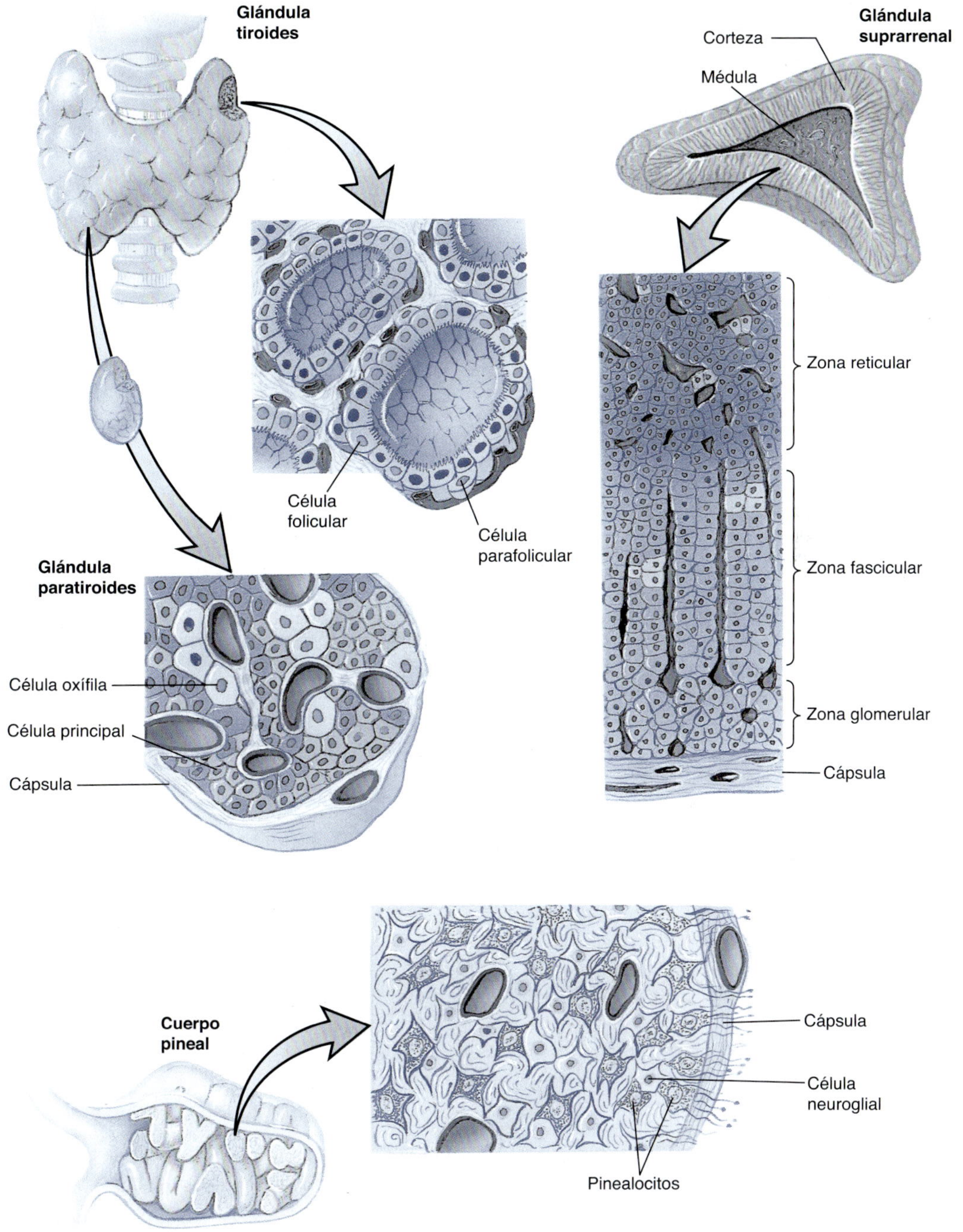

FIGURA 13-4. Diagrama que muestra las características de las glándulas tiroides, paratiroides, suprarrenales y pineal. (De Gartner LP, Hiatt JL. *Color Atlas of Histology.* 5th ed. Baltimore, MD: Lippincott Williams & Wilkins: 2009:207.)

C. **Las células parafoliculares** también reciben el nombre de **células claras (C)**, ya que se tiñen menos intensamente que las células foliculares tiroideas (figuras 13-5 y 13-8).

1. Las células parafoliculares se disponen solas o en pequeños grupos entre las células foliculares y la lámina basal.
2. Estas células pertenecen a la población de **células SNED**, conocidas también como células de captación y descarboxilación de precursores de aminas (**APUD**) o células enteroendocrinas.

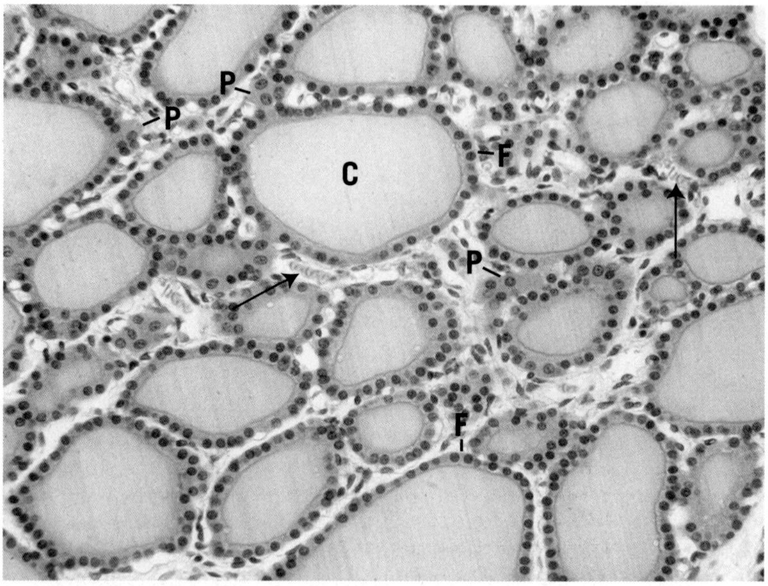

FIGURA 13-5. Micrografía óptica que muestra folículos dentro de la glándula tiroides. Cada folículo está rodeado por una capa de células foliculares (F) y contiene una región central llena de coloide (C). Las células foliculares sintetizan y secretan hormonas tiroideas unidas dentro de una gran molécula de proteína, la tiroglobulina, que constituye la mayor parte del coloide. En la tiroides también hay un segundo tipo de célula endocrina, la célula parafolicular (P). No hace contacto con el coloide y a menudo se encuentra en pequeños grupos en las superficies basales de las células foliculares o cerca de ellas. Las células parafoliculares sintetizan calcitonina y la liberan en la rica red de capilares (flechas) que existe entre los folículos (×150).

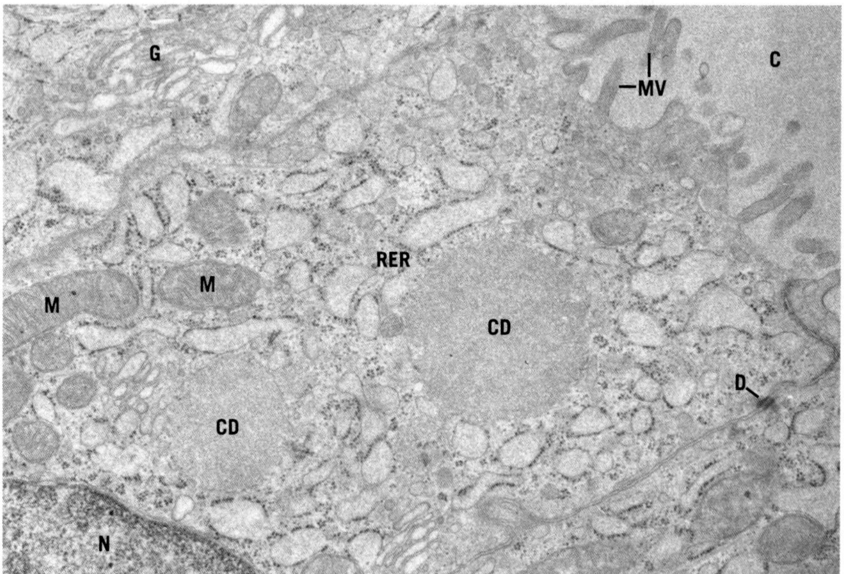

FIGURA 13-6. Micrografía óptica de células foliculares tiroideas. Se observan dos grandes gotas de coloide (CD), un retículo endoplásmico rugoso (RER) distendido con muchas regiones desprovistas de ribosomas y un aparato de Golgi (G). Hasta el interior de la luz de un folículo que contiene coloide (C) se extienden microvellosidades (MV). También hay mitocondrias (M), un núcleo (N) y un desmosoma (D) (×7 500).

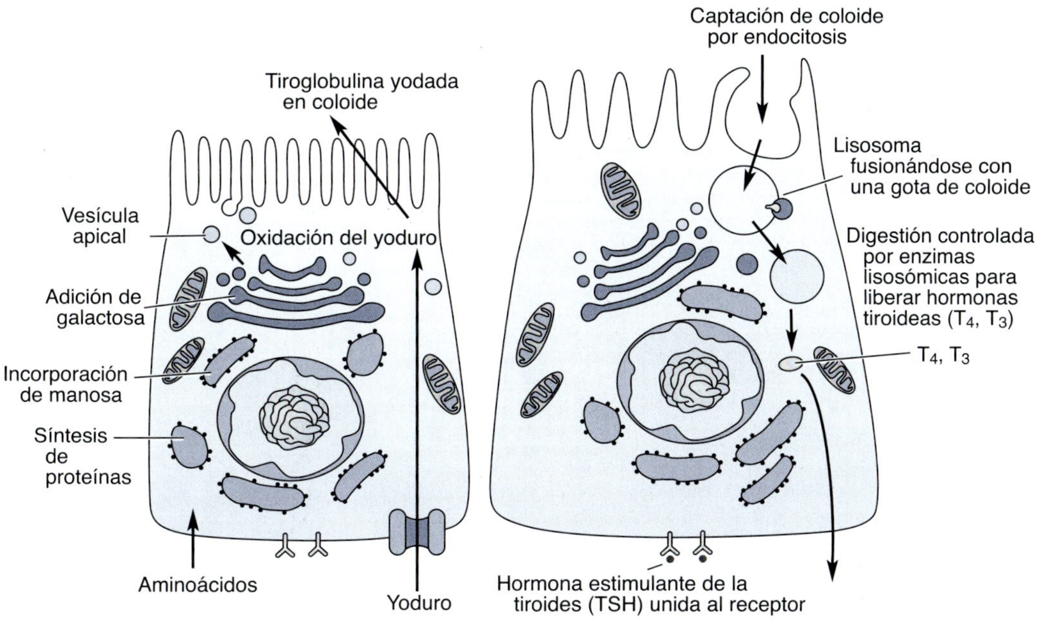

FIGURA 13-7. Síntesis y liberación de T_4 y T_3 por las células foliculares de la glándula tiroides. **A.** La tiroglobulina se sintetiza como otras proteínas secretorias. El yoduro (I–) circulante es transportado activamente hacia el citosol por medio de simportes de yoduro-sodio, de modo que la concentración de yoduro en las células foliculares se hace 20 a 30 veces mayor que en la sangre. El yoduro sale de la célula folicular para entrar en el coloide por medio de **pendrina**, un transportador de yoduro-cloruro. Al mismo tiempo, la **tiroglobulina** no yodada, que se empaca con la enzima **peroxidasa tiroidea**, también se libera en el coloide. En la interfaz de la célula folicular coloide, la peroxidasa tiroidea oxida el yoduro para formar yodo (I) y yoda residuos tirosina en la molécula de tiroglobulina formando residuos monoyodotirosina y diyodotirosina; por lo tanto, la yodación ocurre principalmente en la membrana plasmática apical. La redistribución –por acoplamiento oxidativo– de los residuos tirosina yodados adyacentes de la tiroglobulina en el coloide produce **triyodotirosina (T_3)** y **tetrayodotirosina (T_4, tiroxina)**. **B.** La unión de la hormona estimulante de la tiroides (TSH) a los receptores de la superficie basal estimula las células foliculares, que se vuelven cilíndricas y emiten seudópodos apicales que engullen coloide por endocitosis. Después de que las gotitas de coloide se fusionan con lisosomas, la hidrólisis controlada de tiroglobulina yodada libera T_3 y T_4 al citosol. Estas hormonas se desplazan y se liberan por la parte basal y penetran en el torrente circulatorio y en los vasos linfáticos, donde se unen a la proteína portadora, globulina de unión a tiroxina, que transporta las hormonas a sus sitios de acción. (Adaptado con permiso de Junqueira LC, Carnerio J, Kelley RO: *Basic Histology*. 9th ed. Stamford, CT: Appleton & Lange; 1998:403, y de Fawcett DW: *Bloom and Fawcett: A Textbook of Histology*. 12th ed. New York, NY: Chapman & Hall; 1994:496.)

3. Poseen mitocondrias alargadas, cantidades sustanciales de RER, un aparato de Golgi bien desarrollado y muchos gránulos secretorios unidos a membrana.
4. Sintetizan y liberan la hormona polipeptídica **calcitonina**, una hormona peptídica, en respuesta a concentraciones sanguíneas elevadas de calcio.

D. Efectos fisiológicos de las hormonas tiroideas

1. La $\mathbf{T_3}$ y la $\mathbf{T_4}$ actúan sobre diversas células diana. Estas hormonas **incrementan la tasa metabólica basal** y de esta manera aumentan la producción de calor. Tiene amplios efectos sobre la expresión de los genes y la inducción de la síntesis de proteínas. $\mathbf{T_4}$ tiene mayor vida media (aproximadamente seis días, contra menos de un día) pero es mucho menos activa que $\mathbf{T_3}$. Ambas hormonas deben entrar en el núcleo para ejercer su función.
2. La función principal de la **calcitonina** es reducir los valores sanguíneos de calcio inhibiendo la resorción ósea que realizan los osteoclastos.

CONSIDERACIONES CLÍNICAS

El **bocio simple (crecimiento de la glándula tiroides)** es causado por deficiencia de yodo en la alimentación (< 10 μg/día).

1. No suele relacionarse con hipertiroidismo ni hipotiroidismo.
2. El bocio simple se trata administrando yodo con los alimentos.

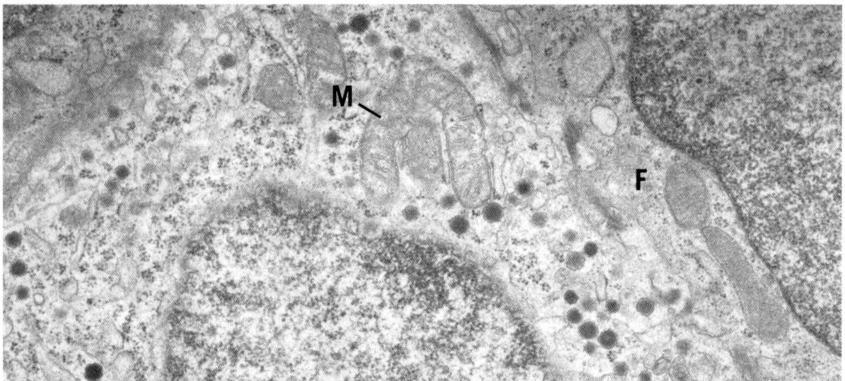

FIGURA 13-8. Micrografía electrónica de una célula parafolicular (célula clara, célula C) en la glándula tiroides. Esta célula se encuentra entre las células foliculares (F) dentro de la lámina basal (BL) que envuelve el folículo. Su núcleo (N) exhibe un nucléolo (*flecha*), y su citoplasma posee mitocondrias (M) alargadas. En respuesta a las altas concentraciones de calcio en la sangre, la célula parafolicular libera la hormona calcitonina por exocitosis de los gránulos densos (G) en su citoplasma. La calcitonina entra en capilares fenestrados cercanos y reduce la calcemia al inhibir la resorción ósea por osteoclastos en todo el cuerpo (×7 000).

V. GLÁNDULAS PARATIROIDES (figura 13-4)

A. Generalidades

1. Las paratiroides son cuatro pequeñas glándulas situadas en la superficie posterior de la tiroides, inmersas en su cápsula de tejido conectivo.
2. Poseen un parénquima que está compuesto por dos tipos de células, las **células principales** y las **células oxífilas**.
3. Están sostenidas por tabiques de la cápsula, que penetran en cada glándula y también permiten la entrada en ella de vasos sanguíneos (ver figura 13-4).
4. En las personas de edad avanzada presentan infiltraciones de células adiposas, y también un mayor número de células oxífilas.

B. Las células principales son pequeñas células basófilas que se disponen en grupos (figura 13-9).

1. Las células principales forman cordones anastomóticos, que están rodeados por una rica red de capilares fenestrados.
2. Estas células poseen un núcleo central, aparato de Golgi bien desarrollado, RER abundante, mitocondrias pequeñas, glucógeno y gránulos de secreción de distintos tamaños.

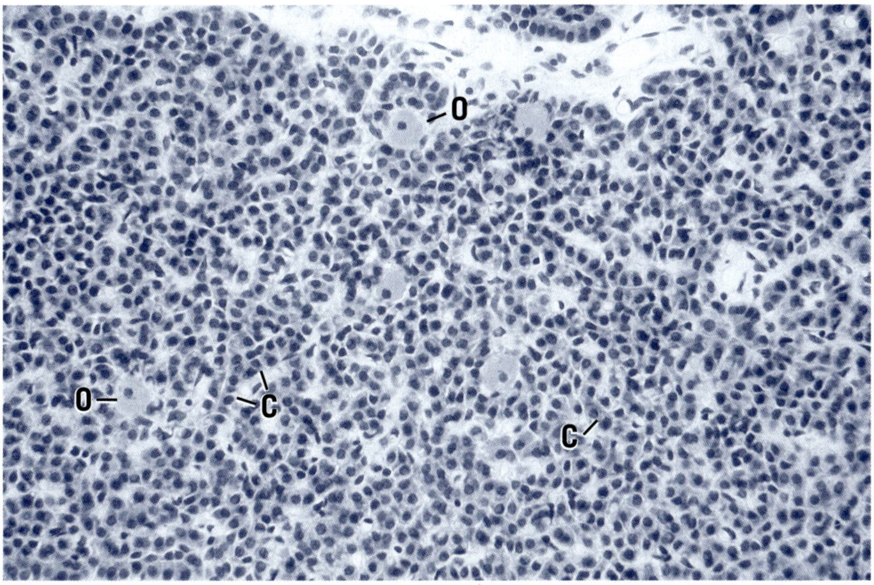

FIGURA 13-9. Micrografía óptica de la glándula paratiroides. Las células principales (C) son células basófilas dispuestas en cordones a lo largo de los capilares. Sintetizan y secretan hormona paratiroidea, que eleva la calcemia principalmente por movilización de calcio del hueso. También hay células oxífilas (O) en la glándula paratiroides. Son acidófilas, mucho mayores que las células principales, y poco numerosas, pero su cantidad aumenta con la edad. Los oxífilos contienen muchas mitocondrias grandes y alargadas, pero la función de estas células se desconoce (×150).

3. **Función.** Sintetizan y secretan **hormona paratiroidea o parathormona** (**PTH**), que eleva la concentración sanguínea de calcio (calcemia). Los valores elevados de calcio en sangre **inhiben** la producción de PTH. La hormona actúa en los osteoclastos (ver Capítulo 7 II C 4 y II J) y también induce el descenso de la excreción de calcio por la porción gruesa de la rama ascendente del asa de Henle.
4. **Mecanismo.** La membrana celular de las células principales posee un receptor de Ca^{2+} transmembrana **(CaSR)** que fija iones calcio. En presencia de éstos, el CaSR activa proteínas G que suspenden la liberación de hormona paratiroidea, mientras que en ausencia de unión de iones calcio a CaSR la actividad inhibitoria de la proteína G se suprime y la célula principal libera hormona paratiroidea.

C. **Las células oxífilas** son células eosinófilas grandes que se disponen solas o en pequeños grupos dentro del parénquima de la glándula (ver figura 13-9).
1. Las células oxífilas poseen muchas mitocondrias alargadas grandes, un aparato de Golgi poco desarrollado y sólo una pequeña cantidad de RER.
2. Su función se desconoce.

D. La función principal de la **PTH** consiste en **incrementar los valores de calcio en sangre** estimulando indirectamente los osteoclastos para que resorban hueso. Conjuntamente con la calcitonina, la PTH proporciona un mecanismo dual para regular la calcemia. La carencia casi total de PTH (hipoparatiroidismo) puede deberse a la extirpación quirúrgica accidental de las glándulas paratiroides, lo que causa **tetania**, caracterizada por hiperexcitabilidad y contracciones espásticas del músculo esquelético de todo el cuerpo.

CONSIDERACIONES CLÍNICAS

El **hiperparatiroidismo** es la hiperactividad de las glándulas paratiroides, que provoca síntesis excesiva de PTH y en consecuencia resorción ósea (ver Capítulo 7 II J 1).

1. El hiperparatiroidismo se asocia con **hipercalciemia**, lo que puede ocasionar el depósito de sales de calcio en los riñones y las paredes de los vasos sanguíneos.
2. Puede deberse a un tumor benigno de las glándulas paratiroides.

VI. GENERALIDADES: GLÁNDULAS SUPRARRENALES (figura 13-4)

Las glándulas suprarrenales se encuentran inmersas en la grasa del polo superior de cada riñón. Derivan de dos fuentes embrionarias: el ectodermo de la cresta neural, que origina la **médula suprarrenal**, y el mesodermo, que origina la **corteza suprarrenal**. Las glándulas suprarrenales están rodeadas por una cápsula colagenosa propia.

A. La corteza suprarrenal (tabla 13-3) contiene células parenquimatosas que sintetizan y secretan pero **no almacenan** diversas hormonas esteroideas. La producción de hormonas esteroideas depende de una proteína específica, la **proteína reguladora aguda esteroidógena (StAR)**, que facilita el transporte de colesterol a través de las membranas externas de las mitocondrias. La corteza suprarrenal se divide en tres regiones concéntricas histológicamente distintas: la **zona glomerular**, la **zona fascicular** y la **zona reticular**. (figura 13-10)

1. **Zona glomerular**
   a. Sintetiza y secreta **mineralocorticoides**, principalmente **aldosterona** pero también **desoxicorticosterona.** La producción de hormonas es estimulada por angiotensina II y ACTH.
   b. Está constituida por pequeñas células dispuestas en cordones en forma de arco o en grupos. Estas células poseen algunas gotitas lipídicas pequeñas, una extensa red de retículo endoplásmico liso (REL) y **mitocondrias con crestas en forma de estantería.**
2. **Zona fascicular**
   a. Sintetiza y secreta **glucocorticoides**, a saber **cortisol** y **corticosterona**. La producción hormonal es estimulada por la ACTH (figura 13-11).
   b. Está formada por columnas de células y por **capilares sinusoidales** orientados perpendicularmente a la cápsula.
   c. Las células contienen gotitas lipídicas y (en los cortes histológicos) están tan llenas de vacuolas que reciben el nombre de **espongiocitos** (figura 13-12). Estas células también poseen mitocondrias esféricas con **crestas tubulares y vesiculares**, REL, RER, lisosomas y **gránulos del pigmento lipofuscina**.
3. **Zona reticular**
   a. Sintetiza y secreta **andrógenos débiles** (principalmente **deshidroepiandrosterona** pero también **androstenodiona**) y quizás pequeñas cantidades de glucocorticoides. La producción hormonal es estimulada por la ACTH.
   b. Está formada por células dispuestas en cordones anastomosados. En estas células es común encontrar muchos grandes **gránulos del pigmento lipofuscina** (ver figura 13-12), y se cree que representan residuos de la digestión lisosómica que contienen lípido.

tabla 13-3 Células y hormonas de la glándula suprarrenal

Célula	Hormona	Función
Corteza suprarrenal		
Zona glomerular	Mineralocorticoides (principalmente aldosterona)	Regulan los electrolitos y el equilibrio hídrico ejerciendo sus efectos sobre las células de los túbulos renales
Zona fascicular	Glucocorticoides (cortisol, corticosterona)	Regulan el metabolismo de los carbohidratos induciendo la gluconeogénesis; inducen la descomposición de las proteínas y las grasas; propiedades antiinflamatorias; suprimen la respuesta inmunitaria
Zona reticular	Andrógenos débiles (deshidroepiandrosterona, androstenodiona)	Estimulan los caracteres masculinos
Médula suprarrenal		
Células cromafines	Adrenalina	Respuesta de lucha o huida; incrementa la frecuencia cardiaca y la fuerza de contracción; relaja el músculo liso de los bronquiolos; estimula glucogénesis y lipólisis
	Noradrenalina	Pequeño efecto sobre el gasto cardiaco, uso clínico raro

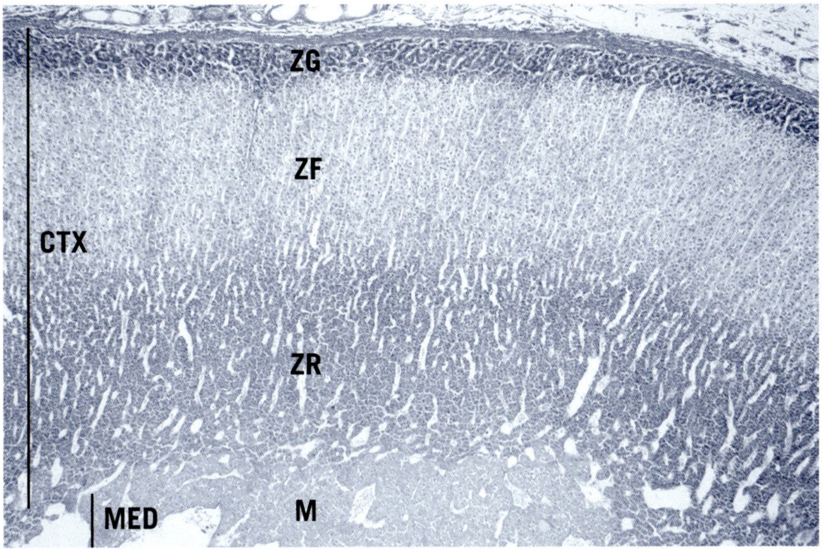

FIGURA 13-10. Micrografía óptica de la glándula suprarrenal, que muestra las diferentes regiones de la corteza (CTX) y una porción de la médula (MED). Las células de la zona glomerular (ZG), más externa, están dispuestas en grupos y secretan mineralocorticoides; las células de la zona fascicular (ZF), intermedia, forman cordones entre los capilares sinusoidales y secretan glucocorticoides y una pequeña cantidad de andrógenos; y las células de la zona reticular (ZR), más interna, están dispuestas en cordones anastomóticos y secretan andrógenos y pequeñas cantidades de glucocorticoides. Las células de la médula suprarrenal (M), llamadas células cromafines, sintetizan, almacenan y secretan adrenalina y noradrenalina (×16).

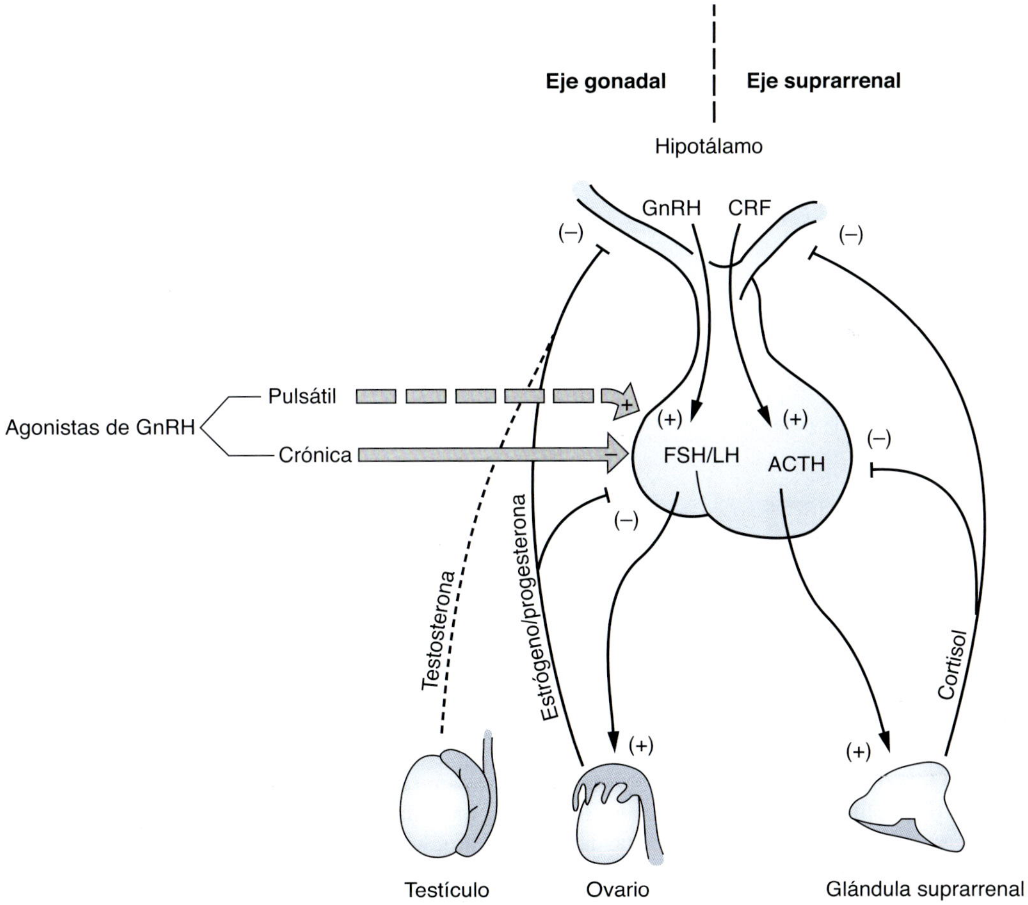

FIGURA 13-11. Regulación de la secreción de glucocorticoides por la corteza suprarrenal mediante estimulación por hormona liberadora de corticotropina (CRH) y hormona adrenocorticotropa (ACTH) y por retroinhibición del cortisol a nivel de hipófisis e hipotálamo. GnRH, hormona liberadora de gonadotropina; CRF, factor liberador de corticotropina; FSH, hormona foliculoestimulante; LH, hormona luteinizante. (Reimpreso con permiso de Rosenfeld, G, Loose D. *BRS Pharmacology*. 5th ed. Baltimore, MD: Wolters Kluwer Health/lippincott Williams & Wilkins; 2009:218.)

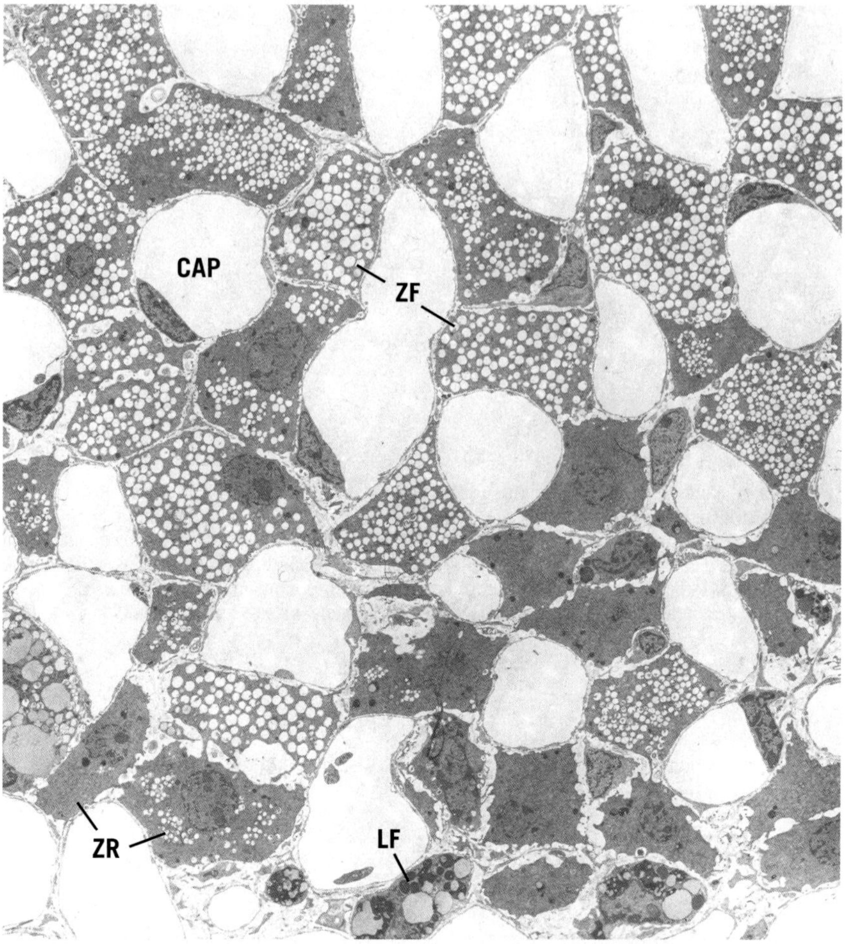

FIGURA 13-12. Micrografía electrónica de muy bajo aumento de células de la zona fascicular y la zona reticular. Las células de la zona fascicular (ZF) se llaman espongiocitos por su aspecto, debido a la extracción de las muchas gotas de lípido de su citoplasma que se han extraído en el proceso de fijación y deshidratación. Los espongiocitos son adyacentes a una rica red de capilares sinusoides (CAP), que se han vaciado de eritrocitos por perfusión. También se observan células de la zona reticular (ZR), y unas pocas de ellas están llenas de grandes gránulos del pigmento lipofuscina (LF) (×1 500).

CONSIDERACIONES CLÍNICAS

La **enfermedad de Addison** se caracteriza por la secreción de cantidades inadecuadas de hormonas corticosuprarrenales debido a la destrucción de la corteza suprarrenal.

1. Más a menudo la enfermedad de Addison es causada por un trastorno autoinmunitario o es una secuela de la tuberculosis.
2. Esta enfermedad pone en peligro la vida y requiere tratamiento con esteroides.

B. **La médula suprarrenal** (ver tabla 13-3) está completamente rodeada por la corteza suprarrenal. Contiene dos poblaciones de células parenquimatosas, llamadas **células cromafines**, que sintetizan, almacenan y secretan las catecolaminas **adrenalina** (alrededor de 80% de las células cromafines) y **noradrenalina** (alrededor de 20%). También contiene **células ganglionares simpáticas** dispersas.

1. Las **células cromafines** son células poliédricas grandes que contienen gránulos de secreción que se tiñen intensamente con sales de cromo (reacción cromafínica).
   a. Las células cromafines se disponen en cordones cortos irregulares rodeados por una extensa red capilar.

b. Son inervadas por **fibras simpáticas (colinérgicas) preganglionares**, lo que hace que estas células desempeñen una función análoga a la de las neuronas simpáticas posganglionares.
c. Poseen un aparato de Golgi bien desarrollado, regiones aisladas de RER y numerosas mitocondrias.
d. También poseen numerosos gránulos asociados a membranas que contienen una de las catecolaminas, ATP, encefalinas y **cromagraninas**, que pueden funcionar como proteínas de unión para adrenalina y noradrenalina.

2. La **liberación de catecolamina** ocurre en respuesta a estímulos emocionales intensos y es mediada por las fibras simpáticas preganglionares que inervan las células cromafines.

CONSIDERACIONES CLÍNICAS

Un **feocromocitoma** es un tumor que se origina en células cromafines secretoras de catecolaminas de la médula suprarrenal. Se trata de un tumor raro; se encuentra en ambos sexos, y 90% de las veces es benigno. Sin embargo, su secreción excesiva de adrenalina y noradrenalina causa **hipertensión** (episódica o sostenida), aunque el paciente puede permanecer asintomático. El aumento de las concentraciones urinarias de catecolaminas y sus metabolitos es diagnóstico de feocromocitoma. Si el tumor se detecta en una fase temprana y se extirpa quirúrgicamente, la hipertensión puede corregirse, pero en caso contrario la hipertensión prolongada y sostenida puede ser letal.

C. **El aporte sanguíneo de las glándulas suprarrenales** proviene de las arterias suprarrenales superior, media e inferior, que forman tres grupos de vasos: uno que se dirige hacia la cápsula, otro hacia las células parenquimatosas de la corteza y el último que va directamente a la médula.

1. **Aporte sanguíneo cortical**
   a. Una red de capilares **fenestrados** baña las células de la zona glomerular.
   b. Capilares **fenestrados discontinuos rectos** abastecen las zonas fascicular y reticular.
2. **Suministro sanguíneo medular**
   a. La **sangre venosa** rica en hormonas llega a la médula a través de los capilares fenestrados discontinuos que atraviesan la corteza.
   b. La **sangre arterial** de las ramas directas de las arterias capsulares forman una extensa red capilar fenestrada entre las células cromafines de la médula.
   c. Las **venas medulares** se unen para formar la vena suprarrenal, que abandona la glándula.

VII. GLÁNDULA PINEAL (CUERPO PINEAL, EPÍFISIS)

A. **Generalidades** (ver figura 13-4)

1. La glándula pineal se **proyecta desde el techo del diencéfalo**.
2. Sus secreciones varían en función de los ciclos diarios de luz y oscuridad, con lo que regulan el ritmo circadiano del individuo. Aunque la glándula pineal está inmersa en las profundidades del encéfalo, recibe información acerca de las condiciones de luz y oscuridad a partir de células ganglionares especiales en la retina del ojo. Estas células ganglionares envían información acerca de la presencia de luz diurna a través del tracto retinohipotalámico, que se proyecta al núcleo supraquiasmático del hipotálamo, desde donde la información llega al ganglio simpático cervical superior, cuyas fibras simpáticas posganglionares llegan a la glándula pineal viajando sobre la túnica adventicia de los vasos sanguíneos que irrigan esta glándula.
3. La glándula pineal posee una cápsula formada por la **piamadre**, a partir de la cual se extienden tabiques (que contienen vasos sanguíneos y fibras nerviosas amielínicas) que subdividen la glándula en lóbulos incompletos.
4. Está formada principalmente por pinealocitos, que constituyen alrededor de 95% de las células, y células neurogliales (células intersticiales), que representan 5% de las células.
5. También contiene concreciones de calcio **(arena cerebral)** en su intersticio. La función de estas concreciones se desconoce, pero su número aumenta durante ciclos cortos de luz y disminuye durante los periodos de oscuridad.

B. **Los pinealocitos** son células que se tiñen débilmente y que poseen numerosas prolongaciones largas que terminan en dilataciones cerca de los capilares.

1. Los pinealocitos contienen muchos gránulos de secreción, microtúbulos, microfilamentos y estructuras poco comunes llamadas **cintas sinápticas**.
2. Estas células sintetizan y secretan de inmediato **melatonina**, pero casi sólo por la noche. Durante el día, la síntesis de melatonina está en gran medida inhibida.
3. Los pinealocitos también pueden producir **arginina-vasopresina**, un péptido que parece ser antagonista de LH y FSH; asimismo secretan pequeñas cantidades de serotonina, histamina y dopamina. La mayor parte de la serotonina producida por los pinealocitos se convierte en melatonina en una reacción de dos pasos, la primera de las cuales es catalizada por la enzima **N-acetiltransferasa**. Es la actividad de esta enzima específica la que se inhibe en condiciones de luz diurna, lo cual impide la formación de melatonina en el día.

C. **Las células neurogliales (intersticiales)** se parecen a los astrocitos, con prolongaciones largas y un núcleo pequeño y denso. Contienen microtúbulos, microfilamentos y filamentos intermedios.

CONSIDERACIONES CLÍNICAS

La melatonina suele utilizarse en el tratamiento del desfase horario y en la alteración conocida como trastorno afectivo estacional (TAE), una respuesta emocional a la disminución de horas de luz en época de invierno.

Autoevaluación

Instrucciones: cada reactivo de esta sección va seguido de posibles respuestas o de términos para completar. Seleccione la opción CORRECTA.

1. Las hormonas proteínicas inician su acción sobre las células diana:

(A) Uniéndose a receptores de la membrana nuclear
(B) Uniéndose a receptores del nucléolo
(C) Difundiéndose a través de la membrana plasmática
(D) Uniéndose a receptores de la membrana plasmática
(E) Uniéndose a receptores de la membrana del retículo endoplásmico rugoso

2. ¿Cuál de las afirmaciones siguientes acerca de las células parenquimatosas suprarrenales es verdadera?

(A) Las de la zona fascicular producen andrógenos
(B) Las de la médula suprarrenal producen adrenalina y noradrenalina
(C) Las de la zona glomerular producen glucocorticoides
(D) Las de la corteza contienen numerosos gránulos de secreción
(E) Las de la zona reticular producen mineralocorticoides

3. ¿Cuál de las siguientes características es propia de los pinealocitos?

(A) Producen melatonina
(B) Se parecen a los astrocitos
(C) Contienen concreciones de calcio con función desconocida
(D) Actúan como células simpáticas posganglionares
(E) No resultan afectados por los ciclos de luz y oscuridad

4. ¿Cuál de las siguientes células sintetiza y secreta prolactina?

(A) Acidófilas de la parte distal
(B) Basófilas de la parte tuberal
(C) Somatotropas de la parte distal
(D) Basófilas de la parte intermedia
(E) Gonadotropas de la parte distal

5. ¿En cuál de las células siguientes se produce ACTH?

(A) Cromófobas de la parte distal
(B) Células neurosecretoras de la eminencia media
(C) Basófilas de la parte distal
(D) Neuronas de los núcleos paraventriculares del hipotálamo
(E) Basófilas de la parte intermedia

6. ¿Cuál de las siguientes características histológicas presentará una glándula tiroides que está siendo estimulada por TSH?

(A) Número reducido de células foliculares
(B) Número elevado de células parafoliculares
(C) Células foliculares en forma de columna
(D) Abundancia de coloide en la luz del folículo
(E) Número reducido de capilares parafoliculares

7. A una mujer de 40 años de edad se le diagnostica enfermedad de Graves. ¿Cuál de las siguientes características se relaciona con su enfermedad?

(A) Valores inadecuados de yodo en su alimentación
(B) Aumento de peso
(C) Células foliculares del tiroides aplanadas
(D) Producción excesiva de hormonas tiroideas
(E) Cantidades elevadas de coloide folicular

8. ¿Cuál de las siguientes hormonas disminuye los valores de calcio en sangre inhibiendo la resorción ósea?

(A) Calcitonina
(B) Adrenalina
(C) Hormona paratiroidea
(D) Prolactina
(E) Triyodotironina (T_3)

9. Un hombre de 51 años de edad es sometido a cirugía para extirparle un carcinoma de la tráquea. Después de la operación presenta nerviosismo excesivo, calambres musculares y espasmos musculares de los músculos esqueléticos de brazos, piernas y pies. Los análisis de sangre indican valores muy bajos de calcio en sangre. El tratamiento con calcio intravenoso y vitamina D le permite recuperarse en pocas semanas. ¿Cuál de las condiciones siguientes es responsable de los síntomas que padecía este paciente después de la operación?

(A) Hipotiroidismo
(B) Hipertiroidismo
(C) Hipoparatiroidismo
(D) Enfermedad de Graves
(E) Hiperparatiroidismo

10. ¿Cuál de las siguientes hormonas interviene en la regulación de la temperatura corporal induciendo la producción de calor?

(A) Calcitonina
(B) Adrenalina
(C) Hormona paratiroidea
(D) Prolactina
(E) Triyodotironina (T_3)

Respuestas

1. **D.** Las hormonas proteínicas inician su acción uniéndose externamente a proteínas receptoras transmembrana en la membrana plasmática de la célula diana. Los receptores de algunas hormonas (p. ej., TSH, serotonina y adrenalina) están acoplados a proteínas G; otros receptores, como los de insulina y hormona de crecimiento, tienen actividad de proteína cinasa (ver Capítulo 13 II A).

2. **B.** Las células cromafines de la médula suprarrenal sintetizan y almacenan adrenalina y noradrenalina en gránulos de secreción, que también contienen ATP, cromagraninas y encefalinas. Las células parenquimatosas corticales de la zona fascicular producen glucocorticoides, y las de la zona glomerular, mineralocorticoides. Las células parenquimatosas corticales no almacenan sus productos de secreción y, por lo tanto, no poseen gránulos de secreción (ver Capítulo 13 VI).

3. **A.** Los pinealocitos, que son las células parenquimatosas de la glándula pineal, producen melatonina durante la noche y serotonina durante el día. La glándula pineal también contiene células neurogliales que se parecen a los astrocitos, y en sus intersticios hay concreciones de calcio llamadas arena cerebral (ver Capítulo 13 VII).

4. **A.** La prolactina es producida por las mamotropas, uno de los dos tipos de acidófilas que se localizan en la parte distal de la hipófisis. Como su nombre indica, estas células producen una hormona que regula el desarrollo de la glándula mamaria durante el embarazo y la lactancia (ver Capítulo 13 III A).

5. **C.** La ACTH es producida por las corticotropas, un tipo de basófilas presentes en la parte distal de la hipófisis (ver Capítulo 13 III A).

6. **C.** La estimulación de la glándula tiroides por la TSH aumenta la actividad de las células foliculares, que adquieren forma cilíndrica. Emiten seudópodos apicales y engullen coloide, que es eliminado de la luz del folículo por endocitosis y destruido mediante hidrólisis lisosómica controlada para generar las hormonas tiroideas T3 y T4. Las células parafoliculares y los capilares no poseen receptores para TSH (ver Capítulo 13 IV).

7. **D.** La enfermedad de Graves (bocio exoftálmico) provoca el crecimiento de la glándula tiroides debido a la estimulación de las células foliculares para producir una cantidad excesiva de hormonas tiroideas por unión de anticuerpos autoinmunitarios a receptores de TSH. Las células foliculares eliminan activamente coloide de luz de los folículos. La intolerancia al calor y la pérdida de peso son comunes, pero la enfermedad no es causada por deficiencia de yodo (ver Capítulo 13 IV B, Correlaciones clínicas).

8. **A.** La calcitonina disminuye los valores de calcio en sangre y, por consiguiente, ejerce un efecto antagónico al de la hormona paratiroidea. Es producida por las células parafoliculares de la glándula tiroides (ver Capítulo 13 IV D).

9. **C.** Al extirparle el carcinoma del cuello, las glándulas paratiroides fueron también extirpadas o dañadas, lo que provocó hipoparatiroidismo (carencia de hormona paratiroidea que incrementa el calcio en sangre). El tratamiento con calcio (y vitamina D, que ayuda a absorberlo) corrige estos síntomas. La notable irritabilidad neuromuscular en ausencia de calcio indica la importancia de este elemento para regular la contracción del músculo esquelético (ver Capítulo 13 V D).

10. **E.** Tanto la triyodotironina (T_3) como la T_4 incrementan la tasa metabólica basal, lo que afecta la producción de calor y la temperatura corporal. Estas hormonas tiroideas también tienen otros efectos (ver Capítulo 13 IV D).

capítulo 14

Piel

I. GENERALIDADES: PIEL

A. La piel es el órgano más pesado; representa alrededor de 16% del peso corporal.

B. Está formada por dos capas, la **epidermis** y la **dermis**, que se interdigitan, de tal manera que sus contornos son irregulares.

C. Debajo de la piel hay una capa más profunda, que es la fascia superficial, llamada **hipodermis**. Esta capa, que no se considera parte de la piel, está formada por tejido conectivo laxo y sujeta débilmente la piel al tejido subyacente.

D. La piel contiene varios derivados epidérmicos o **anexos cutáneos** (glándulas sudoríparas, folículos pilosos, glándulas sebáceas y uñas). La piel y sus anexos reciben el nombre de **tegumento**.

E. **Función.** La piel protege el cuerpo de lesiones, desecación e infección; regula la temperatura corporal, absorbe la radiación ultravioleta (UV), necesaria para la síntesis de vitamina D, y contiene receptores para los estímulos táctiles, caloríficos y dolorosos del medio externo. Además, la piel actúa como un órgano excretor vía glándulas sebáceas, sudoríparas y apocrinas.

II. EPIDERMIS

A. Generalidades: epidermis

1. La epidermis es la **capa superficial** de la piel. Principalmente de **origen ectodérmico**, se clasifica como **epitelio escamoso estratificado queratinizado**. La epidermis está formada en mayor medida por **queratinocitos**, además de otros tres tipos de células: **melanocitos**, **células de Langerhans** y **células de Merkel**.
2. La epidermis se regenera de manera continua. La **regeneración** completa, que ocurre aproximadamente cada 30 días, es debida a la actividad mitótica de los queratinocitos, que suelen dividirse por la noche.
3. La epidermis posee proyecciones profundas, llamadas **crestas epidérmicas**, que se **interdigitan** con proyecciones de la dermis (**crestas dérmicas**), de lo que resulta una interfaz muy irregular. A menudo, cada cresta dérmica se subdivide a su vez en dos crestas dérmicas secundarias por una prolongación delgada de la epidermis llamada **clavo interpapilar**. Donde la epidermis cubre las crestas dérmicas, se producen crestas superficiales. En las **yemas** o **pulpejos** de los dedos estas crestas superficiales se hacen visibles en forma de **huellas digitales**, cuya configuración es determinada genéticamente y es única en cada individuo.

4. Es interesante mencionar que se ha sugerido que los queratinocitos podrían participar en reacciones inmunitarias, porque producen y liberan diversas moléculas de señalización, como interleucinas, interferones, factores de necrosis tumoral y factores estimulantes de colonias, que estimulan el sistema inmunitario.

B. Capas epidérmicas (figura 14-1 y tabla 14-1)

1. El **estrato basal (estrato germinativo)** es la capa **más profunda** de la epidermis y está constituido principalmente por queratinocitos de forma cúbica a cilíndrica. Estas células con **actividad mitótica** están unidas directamente a la lámina basal de la membrana basal mediante **hemidesmosomas** (ver Capítulo 5 III B), y entre sí mediante desmosomas. Estas células producen y contienen **queratinas 5 y 14**. El estrato basal también contiene **melanocitos** y **células de Merkel**.
2. El **estrato espinoso** está formado por unas pocas capas de queratinocitos poliédricos (**células espinosas**). En la actualidad se sabe que su prolongaciones, llamadas "puentes intercelulares" por los primeros histólogos, terminan en **desmosomas** (ver Capítulo 5 II A 3). Los queratinocitos y sus núcleos crecen y se aplanan, una característica de las células escamosas. Esta capa también contiene **células de Langerhans**.
   a. Los queratinocitos de las partes más profundas del estrato espinoso también son **mitóticamente activos**.
   b. La **capa de Malpighi** (estrato de Malpighi) está formada por el estrato espinoso y el estrato basal. Casi toda la actividad mitótica de la epidermis ocurre en esta región, y la división celular se realiza por la noche. Se piensa que la interleucina 1 y el factor de crecimiento epidérmico facilitan la actividad mitótica de estas células, y que el factor de crecimiento transformante la suprime.
   c. En las regiones superficiales del estrato espinoso hay queratinocitos que:
      (1) Tienen **gránulos de cubierta de membrana** (**cuerpos de Odland, cuerpos laminares**), cuyo contenido es rico en lípidos, en especial glucoesfingolípidos, ceramidas y fosfolípidos. Los lípidos de algunos de estos gránulos se liberan en los espacios intercelulares en forma de láminas lipídicas que son **impermeables al agua y a muchas sustancias externas.**
      (2) Forman las **queratinas 1 y 10 de los filamentos intermedios**, en sustitución de los tipos de queratina que se encuentran en las células del sustrato basal. Estas nuevas queratinas crean haces **delgados** de filamentos intermedios, llamados **tonofilamentos**.
      (3) Forma **gránulos de queratohialina**, esto es, estructuras no unidas a membrana, cuyos componenes proncipales son las proteínas **filagrina** y **tricohialina**. Los gránulos de queratohialina envuelven los haces delgados de tonofilamentos y los hacen formar enlaces cruzados entre sí, con lo que se generan haces *gruesos* de **tonofibrillas**.

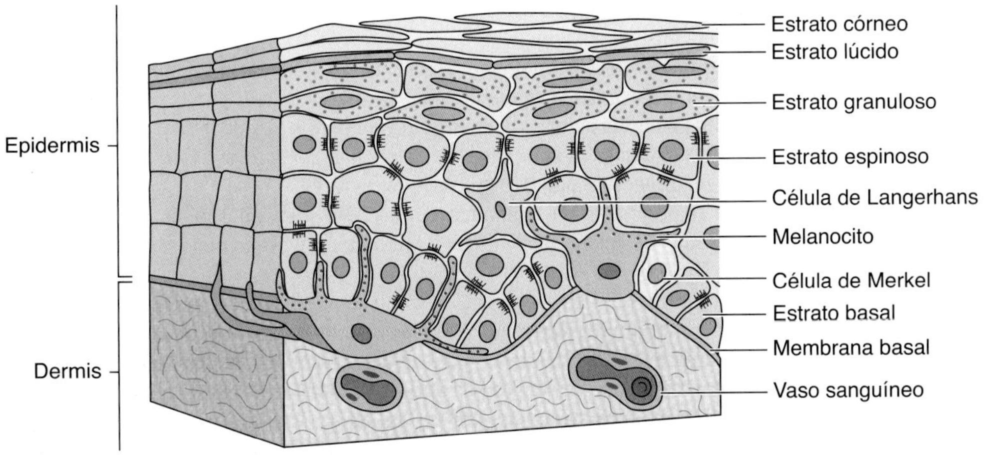

FIGURA 14-1. Capas de la epidermis. El estrato lúcido sólo está presente en piel gruesa, y se observa mejor en la piel de las palmas y las plantas. Los melanocitos se encuentran entre los queratinocitos del estrato basal. (Adaptado con permiso de Ham AH, Cormack DH: *Histology*, 8th ed. Philadelphia, PA: Lippincott; 1979:625.)

tabla 14-1 Características histológicas de la piel

Divisiones	Capas	Características
Epidermis*	Estrato córneo	Capa más superficial de la epidermis Muchas "células" muertas aplanadas llamadas escamas, empacadas con filamentos de queratina Las células superficiales se desprenden
	Estrato lúcido	Capa homogénea de queratinocitos; presente sólo en la piel gruesa Células sin núcleos ni organelos Citoplasma empacado con filamentos de queratina y eleidina
	Estrato granuloso	Queratinocitos nucleados aplanados dispuestos en 3-5 capas Células que contienen muchos gránulos gruesos de queratohialina dispersos asociados con tonofilamentos Gránulos delimitados por membrana (impermeables) ocasionalmente presentes Presente sólo en la piel gruesa
	Estrato espinoso	Varias capas de queratinocitos, llamadas células espinosas por su aspecto espinoso Desmosomas, asociados con tonofilamentos, conectan las células mediante prolongaciones (puentes intercelulares) Queratinocitos que contienen gránulos (impermeables) delimitados por membrana Queratinocitos mitóticamente activos, en especial los de las capas profundas Células de Langerhans también en esta capa
	Estrato basal (estrato germinativo)	Capa más profunda de la epidermis, formada por una única capa de queratinocitos cúbicos altos Queratinocitos mitóticamente activos Melanocitos y células de Merkel presentes también en esta capa
Dermis†	Capa papilar	Capa delgada superficial de tejido conectivo que se interdigita con las crestas epidérmicas de la epidermis Forma papilas dérmicas donde pueden encontrarse corpúsculos de Meissner y asas capilares Contiene fibras delicadas de colágeno (tipos I y III) Contiene fibrillas de fijación (colágeno tipo VII), miofibrillas (fibrilina) y fibras elásticas
	Capa reticular	Parte extensa de la dermis, en la profundidad de la capa papilar Contiene haces gruesos de fibras de colágeno (tipo I) y fibras elásticas Arterias, venas y vasos linfáticos presentes Se localizan en ella glándulas sudoríparas y sus conductos, corpúsculos de Pacini y nervios En la piel delgada, contiene folículos pilosos, glándulas sebáceas y músculos erectores del pelo

*Epitelio escamoso estratificado queratinizado.
†Tejido conectivo denso irregular.

CONSIDERACIONES CLÍNICAS

1. **Radiación ultravioleta y lesiones de la piel**
   - **a.** Exponer la piel sin protección a la luz UV puede dañar las células, incluso aunque no se llegue a producir quemadura.
   - **b.** Los bloqueadores solares con factor de protección de 15 o superior protegen de las ondas UVB, pero no ofrecen protección contra las ondas UVA, más largas.
   - **c.** Estudios recientes han demostrado que las radiaciones UVA pueden ser un factor importante del fotoenvejecimiento e inducir el desarrollo de cáncer de piel (en especial melanoma y carcinoma de células basales) más tarde en la vida.
2. Los **cánceres de piel** generalmente se originan en las células de la epidermis. Estos cánceres suelen ser susceptibles de tratamiento exitoso si se diagnostican pronto y se extirpan quirúrgicamente.
   - **a.** El **carcinoma de células basales** se origina en los queratinocitos basales.
   - **b.** El **carcinoma de células escamosas** se origina en las células del estrato espinoso.
3. El **melanoma maligno** es un cáncer de piel que puede resultar letal.
   - **a.** Esta forma de cáncer se origina en los melanocitos, que se dividen, se transforman e invaden la dermis, y luego ingresan en los sistemas linfático y circulatorio y crean **metástasis** en una amplia variedad de órganos.
   - **b.** El tratamiento implica **extirpación quirúrgica** de la piel lesionada y de los ganglios linfáticos de la región. También requiere **quimioterapia** a causa de las metástasis extensas.
   - **c.** Se piensa que alrededor de 86% de los melanomas se deben a la exposición de radiación UV solar. Aunque el melanoma maligno constituye menos de 5% de los cánceres de piel, es responsable de la vasta mayoría de las muertes por cáncer cutáneo.
   - **d.** La incidencia de melanoma maligno está aumentando con rapidez en Estados Unidos. Según el National Cancer Institute, en 2014 habrá más de 76 000 casos nuevos de melanoma maligno, con el resultado de más de 9 000 muertes en ese país.

3. El **estrato granuloso** es la capa más superficial de la epidermis, que comprende de 3 a 5 capas de queratinocitos aplanados que contienen aun mayores acumulaciones de **gránulos de queratohialina, haces gruesos de filamentos de queratina** (**tonofibrillas**) y algunos **gránulos de cubierta de membrana**.
   a. Los **gránulos de queratohialina** se tiñen intensamente con tinciones basófilas, por lo que son muy pronunciados en los cortes histológicos.
   b. La cara citoplásmica de la membrana plasmática de los queratinocitos del estrato granuloso está reforzada por una capa electrodensa de 10 a 12 nm de grosor.
   c. Las células de las capas superficiales del estrato granuloso forman **uniones estrechas** entre sí y con las células del estrato lúcido en la piel gruesa, y con células del estrato córneo en la piel delgada. Estas uniones estrechas son ricas en la proteína de membrana **claudina**.
   d. El contenido lipídico de los gránulos de cubierta de membrana se libera en el espacio extracelular para formar una barrera impermeable al agua, lo cual impide que los nutrimientos lleguen a la capa más superficial de las células del estrato granuloso y las de los estratos lúcido y córneo. Por ello, estas células sufren apoptosis y muerte de sus organelos, y se convierten en "cáscaras" **llenas de keratohialina y tonofibrillas**. La capa impermeable también impide que en las capas epidérmicas ingrese líquido acuoso desde el ambiente externo.
4. El **estrato lúcido** es una capa homogénea clara apenas superficial al estrato granuloso; a menudo es difícil de distinguir en los cortes histológicos. Se encuentra sólo en la piel de las **palmas de las manos** y las **plantas de los pies**. Esta capa está formada por queratinocitos que **no poseen núcleo** ni organelos pero contienen abundantes tonofibrillas embebidas en queratohialina, que a menudo reciben el nombre de **eleidina**.
5. El **estrato córneo** es la capa **más superficial** de la epidermis (figura 14-2). Puede estar formada por hasta 15 o 20 capas de "células" no nucleadas muertas, aplanadas, llenas de un **complejo de queratohialina y queratina**. Estas estructuras **no viables parecidas a hojuelas** reciben el nombre de **escamas** (o células córneas), y tienen forma de polígono de 14 caras.
   a. El complejo de queratohialina-queratina recubre la membrana plasmática de las células del estrato córneo y es reforzado aún más por las proteínas **involucrina**, **proteína pequeña rica en prolina** y **loricina**, con lo que constituye una gruesa **envoltura celular cornificada**.

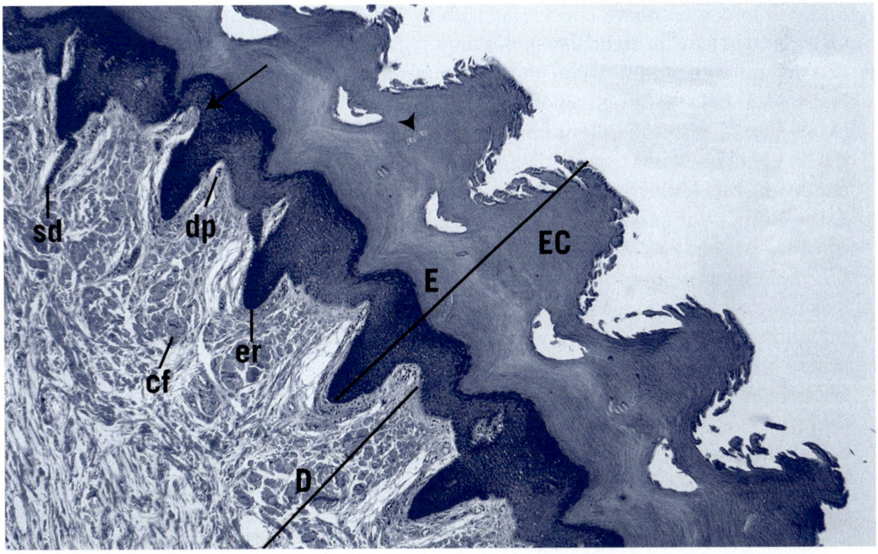

FIGURA 14-2. Micrografía óptica de piel gruesa de un pulpejo. La frontera entre la epidermis (E) y la dermis (D) es en extremo irregular debido a las prolongaciones epidérmicas, llamadas crestas epidérmicas (er), que se interdigitan con las crestas dérmicas, llamadas papilas dérmicas (dp). La epidermis (E) sobre los pulpejos es muy gruesa debido a su estrato córneo (EC), que forma crestas superficiales visibles como huellas dactilares. Los conductos de las glándulas sudoríparas (sd) penetran la base de las crestas epidérmicas (en las puntas de los clavos interpapilares) y viajan por todas las capas epidérmicas, incluido el estrato córneo (*punta de flecha*) para liberar sudor desde el interior del cuerpo. Hay corpúsculos de Meissner (*flecha*) y asas capilares en las papilas dérmicas de la capa papilar de la dermis, mientras que en la capa reticular hay fibras de colágeno (cf) gruesas y vasos sanguíneos más grandes (×16).

b. La sustancia rica en lípido liberada de los gránulos de cubierta de membrana en los estratos espinoso y granuloso hacia el espacio extracelular cubre las células del estrato córneo, formando una **cubierta lipídica** alrededor de cada célula.

c. La elvoltura cornificada y la cubierta lipídica constituyen en conjunto la **envoltura celular cornificada compuesta**.

La capa más externa de escamas se desprende de manera continua por **descamación.** El ritmo de desprendimiento concuerda con el ritmo de renovación de las células de los estratos basal y espinoso, lo que mantiene el espesor de la epidermis y la estabilidad estructural de la envoltura celular cornificada compuesta.

CONSIDERACIONES CLÍNICAS **Psoriasis**

1. En la psoriasis se forman casi en cualquier parte del cuerpo manchas cutáneas rojas inflamadas con una capa blanquecina escamosa superior.
2. Es provocada por un **incremento de la actividad mitótica** de las células de la capa de Malpighi de la epidermis (estrato basal y estrato espinoso), que tienen un **ciclo celular más corto de lo normal**.
3. El rápido crecimiento de la epidermis induce un incremento del flujo sanguíneo para nutrir el crecimiento acelerado, lo que causa inflamación (ambos procesos pueden causar enrojecimiento).
4. En la psoriasis, la epidermis a menudo se renueva en pocos días en vez de tardar un mes.

C. No queratinocitos en la epidermis

1. Los **melanocitos** (ver figura 14-1) se encuentran en el **estrato basal** y se originan como melanoblastos a partir de las crestas neurales. Una vez que alcanzan la epidermis, los melanoblastos se convierten en **premelanocitos**, entran en el estrato basal y forman hemidesmosomas con la lámina basal, pero no establecen uniones adhesivas con los queratinocitos. Una vez que éstos se unen a **factor de células madre**, pueden seguir siendo premelanocitos o diferenciarse en melanocitos, que emiten prolongaciones digitiformes llamadas **dendritas** las cuales ocupan algunos de los espacios extracelulares entre las células del estrato espinoso. Las dendritas de un solo melanocito hacen contacto con varias células del estrato espinoso, y este grupo de células se conoce como **unidad de melanina epidérmica**.
   - **a.** Los melanocitos sintetizan un **pigmento marrón oscuro** (**melanina**) en organelos ovalados (**melanosomas**) bajo la influencia de la hormona hipofisaria, **hormona estimulante de melanocitos** (MSH). La MSH actúa uniéndose a receptores en la membrana plasmática de los melanocitos, lo cual hace que estas células activen su **factor de transcripción relacionado con microftalmía**, una molécula de señalización que induce la síntesis de melanina en los melanosomas. Estos últimos contienen **tirosinasa**, una enzima sensible a la radiación UV directamente implicada en la síntesis de melanina.
   - **b.** Los melanosomas maduros y su melanina son transportados al interior de las dendritas por vías relacionadas con los microtúbulos, impulsadas por **miosina Va**, y en el lugar correcto los melanosomas se transfieren a vías de **actina F** que los llevan a la membrana de las dendritas, donde los melanosomas se liberan en el espacio extracelular.
   - **c.** Las células del estrato espinoso fagocitan los melanosomas liberados (figura 14-3). Una vez dentro de los queratinocitos, los melanosomas migran a la región del núcleo y forman una **barrera física** entre el nucleo del queratinocito y los rayos UV incidentes del sol, con lo que protegen a los cromosomas de los queratinocitos del posible daño por la radiación UV.
     - **(1)** Al parecer, la cantidad de melanocitos por unidad de área de piel es la misma en personas de piel oscura y de piel clara, y suma alrededor de 3% de toda la población de células epidérmicas.
     - **(2)** Las diferencias de pigmentación se deben al ritmo de síntesis de melanina, el tamaño de los melanosomas, su contenido, la rapidez de transferencia y los patrones de degradación.
2. Las **células de Langerhans** son **células dendríticas** (llamadas así por sus largas prolongaciones) que se originan en la médula ósea, viajan por el torrente sanguíneo, salen a la dermis y migran a la epidermis. Son células independientes que no establecen uniones adhesivas con los queratinocitos.
   - **a.** Las células de Langerhans se localizan principalmente en el **estrato espinoso**, y contienen **gránulos de Birbeck** característicos en forma de raqueta que están asociados con la proteína integral de membrana **langerina**.

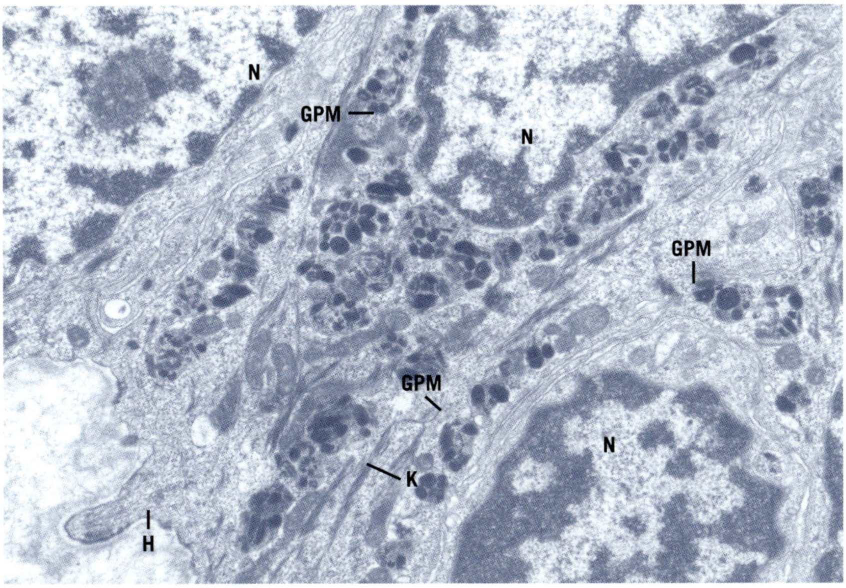

FIGURA 14-3. Micrografía electrónica de queratinocitos en el estrato basal de la piel. En el citoplasma hay abundantes gránulos del pigmento melanina (GPM), que fueron transferidos a las células mediante prolongaciones de los melanocitos. Se observan pocos filamentos de queratina (K), mitocondrias y fragmentos de núcleos (N). La base de los queratinocitos en esta capa se une a la lámina basal mediante hemidesmosomas (H), y éstos se unen a células vecinas por medio de desmosomas (×9,500).

   b. Las membranas celulares de las células de Langerhans también expresan diversas proteínas relacionadas con la inmunidad, CD1a, MHC I y MHC II, receptores de C3b y receptores para IgG. La proteína CD1a, junto con la langerina, defiende al organismo contra el agente causal de la lepra, *Mycobacterium laprae*.
   c. Estas células funcionan como **células presentadoras de antígeno** en las respuestas inmunitarias a antígenos de contacto (alergias de contacto) y a algunos injertos de piel (ver Capítulo 12 II E y III).
   d. Una vez que las células de Langerhans fagocitan antígenos, salen de la epidermis y viajan a un ganglio linfático, donde presentan el epitopo a linfocitos T y de este modo inician una **reacción de hipersensibilidad de tipo tardío**.

3. Las **células de Merkel** se encuentran en número reducido en el **estrato basal**, cerca de áreas de tejido conectivo bien vascularizado y ricamente inervado.
   a. Poseen desmosomas y filamentos de queratina, lo que sugiere un origen epitelial.
   b. Su pálido citoplasma contiene **gránulos pequeños de centro denso** parecidos a los que se encuentran en algunas células del sistema neuroendocrino difuso (SNED), y se supone que contienen neurosecreciones.
   c. Reciben terminales nerviosas aferentes y se cree que funcionan como **mecanorreceptores sensoriales.** Al parecer son más abundantes en zonas de percepción sensorial aguda, como las puntas de los dedos.

D. La piel delgada y la piel gruesa se distinguen por el espesor de la epidermis.

1. La piel gruesa tiene epidermis de 400 a 600 μm de espesor.
   a. Se caracteriza por un estrato córneo prominente, un estrato granuloso bien desarrollado y un estrato lúcido a menudo bien delimitado.
   b. Recubre las palmas de las manos y las plantas de los pies.
   c. La piel gruesa carece de folículos pilosos, glándulas sebáceas y músculos erectores de los pelos.

2. La piel delgada posee epidermis de 75 a 150 μm de espesor.
   a. Su estrato córneo es menos prominente que el de la piel gruesa y por lo general carece de estrato granuloso y de estrato lúcido, aunque contiene células individuales parecidas a las células de estas capas.
   b. La piel delgada recubre la mayor parte del cuerpo y contiene folículos pilosos, glándulas sebáceas y músculos erectores de los pelos.

CONSIDERACIONES CLÍNICAS

Las **epidermólisis ampollosas** son un grupo de enfermedades **hereditarias** de la piel caracterizadas por la **formación de ampollas** después de traumatismo menor. Estas enfermedades son causadas por **defectos de los filamentos intermedios de los queratinocitos**, que proporcionan estabilidad mecánica, y por defectos de las **fibrillas de fijación** que unen la epidermis a la dermis.

III. DERMIS

La dermis es la capa de la piel que subyace a la epidermis. Es de **origen mesodérmico** y está formada por un tejido conectivo denso irregular que contiene muchas **fibras de colágeno tipo I** y redes de gruesas **fibras elásticas**. Aunque se divide en una **capa papilar superficial** y una capa reticular más extensa y **profunda**, entre ellas no existe una frontera visible (ver tabla 14-1).

A. La **capa dérmica papilar** es ondulada y forma **crestas dérmicas (papilas dérmicas)**, que se interdigitan con las prolongaciones epidérmicas (crestas epidérmicas) formando la unión dermoepidérmica. La capa papilar está formada por tejido conectivo delgado dispuesto laxamente que contiene fibroblastos, fibras de colágeno tipo III, fibras elásticas finas y asas capilares. En la capa papilar también hay **corpúsculos de Meissner**, receptores de tacto fino que hacen posible identificar de manera específica dos monedas diferentes en el bolsillo simplemente al sentirlas. Fibras nerviosas amielínicas finas viajan por la capa papilar para ingresar en los espacios extracelulares de la epidermis, donde funcionan como receptores de dolor.

B. La **capa dérmica reticular**, más profunda, constituye la mayor parte de la dermis. Está formada por **densos haces de fibras de colágeno** y **fibras elásticas** gruesas. En sus partes más profundas puede contener **corpúsculos de Pacini** (figura 14-4), que son receptores de presión, así como **bulbos terminales**

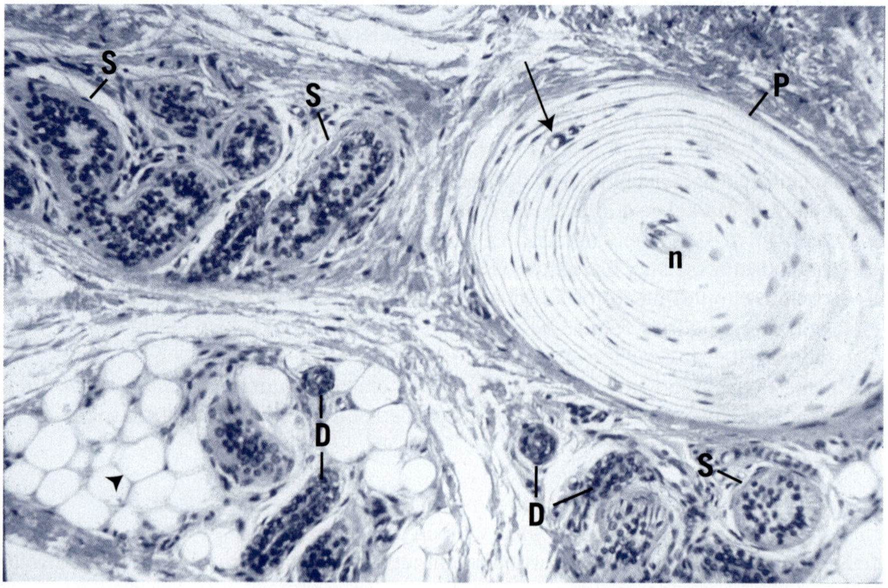

FIGURA 14-4. Micrografía óptica de glándulas sudoríparas ecrinas y un corpúsculo de Pacini en la dermis. También hay glándulas sudoríparas en la hipodermis entre células adiposas (*puntas de flecha*). Las unidades secretorias (S) de las glándulas sudoríparas están rodeadas por prolongaciones digitiformes de células mioepiteliales (M), y se tiñen menos intensamente que los conductos (D), que están recubiertos por un epitelio cúbico estratificado. Este corpúsculo de Pacini (P) se encuentra en las profundidades de la dermis y consiste en un nervio central (n) rodeado por capas concéntricas de tejido conectivo. Se observan los núcleos de los fibroblastos, así como un capilar (*flecha*), que ayuda a nutrir la estructura. Los corpúsculos de Pacini son mecanorreceptores que reaccionan a presión profunda ($\times$150).

de Krause (que antiguamente se creía que eran receptores de frío, pero su función es incierta). Los receptores difusos especializados se consideran en el Capítulo 21 II.

C. En distintos niveles de la dermis se encuentran los anexos (anejos o apéndices) cutáneos. Éstos incluyen dos tipos de glándulas sudoríparas (ecrinas y apocrinas), glándulas sebáceas, folículos pilosos y uñas.

CONSIDERACIONES CLÍNICAS

Los **queloides** son abultamientos de la piel provocados por un incremento de la formación de colágeno en un tejido cicatricial hiperplásico. Son más frecuentes en los afroestadunidenses.

IV. GLÁNDULAS DE LA PIEL (figura 14-5)

A. Las **glándulas sudoríparas ecrinas** (ver figura 14-4) son alrededor de 3 a 4 millones de **glándulas simples en forma de tubo enrollado** constituidas por una unidad secretora y un conducto único. Estas glándulas están presentes en la piel de la mayor parte del cuerpo pero no en los labios y determinadas regiones de los genitales externos. Intervienen el control de temperatura, conservación de electrólitos y excreción de urea y ácido láctico.

1. La **unidad secretora de las glándulas sudoríparas ecrinas** tiene alrededor de 0.4 nm de diámetro, se encuentra dentro de la dermis y está formada por tres tipos de células.
   a. Las **células oscuras** revisten la luz de la glándula y contienen muchos gránulos secretorios ricos en mucinógeno.
   b. Las **células claras** se encuentran debajo de las células oscuras, son ricas en mitocondrias y glucógeno y contienen canalículos intercelulares que se extienden hasta la luz de la glándula. Estas células secretan una sustancia acuosa rica en electrólitos.
   c. Las **células mioepiteliales** están dispersas en una capa incompleta debajo de las células claras. Se tiñen intensamente con eosina y se identifican con facilidad en cortes histológicos. Sus contracciones ayudan a exprimir las secreciones glandulares hacia el conducto.
2. El **conducto** (ver figura 14-4) **de las glándulas sudoríparas ecrinas** es **estrecho** y está revestido por **células epiteliales cúbicas estratificadas**, que contienen filamentos de queratina y poseen una red terminal prominente. Las células que forman la capa externa (basal) del conducto poseen diversas mitocondrias y un núcleo prominente.
   a. El conducto parte de la unidad secretoria, se extiende hasta la parte superficial de la dermis, y penetra en un **clavo interpapilar** de la epidermis, donde terminan las células del conducto. A partir de este punto, las paredes del conducto constan de células epidérmicas, y el conducto forma una espiral apretada a través de las capas de la epidermis para abrirse en la superficie de la piel en un poro que vierte sudor al exterior (ver figura 14-2).
   b. Mientras la sustancia secretada circula por la región dérmica del conducto, las células de éste reabsorben algunos electrólitos y secretan otras sustancias (como urea, ácido láctico, iones y ciertos fármacos).
   c. Las glándulas ecrinas son estimuladas por inervación parasimpática como resultado de fluctuaciones de la temperatura corporal.

CONSIDERACIONES CLÍNICAS

La **hiperhidrosis** es la sudación excesiva causada por exceso de secreción de las glándulas sudoríparas ecrinas de la piel. El tratamiento con fármacos ha sido insatisfactorio para aliviar los síntomas de este trastorno, pero la inyección de **botox** muy diluido en la piel de palmas, plantas o axilas ofrece algún alivio. La toxina bloquea los impulsos nerviosos simpáticos hacia las células de las glándulas sudoríparas ecrinas y reduce su capacidad secretoria. Una sola inyección de botox puede dar meses de alivio, y las inyecciones pueden repetirse cuando la sudación excesiva vuelve.

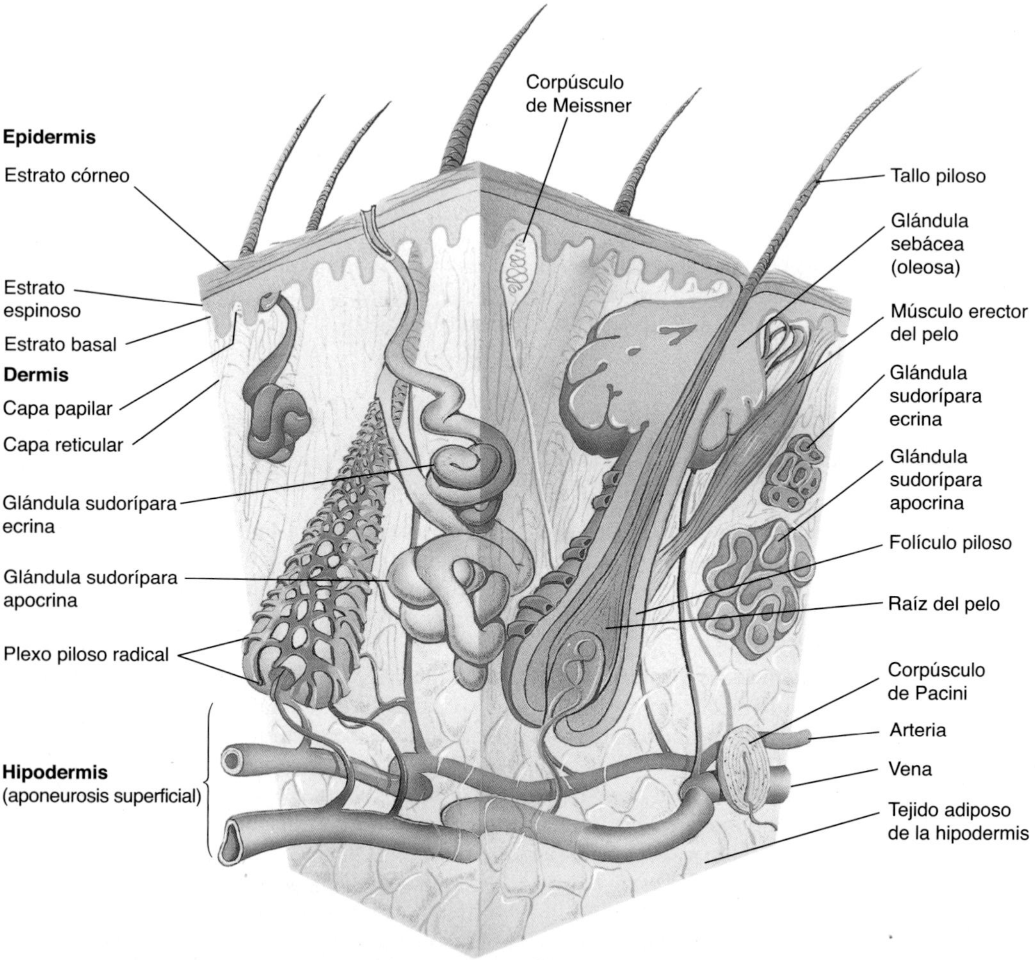

La piel y sus anexos **(pelo, glándulas sudoríparas** –tanto **ecrinas** como **apocrinas**–, **glándulas sebáceas** y **uñas)** se denominan en conjunto **tegumento**. La piel puede ser **gruesa** o **delgada**, según el espesor de la epidermis. La epidermis de la piel gruesa está formada por cinco capas distintas de **queratinocitos** (estratos basal, espinoso, granuloso, lúcido y córneo) intercalados con otros tres tipos celulares, **melanocitos**, **células de Merkel** y **células de Langerhans**.
La epidermis de la piel delgada carece de los estratos granuloso y lúcido, aunque posee células individuales de las capas ausentes.

FIGURA 14-5. Diagrama que ilustra la piel y sus anexos. (De Gartner LP, Hiatt JL. *Color Atlas of Histology*. 5th ed. Baltimore, MD: Lippincott Williams & Wilkins; 2009:230..)

B. Entre las **glándulas sudoríparas apocrinas** (ver figura 14-5) se incluyen las **glándulas sudoríparas especializadas** de **gran tamaño** (aproximadamente 3 mm de diámetro) que se encuentran en distintas partes del cuerpo (p. ej., axilas, areola del pezón, región perianal) y las glándulas ceruminosas del conducto auditivo externo.

1. Estas glándulas no empiezan a funcionar sino hasta la pubertad, y **reaccionan a estímulos hormonales**.
2. Sus grandes unidades secretoras enrolladas se localizan en dermis e hipodermis y están rodeadas por células mioepiteliales dispersas. A diferencia de lo que ocurre en las glándulas ecrinas, las unidades constan de un solo tipo celular.
3. Estas glándulas vierten sus secreciones viscosas e inodoras en los folículos pilosos en un punto situado cerca de la entrada de los conductos de las glándulas sebáceas. Sobre estas secreciones actúan bacterias que producen olores un tanto específicos de cada individuo.
4. Aunque el término **apocrino** implica que una porción del citoplasma se convierte en parte de la secreción, las microfotografías electrónicas han mostrado que en las glándulas sudoríparas apocrinas el citoplasma **no se convierte en parte de las secreciones**.
5. Las glándulas apocrinas son estimuladas por inervación simpática, por lo común en respuesta a condiciones estresantes.

C. Las glándulas sebáceas (ver figura 14-5) son **glándulas acinares ramificadas** de aspecto lobular. El grupo de ácinos de una glándula vierte sus secreciones en un conducto único corto.

1. El conducto desemboca en el cuello de un folículo piloso.
2. Las glándulas sebáceas se encuentran dentro de la dermis de la mayor parte de la superficie corporal, aunque no las hay en las palmas ni en las plantas. Son más abundantes en la cara, la frente y el cuero cabelludo.
3. Estas **glándulas holocrinas** liberan **sebo** (compuesto por una secreción aceitosa y células epiteliales en degeneración). Conforme sigue produciéndose sebo, la célula sufre apoptosis, necrosis o ambas; de este modo, el desecho celular pasa a formar parte del producto secretorio.
4. El sebo tiene varias funciones, como mantener la barrera cutánea contra los líquidos acuosos, proteger la piel contra el estrés oxidativo, blindarla contra los microorganismos, y mantener la flexibilidad de la piel y el lustre del cabello.

V. PELO, FOLÍCULO PILOSO Y MÚSCULO ERECTOR DEL PELO (figura 14-6)

A. Los pelos (tallos pilosos) son una de las características de los mamíferos y son estructuras filamentosas delgadas queratinizadas que se extienden una longitud variable por encima de la superficie de la epidermis. El pelo de los mamíferos sirve como aislamiento térmico, en algunos casos como camuflaje, y como órgano sensitivo, mientras que en el ser humano es más un órgano sensitivo táctil porque cuando un pelo se dobla transduce esa información sensitiva al sistema nervioso. Existen tres tipos de pelos humanos, uno de los cuales se encuentra antes de nacer y desaparece poco después del nacimiento -el lanugo-, y los otros dos se encuentran después de nacer, los llamados vellos y pelos terminales.

1. El **lanugo** es pelo excepcionalmente fino, de alguna longitud, que cubre casi la totalidad del cuerpo del feto y se desprende poco después del nacimiento.
2. Los **vellos** están presentes durante toda la vida del individuo. Son casi invisibles, pero cuando se ven a cierto ángulo contra la luz del sol, por ejemplo en los párpados de una persona (no confundir con las pestañas), se observa que se trata de estructuras cortas, muy finas, blandas y pálidas. La mayor parte del cuerpo humano está cubierta de vellos finos.

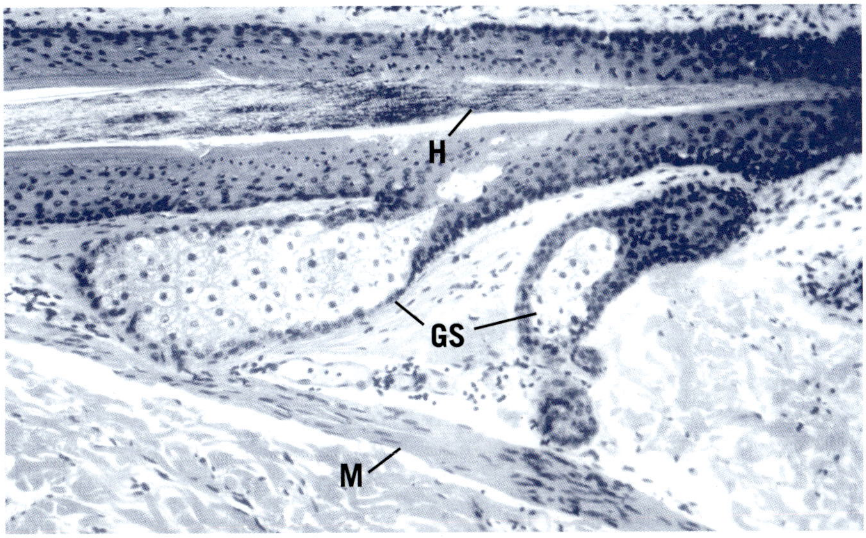

FIGURA 14-6. Micrografía óptica de una porción de un folículo piloso en piel delgada. Dentro del folículo hay un tallo piloso (H), y la superficie de la piel está fuera de la vista a la derecha. También se observan dos glándulas sebáceas (GS) y un músculo erector del pelo (M). Este músculo se origina en la capa papilar de la dermis y pasa oblicuamente para insertarse en el folículo piloso. Cuando se contrae, hace que el pelo asuma una posición más vertical respecto a la superficie de la piel, con lo que ésta se eleva ("carne de gallina") y comprime la glándula sebácea, de modo que se exprime sebo de ella en el tallo del folículo piloso (×50).

3. Los **pelos terminales** son las estructuras gruesas, largas y muy queratinizadas de color intenso que suelen relacionarse con las palabras "pelo" y "cabello". Se encuentran en cabeza (donde suelen llamarse cabello), cejas, pestañas, pubis, etc. La mayor parte del cuerpo de los primates está cubierta de pelos terminales.

B. Un **folículo piloso** es una **invaginación de la epidermis** que se extiende por las profundidades de la dermis.

1. El **tallo piloso** es un filamento largo y delgado, situado en el centro del folículo, que sobrepasa la superficie de la epidermis. Está formado por una **médula** interna, una **corteza** y una **cutícula pilosa** externa. Su extremo inferior se continúa con la **raíz del pelo**. La cutícula está rodeada por la **vaina radicular interna** (ver más adelante).
2. La **raíz del pelo** es la región expandida terminal del folículo piloso, en la profundidad de la dermis donde se fija el pelo. Está profundamente deprimida por una **papila dérmica**, la cual contiene una red de capilares necesaria para sustentar el folículo. La raíz del pelo está separada de la papila dérmica por una membrana basal, y juntas ambas constituyen el **bulbo piloso**.
   a. La **raíz del pelo** contiene queratinocitos que funcionan como **células madre** para la regeneración del tallo piloso. Resulta interesante el hecho de que estas células madre se encuentran incluso en individuos calvos, pero las moléculas de señalización que las inducen a formar nuevos pelos están ausentes.
   b. La mayoría de las células de la raíz del pelo comprenden la **matriz**, cuyas células forman la **médula** (en centro de los pelos gruesos) y la vaina radicular interna.
      (1) La **vaina radicular interna** se encuentra profundamente en la entrada de la glándula sebácea. Está formada por la **capa de Henle**, la **capa de Huxley** y la **cutícula de la vaina radicular interna** (que no debe confundirse con la cutícula del pelo).
      (2) La **vaina radicular externa** se continúa directamente con el estrato de Malpighi de la epidermis.
      (3) La **membrana vítrea** es una **capa acelular** que consiste en un engrosamiento de la membrana basal. Separa el folículo piloso de la vaina dérmica que lo rodea.
   c. Los **melanocitos** se localizan en la matriz, sobre la membrana basal. Las largas dendritas de estas células penetran en el espacio extracelular entre las células de la corteza y colocan sus melanosomas en estos espacios. Las células de la corteza fagocitan los melanosomas, y es de este modo como el pelo adquiere su color. Cuando el individuo envejece, la síntesis de tirosinasa por los melanocitos de los folículos pilosos disminuye y finalmente cesa, de lo que resulta la ausencia de síntesis de melanina, y el pelo pierde su color y se torna gris.
3. La cabeza humana promedio tiene alrededor de 150,000 cabellos, que crecen a un ritmo de 2 mm al día. El crecimiento del cabello ocurre en tres fases: una fase de crecimiento activo, llamada **fase anágena**; un breve receso del crecimiento activo, llamado **fase catágena**; y la fase de reposo terminal, llamada **fase telógena**, cuando el cabello cae y se conoce como "cabello en maza" debido a su extremo abultado y redondeado. Cada día se pierden de 50 a 100 cabellos. Los pelos de algunas regiones del cuerpo duran más que otros. El cabello permanece en su sitio hasta siete años, mientras que los pelos de la axila caen en menos de medio año.

C. El **músculo erector del pelo** está sujeto en ángulo oblicuo a la vaina dérmica que rodea un folículo piloso.

1. Se extiende hasta la superficie por debajo de las glándulas sebáceas y a través de la capa reticular de la dermis, y **se inserta en la capa papilar** de la dermis.
2. La contracción de este **músculo liso** eleva el pelo y es responsable de la piel de gallina, causada por depresiones de la piel en donde el músculo se une a la capa papilar de la dermis.

VI. UÑAS (figura 14-7)

Las uñas se encuentran en la falange distal de cada dedo de las manos y de los pies.

A. Las uñas son placas queratinizadas duras que descansan sobre el **lecho ungueal** compuesto de la epidermis y la dermis subyacente.

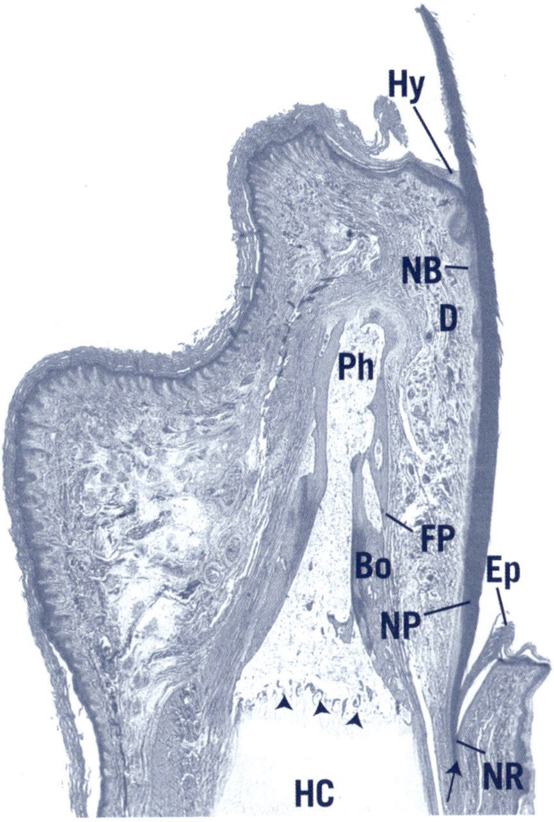

FIGURA 14-7. Corte de un pulpejo en la superficie dorsal de una falange distal (Ph). La placa ungueal (NP), muy queratinizada, se extiende profundamente en la dermis (D) para formar la raíz ungueal (NR). La epidermis de la falange distal forma un pliegue continuo, de lo que resultan el eponiquio (Ep) o cutícula, el lecho ungueal (NB) que subyace a la placa ungueal, y el hiponiquio (Hy). El epitelio (*flecha*) que rodea la raíz ungueal es responsable del alargamiento continuo de la uña. La dermis entre el lecho ungueal y el hueso (Bo) de la falange distal está firmemente unido al periostio fibroso (FP). La presencia de cartílago hialino (HC) y osteogénesis endocondral (*puntas de flecha*) indica que se trata de un dedo en desarrollo.

B. Su extremo proximal está cubierto por un pliegue de la epidermis, llamado **cutícula** o **eponiquio**, que se corresponde con el estrato córneo. La cutícula cubre la blanquecina **lúnula**, en forma de media luna.

C. Su extremo distal (libre) descansa sobre el **hiponiquio**, que también está formado por estrato córneo.

D. Las uñas crecen debido a la mitosis de las células de la matriz de la **raíz ungueal**. Su crecimiento no excede de 0.5 mm a la semana, y las uñas de los pies crecen aun más lentamente; resulta interesante el hecho de que el crecimiento en más rápido en verano que en cualquier otra época del año.

CONSIDERACIONES CLÍNICAS

Las **verrugas** son **lesiones cutáneas** comunes causadas por un **virus**.

1. Pueden aparecer en cualquier parte de la piel o en la mucosa bucal, pero son más comunes en las superficies dorsales de las manos, a menudo **cerca de las uñas**.
2. Las características histológicas de las verrugas incluyen notable hiperplasia epidérmica, inclusiones citoplásmicas eosinófilas y núcleo profundamente basófilo. Al microscopio electrónico se observan muchas partículas virales intranucleares en los queratinocitos.

Calvicie masculina típica (alopecia androgénica)

La **calvicie masculina típica** es un rasgo genético que explica casi el 95% de la calvicie masculina. Es reconocible por la pérdida de cabello a ambos lados de la frente y en la coronilla. Por lo común se presentan estos dos patrones al mismo tiempo, con el resultado de descubrimiento de la parte superior de la cabeza con un anillo abierto de cabello en las partes laterales y posterior. En los hombres, la pérdida del cabello puede comenzar poco después de los 30 años de edad, pero en la mayoría de los casos esto no ocurre sino hasta después de cumplir 50 años. En las mujeres se observa una situación similar, la **calvicie femenina típica**, pero no en el mismo grado que en los hombres. La causa principal de la calvicie masculina típica es la presencia de dihidrotestosterona, la hormona sexual masculina, que actúa en los folículos capilares y reduce su tamaño y los fuerza a entrar en latencia.

Autoevaluación

Instrucciones: cada reactivo de esta sección va seguido de posibles respuestas o de términos para completar. Seleccione la opción CORRECTA.

1. ¿De cuál de las siguientes capas epidérmicas son característicos los puentes intercelulares?

(A) Estrato granuloso
(B) Estrato lúcido
(C) Estrato córneo
(D) Estrato espinoso
(E) Estrato basal

2. ¿Cuál de las siguientes afirmaciones sobre el estrato granuloso es verdadera?

(A) Contiene melanosomas
(B) Se encuentra por encima del estrato lúcido
(C) Es la capa más gruesa de la epidermis de la piel gruesa
(D) Contiene gránulos de queratohialina
(E) Contiene abundantes células en división

3. ¿Cuál de las siguientes afirmaciones acerca de las células de Langerhans es verdadera?

(A) Normalmente se encuentran en la dermis
(B) Funcionan como mecanorreceptores sensoriales
(C) Funcionan como receptores de frío
(D) Tienen un papel inmunitario en la piel
(E) Son de origen epitelial

4. ¿En cuál de las siguientes regiones de la piel hay corpúsculos de Meissner?

(A) Capa dérmica reticular
(B) Capa dérmica papilar
(C) Hipodermis
(D) Estrato basal
(E) Crestas epidérmicas

5. ¿Cuál de las afirmaciones siguientes acerca de la piel delgada es verdadera?

(A) No contiene glándulas sudoríparas
(B) Carece de estrato córneo
(C) Es menos abundante que la piel gruesa
(D) Contiene folículos pilosos
(E) Su epidermis no descansa sobre una membrana basal

6. ¿Cuál de las afirmaciones siguientes acerca de las glándulas sudoríparas ecrinas es verdadera?

(A) No las hay en la piel gruesa
(B) Son glándulas holocrinas
(C) Poseen un conducto estrecho revestido por un epitelio cúbico estratificado
(D) Secretan una sustancia aceitosa llamada sebo
(E) Desembocan en los folículos pilosos

7. ¿Cuál de las siguientes afirmaciones acerca de los folículos pilosos es verdadera?

(A) Siempre están asociados con una glándula sudorípara ecrina
(B) Se encuentran en la piel delgada pero no en la piel gruesa
(C) El músculo erector del pelo asociado consta de fibras estriadas
(D) Su tallo piloso se inserta en la capa papilar de la epidermis
(E) No se extienden por la dermis

8. ¿Cuál de las siguientes afirmaciones acerca de los melanocitos de la piel es verdadera?

(A) Sintetizan un pigmento que protege contra los daños causados por la radiación UV
(B) Sólo se localizan en la dermis
(C) Producen gránulos de queratohialina
(D) Pueden originar un carcinoma de células basales
(E) Se originan a partir del mesodermo

9. ¿Cuál de las afirmaciones siguientes acerca de las glándulas sebáceas es verdadera?

(A) No empiezan a funcionar sino hasta la pubertad
(B) Emplean el mecanismo de secreción holocrina
(C) Se encuentran en la piel gruesa
(D) Sólo secretan en respuesta a hormonas
(E) Producen una secreción acuosa rica en enzimas

10. ¿Cuál de las siguientes estructuras es un anexo de la piel?

(A) Corpúsculo de Meissner
(B) Célula de Langerhans
(C) Bulbo terminal de Krause
(D) Corpúsculo de Pacini
(E) Uña

Respuestas

1. **D.** Las observaciones al microscopio electrónico muestran que los puentes intercelulares se asocian con desmosomas (máculas adherentes) y unen las prolongaciones de células adyacentes del estrato espinoso. Los desmosomas también unen las células del resto de las capas epidérmicas, pero estas células no emiten prolongaciones como las que caracterizan los puentes. Los queratinocitos del estrato basal también contienen hemidesmosomas, que fijan las células a la lámina basal subyacente (ver Capítulo 14 II B).

2. **D.** El estrato granuloso contiene algunos gránulos densos de queratohialina pero no melanosomas. Se encuentra por debajo del estrato lúcido, y en la epidermis de la piel gruesa es una capa relativamente delgada. Sólo rara vez una célula de esta capa de la piel experimenta mitosis (ver Capítulo 14 II B).

3. **D.** Las células de Langerhans de la epidermis funcionan como células presentadoras de antígeno que atrapan antígenos que penetran en la epidermis y los transportan a los ganglios linfáticos cercanos, donde son presentados a los linfocitos T. Así, estas células ayudan a la defensa inmunitaria del cuerpo. Se originan en la médula ósea y no se forman a partir del epitelio (ver Capítulo 14 II C).

4. **B.** Los corpúsculos de Meissner son terminaciones nerviosas encapsuladas presentes en las papilas dérmicas, que forman parte de la capa papilar de la dermis. Estos corpúsculos funcionan como receptores de tacto fino (ver Capítulo 14 III A).

5. **D.** A diferencia de la piel gruesa, que carece de folículos pilosos, la piel delgada contiene muchos (ver Capítulo 14 II D).

6. **C.** Las glándulas sudoríparas ecrinas son glándulas simples en forma de tubo enrollado que poseen un conducto revestido por un epitelio cúbico estratificado. Se encuentran tanto en la piel gruesa como en la delgada y se clasifican como glándulas merocrinas, lo cual significa que liberan solamente su producto de secreción, que no incluye células ni partes de células (ver Capítulo 14 IV A).

7. **B.** Los folículos pilosos sólo se encuentran en la piel delgada. Están asociados con glándulas sebáceas y con haces de músculos lisos erectores del pelo (ver Capítulo 14 V).

8. **A.** Los melanocitos se encuentran en el estrato basal de la epidermis. Sintetizan el pigmento melanina y lo transfieren a los queratinocitos para protegerlos contra el daño causado por la radiación UVER Los melanocitos a veces originan una forma de cáncer de piel llamada melanoma maligno. Derivan de las crestas neurales y migran a la epidermis en las primeras etapas del desarrollo embrionario (ver Capítulo 14 II C).

9. **B.** Las glándulas sebáceas producen sebo, una sustancia aceitosa que liberan en la parte superior del folículo piloso por un mecanismo llamado secreción holocrina (lo que significa que se liberan de la glándula tanto el producto como desechos celulares) (ver Capítulo 14 IV C).

10. **E.** La uña es un anexo de la piel. Otros son los folículos pilosos y las glándulas sudoríparas y sebáceas (ver Capítulo 14 VI).

capítulo 15

Aparato respiratorio

I. GENERALIDADES: APARATO RESPIRATORIO

A. El aparato respiratorio está constituido por los **pulmones** y una serie de **vías respiratorias** que conectan los pulmones con el medio externo.

B. El aparato respiratorio puede clasificarse, desde el punto de vista funcional, en dos subdivisiones principales: una **porción conductora**, formada por conductos que llevan el aire a los pulmones, y una **porción respiratoria**, constituida por estructuras del interior del pulmón en las que el oxígeno del aire inspirado se intercambia por dióxido de carbono de la sangre.

C. Los componentes del aparato respiratorio poseen un epitelio de revestimiento característico, estructuras de sostén, glándulas y otros elementos, que se resumen en la tabla 15-1.

II. PORCIÓN CONDUCTORA DEL APARATO RESPIRATORIO

Esta porción del aparato respiratorio está formada por nariz, nasofaringe, laringe, tráquea, bronquios y bronquiolos de diámetros decrecientes, que terminan en los bronquiolos terminales. Estas estructuras **calientan**, **humedecen** y **filtran el aire** antes de que penetre en la porción respiratoria, donde se realiza el intercambio gaseoso.

A. **Cavidad nasal.** La cavidad nasal es subdividida por el tabique nasal (en posición medial) en las cavidades nasales derecha e izquierda, que desembocan en los senos paranasales, de modo que proporcionan una gran área de superficie para filtrar, humedecer y calentar el aire inspirado.

1. Las **narinas** son las ventanas de la nariz; su parte exterior está revestida por **piel delgada**. Se abren al vestíbulo.
2. El **vestíbulo** es la porción inicial de la cavidad nasal, donde el revestimiento epitelial se vuelve **no queratinizado**. En sentido posterior, el revestimiento se convierte en un **epitelio respiratorio** (cilíndrico seudoestratificado ciliado con células caliciformes).
   a. El vestíbulo contiene **vibrisas** (pelos cortos y gruesos), que retienen las partículas grandes del aire inspirado.
   b. Posee una lámina propia muy **vascularizada** (muchos plexos venosos) y contiene **glándulas seromucosas**.
   c. Cada cavidad nasal contiene “repisas” óseas que se originan en la pared nasal lateral y se proyectan en la cavidad nasal. Son los **cornetes nasales superior, medio e inferior**. Dado que

tabla 15-1 Comparación de los componentes del aparato respiratorio

División	Soporte	Glándulas	Epitelio	Células ciliadas	Células caliciformes	Características especiales
Cavidad nasal						
Vestíbulo	Cartílago hialino	Glándulas sebáceas y sudoríparas	Escamoso estratificado queratinizado	No	No	Vibrisas
Respiratoria	Hueso y cartílago hialino	Seromucosas	Cilíndrico seudoestratificado ciliado	Sí	Sí	Grandes plexos venosos
Olfatoria	Cornetes nasales (hueso)	Glándulas de Bowman	Cilíndrico seudoestratificado ciliado (alto)	Sí	No	Células olfatorias bipolares, células sustentaculares, células basales, fibras nerviosas
Nasofaringe	Músculo	Seromucosas	Cilíndrico seudoestratificado ciliado	Sí	Sí	Amígdalas faríngeas, entrada de la trompa de Eustaquio
Laringe	Cartílago elástico y hialino	Mucosas, seromucosas	Escamoso estratificado no queratinizado, cilíndrico seudoestratificado ciliado	Sí	Sí	Cuerdas vocales, músculo estriado (vocal), epiglotis
Tráquea **Bronquios primarios**	Anillos en C de cartílago hialino	Mucosas, seromucosas	Cilíndrico seudoestratificado ciliado	Sí	Sí	Músculo traqueal (liso), lámina elástica, dos tipos de células mucosas, células basales, células endocrinas difusas
Bronquios intrapulmonares	Placas de cartílago hialino	Seromucosas	Cilíndrico seudoestratificado ciliado	Sí	Sí	Dos costillas helicoidales de músculo liso
Bronquiolos primarios	Músculo liso	No	De cilíndrico ciliado simple a cúbico simple	Sí	Sólo en los más grandes	Células de Clara
Bronquiolos terminales	Músculo liso	No	Cúbico simple	Algunas	No	Células de Clara
Bronquiolos respiratorios	Algo de músculo liso	No	Cúbico simple excepto en los sitios en que lo interrumpen los alveolos	Algunas	No	Alveolos ocasionales, células de Clara
Conductos alveolares	Músculo liso en los poros alveolares, algunas fibras reticulares	No	Escamoso simple	No	No	Estructura lineal formada por alveolos adyacentes, neumocitos tipos I y II, macrófagos alveolares
Alveolos	Fibras reticulares, fibras elásticas en los poros alveolares	No	Escamoso simple	No	No	Neumocitos tipos I y II, macrófagos alveolares

Modificado con permiso de Gartner LP, Hiatt JL: *Color Atlas of Histology*, 2nd ed. Baltimore, MD: Williams & Wilkins; 1994:240.

su estructura y disposición dentro de la cavidad nasal dividen ésta en regiones distintas, su presencia incrementa el área superficial para calentamiento, filtración y humidificación del aire inspirado.

d. Los **senos paranasales** son porciones ahuecadas llenas de aire en los huesos esfenoides, frontal, etmoides y maxilar. Estos senos aéreos están recubiertos de un epitelio respiratorio delgado, pero se desconoce su función.

3. **Epitelio olfatorio**
   a. **Generalidades**
      (1) El epitelio olfatorio se localiza en el techo de la cavidad nasal, a ambos lados del tabique nasal y en los cornetes superiores.
      (2) Es un **epitelio cilíndrico seudoestratificado** alto, formado por células olfatorias, células de sostén (sustentaculares) y células basales (células madre).
      (3) Posee una lámina propia que contiene muchas **venas** y **nervios amielínicos** y alberga **glándulas de Bowman**.
   b. Las **células olfatorias** son **células nerviosas bipolares** caracterizadas por una prolongación apical bulbosa **(vesícula olfatoria)** a partir de la cual se extienden varios cilios modificados.
      (1) Cilios olfatorios (pelos olfatorios)
         (a) Son **cilios inmóviles** muy **largos** que sobresalen por encima de la superficie del epitelio olfatorio. Su tercio proximal contiene un **axonema** con el típico **patrón 9 + 2**, pero sus dos terceras partes distales están compuestas por nueve **singletes** de microtúbulos periféricos que rodean un par de microtúbulos centrales.
         (b) Actúan como receptores de olor.
      (2) Células de sostén (sustentaculares)
         (a) Poseen núcleos localizados más hacia la parte apical que en los otros dos tipos célulares.
         (b) Poseen muchas **microvellosidades** y una **red de filamentos terminal** prominente.
      (3) Células basales
         (a) Descansan sobre la lámina basal pero no se extienden hasta la superficie.
         (b) Forman una capa celular incompleta.
         (c) Se cree que pueden **regenerar** cualquiera de los tres tipos de células.
      (4) Las glándulas de Bowman (serosas) elaboran una **secreción acuosa delgada** que se vierte a la superficie del epitelio olfatorio a través de conductos estrechos. Los cilios olfatorios detectan las partículas olorosas disueltas en esta sustancia acuosa. La secreción también limpia la superficie epitelial y prepara los receptores para recibir nuevos estímulos olorosos.

B. Nasofaringe

1. La nasofaringe, la continuación posterior de las cavidades nasales, se convierte en bucofaringe al nivel del paladar blando.
2. Está revestida por un **epitelio respiratorio**, mientras que la bucofaringe y la laringofaringe están revestidas por un **epitelio escamoso estratificado no queratinizado**.
3. La lámina propia de la nasofaringe, localizada debajo del epitelio respiratorio, contiene **moco** y **glándulas serosas**, así como un tejido linfoide abundante conocido como **anillo de Waldeyer** que incluye las **amígdalas faríngeas**. Cuando las amígdalas faríngeas se inflaman, se denominan **adenoides**.
4. La abertura hacia las paredes laterales derecha e izquierda de la nasofaringe son las tubas auditivas (trompas de Eustaquio), que surgen de su respectiva cavidad auditiva media.

C. Laringe

1. **Generalidades**
   a. La laringe conecta la faringe con la tráquea. Produce sonidos y cierra el paso de aire durante la deglución.
   b. Las paredes de la laringe son soportadas por los **cartílagos hialinos** (tiroides, cricoides y parte inferior del aritenoides) y los **cartílagos elásticos** (epiglótico, corniculado y extremo superior del aritenoides).
   c. La pared laríngea también posee **músculo esquelético**, tejido conectivo y **glándulas**.
2. Las **cuerdas vocales** están formadas por un músculo esquelético **(músculo vocal)**, los **ligamentos vocales** (formados por una banda de fibras elásticas) y una cubierta de **epitelio escamoso estratificado no queratinizado**.
   a. La contracción de los músculos laríngeos cambia las dimensiones del espacio entre las cuerdas vocales, lo que afecta el tono de los sonidos producidos por el paso del aire a través de la laringe.
   b. Por debajo de las cuerdas vocales, el epitelio de revestimiento es sustituido por un **epitelio respiratorio** que recubre la superficie interior de las vías respiratorias hasta la tráquea y los bronquios intrapulmonares.

3. Los **pliegues vestibulares (cuerdas vocales falsas)** se encuentran por encima de las cuerdas vocales.
   a. Estos pliegues de tejido conectivo laxo contienen glándulas, agregados linfáticos y células adiposas.
   b. Están cubiertos por un **epitelio escamoso estratificado no queratinizado.**

D. Tráquea y bronquios extrapulmonares (primarios)

1. **Generalidades:** La tráquea, la sección conductora más grande del aparato respiratorio, se bifurca en los bronquios primarios derecho e izquierdo, que entran en el hilio del pulmón respectivo.
   a. La pared de estas estructuras es sostenida por **cartílagos hialinos en forma de C** (anillos en C), cuyos extremos abiertos se encuentran en la parte posterior. Un músculo liso **(músculo traqueal)** se extiende entre los extremos abiertos de estos cartílagos.
   b. Entre los anillos en C adyacentes hay un tejido conectivo **fibroelástico** denso, lo que permite el alargamiento de la tráquea durante la inhalación.
2. **Mucosa**
   a. El **epitelio respiratorio** de la tráquea posee los siguientes tipos de células.
      (1) Células ciliadas
         (a) Tienen **cilios largos, activamente móviles**, que baten hacia la boca.
         (b) Mueven las partículas atrapadas en el moco hacia la bucofaringe, y así protegen el delicado epitelio pulmonar de posibles daños.
         (c) También poseen **microvellosidades.**
      (2) Las células caliciformes (en forma de copa) maduras contienen **gránulos de secreción de gran tamaño llenos de gotitas de mucinógeno**, que se secretan en la superficie epitelial para atrapar las partículas inhaladas.
      (3) Células mucosas de gránulos pequeños **(células en cepillo)**
         (a) Contienen un número variable de **gránulos mucosos pequeños.**
         (b) Su nombre alterno de células en cepillo se debe a sus numerosas **microvellosidades** uniformes.
         (c) Se **dividen** activamente y a menudo reemplazan a las células recién descamadas.
         (d) Puede tratarse de células caliciformes que ya han secretado su mucinógeno.
      (4) Células neuroendocrinas difusas
         (a) También se conocen como **células de gránulos pequeños**, células de captación y descarboxilación de precursores de aminas (APUD) y **células enteroendocrinas.**
         (b) Contienen muchos gránulos pequeños que se concentran en su citoplasma **basal.**
         (c) Sintetizan distintas **hormonas polipeptídicas** y **serotonina**, que a menudo ejercen un efecto local sobre las células y estructuras vecinas **(regulación paracrina).** Las hormonas peptídicas también pueden penetrar en el torrente circulatorio y ejercer un **efecto endocrino** sobre células y estructuras distantes.
      (5) Células basales
         (a) Son células cortas que descansan sobre la lámina basal pero no se extienden hasta la luz; por ello este epitelio es seudoestratificado.
         (b) Son células madre capaces de **dividirse** y reemplazar al resto de los tipos celulares.
   b. La **membrana basal** es una capa muy gruesa que se encuentra por debajo del epitelio.
   c. La **lámina propia** es una capa delgada de tejido conectivo que se encuentra debajo de la membrana basal. Contiene **fibras elásticas** longitudinales que separan la lámina propia de la submucosa.
3. La **submucosa** es una capa de tejido conectivo que contienen muchas glándulas seromucosas.
4. La **adventicia** contiene **cartílagos hialinos en forma de C** y constituye la capa más externa de la tráquea.

E. Bronquios intrapulmonares (bronquios secundarios) (figura 15-1)

1. Los bronquios intrapulmonares se originan al subdividirse los bronquios primarios en su entrada al hilio del pulmón. Es a este nivel donde los anillos cartilaginosos de los bronquios son sustituidos por placas irregulares de cartílago hialino.
2. Se dividen varias veces y originan bronquios **lobares** y segmentarios.
3. Están revestidos por un **epitelio respiratorio.**
4. **Haces en espiral de músculo liso** separan la lámina propia de la submucosa, que contiene **glándulas seromucosas.**

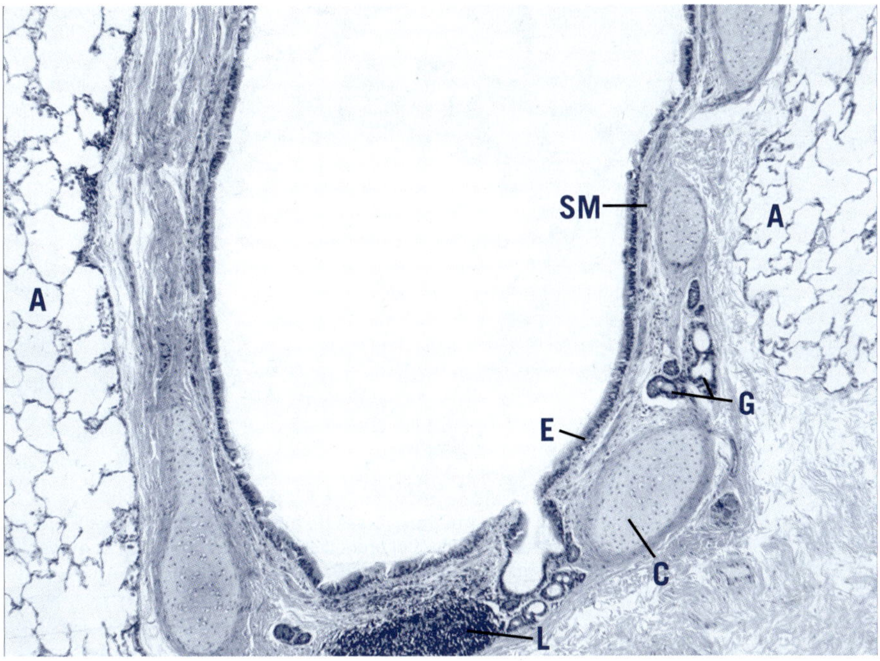

FIGURA 15-1. Micrografía óptica de un bronquio intrapulmonar en corte transversal. Su luz está recubierta por un epitelio cilíndrico seudoestratificado ciliado con células caliciformes (E). Abajo del epitelio en la lámina propia del tejido conectivo fibroelástico laxo hay haces de células musculares lisas (SM) en una disposición enrollada en espiral alrededor de la luz. En el tejido conectivo submucoso afuera del músculo liso hay placas irregulares de cartílago (C), glándulas seromucosas (G) y tejido linfoide (L). Son evidentes los alveolos (A) en el tejido respiratorio cercano (×75).

CONSIDERACIONES CLÍNICAS

Cáncer de pulmón

1. El cáncer de pulmón es la principal causa de muerte por cáncer en varones y mujeres; la mayoría de estas muertes (90%) son consecuencia del tabaquismo.
2. Dos tipos de cáncer frecuentes en fumadores son carcinoma de células escamosas (escamocelular) y carcinoma de células pequeñas (microcítico).
3. El **carcinoma de células escamosas** suele originarse en los bronquios, donde el humo de cigarrillo hace que el epitelio respiratorio se transforme en un epitelio escamoso estratificado (un cambio metaplásico). Entonces, en el epitelio ocurre una proliferación desordenada de células con gran variabilidad en la forma y el tamaño de sus núcleos (displasia), seguida de cambios atípicos que dan por resultado un carcinoma (una neoplasia maligna).
4. El **carcinoma de células pequeñas (microcítico)** es un carcinoma de origen bronquial altamente activo cuya incidencia aumenta mucho entre los fumadores. Tiene pronóstico adverso.

F. **Los bronquiolos primarios y terminales carecen de glándulas** en su submucosa. Sus paredes contienen músculo liso en vez de placas de cartílago (figura 15-2).

1. **Bronquiolos primarios**
   a. Los bronquiolos primarios tienen diámetro de 1 mm o menos.
   b. Están revestidos por un epitelio que varía desde **cilíndrico ciliado con células caliciformes**, en los conductos mayores, hasta **cúbico ciliado con células de Clara**, en los conductos más pequeños.
   c. Una vez dentro de los **lóbulos pulmonares**, se dividen y forman bronquiolos terminales.
2. **Bronquiolos terminales**
   a. Los bronquiolos terminales constituyen la **parte más distal de la porción conductora** del aparato respiratorio.

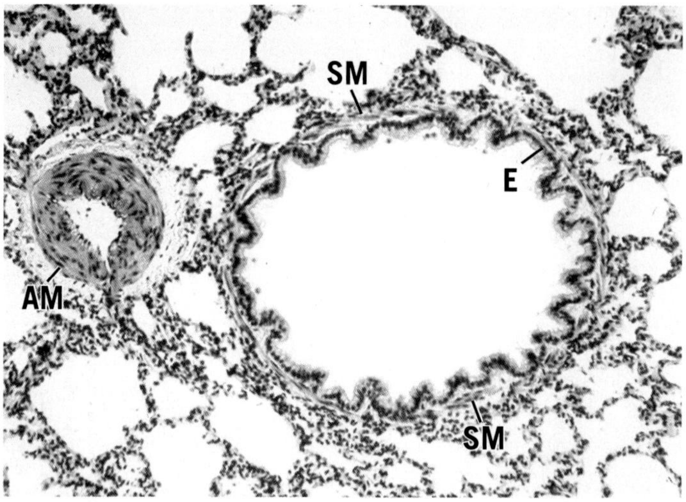

FIGURA 15-2. Micrografía óptica de un bronquiolo en corte transversal. Un epitelio cilíndrico simple (E) recubre su luz, y células musculares lisas (SM) soportan su pared. Alrededor del bronquiolo hay tejido pulmonar con alveolos, pero no hay cartílago ni glándulas presentes. Cerca, es evidente una arteria muscular (AM) (×75).

b. Su diámetro es menor de 0.5 mm.

c. Están revestidos por un **epitelio cúbico simple** que contiene principalmente **células de Clara**, algunas células ciliadas y ninguna célula caliciforme.

d. Función. Las **células de Clara** desempeñan las siguientes funciones:

(1) Se **dividen**, y algunas se diferencian en células no ciliadas y ciliadas.

(2) Secretan un material **surfactante** que reduce la **tensión superficial alveolar**, con lo que impide el colapso de los alveolos. También producen **proteína secretora de las células de Clara** cuya función se supone es proteger el epitelio respiratorio.

(3) **Metabolizan toxinas aerotransportadas**, un proceso que llevan a cabo las enzimas citocromo P-450 de su abundante retículo endoplásmico liso (REL).

CONSIDERACIONES CLÍNICAS

Asma

1. El asma se caracteriza por **constricción generalizada del músculo liso de los bronquiolos**, lo que reduce su diámetro.
2. Se asocia con **gran dificultad para espirar, acumulación de moco** en las vías respiratorias e **infiltración de células inflamatorias**.
3. Se trata a menudo con fármacos, como el albuterol, que relaja las células musculares lisas de los bronquiolos y dilata las vías respiratorias, con o sin corticoesteroides, de efectos antiinflamatorios.
4. En estudios recientes se demostró que hay **receptores gustativos** en las células musculares lisas de los bronquiolos musculares que reaccionan a **sabores amargos**, y cuando son estimulados por moléculas con ese sabor, hacen que el músculo liso bronquiolar se relaje y los bronquiolos se abran a 90% de su volumen normal. Se realizan investigaciones para desarrollar sustancias que puedan ser aplicadas como aerosol y que puedan usarse para estimular esos receptores.

III. GENERALIDADES: PORCIÓN RESPIRATORIA DEL APARATO RESPIRATORIO (figura 15-3)

Esta porción del aparato respiratorio está formada por bronquiolos respiratorios, conductos alveolares, sacos alveolares y alveolos, todos en los pulmones. El **intercambio de gases** se realiza en esta porción del aparato respiratorio.

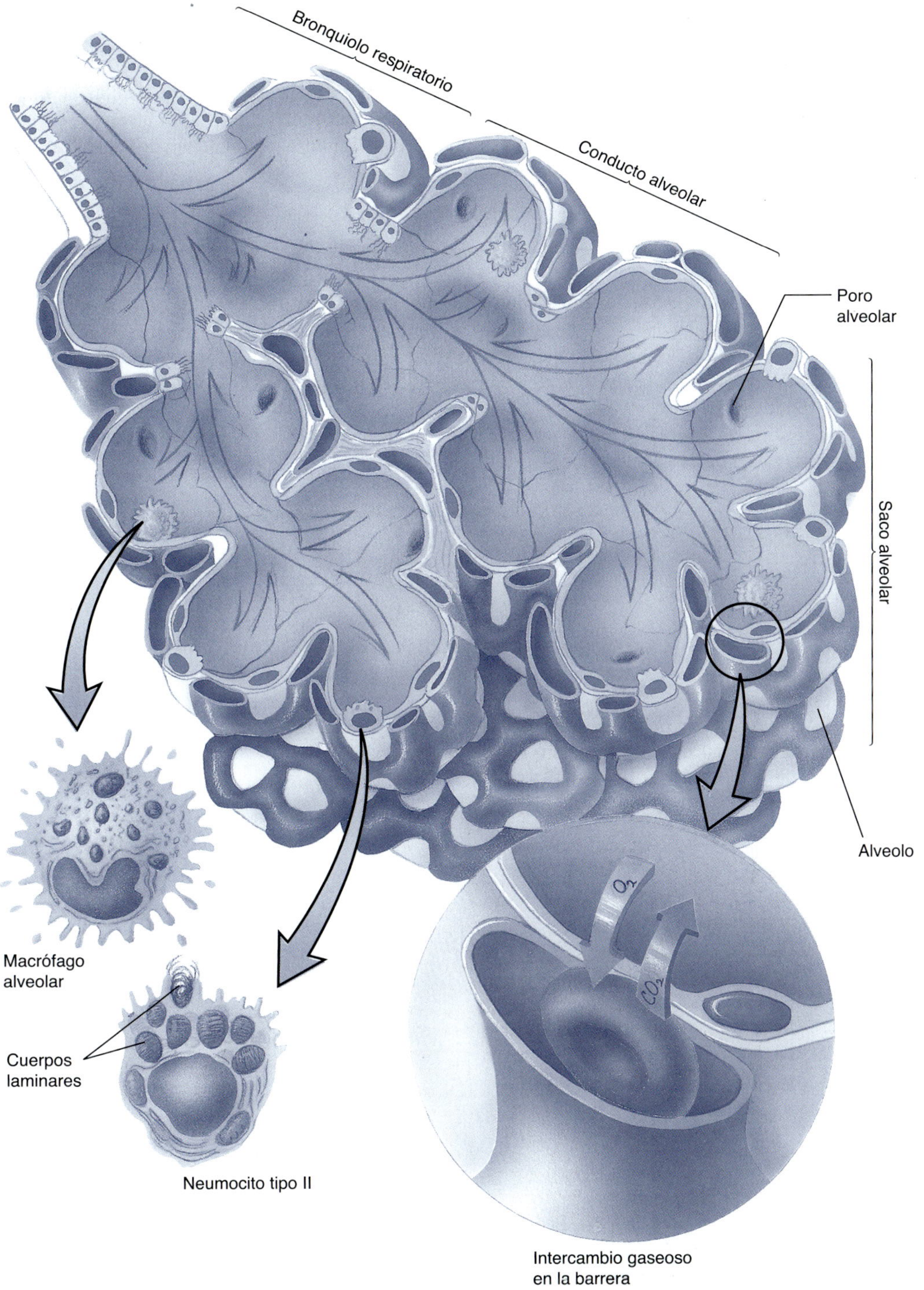

FIGURA 15-3. Componentes de la porción respiratoria del aparato respiratorio. Se ilustran un bronquiolo respiratorio, un conducto alveolar y un saco alveolar, así como el intercambio de oxígeno (O_2) y dióxido de carbono (CO_2) a través de la barrera alveolocapilar. (De Gartner LP, Hiatt JL. *Color Atlas of Histology*. 5th ed. Baltimore, MD: Lippincott Williams & Wilkins; 2009:251.)

A. **Bronquiolos respiratorios** (figura 15-4)

1. Los bronquiolos respiratorios marcan la transición desde la porción conductora a la porción respiratoria del aparato respiratorio.
2. Están revestidos por un **epitelio cúbico simple** que contiene principalmente **células de Clara** y algunas **células ciliadas**, excepto donde sus paredes son interrumpidas por **alveolos**, los sitios donde ocurre el intercambio gaseoso y donde el revestimiento cambia bruscamente a un epitelio simple formado por células escamosas muy atenuadas.

B. **Conductos alveolares** (figura 15-5)

1. Los conductos alveolares son **disposiciones lineales** que se continúan con los bronquiolos respiratorios.
2. Sus paredes están formadas por **alveolos adyacentes**, que están separados entre sí sólo por un **tabique interalveolar**.
3. Constituyen la porción más distal del aparato respiratorio que contiene **células musculares lisas**, que rodean los poros de alveolos adyacentes y a menudo aparecen como **protuberancias** o "perillas" en los cortes histológicos.
4. Los conductos alveolares están revestidos por **neumocitos tipo II** y un **epitelio escamoso simple muy atenuado** de **neumocitos tipo I.**

C. **Los sacos alveolares** son bolsas expandidas de numerosos alveolos situadas en los extremos distales de los conductos alveolares (ver figura 15-5).

D **Alveolos**

1. **Generalidades**
   a. Los alveolos son evaginaciones parecidas a bolsas de unos 200 μm de diámetro que se abren en las paredes de los bronquiolos respiratorios, en los conductos alveolares y en los sacos alveolares.
   b. Sus paredes son delgadas para que el oxígeno y el dióxido de carbono puedan difundirse a través de ellas e intercambiarse entre el aire y la sangre.

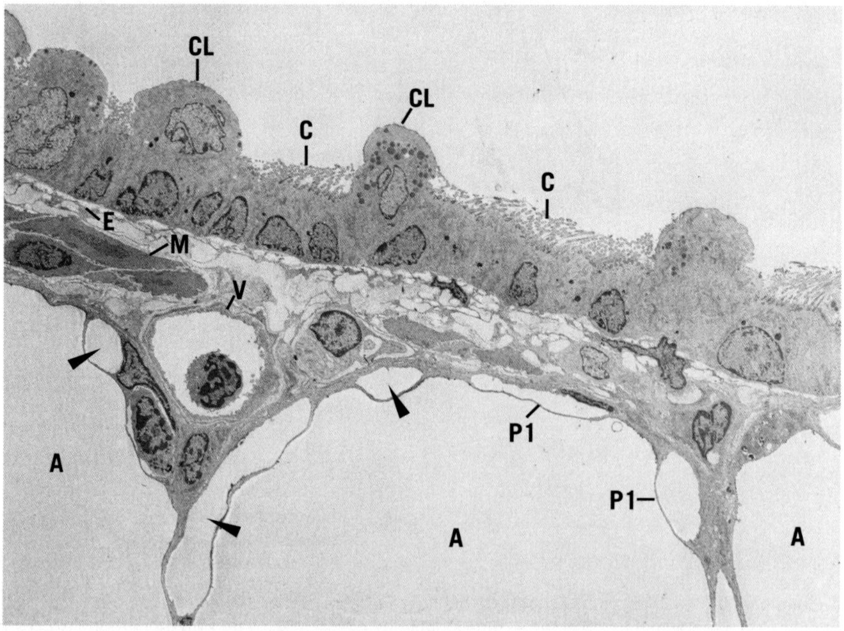

FIGURA 15-4. Micrografía electrónica a bajo aumento que muestra parte de un bronquiolo terminal o respiratorio recubierto por un epitelio cúbico simple que consta de dos tipos celulares: células de Clara (CL) y células ciliadas (C). En la pared del bronquiolo hay células musculares lisas (M) y tejido elástico (E). También se observan una vénula (V) con un leucocito, varios capilares (*puntas de flecha*) desprovistos de células sanguíneas, y alveolos (A) recubiertos por el citoplasma notablemente delgado de neumocitos tipo I (P1) (×1 500).

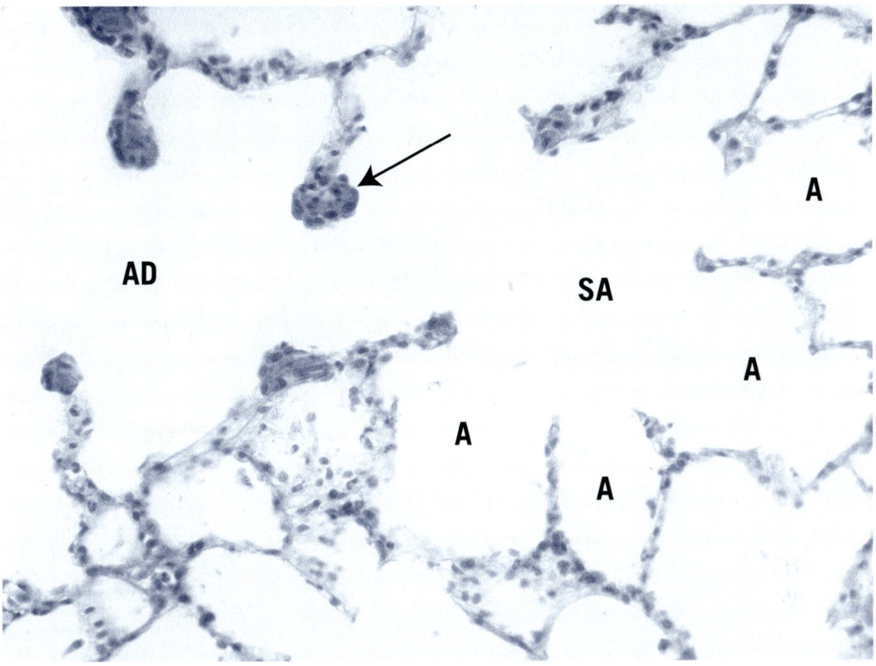

FIGURA 15-5. Micrografía óptica de un conducto alveolar (AD) que va de un bronquiolo respiratorio a un saco alveolar (SA). El conducto alveolar consiste en alveolos adyacentes, separados entre sí sólo por un tabique interalveolar. En los bordes de los alveolos adyacentes hay unas pocas células de músculo liso (*flecha*) que tienen el aspecto de perillas en los cortes histológicos. Note que los bordes de los alveolos (A) en el saco alveolar no contienen músculo liso.

c. Están separados unos de otros por **tabiques interalveolares** que pueden contener uno o más **poros alveolares** (poros de Kohn). Estos poros permiten equilibrar la presión entre los alveolos.

d. Sus aperturas están rodeadas por **fibras elásticas** (excepto en los conductos alveolares, donde están rodeadas por células musculares lisas) y son sostenidos por muchas **fibras reticulares** en sus paredes.

e. Los reviste un **epitelio escamoso simple muy atenuado** compuesto por **neumocitos** tipo I y II.

2. Células alveolares

a. Neumocitos tipo I (células alveolares tipo I)

(1) Cubren alrededor de 95% de la superficie alveolar y forman parte de la barrera alveolocapilar, donde se realiza el intercambio de oxígeno y dióxido de carbono.

(2) Poseen un **citoplasma** extremadamente **delgado**, hasta de menos de 80 nm de espesor (ver figura 15-4).

(3) Establecen **uniones ocluyentes** con las células adyacentes.

(4) Podrían tener capacidad **fagocítica**.

(5) No son capaces de dividirse.

b. Neumocitos tipo II (células alveolares tipo II; células alveolares grandes; neumocitos granulares; células septales) (figura 15-6)

(1) Tienen forma **cúbica** y se encuentran más a menudo **cerca de las intersecciones de los tabiques.**

(2) Sobresalen hacia los alveolos y poseen una superficie libre que contiene **microvellosidades** cortas alrededor de sus bordes periféricos.

(3) Son capaces de **dividirse** y **regenerar** ambos tipos de neumocitos alveolares.

(4) Establecen **uniones ocluyentes** con las células adyacentes.

(5) Sintetizan **surfactante pulmonar**, que se almacena en **cuerpos laminares** del citoplasma.

(a) Estructura: surfactante pulmonar. El surfactante pulmonar está constituido por **dipalmitoilfosfatidilcolina, fosfolípidos**, las cuatro apolipoproteínas, **proteínas relacionadas con surfactante** (llamadas **SP-A, SP-B, SP-C** y **SP-D**) y **colesterol**. Forma **mielina tubular** (en configuración de red) cuando recién se libera de los cuerpos laminares; después se expande para producir una **película monomolecular** sobre la superficie alveolar, constituida por una **fase inferior, acuosa**, y una **fase superficial, lipídica**.

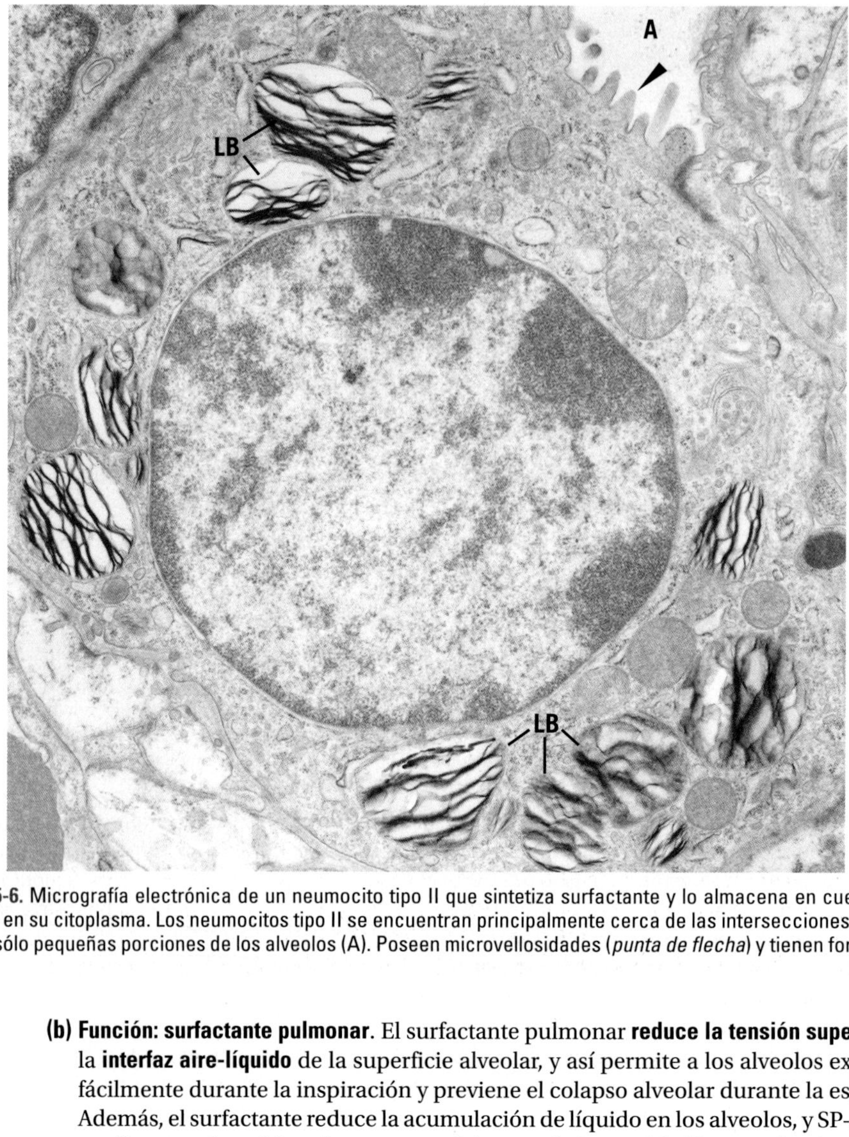

FIGURA 15-6. Micrografía electrónica de un neumocito tipo II que sintetiza surfactante y lo almacena en cuerpos laminares (LB) en su citoplasma. Los neumocitos tipo II se encuentran principalmente cerca de las intersecciones septales y recubren sólo pequeñas porciones de los alveolos (A). Poseen microvellosidades (*punta de flecha*) y tienen forma cúbica (×7 000).

(b) Función: surfactante pulmonar. El surfactante pulmonar **reduce la tensión superficial** en la **interfaz aire-líquido** de la superficie alveolar, y así permite a los alveolos expandirse fácilmente durante la inspiración y previene el colapso alveolar durante la espiración. Además, el surfactante reduce la acumulación de líquido en los alveolos, y SP-A y SP-D, apolipoproteínas del surfactante, participan en la inmunidad innata al unirse a superficies bacterianas y virales, con lo cual las **opsonizan**. Los microorganismos opsonizados son reconocidos y fagocitados por **macrófagos alveolares ("células de polvo")** en los pulmones.

CONSIDERACIONES CLÍNICAS

Enfermedad de membranas hialinas (disnea infantil, síndrome de dificultad respiratoria neonatal)

1. La enfermedad de membranas hialinas se observa con frecuencia en **lactantes prematuros (edad gestacional < 28 semanas)**, los cuales **carecen de la cantidad necesaria de surfactante pulmonar**.
2. Se caracteriza por **dificultad respiratoria**, debido al problema de los alveolos de expandirse a causa de una elevada tensión superficial alveolar.
3. Si se detecta antes del nacimiento, la enfermedad de membranas hialinas a menudo se previene prolongando el embarazo y, a veces, administrando **glucocorticoides** a la futura madre pocos días antes de que dé a luz para inducir la síntesis de surfactante.

Neumotórax espontáneo

El **neumotórax espontáneo** es la acumulación de gas en la cavidad pleural, el espacio potencial entre las pleuras visceral y parietal. Causa dolor torácico intenso, penetrante y repentino en el lado del pulmón afectado y ocasiona disnea. El trastorno ocurre con más frecuencia en personas jóvenes sin neumopatía subyacente conocida. Sin embargo, la tomografía computarizada suele revelar **ampollas cerca de la superficie pulmonar que se rompen**, lo cual permite que el gas invada el espacio pleural y causa colapso del pulmón (parcial o completo). A menudo un colapso pulmonar menor se resolverá por sí solo, pero cuando el neumotórax es mayor, suele insertarse una aguda o sonda entre las costillas para eliminar el gas en un lapso de días, lo cual permite al pulmón reexpandirse.

c. **Macrófagos alveolares (fagocitos alveolares, células de polvo)** (ver figura 15-3)
   (1) **Son los principales fagocitos mononucleares de la superficie** alveolar.
   (2) Eliminan el polvo inhalado, las bacterias y otros materiales en forma de partículas atrapados en el surfactante pulmonar, y de esta manera constituyen una línea de defensa vital para los pulmones.
   (3) Una vez llenos de desechos, migran a los bronquiolos. De allí son transportados por la **acción de los cilios** a las vías respiratorias superiores y alcanzan la bucofaringe, donde son deglutidos o expectorados.
   (4) También pueden migrar a los intersticios y ser eliminados a través de los vasos linfáticos.

CONSIDERACIONES CLÍNICAS

Asbestosis

1. La asbestosis es una enfermedad pulmonar causada por la inhalación de fibras de asbesto (utilizadas en materiales aislantes, baldosas, etc.).
2. Las fibras se depositan en los conductos alveolares y los alveolos. Las fibras más pequeñas son fagocitadas por macrófagos, pero las mayores penetran en los intersticios pulmonares.
3. Los macrófagos activados liberan mediadores inflamatorios, que provocan una **fibrosis pulmonar intersticial** en las paredes de los bronquiolos respiratorios, los conductos alveolares y los alveolos.
4. En los intersticios y en los espacios alveolares se forman **cuerpos de asbesto**, fibras de 10 A 50 μm de longitud incrustadas en lechos de proteínas. Los cuerpos de asbesto se tiñen fuertemente con hierro debido a la proteína hemoglobina que se libera de las pequeñas hemorragias que acompañan la fibrosis.

Enfisema

1. El enfisema resulta de la **destrucción de las paredes alveolares** y la formación de grandes sacos parecidos a quistes, lo que reduce el área superficial disponible para el intercambio gaseoso.
2. Se caracteriza por **disminución de la elasticidad** de los pulmones, que son incapaces de retraerse adecuadamente durante la espiración. Con el tiempo, los pulmones se expanden y agrandan la cavidad torácica (tórax en tonel).
3. El enfisema se asocia con exposición al **humo de cigarrillo** y a **otras sustancias que inhiben la α_1-antitripsina**, una proteína que normalmente protege los pulmones de la acción de la **elastasa** producida por los macrófagos alveolares.
4. Puede tratarse de un trastorno hereditario resultante de una α_1-antitripsina defectuosa. En este caso se aplica terapia génica con α_1-antitripsina recombinante para corregir el problema, y recientemente ha sido exitosa para favorecer la disponibilidad de esta proteína protectora.

E. Tabique interalveolar

1. El tabique interalveolar es la pared o división entre dos alveolos adyacentes.
2. Sus superficies exteriores están revestidas por el mismo epitelio escamoso simple delgado que reviste los alveolos.
3. Contiene muchas **fibras reticulares y elásticas** en sus regiones más gruesas.
4. Su región central (interior) alberga **capilares continuos**.

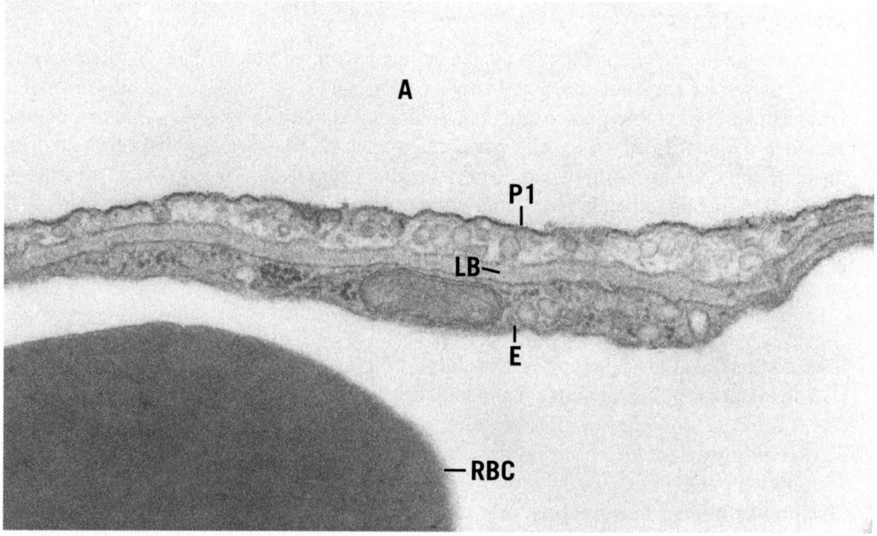

FIGURA 15-7. Micrografía electrónica de la barrera alveolocapilar del pulmón, que permite el intercambio de gases entre el espacio aéreo alveolar y la sangre. El oxígeno se difunde desde el alveolo (A) hacia el capilar que contiene eritrocitos (RBC), y el dióxido de carbono se difunde desde la sangre capilar hacia el alveolo. La barrera mostrada aquí consta de las tres capas siguientes: el citoplasma de un neumocito tipo I (P1), las láminas basales (LB) fusionadas de un neumocito tipo I y una célula endotelial capilar, y el citoplasma de la célula endotelial (E) (×14 000).

5. Da cabida a la **barrera alveolocapilar**, que es aquella que separa el espacio aéreo alveolar de la luz de los capilares.
   a. **Estructura: barrera alveolocapilar** (figura 15-7)
      (1) Las regiones más delgadas de la barrera miden 0.2 μm o menos de grosor y constan de las siguientes capas:
         (a) **Neumocitos tipo I y una capa de surfactante** que recubre el espacio aveolar.
         (b) **Láminas basales fusionadas de neumocitos tipo I y células capilares endoteliales.**
         (c) **Endotelio de los capilares continuos** del tabique interalveolar.
      (2) Las regiones más gruesas de la barrera miden hasta 0.5 μm de espesor y tienen una **zona intersticial** entre las dos láminas basales, no fusionadas.
   b. **Función: barrera alveolocapilar.** La barrera alveolocapilar permite la **difusión de los gases** entre el espacio alveolar y la sangre. El **oxígeno** pasa de los alveolos a los capilares, mientras que el **dióxido de carbono** pasa de los capilares sanguíneos al interior de los alveolos.

CONSIDERACIONES CLÍNICAS

Intoxicación por monóxido de carbono

1. El monóxido de carbono es un gas inodoro e insípido que **se une a la hemoglobina** de los glóbulos rojos **con mayor afinidad que el oxígeno**. Se produce siempre que se quema un combustible, lo cual subraya la importancia de usar detectores de monóxido de carbono cuando se realiza combustión en lugares cerrados.
2. Los individuos expuestos al monóxido de carbono a menudo son inconscientes de los síntomas que les puede causar (como náusea, dolor de cabeza y somnolencia). La muerte sobreviene cuando el gas reemplaza el oxígeno en los glóbulos rojos del pulmón e impide el suministro de oxígeno a los tejidos del cuerpo.
3. El tratamiento consiste en exponer al paciente a oxígeno a 100% (a veces en una cámara hiperbárica) hasta que el oxígeno reemplaza al monóxido de carbono y ocurre la recuperación.

IV. LÓBULOS PULMONARES

A. Los lóbulos pulmonares varían mucho de tamaño y forma, pero todos tienen un ápice que se dirige hacia el hilio pulmonar y una base más ancha dirigida hacia el exterior.

B. Cada lóbulo contiene un único **bronquiolo primario**, que penetra por el ápice y se ramifica para formar entre cinco y siete bronquiolos terminales. A su vez, los bronquiolos terminales se dividen y al final originan alveolos en las base del lóbulo.

V. RED VASCULAR PULMONAR

A. Arteria pulmonar

1. La arteria pulmonar lleva sangre a los pulmones para que se **oxigene**.
2. Penetra en la raíz de cada pulmón y extiende sus ramas a lo largo de las divisiones del árbol bronquial.
3. Penetra en los lóbulos pulmonares, donde **sus ramas siguen los bronquiolos** (ver figura 15-2).

B. Venas pulmonares

1. En los lóbulos pulmonares, las venas pulmonares corren por el tejido conectivo intersegmental, **separadas de las arterias**.
2. Después de abandonar los lóbulos, las venas pulmonares **discurren** cerca de las divisiones del árbol bronquial, y **paralelas a las ramas de la arteria pulmonar**, mientras acompañan los bronquios hacia la raíz del pulmón.

C. Arterias y venas bronquiales

1. Las arterias y venas bronquiales suministran nutrimentos y recogen los desechos de las porciones no respiratorias del pulmón (bronquios, bronquiolos, intersticio y pleura).
2. Siguen el patrón de ramificación del árbol bronquial y establecen anastomosis con los vasos pulmonares cerca de los lechos capilares.

VI. RED NERVIOSA PULMONAR

La llamada red nerviosa pulmonar se encuentra formada básicamente por las **fibras autónomas del músculo liso de los bronquios y los bronquiolos**. De la misma manera hay axones en las partes más gruesas de los tabiques interalveolares.

A. La estimulación parasimpática provoca la **contracción** del músculo liso pulmonar.

B. La estimulación simpática provoca la **relajación** del músculo liso pulmonar y puede ser emulada por determinados fármacos que dilatan los bronquios y los bronquiolos.

Autoevaluación

Instrucciones: cada reactivo de esta sección va seguido de posibles respuestas o de términos para completar. Seleccione la opción CORRECTA.

1. ¿Cuál de las características siguientes es propia del epitelio olfatorio?

(A) Se localiza en la región inferior de la cavidad nasal
(B) Se clasifica como cilíndrico simple
(C) Posee una lámina propia subyacente que contiene glándulas mucosas
(D) Posee cilios modificados que actúan como receptores de olor
(E) Es incapaz de regenerarse

2. ¿Cuál de las afirmaciones siguientes acerca de los bronquiolos terminales es verdadera?

(A) Forman parte de la porción conductora del aparato respiratorio
(B) Intervienen en el intercambio gaseoso
(C) No contienen células ciliadas
(D) Poseen placas de cartílago en las paredes
(E) No contienen células secretoras

3. ¿Cuál de los componentes que siguen se encuentra en la tráquea?

(A) Placas irregulares de cartílago en las paredes
(B) Músculo esquelético en las paredes
(C) Un epitelio que contiene sólo dos tipos celulares
(D) Una membrana basal gruesa debajo del epitelio
(E) Glándulas de Bowman en la lámina propia

4. ¿Cuál de las afirmaciones siguientes acerca de los bronquiolos respiratorios es verdadera?

(A) En ellos no se produce intercambio gaseoso
(B) No poseen alveolos en sus paredes
(C) Contienen células caliciformes en el epitelio de revestimiento
(D) Se incluyen en la porción conductora del aparato respiratorio
(E) Las células ciliadas constituyen una parte de su epitelio de revestimiento

5. ¿Cuál de las afirmaciones siguientes sobre el asma es verdadera?

(A) Se debe a la pérdida de elasticidad de los pulmones
(B) Al final provoca la expansión de los pulmones y tórax en tonel
(C) Se asocia con dificultad para espirar el aire de los pulmones
(D) Puede tratarse mediante terapia génica usando α_1-antitripsina recombinante
(E) No suele relacionarse con inflamación

6. ¿Cuál de las afirmaciones siguientes sobre los macrófagos alveolares es verdadera?

(A) Secretan α_1-antitripsina
(B) Secretan elastasa
(C) Se originan de neutrófilos de la sangre
(D) Pueden participar en la aparición de la enfermedad de membranas hialinas
(E) Secretan pequeñas cantidades de surfactante

7. ¿Cuál de los trastornos siguientes se trata eficazmente en algunos casos mediante antielastasa (α_1-antitripsina)?

(A) Asbestosis
(B) Asma
(C) Intoxicación por monóxido de carbono
(D) Enfisema
(E) Enfermedad de membranas hialinas

8. ¿Cuál de las enfermedades siguientes se caracteriza por fibrosis pulmonar intersticial?

(A) Asbestosis
(B) Asma
(C) Intoxicación por monóxido de carbono
(D) Enfisema
(E) Enfermedad de membranas hialinas

9. ¿Cuál de las enfermedades siguientes se asocia con tórax en tonel?

(A) Asbestosis
(B) Asma
(C) Intoxicación por monóxido de carbono
(D) Enfisema
(E) Enfermedad de membranas hialinas

10. ¿Cuál de las enfermedades siguientes a menudo se trata con éxito mediante glucocorticoides?

(A) Asbestosis
(B) Asma
(C) Intoxicación por monóxido de carbono
(D) Enfisema
(E) Enfermedad de membranas hialinas

Respuestas

1. **D.** El epitelio olfatorio posee cilios inmóviles, que actúan como receptores de olor. Son prolongaciones de células nerviosas bipolares que forman parte del epitelio seudoestratificado alto que se localiza en el techo de la cavidad nasal. Las glándulas de Bowman, que se localizan en la lámina propia debajo de este epitelio, elaboran una secreción acuosa que humedece la superficie olfatoria (ver Capítulo 15 II A).

2. **A.** Los bronquiolos terminales son los componentes más distales de la porción conductora del aparato respiratorio. Carecen de alveolos, y por lo tanto no intervienen en el intercambio gaseoso. Están revestidos por un epitelio formado por dos tipos de células: células secretoras (de Clara) y células ciliadas. En los bronquiolos no hay cartílago (ver Capítulo 15 II F).

3. **D.** El epitelio cilíndrico seudoestratificado ciliado que reviste la tráquea descansa sobre una membrana basal gruesa y contiene cinco tipos de células. La tráquea posee cartílagos en forma de C con un músculo liso (músculo traqueal) que se extiende entre sus extremos. Las glándulas de Bowman se encuentran sólo en la cavidad nasal y elaboran una secreción acuosa delgada (ver Capítulo 15 II D).

4. **E.** Los bronquiolos respiratorios poseen alveolos que interrumpen sus paredes, y a este nivel ocurre algún intercambio gaseoso. Las paredes que quedan están revestidas por un epitelio cúbico simple formado por células de Clara y células ciliadas. Los bronquiolos respiratorios se consideran parte de la porción respiratoria (ver Capítulo 15 III A).

5. **C.** El asma es provocada por la constricción del músculo liso de los bronquiolos, que, al disminuir de diámetro crea dificultades para espirar el aire. El moco se acumula en las vías respiratorias, y las células inflamatorias invaden las paredes de los bronquiolos (ver Capítulo 15 II F, Consideraciones clínicas).

6. **B.** Los macrófagos alveolares secretan elastasa. Normalmente, la α_1-antitripsina, una proteína del suero, interactúa con la elastasa, y de esta manera protege los pulmones de los daños que pueden conducir a un enfisema. Los macrófagos alveolares, como todos los macrófagos, se originan a partir de monocitos sanguíneos; no secretan surfactante y no están relacionados con la patogenia de la enfermedad de membranas hialinas (ver Capítulo 15 III D, Consideraciones clínicas).

7. **D.** Las formas hereditarias de enfisema se están tratando actualmente con α_1-antitripsina recombinante, que posee actividad antielastasa (ver Capítulo 15 III D, Consideraciones clínicas).

8. **A.** La inhalación de fibras de asbesto provoca fibrosis pulmonar intersticial en las paredes de los bronquiolos respiratorios, los conductos alveolares y los alveolos. Los cuerpos de asbesto son una característica clásica de la asbestosis. Después de una prolongada e intensa exposición a asbesto, esta enfermedad puede avanzar a mesotelioma (un tumor maligno) (ver Capítulo 15 III D, Consideraciones clínicas).

9. **D.** La pérdida de elasticidad de los pulmones que caracteriza al enfisema hace que estos órganos tengan dificultad para retraerse de manera normal durante la espiración. Los pulmones y la cavidad torácica se agrandan, con el resultado de tórax en tonel (ver Capítulo 15 III D, Consideraciones clínicas).

10. **E.** Los glucocorticoides, que estimulan la síntesis de surfactante pulmonar, se administran frecuentemente a las futuras madres en los días previos al parto para prevenir o aliviar la enfermedad de membranas hialinas en el lactante prematuro (ver Capítulo 15 III D, Consideraciones clínicas).

capítulo 16

Aparato digestivo: cavidad bucal y tubo digestivo

I. GENERALIDADES: APARATO DIGESTIVO

A. El aparato digestivo comprende la **región bucal**, el **tubo digestivo** o **conducto alimentario (esófago, estómago** e **intestinos delgado y grueso)** y varias **glándulas extrínsecas**.

B. Consiste en un tubo hueco (muy modificado a nivel de la cavidad bucal) de diámetro variable, compuesto por **mucosa, submucosa, muscular externa** y **serosa** (o **adventicia)**.

C. **Función.** El aparato digestivo secreta **enzimas** y **hormonas** que intervienen en la ingestión, digestión y absorción de los nutrimentos y eliminación de los materiales no digeribles.

II. REGIÓN BUCAL

La región bucal incluye **labios**, **paladar**, **dientes** y **estructuras asociadas**, **lengua**, glándulas salivales mayores y amígdalas lingual, palatinas, tubarias y faríngeas, donde las agrupaciones de nódulos linfoides forman el anillo de Waldeyer para proteger las entradas del tubo digestivo y el aparato respiratorio. La región bucal está recubierta en su mayor parte por un **epitelio escamoso estratificado** cuyas **crestas epiteliales** se interdigitan con **papilas altas de tejido conectivo** (crestas de tejido conectivo) del tejido conectivo subyacente. Las crestas epiteliales y las crestas de tejido conectivo se conocen en conjunto como **aparato reticular**. El epitelio y el tejido conectivo forman juntos la mucosa, de la cual la cavidad bucal tiene tres tipos: **mucosa de revestimiento**, cuyo epitelio es no queratinizado; **mucosa masticatoria**, cuyo epitelio es queratinizado; y **mucosas especializadas**, cuyo epitelio escamoso estratificado no queratinizado posee botones gustativos. La superficie dorsal de la lengua, el paladar duro y las encías son las únicas regiones que poseen mucosa masticatoria; el dorso de la lengua, el paladar blando y determinadas regiones de la faringe poseen mucosa especializada; y el resto de la cavidad bucal está recubierto por mucosa de revestimiento. La histología de la lengua se describe al final de la Sección II de este capítulo.

A. **Los labios** se dividen en una **superficie externa (piel)**, la **zona bermellón** y una **superficie interna (mucosa)**. Las dos primeras regiones están recubiertas por un epitelio escamoso estratificado queratinizado, mientras que la superficie interna está revestida por un epitelio escamoso estratificado no queratinizado húmedo.
   1. Un tejido conectivo denso irregular envuelve el músculo esquelético.
   2. En la superficie externa hay **glándulas sebáceas**, **glándulas sudoríparas** y **folículos pilosos**; en la superficie interna están las **glándulas salivales menores**; en la superficie interna y la zona bermellón hay algunas glándulas sebáceas no funcionales (conocidas como **gránulos de Fordyce**).

B. El paladar separa la cavidad nasal de la cavidad bucal y se divide en un **paladar duro**, anterior (que posee una lámina ósea en su interior), y un **paladar blando**, posterior (que posee músculo esquelético en su interior). En el extremo posterior del paladar blando se encuentra la **úvula** ("campanilla"). Por lo tanto, el paladar tiene una cara nasal y una bucal. Toda la **cara nasal** del paladar (excepto la úvula) está revestida por un **epitelio cilíndrico seudoestratificado ciliado** (epitelio respiratorio).

1. El **paladar duro** está revestido en su cara bucal por un epitelio desde escamoso estratificado **paraqueratinizado** hasta escamoso estratificado **queratinizado**. En la cara bucal de su tejido conectivo (también llamado **mucoperiostio**) contiene, en su parte anterior, tejido adiposo, y en su parte posterior, glándulas salivales mucosas menores.
2. El **paladar blando** está revestido en su cara bucal por un epitelio escamoso estratificado **no queratinizado**. Contiene glándulas salivales mucosas menores en la cara bucal de su tejido conectivo.

CONSIDERACIONES CLÍNICAS

1. La **estomatitis herpética** es causada por el virus del herpes simple (VHS) tipo I. En el estado latente este virus reside en el ganglio trigeminal. La infección por VHS tipo I es muy común y se transmite al besar. Esta infección se caracteriza por ampollas febriles dolorosas en los labios o cerca de las ventanas de la nariz. Estas ampollas exudan un líquido claro o están cubiertas por una costra.
2. La **queilitis comisural (boqueras)** es un estado doloroso, que suele afectar a pacientes mayores de 50 años, caracterizado por fisuras y grietas cortas eritematosas en las comisuras de la boca, inflamadas y posiblemente infectadas por ***Candida albicans*** o por una ocasional colonización bacteriana secundaria de ***Staphylococcus aureus***. Lamerse las comisuras de la boca exacerba y prolonga este estado. El tratamiento a menudo consiste en una pomada antimicótica y, en caso de infección bacteriana secundaria, tratamiento antibiótico y modificación conductual, para que el paciente resista la tentación de lamerse las comisuras de la boca.
3. Los **cánceres de la región bucal** afectan normalmente labios, lengua y piso de la boca. Estos cánceres al principio parecen leucoplaquias y son asintomáticos. La probabilidad de supervivencia es elevada si estos cánceres se detectan y se tratan en los primeros estadios.

C. Dientes

1. **Generalidades: dientes**
   a. Los dientes están formados por un tejido blando interno, la **pulpa**, y tres tejidos calcificados: **esmalte** y **cemento**, que forman la capa superficial, y **dentina**, que se encuentra entre la capa superficial y la pulpa. Como en el hueso, la **hidroxiapatita cálcica** es la sustancia mineral de los tejidos dentales calcificados.
   b. Los dientes tienen una **corona** cubierta de esmalte, una raíz cubierta de cemento y un **cuello**, región donde entran en contacto los dos materiales superficiales.
2. **Componentes: dientes**
   a. **Esmalte**
      (1) Posee una matriz altamente calcificada con un componente orgánico formado principalmente por la proteína fibrosa parecida a la queratina, **enamelina**, una sustancia elaborada por los **ameloblastos** durante la formación de la corona; se calcifica por el depósito de **cristales de hidroxiapatita cálcica**. Consta de sólo 4% de material orgánico y 96% de material inorgánico y es por tanto el tejido más calcificado del organismo.
      (2) **Después de la erupción del diente se vuelve acelular**, de manera que no puede autorrepararse.

CONSIDERACIONES CLÍNICAS

La flora bacteriana de la cavidad bucal actúa en los remanentes de alimento alojados entre los dientes y en el surco gingival, el surco normalmente diminuto entre la encía y el esmalte dental. Cuando las bacterias metabolizan los azúcares de los restos de alimento, producen ácido láctico que puede disolver suficientes cristales de hidroxiapatita de calcio para formar lesiones cariosas (caries dental), a menos que el individuo realice higiene bucal adecuada. El uso de fluoruro en el agua de beber (aplicación sistémica), así como la adición de fluoruro al dentífrico (aplicación tópica), hace al esmalte más resistente a los ácidos bacterianos al modificar los cristales de hidroxiapatita (el fluoruro remplaza iones hidroxilo). Además, la presencia de fluoruro en la superficie del esmalte cataliza su remineralización.

b. **Dentina**
   (1) Rodea la **cavidad pulpar**, central, de la corona y el **canal pulpar (radicular)**.
   (2) Posee una matriz calcificada que contiene **fibras de colágeno tipo I**.
   (3) Es producida por los **odontoblastos**, que persisten y continúan elaborando dentina durante toda la vida del diente.
c. **Cemento**
   (1) Consiste principalmente en una matriz calcificada que **contiene colágeno tipo I**, producido por los **cementoblastos**.
   (2) **Se elabora de manera continua** incluso después de la erupción del diente, ya que compensa el acortamiento del diente resultante de la abrasión del esmalte.
d. **Pulpa dental**
   (1) Es un tejido conectivo gelatinoso ricamente vascularizado que contiene **odontoblastos** en su capa periférica (la más cercana a la dentina), fibroblastos, células mesenquimatosas y fibras delgadas de colágeno tipos I y III.
   (2) Contiene **fibras nerviosas aferentes**. Todas las sensaciones de la pulpa son interpretadas como dolor en el sistema nervioso central.

3. **Formación de la corona**
   a. La corona empieza a formarse 6 o 7 semanas después del nacimiento como una banda en forma de herradura, la **lámina dental**, que deriva del **epitelio bucal**. En cada mandíbula se desarrolla una lámina dental, que se proyecta en el **ectomesénquima** subyacente. El desarrollo de los dientes, a partir de los **dientes germinales**, depende de la **interacción epiteliomesenquimatosa** entre el epitelio y el ectomesénquima (tejido mesenquimatoso derivado de la cresta neural). Esta interacción a su vez depende de diversas moléculas de señalización producidas por el epitelio y el ectomesénquima. Un diente germinal tiene dos componentes: el **órgano del esmalte**, derivado del epitelio, y la **papila dental**, derivada del ectomesénquima, rodeados por el **saco dental**, también derivado del ectomesénquima. El órgano del esmalte es responsable de la formación del **esmalte** y el **epitelio de unión**; la papila dental dará origen a la **dentina** y la **pulpa**; y el saco dental formará el **aparato de inserción, cemento, ligamento periodontal, alveolo óseo** y el tejido conectivo de las **encías**.
   b. La corona queda formada **antes** de que empiece a formarse la raíz.
   c. Las etapas sucesivas de la formación del diente germinal son las de **yema, coronilla, campana** y **aposición**.
   d. El ectomesénquima libera **activina βA** y **proteína morfogénica ósea 4 (BMP 4)**, que estimulan el epitelio para formar proyecciones epiteliales, llamadas **yemas**, 10 a lo largo de la lámina dental maxilar y 10 a lo largo de la mandibular.
   e. A su vez, cada yema libera **factor de crecimiento de fibroblastos** 4 así como **BMP 2, BMP 4** y **BMP 7**, que indican al diente germinal asumir una forma específica (incisivo, canino, premolar o molar).
4. La **formación de la raíz** empieza una vez completada la de la corona y es simultánea con la erupción de diente.

D. Estructuras dentales de soporte (aparato de inserción)

1. El **ligamento periodontal** está formado por tejido colagenoso denso irregular cuyas fibras de colágeno tipo I están dispuestas en cinco **haces fibrosos principales** que se extienden desde el cemento al hueso (cresta alveolar y grupos de fibras horizontales, oblicuas, apicales e interradiculares) y sostienen el diento dentro de su **alveolo**.
2. Las **encías** están cubiertas por epitelio escamoso estratificado **queratinizado** (o **paraqueratinizado**); sus fibras de colágeno también se disponen en cinco **haces fibrosos principales** (grupos fibrosos alveologingival, dentogingival, circular, dentoperióstico y transeptal).
3. El **hueso alveolar** está formado por una capa interna de hueso compacto **(placa cribiforme** o **hueso alveolar propio)**. Existe también una capa externa **(placa cortical)** de hueso compacto y una capa intermedia de hueso esponjoso **(esponjosa)**.

E. Lengua

1. **Generalidades: lengua**
   a. La lengua está dividida en dos tercios anteriores y un tercio posterior por el **surco terminal**, en forma de V, cuyo ápice apunta en sentido posterior y termina en el **agujero ciego**.
   b. Su superficie dorsal está cubierta por un epitelio escamoso estratificado desde **paraqueratinizado** hasta **queratinizado**, mientras que su superficie ventral está cubierta por un epitelio

tabla 16-1 Resumen de las características histológicas de la mucosa bucal

Región de la mucosa	Tipo de epitelio/mucosa	Altura de la papila del TC	Comentarios especiales
Labio			
Aspecto de la piel	Escamoso estratificado queratinizado	Intermedia	Pelo, glándulas sebáceas y sudoríparas
Zona bermellón	Escamoso estratificado queratinizado	Alta	Pocas glándulas sebáceas (¿?)
Superficie mucosa	Escamoso estratificado no queratinizado	Intermedia	Glándulas salivales menores mucosas (mixtas) y gránulos de Fordyce
Carrillo			
Superficie cutánea	Escamoso estratificado queratinizado	Intermedia	Pelo, glándulas sebáceas y sudoríparas
Superficie mucosa	Escamoso estratificado no queratinizado	Intermedia	Glándulas salivales menores mucosas (¿mixtas?) y gránulos de Fordyce
Encías			
Superficies libre y fija	Mucosa masticatoria	Alta	Fuertemente unida al periostio
Sulcular	Mucosa de revestimiento	Baja	Recubre el surco gingival
Epitelio de la unión	Escamoso estratificado no queratinizado	Ninguna	Fijo a la superficie dental y al tejido conectivo gingival por hemidesmosomas
Mucosa alveolar	Mucosa de revestimiento	Baja	Algunas glándulas salivales menores
Paladar duro*			
Lateral anterior	Mucosa masticatoria	Alta	Tejido adiposo en el tejido conectivo
Lateral posterior	Mucosa masticatoria	Alta	Glándulas salivales mucosas menores en el TC
Rafe	Mucosa masticatoria	Alta	Fuertemente unida al periostio
Paladar blando*	Mucosa de revestimiento	Baja	Lámina elástica; glándulas salivales mucosas menores
Úvula	Mucosa de revestimiento	Baja	Glándulas salivales mucosas menores en el TC
Piso de la boca	Mucosa de revestimiento	Baja	Glándulas salivales mucosas menores en el TC
Lengua			
Superficie dorsal	Mucosa especializada inmersa en la mucosa masticatoria	Baja Alta	Corpúsculos gustativos; papilas linguales; glándulas salivales menores serosas, mucosas y mixtas
Superficie ventral	Mucosa de revestimiento	Baja	Pliegues sublinguales

TC, tejido conectivo.
*La descripción del paladar duro y el blando de esta tabla sólo se refiere a la superficie bucal. La superficie nasal de ambos paladares está cubierta por un epitelio respiratorio. Sin embargo, la superficie nasal de la úvula está cubierta por un epitelio escamoso estratificado no queratinizado.

escamoso estratificado **no queratinizado** (tabla 16-1). Ambas superficies epiteliales descansan sobre una **lámina propia** y una **submucosa** de tejido conectivo colagenoso denso irregular.

   c. La lengua posee un **núcleo de músculo esquelético**, que forma el grueso del órgano.

2. Las **papilas linguales** se localizan en la **superficie dorsal de los dos tercios anteriores** de la lengua.

   a. Las **papilas filiformes** son estructuras cortas, estrechas y **altamente queratinizadas** que carecen de corpúsculos gustativos.

   b. Las **papilas fungiformes** son estructuras en forma de seta dispersas entre las papilas filiformes; contienen **corpúsculos gustativos** ocasionales en su cara superior.

   c. Las **papilas foliadas** son arrugas longitudinales bajas de la cara lateral de la región posterior de los dos tercios anteriores de la lengua. Sus corpúsculos gustativos degeneran pasado el segundo año de vida.

   d. Las **papilas circunvalares** son 10 o 15 grandes papilas circulares, cada una rodeada por un surco en forma de foso. Se encuentran apenas por delante del **surco terminal** y poseen corpúsculos gustativos.

(1) Corpúsculos gustativos

(a) Cada una de las 2 000 a 8 000 corpúsculos gustativos localizadas en la lengua está formada por 60 a 80 células ahusadas que constituyen una **estructura intraepitelial** parecida a un barril. Estas estructuras se encuentran en la superficie superior de las papilas fungiformes, las **superficies laterales** de las papilas circunvalares y las **paredes** de los surcos en foso que las rodean. Cada corpúsculo gustativo tiene una pequeña abertura, el **poro gustativo**, desde el cual se proyectan microvellosidades **(pelos gustativos)** hacia la cavidad bucal (o hacia el foso que rodea la papila circunvalar).

(b) Pueden reconocerse cuatro células diferentes, tres de las cuales tienen forma ahusada: las células oscuras (tipo I), células claras (tipo II) y células intermedias (tipo III) tienen tiempo de vida corto; el cuarto tipo son las células basales regenerativas cortas. Los tipos I, II y III forman **sinapsis** con **fibras nerviosas aferentes** que envían la información de sabor al sistema nervioso central.

(c) Cuando las células basales se dividen, dan origen a una célula basal y una célula oscura. Cuando las células oscuras maduran, se convierten en células claras, y al degenerar éstas, se transforman en células intermedias. Estos tres tipos celulares son células **neuroepiteliales** cuyas microvellosidades, los pelos gustativos, reconocen un sabor específico. El proceso de pasar de una célula oscura recién formada a una célula intermedia muerta requiere aproximadamente 10 días. Un corpúsculo gustativo específica contiene una variedad de células neuroepiteliales que reconocen todos los sabores, pero al parecer cada corpúsculo se especializa en reaccionar a sólo uno o dos sabores.

(d) Función. Los corpúsculos gustativos perciben los sabores salado, ácido, amargo, dulce y umami (receptor de glutamato que detecta sabores deliciosos), sensaciones de sabor; algunas, en individuos con la capacidad genética, pueden especializarse en degustar grasas. Los componentes químicos de las sustancias alimentarias que son reconocidos por los corpúsculos gustativos se llaman **dominios moleculares de sabor** (o simplemente **sabores**).

(e) Los sabores salado y agrio estimulan los canales iónicos de sodio e hidrógeno, respectivamente; los sabores dulce, amargo y umami estimulan los receptores vinculados con proteína G; y los sabores grasosos estimulan transportadores de ácidos grasos.

CONSIDERACIONES CLÍNICAS

Parece ser que cuanto más moléculas de un sabor dado se unen a una célula neuroepitelial, tanto más intensa la sensación de sabor. Hace poco se demostró que los receptores de sabor también tienen sitios de unión para moléculas sin dominios de sabor que actúan como **moléculas intensificadoras**. De este modo, cuando a los receptores se unen tanto moléculas intensificadoras como sabores, los dominios de sabor permanecen unidos por más tiempo. Así, la combinación de sabor-molécula intensificadora aumenta la sensación de sabor, de modo que la unión de sólo unas pocas moléculas con dominio de sabor se interpreta como si estuvieran presentes muchas de ellas.

El sentido del gusto es una interacción compleja entre la información que el cerebro recibe de los corpúsculos gustativos; de las células sensitivas que determinan temperatura, condimentación y textura del alimento; y de la **olfacción retronasal**. El proceso de la olfacción retronasal depende de células olfatorias situadas en la cara posterior de la cavidad nasal, y el olor que ellas perciben proviene de la parte posterior de la boca y no de la **olfacción ortonasal**, como suele pensarse, donde el olor se advierte a partir del aire que entra en la cavidad nasal. Un componente más de la percepción del sabor es la información visual que el cerebro recibe del sentido de la vista. Una versión de un color inusual de un alimento dado puede causar desagrado, la percepción de un sabor distinto y la incapacidad de consumir ese alimento.

(2) Las **glándulas de von Ebner** son glándulas salivales menores que liberan su **secreción serosa** en los fosos que rodean cada papila, lo que ayuda a los corpúsculos gustativos a percibir los estímulos. Estas glándulas también vierten su saliva en los surcos de las papilas foliadas.

3. El **núcleo muscular de la lengua** está formado por haces de **fibras musculares esqueléticas** que se disponen en tres planos, con **glándulas salivales menores** dispersas entre ellas.

4. La **amígdala lingual** se localiza en la superficie dorsal del tercio posterior de la lengua.

III. ESTRUCTURA DEL TUBO DIGESTIVO

La estructura del tubo digestivo está determinada por los cambios histofisiológicos de sus capas (tabla 16-2). Se dice que el tubo digestivo tiene un plan general de organización histológica, en el que la luz está recubierta por una **mucosa**, formada por **epitelio**, un tejido conectivo celular laxo que contiene glándulas, denominada **lámina propia**, y una capa externa que recibe el nombre de **capa muscular de la mucosa**. La mucosa está rodeada por un tejido conectivo más denso, la **submucosa**, que contiene glándulas, pero sólo en esófago y duodeno. La submucosa está rodeada por la **capa muscular externa**,

tabla **16-2** Características histológicas selectas del tubo digestivo

Región	Epitelio	Lámina propia	Capas de la muscular de la mucosa*	Submucosa	Capas de la muscular externa†
Esófago	Escamoso estratificado	Glándulas esofágicas cardiacas	Longitudinal	TC colagenoso, glándulas esofágicas propias	Interna circular y externa longitudinal
Estómago	Cilíndrico simple sin células caliciformes	Glándulas gástricas	La interna circular, la externa longitudinal, a veces una más externa circular	TC colagenoso, sin glándulas	Interna oblicua, intermedia circular, externa longitudinal
Intestino delgado	Cilíndrico simple con células caliciformes	Vellosidades, criptas de Lieberkühn, placas de Peyer en el íleon (que se extienden por la submucosa), nódulos linfoides	Interna circular y externa longitudinal	TC fibroelástico, glándulas de Brunner en el duodeno	Interna circular y externa longitudinal
Intestino grueso, ciego, colon	Cilíndrico simple con células caliciformes	Criptas de Lieberkühn (sin células de Paneth), nódulos linfoides	Interna circular y externa longitudinal	TC fibroelástico, sin glándulas	Interna circular y externa longitudinal (modificada para formar las tenias del colon)
Recto	Cilíndrico simple con células caliciformes	Criptas de Lieberkühn (pocas pero más profundas que en el colon), nódulos linfoides	Interna circular y externa longitudinal	TC fibroelástico, sin glándulas	Dos capas: interna circular y externa longitudinal
Conducto anal	Cilíndrico simple cúbico (proximal), escamoso estratificado no queratinizado (entre las válvulas distal y anal), escamoso estratificado queratinizado (ano)	Glándulas sebáceas, glándulas circunanales, nódulos linfoides, columnas rectales de Morgagni (en toda la mucosa), folículos pilosos (ano)	Interna circular y externa longitudinal	TC fibroelástico con grandes venas, sin glándulas	Interna circular (forma el esfínter anal interno) y externa longitudinal
Apéndice	Cilíndrico simple con células caliciformes	Criptas de Lieberkühn (poco profundas), nódulos linfoides (grandes, numerosos y que pueden extenderse por la submucosa)	Interna circular y externa longitudinal	TC fibroelástico, nódulos linfoides confluyentes, sin glándulas, tejido adiposo (a veces)	Interna circular y externa longitudinal

TC, tejido conectivo.

*La muscular de la mucosa de todo el tubo digestivo está formada enteramente por músculo liso.

†La muscular externa de todas las regiones, excepto del esófago, está formada enteramente por músculo liso. El tercio superior de la muscular externa del esófago es músculo esquelético; el tercio intermedio es una mezcla de músculo liso y esquelético; el tercio inferior es músculo liso.

que, a su vez, está cubierta por una **serosa** o una **adventicia**. Las variaciones de los componentes de estas capas permiten la especialización regional estructural y funcional del tubo digestivo. La inervación de éste es aportada por el **sistema nervioso entérico** (cuyas neuronas se localizan en los **plexos de Meissner** [**submucoso**] y **de Auerbach** [**mientérico**]). El funcionamiento del sistema nervioso entérico es modificado por los componentes **simpático** y **parasimpático** del **sistema nervioso autónomo** (Capítulo 9 IX).

A. Esófago

1. El esófago está revestido por un **epitelio escamoso estratificado no queratinizado.**
2. La lámina propia contiene **glándulas esofágicas cardiacas** que secretan moco.
3. La **muscular de la mucosa** varía en grosor y, en el esófago, está formada por una sola capa longitudinal de músculo liso.
4. La submucosa **contiene glándulas esofágicas propias** que también secretan moco.
5. El tercio superior de la **muscular externa** está formado solamente por **músculo esquelético**; el tercio central está formado por una combinación de **músculo liso y músculo esquelético**, mientras que el tercio inferior está formado sólo por **músculo liso**. Los músculos estriados son controlados por el **nervio neumogástrico (NC X)**, o "vago", mientras que los músculos lisos son controlados por fibras nerviosas derivadas del sistema nervioso entérico.
6. El esófago transporta el **bolo** alimenticio desde la faringe al estómago gracias a la **actividad peristáltica de la muscular externa.** Dos **esfínteres** fisiológicos (el faringoesofágico y el gastroesofágico) de la muscular externa aseguran que el bolo sólo se pueda desplazar en un sentido, hacia el estómago.

B. Estómago. El **estómago acidifica** el bolo y lo convierte en un líquido denso y viscoso conocido como **quimo**. También produce **enzimas digestivas** y **hormonas.**

1. **Estructura general: estómago**
   a. El estómago presenta pliegues longitudinales de la mucosa y la submucosa (llamados **rugosidades**), que desaparecen cuando se dilata. La anatomía macroscópica del estómago se divide en cuatro regiones (cardial, fúndica, cuerpo y pilórica), pero histológicamente se dice que el estómago sólo tiene tres regiones: **región cardial (cardias)**, donde el esófago se une al estómago; grueso del estómago, formado por fondo y cuerpo, que son histológicamente idénticos y por lo cual los histólogos los agrupan en la **región fúndica (fondo)**; y la **región pilórica (píloro)**, donde el estómago se une al intestino delgado.
   b. El recubrimiento del estómago tiene muchas aberturas en forma de pozo, las **criptas gástricas (foveolas)**, más someras en el cardias y más profundas en el píloro (figura 16-1). Las glándulas gástricas de la mucosa gástrica vierten sus secreciones en las bases de las criptas gástricas.
      (1) Mucosa gástrica
         (a) El epitelio **cilíndrico simple** de la mucosa gástrica está formada por **células de recubrimiento de la superficie** que elaboran mucinógeno, las cuales no son caliciformes pero producen un moco viscoso denso llamado **moco visible**, que cubre el revestimiento epitelial del estómago y lo protege contra el quimo altamente ácido y, por tanto, contra la autodigestión. También contiene unas pocas células gustativas que, como los corpúsculos gustativos de la lengua, son capaces de reconocer sabores, en especial amargo, umami y dulce. Estas células se describen con más detalle en la sección sobre el intestino delgado.
         (b) La **lámina propia** es un tejido conectivo laxo que alberga células musculares lisas, linfocitos, plasmocitos, mastocitos y fibroblastos. Contiene **glándulas gástricas.**
         (c) La **muscular de la mucosa** está formada por una capa circular interna de músculo liso poco definida, otra externa longitudinal y, ocasionalmente, una todavía más externa circular.
      (2) Submucosa gástrica
         (a) Está formada por un tejido conectivo **colagenoso** denso irregular.
         (b) En su tejido conectivo contiene fibroblastos, mastocitos y elementos linfoides.
         (c) Alberga el **plexo de Meissner (submucoso).**
         (d) Posee un plexo arterial y otro venoso que irrigan y drenan, respectivamente, los vasos de la mucosa.

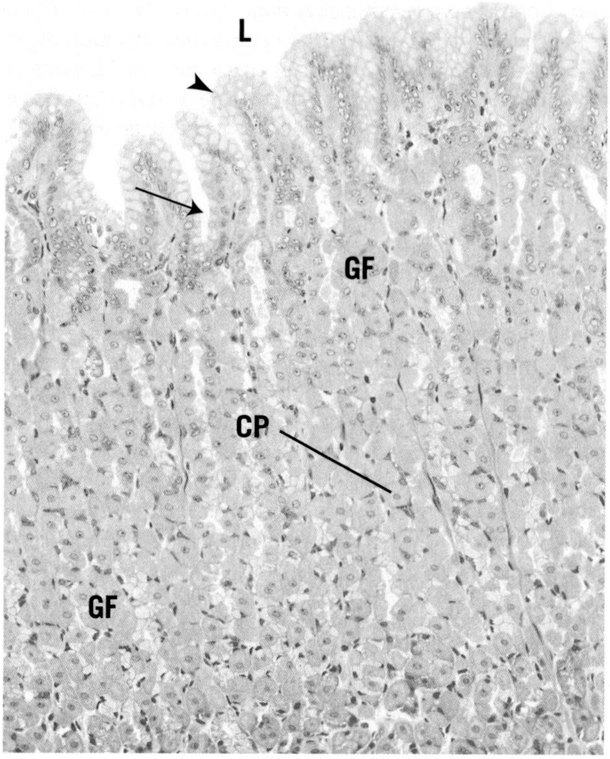

FIGURA 16-1. Las criptas gástricas (*flecha*) de la región fúndica del estómago se abren en la luz estomacal (L), que está recubierta por células de revestimiento de superficie secretoras de moco (*punta de flecha*). La luz de las glándulas fúndicas (GF) se abre en el fondo de las criptas gástricas. Obsérvense las grandes células parietales (CP) que abundan en las glándulas fúndicas (×132).

(3) Muscular externa gástrica

(a) Está formada por **tres capas** de músculo liso: una capa oblicua interna incompleta, una capa media circular gruesa que forma el **esfínter pilórico**, y una capa externa longitudinal. El **plexo de Auerbach (mientérico)** se localiza entre las capas circular media y longitudinal externa de músculo liso.

(b) Se encarga de mezclar el contenido gástrico y vaciarlo fuera del estómago.

(c) Es influida por distintas características del quimo (p. ej., contenido de lípidos, viscosidad, osmolaridad, densidad calórica y pH), que determinan la **rapidez de vaciamiento** del estómago y la frecuencia de la contracción muscular.

(4) Una serosa recubre la superficie externa del estómago.

2. Las **glándulas gástricas** son glándulas tubulares ramificadas simples de la lámina propia del **cardias**, el **fondo** y el **píloro**. Cada glándula está formada por un **istmo**, que conecta la glándula a la base de la cripta gástrica, un **cuello** y una **base**.

a. Células de las glándulas fúndicas

(1) Células parietales (oxínticas) (ver figura 16-1)

(a) Son células piramidales que se concentran en la mitad superior de la glándula.

(b) Secretan **ácido clorhídrico** (HCl) y **factor intrínseco gástrico**. Este último es necesario para la absorción de vitamina B_{12} en el íleon.

(c) Poseen un **sistema tubulovesicular** intracelular único, muchas mitocondrias y **canalículos intracelulares** secretores (invaginaciones profundas de la membrana plasmática apical) revestidos con **microvellosidades**.

(d) Cuando las células parietales son estimuladas para que secreten HCl, el número y la longitud de las microvellosidades se incrementan, mientras que la complejidad del sistema tubulovesicular disminuye (lo que sugiere que las membranas tubulovesiculares se incorporan dentro de los canalículos intracelulares y de esta manera alargan las microvellosidades).

(2) Células principales (cimógenas)

(a) Son células piramidales de la mitad inferior de la **glándula**.

(b) Secretan **pepsinógeno** (un precursor de la enzima pepsina) y los precursores de otras dos enzimas, **renina** y **lipasa**.

(c) Muestran un abundante retículo endoplásmico rugoso (RER), un aparato de Golgi supranuclear y muchos gránulos cimógenos (secretores) apicales.

(3) Células mucosas del cuello

(a) Se localizan en el cuello de la glándula (y pueden ser capaces de dividirse).

(b) Poseen microvellosidades cortas, gránulos mucosos apicales, un aparato de Golgi prominente, numerosas mitocondrias y un poco de RER basal.

(c) Producen **moco soluble**, una sustancia viscosa que lubrica el recubrimiento del estómago.

(4) Células del sistema neuroendocrino difuso (SNED)

(a) También se llaman **células enteroendocrinas** y **células de captación y descarboxilación de precursores de aminas (APUD)**.

(b) Son de dos categorías principales, **abiertas** y **cerradas**. Las células SNED de la categoría abierta tienen prolongaciones cortas que llegan a la luz; se piensa que son quimiosensitivas, y prueban en contenido luminal para liberar sustancias específicas según las circunstancias. Las células SNED de la categoría cerrada no tienen prolongaciones que lleguen a la luz y, por lo tanto, están "cerradas" para el contenido luminal.

(c) Existe más de una docena de tipos distintos de estas células que albergan muchos gránulos pequeños que contienen hormonas, normalmente concentrados en el citoplasma **basal**. Se cree que cada tipo concreto de célula enteroendocrina secreta sólo una hormona (tabla 16-3).

(d) Poseen abundantes mitocondrias y RER, y un aparato de Golgi moderadamente bien desarrollado.

tabla 16-3 Hormonas selectas secretadas por las células del tubo digestivo*

Hormona	Célula	Sitio de secreción	Efecto fisiológico
Colecistocinina, CCK	I	Intestino delgado	Estimula la liberación de enzimas pancreáticas y la contracción de la vesícula biliar (con liberación de bilis)
Péptido inhibidor gástrico, GIP	K	Intestino delgado	Inhibe la secreción gástrica de HCl
Gastrina	G	Píloro, duodeno	Estimula la secreción gástrica de HCl y de pepsinógeno
Grelina	P/D1	Estómago, páncreas	Produce sensación de hambre al ajustar el tono muscular de la muscular externa a medida que el estómago se expande a fin de que la presión intraluminal gástrica permanezca sin cambio
Glicentina	GL	Del estómago al colon	Estimula la glucogenólisis hepática
Glucagón	A	Estómago, duodeno	Estimula la glucogenólisis hepática
Motilina	Mo	Intestino delgado	Incrementa los movimientos intestinales
Neurotensina	N	Intestino delgado	Inhibe los movimientos intestinales, estimula el aporte de sangre al íleon
Secretina	S	Intestino delgado	Estimula la secreción de bicarbonato por el páncreas y el tracto hepático
Serotonina, sustancia P	CE	Del estómago al colon	Incrementa los movimientos intestinales
Somatostatina	D	Píloro, duodeno	Inhibe las células enteroendocrinas cercanas
Urogastrona†		Duodeno (glándulas de Brunner)	Inhibe la secreción gástrica de HCl, estimula la división de las células epiteliales
VIP	PIV	Del estómago al colon	Incrementa los movimientos intestinales, estimula la secreción intestinal de iones y agua
Péptido YY	L	Íleon y colon	Produce la sensación de saciedad

A, célula tipo α; D, célula de tipo δ; CE, célula tipo enterocromafín; G, célula productora de gastrina; GL, célula productora de glicentina; Mo, célula productora de motilina; N, célula productora de neurotensina; S, célula productora de secretina; PIV, péptido intestinal vasoactivo.

*Algunas de estas hormonas también se secretan en otras partes del cuerpo y tienen efectos fisiológicos adicionales.

†No producida por las células SNED.

(5) Las **células regenerativas** se localizan principalmente en el cuello y en el istmo; reemplazan todos los tipos de células epiteliales de la glándula, las criptas gástricas y la superficie luminal.

b. Las **glándulas cardiales y pilóricas** se diferencian de las glándulas fúndicas en que son glándulas tubulares enrolladas que secretan moco, y carecen de células cimógenas.

3. El **jugo gástrico** contiene agua, HCl, moco, pepsina, lipasa, renina y electrolitos. Es **muy ácido** (pH 2.0) y facilita la activación del pepsinógeno en pepsina, que cataliza la hidrólisis parcial de las proteínas.

4. En la **regulación de la secreción gástrica** intervienen la actividad nerviosa (nervio vago) y distintas hormonas.

a. Gastrina e **histamina**, liberadas por las células enteroendocrinas de las mucosas gástrica y duodenal, conjuntamente con acetilcolina liberada por fibras parasimpáticas del neumogástrico, **estimulan la secreción de HCl.**

b. La **somatostatina**, producida por las células enteroendocrinas del píloro y el duodeno, inhibe la liberación de gastrina, y de esta manera **inhibe indirectamente la secreción de HCl.**

c. La **urogastrona** (conocida también como **factor de crecimiento epidérmico humano**), producida por las glándulas de Brunner del duodeno, y el **péptido inhibidor gástrico** junto con las **prostaglandinas**, producidos por las células enteroendocrinas del intestino delgado, **inhiben directamente la secreción de HCl.**

C. Intestino delgado

1. Generalidades: intestino delgado

a. El intestino delgado mide aproximadamente 7 m de longitud y está dividido en tres regiones: **duodeno** (proximal), **yeyuno** (parte media) e **íleon** (distal).

b. Función. El intestino delgado secreta varias **hormonas**; continúa y completa en gran parte la **digestión** de los alimentos y **absorbe** los metabolitos resultantes.

2. Modificaciones de la superficie luminal: intestino delgado. La superficie luminal del intestino delgado posee pliegues circulares, vellosidades intestinales y microvellosidades, que en conjunto multiplican el área superficial luminal entre 400 y 600 veces.

a. Los **pliegues circulares (válvulas de Kerckring)** son repliegues espirales permanentes de la **mucosa** y la **submucosa** que se encuentran en la mitad distal del duodeno, en todo el yeyuno y en la mitad proximal del íleon. Los pliegues circulares *incrementan el área superficial entre dos y tres veces.*

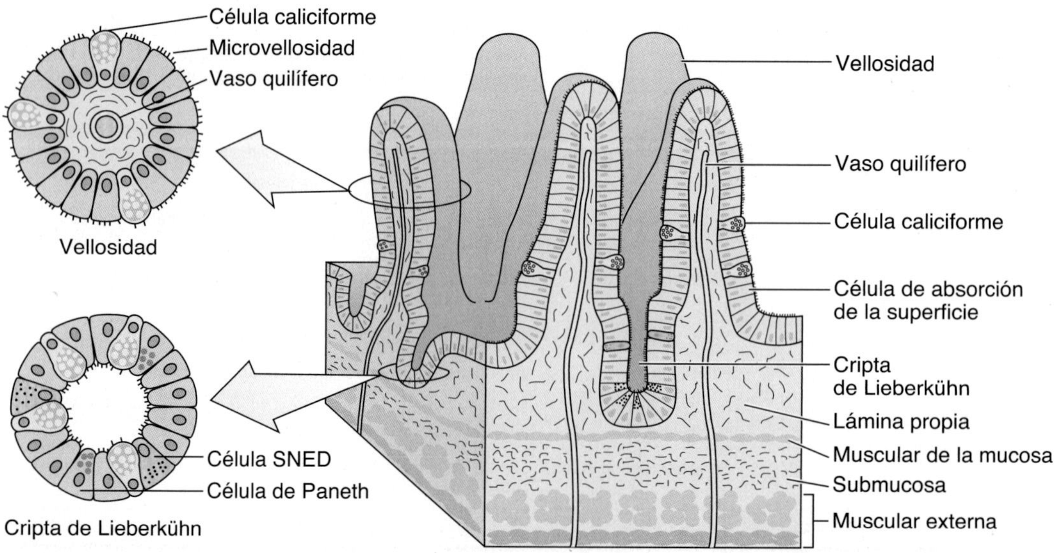

FIGURA 16-2. Relaciones espaciales entre las vellosidades intestinales, las criptas de Lieberkühn y la muscular de la mucosa, la submucosa y la muscular externa subyacentes del intestino delgado. Las vellosidades intestinales son evaginaciones del epitelio y la lámina propia. Cada vellosidad contiene un único vaso quilífero ciego y una red capilar. También están dibujadas la submucosa, la muscular externa y la serosa. SNED, sistema neuroendocrino difuso.

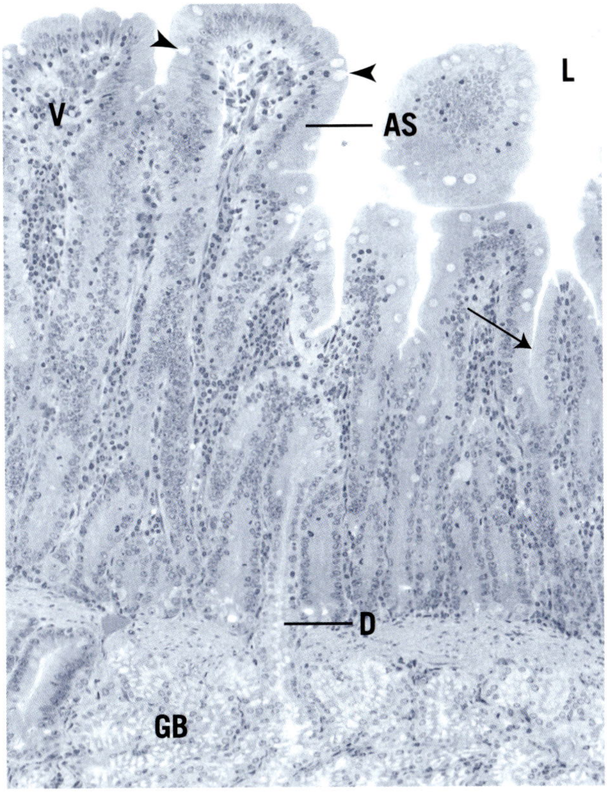

FIGURA 16-3. Las vellosidades (V) del duodeno están cubiertas principalmente por células de absorción de la superficie (AS) así como célula caliciformes (*puntas de flecha*). La *flecha* señala el sitio de unión aproximado entre los espacios intervellosos, que se continúan con la luz (L) del duodeno, y el comienzo de las criptas de Lieberkühn. La submucosa del duodeno posee glándulas de Brunner (GB), cuyos conductos (D) se abren en la base de las criptas de Lieberkühn y, a veces, en los especios intervellosos (×132).

b. Las **vellosidades intestinales** (figuras 16-2 y 16-3) son evaginaciones permanentes que poseen, en su núcleo de tejido conectivo (lámina propia), numerosas células plasmáticas y linfocitos, fibroblastos, mastocitos, células musculares lisas, asas capilares y un único **vaso quilífero** (capilar linfático ciego). Las vellosidades *incrementan en 10 veces el área superficial.*

c. Las **microvellosidades** de la superficie **apical** de las células epiteliales de cada vellosidad poseen filamentos de actina que interactúan con los filamentos de miosina de la red terminal. Las microvellosidades *incrementan en unas 20 veces el área superficial.*

3. Mucosa del intestino delgado

a. El **epitelio** de la mucosa del intestino delgado es **cilíndrico simple**. Está formado por células caliciformes, células de absorción de la superficie y algunas células SNED de los tipos, abierto y cerrado (ver figura 16-3).

(1) Células caliciformes

(a) Son **glándulas unicelulares** que producen **mucinógeno**, que se acumula en gránulos rodeados por membrana, lo que dilata la región **apical (teca)** de la célula. Una vez liberado, el mucinógeno se hidrata y se convierte en **mucina**, una sustancia densa y viscosa que actúa como **cubierta protectora** del revestimiento epitelial de la luz (cuando se mezcla con el contenido luminal la mucina se denomina **moco**).

(b) Sus núcleos y organelos se encuentran en la región basal **(tallo)** de la célula.

(c) Su número se incrementa del duodeno al íleon.

(2) Células de absorción de la superficie

(a) Son células cilíndricas altas (ver figura 16-3) con numerosas mitocondrias, retículo endoplásmico liso (REL) y rugoso (RER) y un aparato de Golgi.

(b) Poseen una capa de microvellosidades muy juntas **(borde estriado)** en su superficie apical libre.

(c) Presentan un **glucocáliz**, que se sitúa por encima de las microvellosidades y se une a diversas enzimas, como disacaridasas y dipeptidasas.

(d) Tienen **uniones ocluyentes** bien desarrolladas y **zónulas adherentes.**

(3) Las células SNED elaboran y secretan **gastrina, colecistocinina, péptido inhibidor gástrico** y varias otras hormonas (ver tabla 16-3). Algunas de las células SNED abiertas poseen los tres genes para receptores gustativos unidos a proteína G similares a los de los corpúsculos gustativos de la lengua. Como en los corpúsculos gustativos, el sabor dulce es codificado por T1R2 y T1R3, el sabor amargo por dos copias de los subtipos T2R, y el umami por T1R1 y T1R3. Es importante hacer notar que las células gustativas del tubo digestivo se comunican con los islotes de Langerhans, y señalizan a las células β para que liberen insulina una vez que se detecta sabor dulce en la luz.

b. Lámina propia

(1) Ocupa el centro de la vellosidad y los intersticios entre las numerosas **glándulas (criptas) de Lieberkühn** (ver figura 16-3).

(2) Está formada por tejido conectivo laxo con células linfáticas, fibroblastos, mastocitos, células musculares lisas, terminaciones nerviosas y **nódulos linfoides.**

(3) También contiene **vasos quilíferos** (vasos linfáticos ciegos) y **asas capilares.**

(a) Las **criptas de Lieberkühn** son glándulas tubulares simples que se extienden desde los espacios intervellosos hasta la muscular de la mucosa del intestino. Están formadas por células caliciformes y oligomucosas, células cilíndricas (parecidas a las células de absorción de la superficie), células SNED, células regenerativas, células de Paneth, células intermedias y células M (estas últimas se consideran junto con los nódulos lnfáticos).

1. Las **células de Paneth**, localizadas en la base de las criptas de Lieberkühn, son células piramidales que secretan la enzima antibacteriana **lisozima**, que se almacena en grandes gránulos de secreción apicales rodeados por membrana. Estas células también liberan otros agentes antibacterianos, **defensinas** y **factor de necrosis tumoral α** y presentan RER extenso (en su parte basal), un gran aparato de Golgi supranuclear y muchas mitocondrias. Esas sustancias son capaces de destruir bacterias así como determinados protozoarios.
2. Las **células regenerativas**, localizadas en la mitad basal de las criptas de Lieberkühn, son **células madre** cilíndricas, altas y delgadas, que se dividen para reemplazarse a sí mismas y a otros tipos de células epiteliales.
3. Las **células intermedias** constituyen el grueso del recubrimiento epitelial de las criptas de Lieberkühn. Tienen propiedades regenerativas; provienen de células regenerativas, pero aún no se comprometen con alguna determinada línea celular.

(b) Los **nódulos linfoides** suelen ser pequeños y solitarios y se localizan en la lámina propia de duodeno y yeyuno. Aumentan en número y tamaño en el íleon, donde forman grandes agregados contiguos conocidos como **placas de Peyer**, que a menudo se extienden a través de la muscular de la mucosa hacia la submucosa.

1. Las **células M (de los micropliegues)** son altamente especializadas, tienen forma inusual y se encuentran en el epitelio por encima de los nódulos linfoides y las placas de Peyer. Derivan de células indiferenciadas de las criptas de Lieberkühn. Capturan antígenos, así como bacterias, virus y microorganismos parásitos. Las partículas endocitadas son transferidas mediante transcitosis a los macrófagos y a los linfocitos que se encuentran entre los pliegues del plasmalema basal de las células M. Estos macrófagos, junto con los linfocitos B y T, se localizan en la lámina propia.
2. Los **linfocitos B activados** reaccionan al reto antigénico generando más células B, que penetran en la linfa y el torrente sanguíneo, y después vuelven a sus sitios de origen, donde pueblan la lámina propia y se diferencian en células plasmáticas productoras de inmunoglobulina A (IgA).
3. Las **células plasmáticas** elaboran la inmunoglobulina monomérica **IgA.** Dos IgA se unen entre sí dentro del plasmocito mediante **proteína J**, otro producto de esta célula, para formar una variedad dimérica de IgA. El dímero de IgA entra en la lámima propia del intestino delgado y se una a receptores de IgA dimérica en la membrana basal de las células de absorción de la superficie. El **complejo IgA-receptor** es endocitado por la célula y transportado a un endosoma temprano para ser llevado a través del epitelio intestinal **(transcitosis)** hacia el glucocáliz. Aquí una porción del receptor de IgA dimérica se

escinde del complejo, mientras que el resto permanece unido a la IgA dimérica como su componente secretorio, y la molécula se conoce como **IgA secretoria (sIgA)**. Parte de la sIgA permanece como una defensa inmunitaria contra las bacterias y los antígenos de la luz intestinal. Gran parte de la **sIgA** es reabsorbida por las células de absorción de la superficie y transportada a la lámina propia, donde entra en los vasos sanguíneos y se dirige al hígado; aquí los hepatocitos la recogen para ser secretada como componente de la bilis. Del hígado, la sIgA se dirige a la vesícula biliar y de allí es liberada a la luz del duodeno para unirse a la sIgA ya presente ahí a fin de contribuir a la defensa inmunitaria del tubo digestivo. Este proceso se conoce como **circulación enterohepática**.

c. La **muscular de la mucosa** está formada por una capa interna circular de músculo liso y otra longitudinal.

CONSIDERACIONES CLÍNICAS

1. Es interesante observar que, en condiciones normales, el sistema inmunitario del tubo digestivo tolera la flora bacteriana normal y las células epiteliales que recubren el intestino y que están en contacto estrecho con bacterias. Se ha demostrado que esta tolerancia se debe a células dendríticas que inhiben el inicio de una reacción inmunitaria por los linfocitos T. Sin embargo, si las condiciones se tornan inadecuadas para la salud, como en una reacción inflamatoria, las células dendríticas indican a los linfocitos T que reaccionen e induzcan una inmunorrespuesta. A fin de ayudar a las células dendríticas en su función de determinar la tolerancia, las células estromáticas de los ganglios linfáticos presentan proteínas producidas por células del tubo digestivo a linfocitos T vírgenes, lo cual les indica ser tolerantes a esas proteínas a menos que las células dendríticas les especifiquen lo contrario.
2. Los turistas que han contraído el grupo Shigatoxigénico de ***Escherichia coli*** están en riesgo cuando se automedican con antibióticos, como ciprofloxacino, a fin de curarse la diarrea. Por desgracia, cuando esas ***E. coli*** mueren, liberan enormes cantidades de la toxina Shiga, que pueden causar la muerte a la persona. Es recomendable no tomar ciprofloxacino en caso de diarrea sanguinolenta, sino buscar ayuda médica competente.

4. Submucosa del intestino delgado

a. Está constituida por tejido conectivo **fibroelástico** que contiene vasos sanguíneos y linfáticos, fibras nerviosas y un **plexo de Meissner**.

b. También alberga **glándulas de Brunner** (ver figura 16-3), que están presentes ***sólo en el duodeno***. Estas glándulas elaboran un **líquido alcalino** y **urogastrona**. El primero protege el epitelio duodenal de la acidez del quimo; la segunda es una hormona polipeptídica **(factor de crecimiento epidérmico humano)** que estimula la división de las células epiteliales e inhibe la producción gástrica de HCl.

5. La **muscular externa del intestino delgado** está formada por **dos** capas de músculo liso: una capa interna circular y otra externa longitudinal. La capa interna participa en la formación del **esfínter ileocecal**. El **plexo de Auerbach (mientérico)** se encuentra entre las dos capas.

6. Capa externa del intestino delgado

a. La **serosa** cubre todo el yeyuno y el íleon y parte del duodeno.

b. La **adventicia** cubre el resto del duodeno.

D. Intestino grueso

1. Generalidades: intestino grueso

a. El intestino grueso está formado por **ciego**, **colon** (ascendente, transverso, descendente y sigmoides), **recto**, **conducto anal** y **apéndice**.

b. El intestino grueso contiene algunas enzimas digestivas provenientes del intestino delgado.

c. Alberga bacterias que producen **vitamina B_{12}** y **vitamina K**; la primera es necesaria para la hemopoyesis y la segunda para la coagulación.

d. El intestino grueso produce **abundante moco**, que lubrica su revestimiento y facilita el tránsito y la eliminación de las heces.

e. Función. La función principal del intestino grueso consiste en **absorber electrolitos, líquidos y gases**. Las bacterias muertas y los restos no digeribles del material ingerido se compactan y forman las **heces**.

2. **Ciego y colon**
   a. La **mucosa del ciego y del colon carece de vellosidades** y de repliegues no especializados.
      (1) El **epitelio** de la mucosa del ciego y del colon es **cilíndrico simple** con numerosas células caliciformes, células de absorción de la superficie y algunas células SNED.
      (2) La **lámina propia** se parece a la del intestino delgado, con nódulos linfoides, vasos sanguíneos y linfáticos y criptas de Lieberkühn densamente empacadas, las cuales carecen de células de Paneth.
         (a) Los **fibroblastos** en la base de las criptas de Lieberkühn de la lámina propia sufren división mitótica y viajan a lo largo de los componentes epiteliales de la cripta intestinal, y al llegar a la vecindad de la abertura de la cripta se diferencian en células con características de macrófagos. Se piensa que estas células recién diferenciadas ayudan a los macrófagos derivados de monocitos en sus funciones protectoras.
         (b) Los **elementos linfoides,** miembros de los **tejidos linfoides asociados al intestino (GALT),** constan de nódulos linfoides y están abundantemente representados en la lámina propia.
         (c) Resulta interesante el hecho de que el **drenaje linfoide** ocurre rara vez o nunca desde la lámina propia; así, la ausencia de vasos linfáticos limita en gran medida la capacidad de metástasis de los tumores malignos a partir de la mucosa y el colon.
      (3) La **muscular de la mucosa** está formada por una capa interna circular de células musculares lisas y otra externa longitudinal.
   b. La **submucosa del ciego y del colon** está formada por un tejido conectivo **fibroelástico**. Contiene vasos sanguíneos y linfáticos, nervios y un **plexo de Meissner (submucoso)**.
   c. La **muscular externa del ciego y del colon** está constituida por una capa interna circular de músculo liso y otra externa longitudinal modificada. La capa externa está formada por la reunión de tres costillas longitudinales planas de músculo liso que forman las **tenias del colon**. Cuando se contraen de manera continua, las tenias del colon forman saculaciones de la pared conocidas como **haustras del colon**. El **plexo de Auerbach (mientérico)** se encuentra entre las dos capas de músculo liso.
   d. **Capa externa del ciego y del colon**
      (1) La adventicia cubre las porciones ascendente y descendente del colon.
      (2) La serosa cubre el ciego y el resto del colon. Las bolsas llenas de grasa de la serosa **(apéndices epiploicos)** son características del colon transverso y el sigmoides.
   e. La **luz del intestino grueso** aloja billones de microorganismos, unas 10 veces el número de células de todo el cuerpo humano. Esos microorganismos forman parte del **microbioma** corporal, cuyo equilibrio fisiológico se ha demostrado que refleja la salud del individuo que los alberga. Al parecer hay tres grupos de flora intestinal, llamados **enterotipos**, que predominan en la población humana, y cada individuo tiene predominancia de uno de estos enterotipos. Aún no se comprende cómo se desarrollaron y cuáles son sus implicaciones.

CONSIDERACIONES CLÍNICAS

1. Los **trastornos de hipoabsorción** pueden causar desnutrición, que termina en enfermedades debilitantes, si los nutrimentos esenciales (carbohidratos, aminoácidos, iones) no pueden asimilarse.
   a. La **enteropatía por gluten** (celiaquía, esprúe no tropical) es consecuencia de los efectos destructores de determinado gluten (especialmente el de centeno y trigo) sobre las vellosidades intestinales, lo que reduce el área superficial disponible para la absorción. El tratamiento consiste en eliminar los productos de centeno y trigo de la alimentación.
   b. La **hipoabsorción de vitamina B_{12}** puede provocar anemia perniciosa. Suele ser consecuencia de producción inadecuada de factor intrínseco gástrico por las células parietales de la mucosa gástrica.
2. La **diarrea inducida por cólera** se debe a la acción de la toxina colérica, que bloquea la absorción intestinal de iones sodio y estimula la excreción de agua y electrolitos. Causa la muerte poco después del ataque a no ser que se repongan los electrolitos y el agua perdidos.
3. La **diverticulitis** es una enfermedad de la edad adulta. Cuando la persona entra en la quinta década de vida, las capas musculares del intestino grueso comienzan a debilitarse, lo cual permite la ulterior formación de bolsillos (divertículos) de la mucosa y submucosa de la parte distal del colon, principalmente en el colon descendente inferior y el sigmoides. Cuando en los divertículos quedan atrapados

materiales, ocurre inflamación en alrededor de 15 a 25% de los individuos con diverticulosis, y es esta inflamación lo que se conoce como diverticulitis. En esta última ocurre dolor abdominal (por lo común en el cuadrante inferior izquierdo del abdomen), y si la inflamación es grave, también puede haber fiebre, náuseas, diarrea y cólicos.

4. El **trasplante fecal** es una intervención relativamente nueva realizada en pacientes cuya flora bacteriana normal ha sido diezmada y reemplazada por bacterias patógenas, como ***Clostridium difficile***. Estos individuos presentan colitis por ***C. difficile*** con un brote resultante de diarrea que puede durar hasta varios meses. Aunque estos pacientes se sometan a un régimen prolongado de antibióticos, en muchos casos la colitis no se resuelve. Se ha observado que si reciben un preparado limpiador como el que se usa antes de colonoscopia y luego se les administra un trasplante fecal de un donador sano (por lo común un familiar cercano), la colitis se resuelve en días, la flora intestinal normal del paciente se restablece, y la diarrea cesa.
5. **Determinados microorganismos intestinales** tienen la capacidad de metabolizar la trimetilamina, una estructura presente en sustancias como la carnitina de las carnes rojas y la lecitina de yema de huevo, hígado, germinado de trigo y carne de cerdo, y convertirla en **N-óxido de trimetilamina (TMAO)**, una sustancia que incrementa el riesgo de aterosclerosis y accidente cerebrovascular. De hecho, se ha demostrado que el TMAO sanguíneo es un indicador relativamente preciso de ataques cardiacos y accidentes cerebrovasculares inminentes en individuos que no presentan otros factores de riesgo para esos trastornos.

3. El **recto** se parece al colon, pero posee criptas de Lieberkühn menos profundas y en menor número (ver tabla 16-2).
4. El **conducto anal** es la continuación más estrecha del recto.
   a. La **mucosa anal** presenta repliegues longitudinales llamados **columnas anales** (o **columnas rectales de Morgagni**), que se juntan unas con otras y forman **válvulas anales**. Las regiones comprendidas entre válvulas adyacentes reciben el nombre de **senos anales**.
      (1) Epitelio del conducto anal
         (a) Cambia de cilíndrico simple a **cúbico simple** cerca de las válvulas anales.
         (b) Cambia a escamoso estratificado no queratinizado distal a las válvulas anales.
         (c) Cambia a **escamoso estratificado queratinizado** (epidermis) en el ano.
      (2) La **lámina propia** está formada por tejido conectivo **fibroelástico** y contiene glándulas sebáceas, glándulas circunanales, folículos pilosos y grandes venas.
      (3) La **muscular de la mucosa** está formada por una capa interna circular de músculo liso y otra externa longitudinal, ambas terminadas en las válvulas anales.
   b. La **submucosa anal** está formada por un tejido conectivo fibroelástico, denso e irregular, que alberga grandes venas.
   c. La **muscular externa anal** se compone de una capa interna circular de músculo liso y otra externa longitudinal. La capa interna circular forma el **esfínter anal interno**.
   d. La **adventicia anal** fija el ano a las estructuras que lo rodean.
   e. El **esfínter anal externo** está formado por **músculo esquelético** cuyas capas superficial y profunda rodean el conducto anal. Presenta un **tono continuo**, y así mantiene cerrado el orificio anal. El grado de tono está bajo **control voluntario**, de modo que la retención o evacuación de las heces normalmente se controla a voluntad.

CONSIDERACIONES CLÍNICAS

1. El **carcinoma colorrectal** es la segunda causa de muerte por cáncer en Estados Unidos. Suele afectar a individuos de 55 años de edad o mayores. Por lo común se origina de pólipos adenomatosos y puede ser asintomática durante varios años. Con frecuencia se presenta con hemorragias rectales. El carcinoma colorrectal probablemente se relaciona con la alimentación. Al parecer el consumo abundante de grasas y carbohidratos refinados y reducido de fibra se relaciona con carcinoma colorrectal.
2. Las **hemorroides** son comunes en personas mayores de 50 años. Se presentan en forma de hemorragias rectales durante la defecación. Las hemorroides son causadas por la rotura de vasos dilatados y de paredes delgadas de los plexos venosos por encima (hemorroides internas) o por debajo de la línea anorrectal (hemorroides externas).

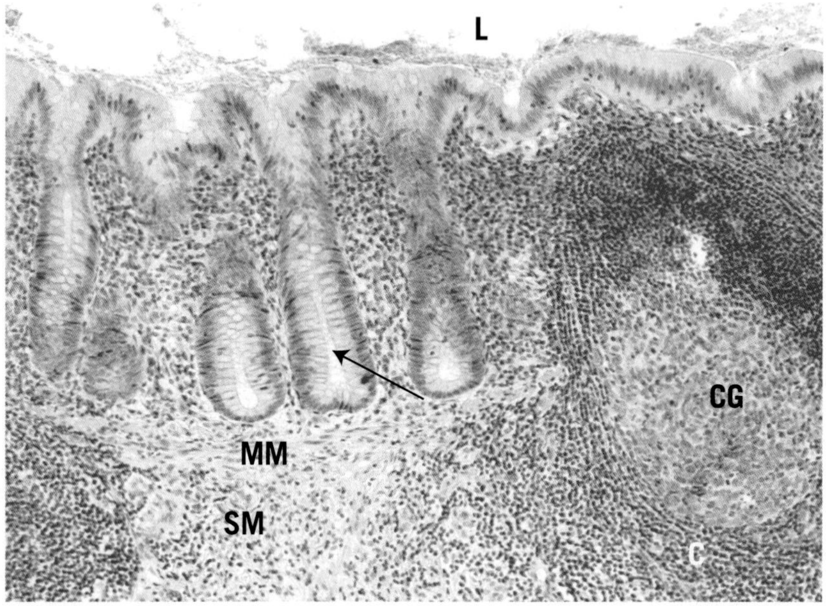

FIGURA 16-4. La histología del apéndice es similar a la del colon, pero debido a su menor diámetro tiene menos criptas de Lieberkühn (*flecha*); su luz (L) suele contener desechos, y abunda en elementos linfoides con centros germinales (CG) y una corona (C). La muscular de la mucosa (MM) está infiltrada por linfocitos, al igual que la submucosa (SM). Debido a que éste es un apéndice humano, es probable que el paciente tuviera apendicitis, lo cual explica la gran cantidad de tejido linfoide (×132).

5. Apéndice

a. Generalidades: apéndice

(1) El apéndice es un **divertículo** corto que se origina en el extremo cerrado del ciego.

(2) Su luz, estrecha y de forma estrellada o irregular, a menudo contiene residuos.

(3) La pared está **engrosada** por grandes agregados de **nódulos linfoides** en la mucosa e incluso en la submucosa (en los individuos de mediana edad y mayores).

b. Mucosa del apéndice

(1) El **epitelio** es **cilíndrico simple** y contiene células cilíndricas superficiales y células caliciformes (figura 16-4).

(2) La **lámina propia** presenta **numerosos nódulos linfoides** (coronados por células M) y células linfoides. No forma vellosidades pero posee **criptas de Lieberkühn poco profundas** con algunas células caliciformes, células cilíndricas superficiales, células regenerativas, algunas células de Paneth y numerosas células SNED, en especial en las profundidades de las criptas.

(3) La **muscular de la mucosa** está formada por dos capas de músculo liso, una interna circular y otra externa longitudinal.

c. La **submucosa del apéndice** está formada por tejido conectivo **fibroelástico** que contiene nódulos linfoides confluentes y poblaciones celulares asociadas.

d. La **muscular externa del apéndice** se compone de dos capas de músculo liso, una interna circular y otra externa longitudinal.

e. La **serosa** rodea el apéndice completamente.

CONSIDERACIONES CLÍNICAS

1. Se desconoce la **función** del apéndice, aunque estudios recientes demuestran una concentración muy alta de biopelícula bacteriana en esta pequeña porción del intestino. Se ha sugerido que el apéndice actúa como un depósito de la flora bacteriana intestinal normal, y en caso de diarrea intensa, como la causada por toxinas del cólera, cuando la población bacteriana normal es diezmada por la enfermedad, las bacterias de reserva que residen en el apéndice son capaces de restablecer la flora intestinal normal.
2. La **apendicitis**, o inflamación del apéndice, se asocia frecuentemente con dolor o malestar (o ambos) en la región abdominal inferior derecha, fiebre, náuseas, vómito y elevado recuento de glóbulos blancos.

IV. DIGESTIÓN Y ABSORCIÓN

A. Carbohidratos

1. Las **amilasas salivales** y **pancreáticas** hidrolizan los carbohidratos a **disacáridos** y **polisacáridos**. Este proceso se inicia en la cavidad bucal, continúa en el estómago y se completa en el intestino delgado.
2. Las **disacaridasas** presentes en el glucocáliz del borde en cepillo de las células de absorción de la superficie cortan los disacáridos en monosacáridos, principalmente glucosa, fructosa y galactosa.
3. Los **monosacáridos** son transportados activamente por transportadores acoplados a Na^+ situados en las bases de las microvellosidades hacia las células de absorción de la superficie, y descargados por otros transportadores en la base de células de la lámina propia, donde penetran en el torrente circulatorio para ser transportados al hígado por el **sistema porta hepático**.

B. Proteínas

1. La **pepsina** de la luz del estómago hidroliza parcialmente las proteínas y forma una mezcla de **polipéptidos** de elevado peso molecular. La pepsina presenta mayor actividad a pH bajo.
2. Las **proteasas pancreáticas** de la luz del intestino delgado hidrolizan los polipéptidos provenientes del estómago en polipéptidos muy cortos (oligopéptidos de tres o cuatro aminoácidos) y dipéptidos.
3. Los **dipéptidos** son descompuestos en aminoácidos por las peptidasas presentes en el glucocáliz del borde en cepillo de las células de absorción de la superficie. Los polipéptidos cortos y aminoácidos son llevados por transportadores situados en la base de las microvellosidades a las células de absorción de la superficie y se descargan en la lámina propia, donde entran en el torrente circulatorio para ser transportados por el **sistema porta hepático**.

C. Las grasas son degradadas por la **lipasa pancreática en monoglicéridos, ácidos grasos libres** y **glicerol** en la luz del intestino delgado (figura 16-5).

1. La **absorción de los productos de la digestión de los lípidos** se realiza principalmente en el **duodeno** y en el **tramo superior del yeyuno**.
   a. Las **sales biliares** actúan sobre los ácidos grasos libres y los monoglicéridos y forman **micelas hidrosolubles**.
   b. Las **micelas** y el **glicerol** penetran en las células de absorción de la superficie.
2. **Formación del quilo**
   a. Se resintetizan **triglicéridos** a partir de monoglicéridos y ácidos grasos libres dentro del retículo endoplásmico liso.
   b. Se forman **quilomicrones** en el interior del aparato de Golgi al formarse complejos de triglicéridos resintetizados y proteínas. Los quliomicrones son transportados a la membrana celular lateral y liberados mediante exocitosis; después de cruzar la lámina basal, penetran en los **vasos quilíferos** de la lámina propia y contribuyen a la formación del **quilo**.
   c. El **quilo** entra en el plexo linfático submucoso gracias a las contracciones de las células musculares lisas de las vellosidades **intestinales**.
   d. El quilo viaja por vasos linfáticos cada vez más grandes hasta el mayor de todos, llamado **conducto torácico**, que drena en la unión de la vena subclavia izquierda y la vena yugular izquierda para entrar en la **circulación general** en el lado izquierdo del corazón.
3. Los **ácidos grasos de cadena** corta (de menos de 10 a 12 carbonos) no se reesterifican, sino que abandonan las células de absorción de la superficie directamente y entran en los vasos sanguíneos de la lámina propia para ser transportados al hígado por el **sistema porta hepático**.

D. El agua y los electrolitos son absorbidos por las células de absorción de la superficie del intestino delgado y grueso, mientras que los **gases** son absorbidos mayoritariamente en el intestino grueso.

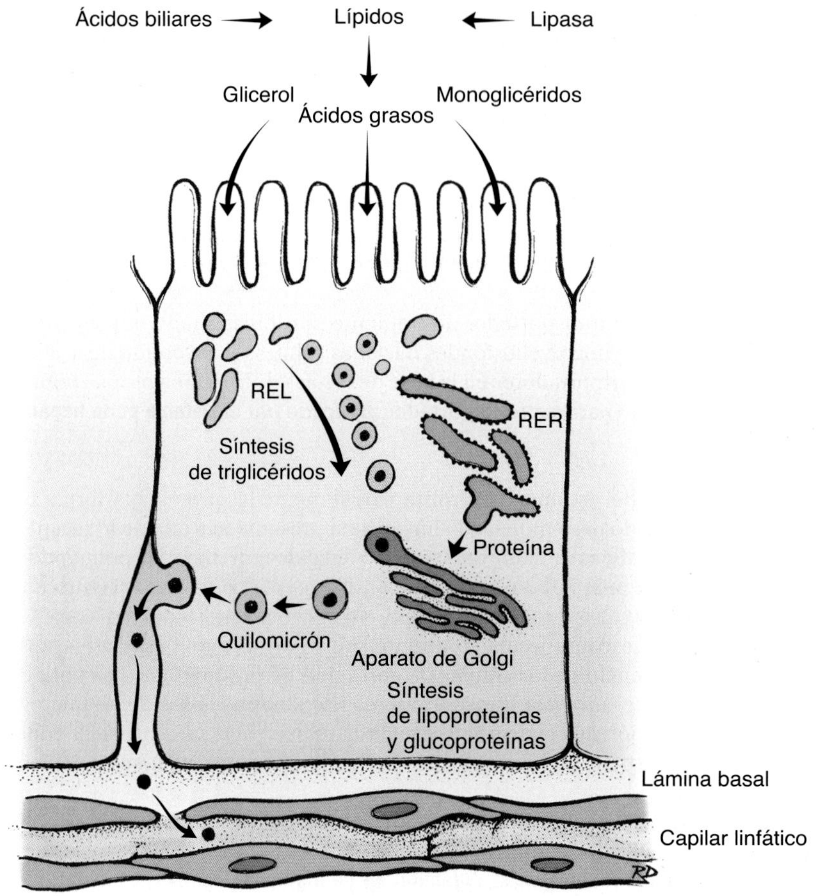

FIGURA 16-5. Absorción de los lípidos por las células de absorción de la superficie del intestino delgado y formación de quilomicrones. REL, retículo endoplásmico liso; RER, retículo endoplásmico rugoso.

Autoevaluación

Instrucciones: cada reactivo de esta sección va seguido de posibles respuestas o de términos para completar. Seleccione la opción CORRECTA.

1. El epitelio asociado con la zona bermellón de los labios es de tipo:

(A) Escamoso estratificado no queratinizado
(B) Cilíndrico seudoestratificado ciliado
(C) Escamoso estratificado queratinizado
(D) Cúbico estratificado
(E) Cilíndrico estratificado

2. ¿Cuál de los siguientes tipos celulares se encuentra en las glándulas gástricas del píloro del estómago?

(A) Células caliciformes
(B) Células mucosas del cuello
(C) Células de Paneth
(D) Células basales
(E) Células cimógenas

3. Secretina y colecistocinina son producidas y secretadas por las células del recubrimiento del tubo digestivo. ¿Cuál de las afirmaciones siguientes sobre estas dos sustancias es verdadera?

(A) Son producidas por las células SNED del estómago y el intestino delgado
(B) Son enzimas digestivas que se encuentran en la luz del duodeno
(C) Son elaboradas por las células de Paneth
(D) Son hormonas cuyas células diana se encuentran en el páncreas y el conducto biliar
(E) Son producidas por las glándulas de Brunner y liberadas en la luz de las criptas de Lieberkühn

4. Cuando los odontoblastos no funcionan correctamente debido a anomalías del desarrollo, ¿cuál de las estructuras siguientes resultará afectada?

(A) Cemento
(B) Esmalte
(C) Dentina
(D) Sólo la corona dental
(E) Sólo la raíz dental

5. ¿Cuál de las siguientes afirmaciones acerca de los haces de fibras principales del ligamento periodontal es verdadera?

(A) Están formados por elastina
(B) Se extienden del cemento al esmalte
(C) Se extienden de la dentina al cemento
(D) Están formados por colágeno
(E) Se extienden de un diente al siguiente

6. Un paciente acude a urgencias y el médico detecta uno de los síntomas típicos de la apendicitis. ¿De cuál de los siguientes síntomas se trata?

(A) Apnea
(B) Vómito de sangre
(C) Recuento de glóbulos blancos bajo
(D) Hemorragia rectal
(E) Dolor abdominal

7. ¿Cuál de los siguientes procesos facilita el tránsito del bolo a través del esófago hacia el estómago?

(A) Actividad peristáltica de la muscular externa del esófago
(B) Actividad peristáltica de la muscular de la mucosa gástrica
(C) Reflujo a través del esfínter faringoesofágico
(D) Contracción del músculo liso de la muscular de la mucosa del esófago
(E) Reflujo a través del esfínter gastroesofágico

8. El intestino delgado posee tres regiones histológicamente diferenciadas. ¿Cuál de las siguientes afirmaciones acerca de las diferencias histológicas de las tres regiones es verdadera?

(A) Las placas de Peyer sólo se encuentran en el íleon
(B) Las células caliciformes sólo se encuentran en el epitelio del duodeno
(C) Las glándulas de Brunner se localizan en el duodeno y en el yeyuno pero no en el íleon
(D) Los vasos quilíferos sólo se encuentran en la lámina propia del íleon
(E) La muscular de la mucosa contiene tres capas de músculo liso en el íleon y dos capas en el duodeno y en el yeyuno

9. ¿Cuál de las siguientes sustancias es absorbida directamente por las células de recubrimiento de la superficie del estómago?

(A) Vitamina B_{12}
(B) Polisacáridos
(C) Quilomicrones
(D) Triglicéridos
(E) Alcohol

10. ¿Cuál de las siguientes características es típica de la queilitis comisural?

(A) Pacientes de más de 20 años
(B) Presencia del virus del herpes
(C) Lesiones eritematosas de las comisuras de la boca
(D) Apnea
(E) Concentración sanguínea elevada de secretina

Respuestas

1. **C.** La superficie externa y la zona bermellón de los labios están cubiertas por piel delgada, que contiene un epitelio escamoso estratificado queratinizado. La superficie interna de los labios está revestida por una mucosa húmeda que contiene un epitelio estratificado no queratinizado (ver Capítulo 16 II A).

2. **B.** Las células mucosas del cuello se localizan en el cuello de las glándulas gástricas de todas las regiones del estómago, mientras que sólo las glándulas fúndicas contienen células cimógenas (principales) (ver Capítulo 16 III B 2).

3. **D.** Secretina y colecistocinina son hormonas producidas por las células enteroendocrinas del intestino delgado. La secretina estimula la secreción de bicarbonato en el páncreas y en las vías biliares. La colecistocinina estimula la liberación de enzimas pancreáticas y la contracción de la vesícula biliar (ver Capítulo 16 III C 3).

4. **C.** La dentina es elaborada por los odontoblastos (ver Capítulo 16 II C 2).

5. **D.** Los haces fibrosos principales del ligamento periodontal están formados por fibras de colágeno. Sostienen un diente dentro de su alveolo, y se extienden desde la placa cribiforme del hueso alveolar hasta el cemento de la raíz del diente. Las fibras que se extienden desde un diente al siguiente son las fibras que van de un tabique a otro de las encías (ver Capítulo 16 II D 1).

6. **E.** Las hemorragias rectales o el vómito de sangre a menudo acompañan las patologías gastrointestinales pero no la apendicitis. Son síntomas típicos de la apendicitis dolor abdominal y recuento elevado, no bajo, de glóbulos blancos (ver Capítulo 16 III D 5, Consideraciones clínicas).

7. **A.** El músculo liso de la muscular de la mucosa no interviene en el transporte del bolo a través del esófago. Este movimiento se realiza por peristaltismo de la muscular externa del esófago, que contiene tanto músculo liso como músculo estriado. Los esfínteres de los extremos proximal y distal del esófago permiten el movimiento del alimento sólo en un sentido, hacia el estómago (ver Capítulo 16 III A 5).

8. **A.** Las diferencias histológicas principales entre las tres regiones del intestino delgado son la presencia de placas de Peyer en la lámina propia del íleon y la presencia de glándulas de Brunner en la submucosa del duodeno. El duodeno y el yeyuno carecen de placas de Peyer, mientras que el yeyuno y el íleon carecen de glándulas de Brunner. Las células caliciformes se encuentran por todo el intestino delgado (ver Capítulo 16 III C 3).

9. **E.** Sólo unas pocas sustancias simples, como el alcohol, pueden ser absorbidas por el revestimiento epitelial del estómago (ver Capítulo 16 III B 1).

10. **C.** Las comisuras de la boca presentan lesiones eritematosas dolorosas (ver Capítulo 16 II B 2, Consideraciones clínicas).

capítulo **17**

Aparato digestivo: glándulas

I. GENERALIDADES: GLÁNDULAS EXTRÍNSECAS DEL APARATO DIGESTIVO

A. Las glándulas extrínsecas del aparato digestivo son las **glándulas salivales mayores**, el **páncreas** y el **hígado** (con la **vesícula biliar**), todas ellas externas a la pared del tubo digestivo.

B. Producen enzimas, amortiguadores, emulsionantes y lubricantes que son liberados a la luz del tubo digestivo a través de un sistema de conductos.

C. También elaboran hormonas, proteínas sanguíneas y otros productos.

II. GLÁNDULAS SALIVALES MAYORES

A. Generalidades

1. Las glándulas salivales mayores están formadas por tres **pares de glándulas exocrinas**: las **parótidas**, las **submaxilares** y las **sublinguales**.
2. **Función**. Sintetizan y secretan **amilasa salival**, **lisozima**, **lactoferrina** y un **componente secretorio**.
   a. El componente secretorio es una *porción* de la **molécula receptora de la IgA dimérica** localizada en la membrana plasmática de la célula secretora y que facilita la transferencia del dímero de IgA al endosoma temprano de la célula secretora. Esta porción de la molécula receptora permanece unida a los dímeros de IgA, inmunoglobulinas producidas por los plasmocitos del tejido conectivo y que forman un complejo que resiste la digestión enzimática en la saliva pero aún pueden efectuar su función inmunitaria.
   b. Las células secretoras serosas de las glándulas salivales mayores también secretan proteínas ricas en histidina, prolina y cisteína. Las células de los conductos estriados de estas glándulas liberan además la enzima **calicreína** tanto en la luz como en el tejido conectivo. En la luz, la calicreína comienza la digestión de las proteínas ricas en prolina y ricas en cisteína, mientras que en el tejido conectivo entra en el torrente circulatorio, donde convierte los **cininógenos** en **bradicinina**, vasodilatador que además contrae el músculo liso bronquial.
   c. La **lisozima** y la **lactoferrina** son antimicrobianos que controlan la flora bacteriana de la cavidad bucal.
   d. La **amilasa** inicia la digestión de los carbohidratos en la cavidad bucal.

B. Estructura. Las glándulas salivales mayores son glándulas **tubuloacinares (tubuloalveolares) compuestas**. Se clasifican en **serosas, mucosas** y **mixtas** (a la vez serosas y mucosas), según el tipo de ácinos secretores que contienen. Estas glándulas están rodeadas por una cápsula de tejido conectivo colagenoso denso irregular con tabiques que subdividen cada glándula en lóbulos y lobulillos. Los elementos neuromusculares de estas glándulas llegan a las células acinares a través de los tabiques de tejido conectivo.

1. **Ácinos de las glándulas salivales**
   a. Los ácinos de las glándulas salivales están formados por células piramidales mucosas o serosas dispuestas alrededor de una luz central que conecta con un **conducto intercalar**. Los ácinos mucosos pueden estar recubiertos por grupos de células serosas en forma de luna creciente llamados **semilunas serosas**. Hace poco se sugirió que las semilunas serosas son ruidos (señales espurias) de los métodos de fijación, en los que un ácino mixto tiene tanto células serosas como mucosas alrededor de una luz central. Durante el procesamiento para microscopia, las células mucosas se hinchan y comprimen el grueso de las células serosas hacia la periferia del ácino, lo cual les da la apariencia de formar un casquete seroso que cubre las células serosas. Si el tejido se somete a congelación instantánea, de modo que se evite la expansión de las células mucosas, no se forman las semilunas. A pesar de este descubrimiento, dado que en las preparaciones sin congelación las semilunas serosas son evidentes y dado que en la histología clásica se usan estas estructuras artificiales como características de clasificación, en este libro se tratarán como si fueran estructuras reales.
   b. Los ácinos de las glándulas salivales poseen **células mioepiteliales** que comparten la lámina basal de las células acinares. El ácino y sus conductos intercalares y estriados asociados forman el **salivón**, la unidad funcional de una glándula salival.
   c. Liberan una **secreción primaria** que se parece al líquido extracelular. Esta secreción es modificada en los conductos para producir la **secreción final**.
   d. Las glándulas salivales se clasifican según los tipos de ácinos.
      (1) Las **glándulas parótidas** están formadas por **ácinos serosos** y se clasifican como serosas.
      (2) Las **glándulas sublinguales** están formadas principalmente por **ácinos mucosos** coronados por **semilunas serosas**. Se clasifican como mixtas.
      (3) Las **glándulas submaxilares** están formadas por **ácinos serosos** y **mucosos** (algunas tienen además semilunas serosas). Se clasifican como mixtas.
2. **Conductos glandulares salivales**
   a. Los **conductos intercalares** se originan en los ácinos y se reúnen formando conductos estriados. Pueden liberar **iones bicarbonato** en la secreción primaria.
   b. **Conductos estriados (intralobares)**
      (1) Los conductos estriados están revestidos por **células transportadoras de iones** que eliminan iones sodio y cloruro del líquido de la luz (mediante una bomba de sodio) y bombean activamente iones potasio y bicarbonato hacia él. De esta manera transforman la saliva inicial (**saliva primaria**) producida por las células acinares, en **saliva secundaria**, que abandona el conducto estriado y finalmente pasa a la cavidad bucal.
      (2) En cada lóbulo los conductos estriados convergen para convertirse en **conductos intralobares** que se fusionan entre sí y forman **conductos interlobares (excretores)**, que recorren los tabiques de tejido conectivo. Estos conductos drenan en el conducto principal de cada glándula, que desemboca en la cavidad bucal.

C. Saliva

1. La saliva es una solución **hipotónica**, de la cual se produce alrededor de un litro diario.
2. **Función**
   a. La saliva **lubrica** y **limpia** la cavidad bucal gracias a su contenido de agua y glucoproteínas.
   b. **Controla la flora bacteriana** mediante la acción de tiocianato, lisozima, lactoferrina e IgA, pero también con su acción limpiadora.
   c. Inicia la **digestión de los carbohidratos** mediante la acción de la amilasa salival.
   d. Disuelve las sustancias que estimulan los corpúsculos gustativos.
   e. Ayuda a la deglución (tragar).

CONSIDERACIONES CLÍNICAS

1. El flujo de saliva es importante no sólo para facilitar la deglución del alimento masticado, sino también como un vehículo que facilita el sentido del gusto y el inicio de la digestión, así como el mantenimiento de la salud bucal. Los individuos sometidos a radioterapia para cáncer de cabeza, cuello o ambos y quienes reciben quimioterapia a menudo presentan xerostomía (sequedad bucal) por disfunción de las glándulas salivales. Con frecuencia, estos pacientes deben usar saliva artificial para mantener un ambiente bucal húmedo. Por lo común el funcionamiento de las glándulas salivales vuelve a la normalidad después de que cesan la radioterapia o la quimioterapia.
2. El **síndrome de Sjögren**, que se piensa es una enfermedad autoinmunitaria, se caracteriza por xerostomía, sequedad ocular y, en general, sequedad de todas las membranas mucosas. Aunque esta enfermedad dolorosa y potencialmente debilitante no tiene cura, las gotas oculares, la ingesta frecuente de líquidos y el uso de saliva artificial alivian algunos síntomas.
3. Los **cálculos salivales** son calcificaciones que suelen formarse en la glándula parótida. Pueden bloquear el flujo de saliva a través del conducto parotídeo. Ocasionalmente este bloqueo provoca el retroceso de la saliva, con tumefacción dolorosa de la glándula parótida. A menudo un simple masaje del conducto parotídeo puede desprender el cálculo; de lo contrario, se requiere acceso quirúrgico.
4. La infección viral llamada **paperas** suele afectar a niños de 5 a 15 años de edad pero también afecta a adultos. Por lo común es relativamente benigna en niños, aunque a veces causa dolor considerable debido a la tumefacción de las glándulas salivales. En varones adultos el virus también puede causar tumefacción testicular, y además del dolor considerable, en algunos casos de afección bilateral provoca esterilidad. También puede verse afectado el páncreas, con resultado de pancreatitis y sus síntomas asociados de dolor abdominal y náuseas y vómito leves a intensos. Por fortuna, los síntomas ceden en una semana y no hay complicaciones residuales. En pocos adultos (menos de 10% de los casos), el virus de las paperas también causa meningoencefalitis que se resuelve por sí sola en alrededor de una semana, pero en unos cuantos casos son posibles complicaciones graves de por vida, incluidas sordera y parálisis facial.

III. GENERALIDADES: PÁNCREAS

El páncreas posee una delgada cápsula de tejido conectivo. La porción exocrina de esta glándula produce **enzimas digestivas**, mientras que su porción endocrina (**islotes de Langerhans**) secreta distintas **hormonas**. El flujo de sangre hacia el páncreas ocurre de tal modo que los ácinos reciben sangre arterial de vasos dedicados a estas estructuras, y a su vez los islotes de Langerhans reciben sangre dedicada a ellos. Además, los ácinos reciben sangre venosa procedente de los islotes, de modo que hormonas como la somatostatina liberadas por las células de los islotes llegan a las células acinares inmediatamente después de su liberación.

A. El **páncreas exocrino** es una glándula **tubuloalveolar de componente seroso**.
1. **Células acinares pancreáticas**
   a. Las células acinares pancreáticas son células serosas piramidales dispuestas alrededor de una luz central.
   b. Poseen un núcleo basal esférico, abundante retículo endoplásmico rugoso (RER), un extenso aparato de Golgi, numerosas mitocondrias y muchos ribosomas libres.
   c. Los **gránulos de cimógeno (secretores)** están rodeados por membrana y están densamente empacados en la región **apical** de las células acinares pancreáticas. Contienen enzimas y proenzimas almacenadas en el aparato de Golgi.
   d. Su plasmalema basal posee receptores para colecistocinina y acetilcolina.
2. **Conductos pancreáticos**
   a. La porción intraacinar inicial de los conductos intercalares está formada por **células centroacinares**, bajas, cúbicas y con citoplasma pálido.
   b. Partiendo de la porción inicial, los conductos intercalares convergen en un pequeño número de **conductos intralobares**, que, a su vez, desembocan en grandes **conductos interlobares**, que van a parar al conducto pancreático principal (o accesorio).
   c. El **conducto pancreático principal** se fusiona con el conducto colédoco y forma la **ampolla de Vater**, que recoge las secreciones del páncreas exocrino y el contenido de la vesícula biliar y las vierte en el duodeno a nivel de la **papila duodenal mayor**.

3. **Secreciones pancreáticas exocrinas**
   a. **Líquido alcalino pobre en enzimas**
      (1) Las **células de los conductos intercalares** liberan gran cantidad de líquido alcalino pobre en enzimas cuando son estimuladas por la **secretina** en conjunción con la **acetilcolina**.
      (2) Función. Probablemente **neutraliza** la acidez del quimo cuando entra en el duodeno.
   b. **Enzimas digestivas**
      (1) Las **células acinares** pancreáticas sintetizan y almacenan enzimas digestivas, que liberan cuando son estimuladas por la **colicistocinina** (antes llamada **pancreozimina**) y coestimuladas por la acetilcolina liberada por fibras parasimpáticas posganglionares.
      (2) Las enzimas digestivas pueden ser secretadas como **enzimas** o bien como **proenzimas** que deben ser activadas en la luz intestinal.
      (3) Las **enzimas** son amilasa pancreática, lipasas pancreáticas, ribonucleasa y desoxirribonucleasa; las **proenzimas** son tripsinógeno, quimotripsinógeno, procarboxipeptidasa y proelastasa.
      (4) Para protegerse de la enzima digestiva tripsina, estas células producen **inhibidor de tripsina**, de modo que el tripsinógeno no pueda convertirse en tripsina dentro del citosol.

B. **Islotes de Langerhans (páncreas endocrino)** (figura 17-1)
1. Los islotes de Langerhans son grupos esféricos de células endocrinas, ricamente vascularizados (de entre 100 y 200 μm de diámetro), rodeados por una fina red de **fibras reticulares**. Están dispersos, aparentemente al azar, entre los ácinos del páncreas exocrino.
2. **Células de los islotes** (tabla 17-1)
   a. Existen distintos tipos de células de los islotes que sólo pueden diferenciarse entre sí con técnicas inmunocitoquímicas o mediante el uso de colorantes especiales.
   b. Elaboran distintas hormonas polipeptídicas, pero *cada tipo de célula produce sólo una hormona.*

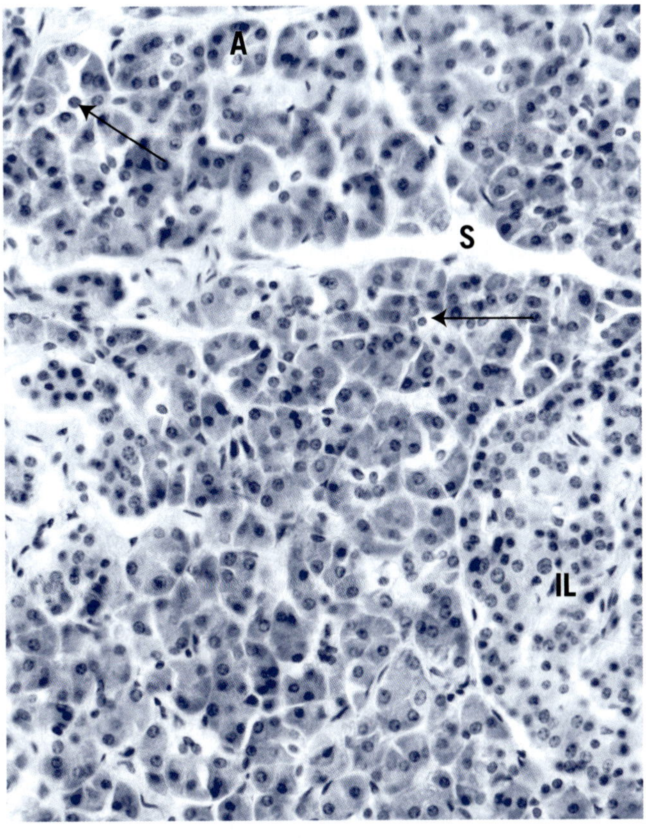

FIGURA 17-1. Los islotes de Langerhans (IL) representan la porción endocrina del páncreas, mientras que los ácinos (A), con sus células centroacinares (*flechas*), representan la porción exocrina. Observe los tabiques de tejido conectivo (S) que subdividen el páncreas en lóbulos y lobulillos (×270).

tabla 17-1 Comparación de las células secretoras de los islotes de Langerhans

Tipo de célula	Características de los gránulos	Número relativo	Localización en los islotes	Hormona	Función
Alfa (α)	Redondos; pequeña aureola entre la membrana y la parte central electrodensa	~20%	Principalmente en la periferia	Glucagón	Elevan la glucemia
Beta (β)	Pequeños; aureola bien visible entre la membrana y la parte central densa	~70%	Principalmente centrales, aunque presentes por todas partes	Insulina	Reducen la glucemia
Delta (D, δ)	Tanto las células D como las D_1 son grandes y electrolúcidas	$< 5\%$	Dispersas por todas partes	Somatostatina	Inhiben la liberación de hormona por las células vecinas; también inhiben la liberación de enzimas pancreáticas y la producción de HCl por las células parietales del estómago.
(D_1, δ_1)				Péptido intestinal vasoactivo	Inducen la glucogenólisis; ajustan la motilidad intestinal y la secreción de iones y agua
Productoras de gastrina	Pequeños	Raros	Dispersas por todas partes	Gastrina	Estimulan la secreción de HCl
PP (F)	Pequeños	Raros	Dispersas por todas partes	Polipéptido pancreático	Inhiben la liberación de secreciones pancreáticas exocrinas y la de bilis por la vesícula biliar
Épsilon ε	Pequeños	Raros	Dispersas por todas partes	Grelina	Inducen la sensación de hambre

PP, células productoras de polipéptido pancreático.

3. **Hormonas de los islotes**
   a. El **glucagón** es producido por las células α y su acción eleva los valores de glucosa en sangre (glucemia).
   b. La **insulina** es producida por las células β y su acción *disminuye la glucemia.*
      (1) **Mecanismo de la liberación de insulina.** El aumento de la glucemia causa la unión de glucosa a proteínas transmembrana (**proteína transportadora de glucosa 2** [**GLUT-2**]) de las células β, lo que induce a estas células a liberar su insulina almacenada y, de ser necesario, sintetizar más insulina. Esta captación de glucosa ocurre de un modo que no requiere la presencia de insulina.
      (2) **Mecanismo de acción de la insulina.** La insulina causa el transporte de glucosa y aminoácidos a hepatocitos, adopocitos, células del miocardio y células de músculo esquelético. Lo hace al unirse al componente extracelular re receptores de insulina transmembrana de esas células, lo cual induce una respuesta del componente intracelular que incluye la colocación de **proteína transportadora de glucosa 4** (**GLUT-4**) en las membranas celulares de adipocitos, células de músculo esquelético y células del miocardio; la glucosa entra en estas células mediante la GLUT-4. A diferencia de lo que ocurre en el caso de GLUT-2, esta captación de glucosa ocurre de un modo que requiere la presencia de insulina.
   c. **Somatostatina** y **péptido intestinal vasoactivo** se producen en las células δ y δ_1 (D y D_1), respectivamente. La somatostatina **inhibe** la liberación de hormonas por las células secretoras vecinas; también inhibe la liberación de enzimas pancreáticas y la producción de ácido clorhídrico (HCl) por las células parietales del estómago y **reduce** la motilidad del tubo digestivo y de la vesícula biliar al disminuir la contracción de su musculatura lisa. El péptido intestinal vasoactivo induce la glucogenólisis en el hígado y ajusta la motilidad intestinal y la secreción de iones y agua.
   d. La **gastrina**, producida por las células G, **estimula** (en conjunción con histamina y acetilcolina) la secreción gástrica de HCl.
   e. El **polipéptido pancreático**, producido por las células PP (productoras de polipéptido pancreático), **inhibe** la liberación de secreciones pancreáticas exocrinas y la liberación de bilis por la vesícula biliar.
   f. La **grelina**, producida por las células ε, provoca la sensación de hambre.

CONSIDERACIONES CLÍNICAS

1. Los individuos con hipoglucemia e hiperinsulinemia pueden tener un **insulinoma**, un tumor de células β de los islotes de Langerhans. Los insulinomas son benignos en 90% de los casos, y el trastorno suele resolverse por extirpación quirúrgica del tumor.
2. **Diabetes mellitus tipo I (insulinodependiente), DMID**
   a. La DMID es consecuencia de **baja concentración plasmática de insulina**.
   b. Se caracteriza por **polifagia** (hambre insaciable), **polidipsia** (sed insaciable) y **poliuria** (micción excesiva).
   c. Suele ser de **inicio repentino** antes de los 20 años de edad y se identifica por los daños y la destrucción de las células β de los islotes de Langerhans. A causa de su comienzo temprano, la DMID también se conoce como **diabetes mellitus de inicio juvenil**.
   d. Se trata con una combinación de insulina y dieta.
3. **Diabetes mellitus tipo II (insulinoindependiente), DMII**
   a. La DMII **no** es causada por valores bajos de insulina plasmática y es **resistente a los efectos de la insulina**, lo que constituye un factor determinante de su patogenia. La resistencia a los efectos de la insulina es debida a la disminución de la capacidad de esta hormona de unirse a sus receptores del plasmalema, así como a problemas en su acción una vez que se ha unido a sus receptores.
   b. Suele manifestarse en individuos obesos de más de 40 años.
   c. Generalmente se controla con dieta.
   d. Los individuos mayores con diabetes tipo 2 a menudo presentan problemas de memoria, debido quizá a que los **ligandos difusibles derivados de amiloide β (ADDL)** se unen a las membranas presinápticas de los axones de determinadas neuronas que son responsables del almacenamiento de la memoria. Esto impide la reposición de los **receptores de insulina** de estos axones, aunque los receptores, sintetizados en el soma, están disponibles en el citoplasma. Al parecer, se impide que los receptores se transfieran desde el citosol del soma al axoplasma del axón. Esto hace a esas neuronas resistentes a insulina e incapaces de regular su metabolismo de la glucosa, y a su vez, tales neuronas no pueden funcionar normalmente y el paciente tiene pérdida de la memoria y demencia relacionada con enfermedad de Alzheimer. Algunos investigadores sugieren que se trata de **diabetes tipo 3**.
4. El **cáncer de páncreas** es una neoplasia maligna que suele causar la muerte de los pacientes seis meses a un año después del diagnóstico. La mayoría de los casos son **adenocarcinomas** de la cabeza del páncreas. Su incidencia es 3 a 4 veces mayor en varones que en mujeres. Aunque entre sus síntomas se incluyen anorexia, flatulencia, heces grasosas en caso de obstrucción del conducto biliar, pérdida rápida de peso, debilidad, lumbalgia e ictericia, para el diagnóstico definitivo suele requerirse una biopsia exploratoria.
5. La **glucemia** en un individuo no diabético en ayunas debe ser de 80 a 110 mg/dl (4.4 a 6.1 mmol/l) de sangre. Si la glucemia es mayor que este intervalo, las células β liberan insulina. Si es menor, las células α liberan glucagón. Otros mecanismos de control son los neurotransmisores liberados por las células del sistema nervioso autónomo: fibras simpáticas incrementan la secreción de glucagón e inhiben la de insulina, mientras que fibras parasimpáticas elevan tanto la secreción de insulina como la de glucagón a fin de mantener la homeostasis.

IV. HÍGADO

A. Generalidades

1. El hígado está formado por un único tipo de células parenquimatosas, los **hepatocitos**.
2. Es la glándula más grande del organismo, con peso hasta de 1.5 kg.
3. Está rodeado por un tejido conectivo colagenoso irregular denso conocido como **cápsula de Glisson**, que forma tabiques los cuales subdividen el hígado en sus cuatro lóbulos (derecho, izquierdo, caudado y cuadrado) y su enorme número de lobulillos.
4. **Función**. El hígado elabora **bilis** y proteínas plasmáticas, además de desempeñar muchas otras funciones que se consideran en las Secciones E y F.

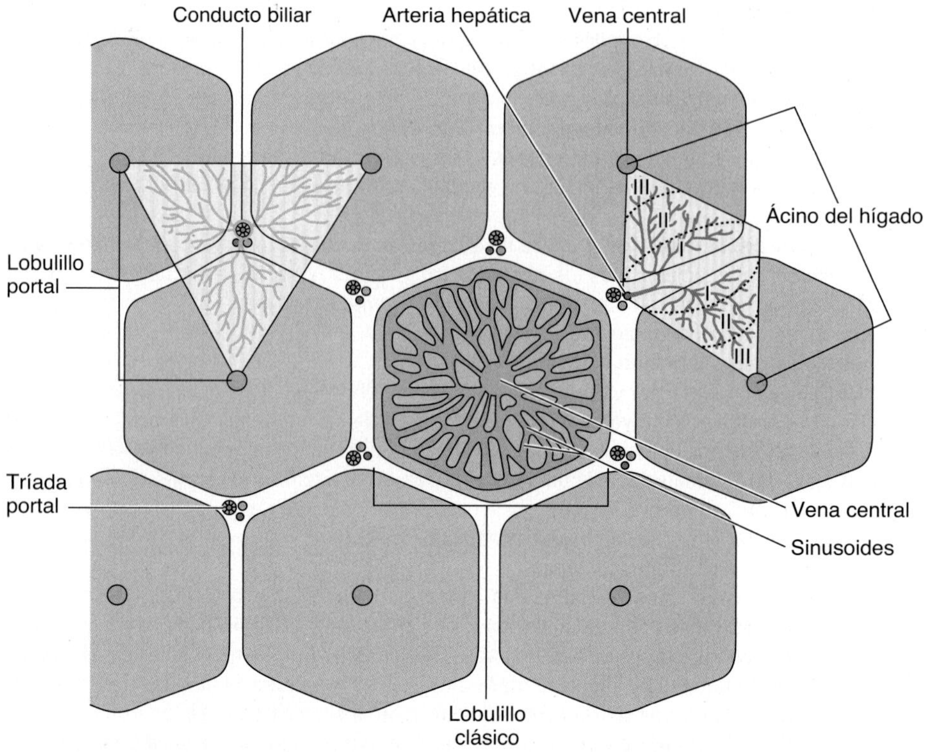

FIGURA 17-2. Características que definen el lobulillo hepático clásico, el lobulillo portal y los ácinos hepáticos de Rappaport. Observe la zonación del ácino de Rappaport. (Adaptado con permiso de Krause WJ, Cutts JH. *Concise Textbook of Histology*. 2nd ed. Baltimore, MD: Williams & Wilkins; 1986:331.)

B. **Lobulillos hepáticos** (figura 17-2)

1. El **lobulillo hepático clásico** es una masa hexagonal de tejido formada principalmente por **placas de hepatocitos**, que irradian desde la región de la **vena central** hacia la periferia (figura 17-3).
   a. **Áreas portales (conductos o triadas portales)**
      (1) Las áreas portales son regiones de tejido conectivo situadas entre lobulillos que contienen ramificaciones de la vena porta, la arteria hepática, vasos linfáticos y el conducto biliar.
      (2) Se encuentran en esquinas alternadas de los lobulillos hepáticos clásicos.

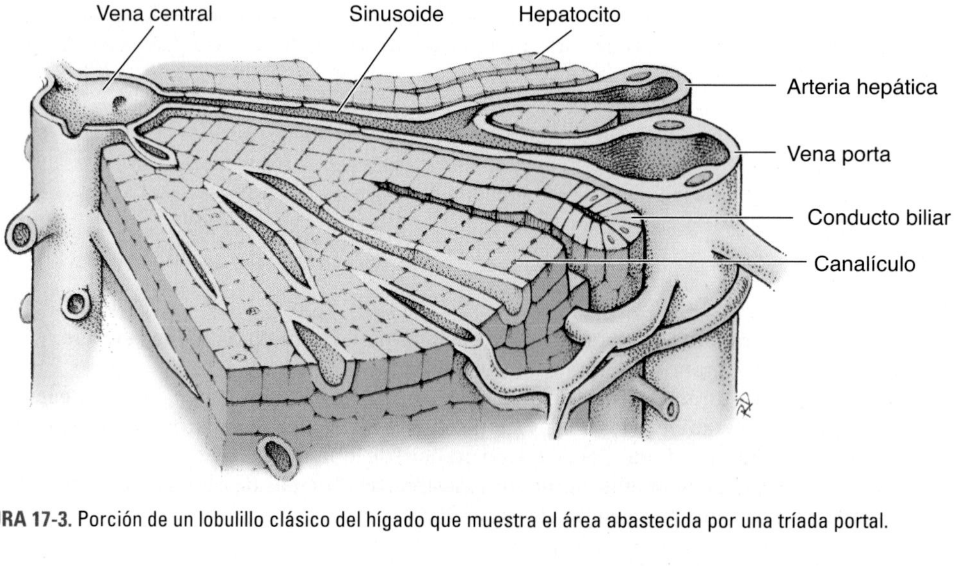

FIGURA 17-3. Porción de un lobulillo clásico del hígado que muestra el área abastecida por una tríada portal.

(3) Cada área portal está rodeada por la **placa limitante**, una placa cilíndrica de hepatocitos modificados. Un espacio estrecho, el espacio de Moll, separa la placa limitante de los elementos de tejido conectivo del área portal.

b. Sinusoides hepáticos

(1) Los sinusoides hepáticos son capilares sinusoidales que se originan en la periferia de un lobulillo y circulan entre placas de hepatocitos adyacentes.

(2) Reciben sangre de los vasos de las áreas portales y la entregan a la vena central.

(3) Están cubiertos por células de **revestimiento sinusoidal** (células endoteliales) con grandes discontinuidades entre ellas, que presentan **fenestraciones** y carecen de **lámina basal**.

(4) El revestimiento sinusoidal también contiene **células fagocíticas** (**células de Kupffer**) derivadas de monocitos; estas células están dispersas entre las del revestimiento sinusoidal pero no forman uniones con ellas. Las células de Kupffer eliminan desechos, eritrocitos viejos y restos celulares del torrente circulatorio.

c. Espacio de Disse

(1) El espacio de Disse es el **espacio subendotelial** entre los hepatocitos y las células del revestimiento sinusoidal.

(2) Contiene las microvellosidades cortas de los hepatocitos, fibras reticulares (que mantienen la arquitectura de los sinusoides) y algunas fibras nerviosas amielínicas.

(3) También contiene **células de depósito de grasa** estrelladas (**células de Ito, células estrelladas perisinusoidales**), que almacenan preferentemente vitamina A. Sin embargo, cuando el hígado se ve afectado, los hepatocitos liberan **factor de crecimiento tumoral β**, y en respuesta, estas células almacenadoras de grasa pueden dividirse, cambiar de fenotipo y empezar a sintetizar colágeno (lo que ocasiona fibrosis) y, si es necesario, diferenciarse en **miofibroblastos** para controlar el flujo de sangre por los sinusoides.

(4) **Función.** En el espacio de Disse ocurre el intercambio de materiales entre el torrente circulatorio y los hepatocitos. Los hepatocitos no contactan directamente con el torrente circulatorio

2. Lobulillo portal

a. El lobulillo portal, visto en dos dimensiones, es una **región triangular** con tres ápices cercanos a las venas centrales y un centro en el área portal (figura 17-2).

b. Incluye porciones de **tres** lobulillos hepáticos clásicos adyacentes.

c. El lobulillo portal se define en términos de **flujo biliar**. En este modelo de lobulación del hígado, el conducto biliar se encuentra en el centro del lobulillo.

3. Ácino hepático de Rappaport

a. El ácino hepático de Rappaport, visto en dos dimensiones, es una **región en forma de rombo** que engloba secciones triangulares de **dos** lobulillos hepáticos clásicos adyacentes (con ápices en las venas centrales) y es dividido por los vasos de distribución comunes (figura 17-2).

b. Este modelo de lobulación del hígado se define con base en el **flujo sanguíneo** que va desde los vasos de distribución hasta una única área portal. El modelo se estableció para explicar el aspecto histológico de los cambios patológicos asociados a las enfermedades del hígado.

c. El ácino hepático de Rapppaport puede dividirse en **tres zonas** en función de la proximidad de los hepatocitos a la sangre entrante.

C. Flujo sanguíneo, biliar y linfático (figura 17-3)

1. El **flujo de sangre que penetra en el hígado** deriva de dos fuentes y se dirige desde las tríadas portales de la periferia de cada lobulillo hepático clásico hacia la vena central.

   a. La **arteria hepática** lleva sangre rica en oxígeno desde la aorta abdominal y suministra entre 20 y 30% de la sangre del hígado.

   b. La **vena porta** lleva sangre rica en nutrimentos desde el tubo digestivo y el bazo; suministra 70 a 80% de la sangre del hígado.

2. El **flujo de sangre que abandona el hígado** lo hace a través de la **vena hepática**, formada por la fusión de numerosas venas sublobulillares, que recogen la sangre de las **venas centrales** (figura 17-4).

3. El **flujo de bilis** se dirige hacia la periferia de los lobulillos hepáticos clásicos (en sentido **opuesto** al flujo sanguíneo). La bilis circula por un sistema de conductos que desembocan en los **conductos hepáticos**, derecho e izquierdo, los cuales abandonan el hígado y llevan la bilis hacia la vesícula biliar.

   a. Canalículos biliares

   (1) Los canalículos biliares son espacios intercelulares expandidos entre hepatocitos adyacentes que forman minúsculos canales por donde empieza a fluir la bilis.

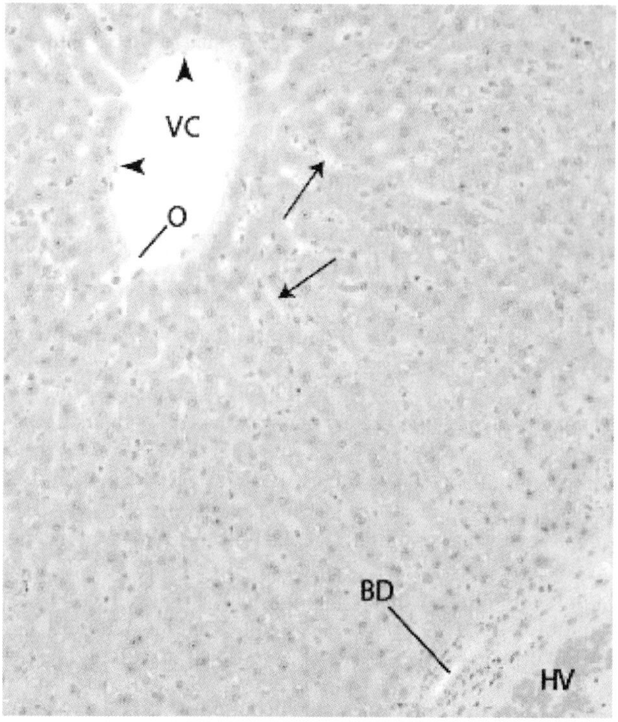

FIGURA 17-4. La vena central (VC) del hígado está recubierta por células endoteliales (*puntas de flecha*) que se continúan con las que recubren los sinusoides hepáticos (*flechas*), donde estos sinusoides se abren (O) en la vena central. Observe el conducto biliar (BD) y una rama de la vena porta (HV) en un área portal relativamente grande (×132).

(2) Reciben la **secreción exocrina** del hígado (bilis) y la transportan a los **conductos de Hering** (conductillos biliares) en la periferia de los lobulillos hepáticos clásicos. Los conductos de Hering están formados por hepatocitos modificados y **colangiocitos** (**células ductales**) cúbicos bajos. Los colangiocitos de los conductos de Hering (u otras parecidas a ellos que residen en dichos conductos) pueden actuar como células regenerativas tanto del hígado como de conductillos y conductos hepáticos. Se ha demostrado que incluso si se extirpa 50% del hígado, puede regenerarse hasta su tamaño previo de 1.5 kg.

b. Conductos biliares

(1) Los conductos biliares se localizan en las áreas portales y constan de una sola capa de colangiocitos cúbicos. La superficie apical de cada colangiocito da a la luz del conducto biliar y exhibe numerosas microvellosidades cortas así como un solo cilio primario largo que monitorea el flujo y la composición de la bilis dentro del conducto biliar.

(2) Reciben la bilis de los conductos de Hering.

(3) Se agrandan y se fusionan para formar los **conductos hepáticos**, que abandonan el hígado a nivel del hilio hepático.

4. En el hígado, la **linfa** se reúne en el espacio de Moll y es captada por ramificaciones de los vasos linfáticos situadas en las áreas portales. A medida que estos vasos linfáticos se fusionan, aumentan de tamaño hasta formar uno o dos que se unen al **conducto torácico** para devolver la linfa al sistema vascular en la unión de las venas subclavia izquierda y yugular interna izquierda.

D. Hepatocitos

1. Los hepatocitos son células poliédricas grandes (de 20 a 30 μm de diámetro) que poseen RER y REL abundantes, así como numerosos lisosomas, mitocondrias y peroxisomas, varios aparatos de Golgi y muchas gotitas lipídicas y depósitos de glucógeno.

2. Normalmente contienen un núcleo redondo central, y 25 % de las células son binucleadas. En ocasiones los núcleos son poliploides.

3. Su lapso de vida promedio es de alrededor de cinco meses.

4. Superficies de los hepatocitos

a. Las **superficies de los hepatocitos en contacto con el espacio de Disse** poseen microvellosidades, que, al incrementar el área superficial, facilitan la transferencia de sustancias (p. ej., secreciones endocrinas a la sangre y nutrimentos a los hepatocitos) entre los hepatocitos y la sangre.

b. Superficies colindantes entre hepatocitos adyacentes

(1) Con frecuencia delimitan canalículos biliares, pequeñas expansiones del espacio intercelular en forma de túnel. Los **bile canaliculi** están separados del resto del espacio intercelular por **zónulas ocluyentes** localizadas en cada cara del canalículo.

(2) Poseen microvellosidades que se extienden por el canalículo biliar.

(3) También poseen **uniones comunicantes.**

E. Funciones hepáticas realizadas por los hepatocitos

1. La **secreción exocrina** consiste en la producción y liberación de 600 a 1 200 ml de **bilis** diarios. La bilis es un líquido compuesto por glucurónido de bilirrubina (pigmento biliar), ácidos biliares (sales biliares), colesterol, lecitina, fosfolípidos, iones, IgA y agua. La bilirrubina, hidrófoba, un producto de la degradación de la hemoglobina, es convertida en glucurónido de bilirrubina hidrosoluble (un componente no tóxico), en el REL de los hepatocitos.
2. La **secreción endocrina** consiste en la producción y liberación de varias **proteínas plasmáticas** (p. ej., protrombina, fibrinógeno, albúmina, factor III y lipoproteínas) y urea. Los hepatocitos también pueden elaborar y liberar aminoácidos no esenciales.
3. Los **metabolitos** se **almacenan** en forma de **glucógeno** (glucosa almacenada) y **triglicéridos** (lípidos almacenados).
4. La **gluconeogénesis** es la conversión de los aminoácidos y los lípidos en glucosa, un proceso complejo catalizado por una serie de enzimas.
5. La **destoxificación** implica la desactivación de varias sustancias (p. ej., fármacos, sustancias químicas nocivas y toxinas) por enzimas, como las **oxidasas microsómicas de función mixta**, que catalizan la oxidación, la metilación o la conjugación de tales sustancias. Estas reacciones suelen ocurrir en el REL o en peroxisomas, como sucede con el alcohol.
6. La **transferencia de IgA** consiste en la captación de IgA a través del espacio de Disse y su liberación en los canalículos biliares. La IgA es transportada a través del sistema de conductos hepatobiliares hacia el intestino, donde tiene una función inmunitaria protectora. Este proceso se conoce como **circulación enterohepática**.

F. Funciones hepáticas realizadas por células distintas de los hepatocitos

1. Las **células de Ito** almacenan vitamina A.
2. Las **células de Kupfer** fagocitan materiales no deseados.

CONSIDERACIONES CLÍNICAS

1. La **hepatitis** es una inflamación del hígado, generalmente debida a una infección viral, pero ocasionalmente provocada por sustancias tóxicas.
   a. La **hepatitis viral A (hepatitis infecciosa)** es causada por el virus de la hepatitis A, que se transmite frecuentemente por la **vía fecal-oral**. Tiene **periodo de incubación corto** (2 a 6 semanas) y no suele ser letal, pero puede provocar ictericia.
   b. La **hepatitis viral B (hepatitis sérica)** es causada por el virus de la hepatitis B, que se **transmite a través de la sangre** y sus derivados.
      i. Tiene **periodo de incubación largo** (seis semanas a cinco meses).
      ii. Sus síntomas clínicos son similares a los que se asocian con la hepatitis viral A, pero sus consecuencias son más graves, con posible cirrosis, ictericia y muerte.
   c. La **hepatitis viral C** es causada por el virus de la hepatitis C y es responsable de la mayoría de las hepatitis relacionadas con transfusiones de sangre. También se asocia con **carcinoma hepatocelular**.
2. **Ictericia**
   a. La ictericia se caracteriza por un **exceso de bilirrubina** en la sangre y el depósito de **pigmento biliar** en la piel y la esclerótica de los ojos, lo que les imparte un tono amarillento.
   b. Puede ser hereditaria o causada por estados patológicos, como destrucción excesiva de glóbulos rojos (**ictericia hemolítica**), disfunción del hígado u obstrucción de las vías biliares (**ictericia obstructiva**).

V. VESÍCULA BILIAR

A. La vesícula biliar comunica con el conducto colédoco a través del **conducto cístico**, que se origina en el cuello de la vesícula biliar.

B. Posee una pared muscular cuya contracción, estimulada por la **colecistocinina** (posiblemente en conjunción con la acetilcolina) fuerza la bilis desde la luz de la vesícula biliar al duodeno. La pared tiene cuatro capas:

1. La **mucosa** está formada por un **epitelio cilíndrico simple** y una lámina propia ricamente vascularizada. Cuando la vesícula biliar está vacía, la mucosa muestra pliegues profundos (figura 17-5).
2. La **capa muscular** consta de una capa delgada y oblicua de **células musculares lisas**.
3. La **capa de tejido conectivo** está compuesta por tejido conectivo colagenoso, denso e irregular, y alberga nervios y vasos sanguíneos.
4. La **serosa** cubre la mayor parte de la vesícula biliar, pero en el punto en que se une al hígado hay una adventicia.

C. **Función**. La vesícula biliar concentra, almacena y libera bilis. Elimina alrededor de 90% del contenido de agua de la bilis por manipulación de las concentraciones de electrolitos en el tejido conectivo subendotelial. Lo hace al eliminar activamente iones sodio, cloruro y bicarbonato de las células epiteliales mediante bombas que consumen energía situadas en el plasmalema basal de las células epiteliales, lo que a su vez causa la salida pasiva de agua de las células a través de canales acuaporina 1 y 8. Para equilibrar las diferencias osmóticas entre la bilis en la luz de la vesícula biliar y las células epiteliales que revisten la luz, el agua pasa de la bilis a las células por el proceso recién descrito.

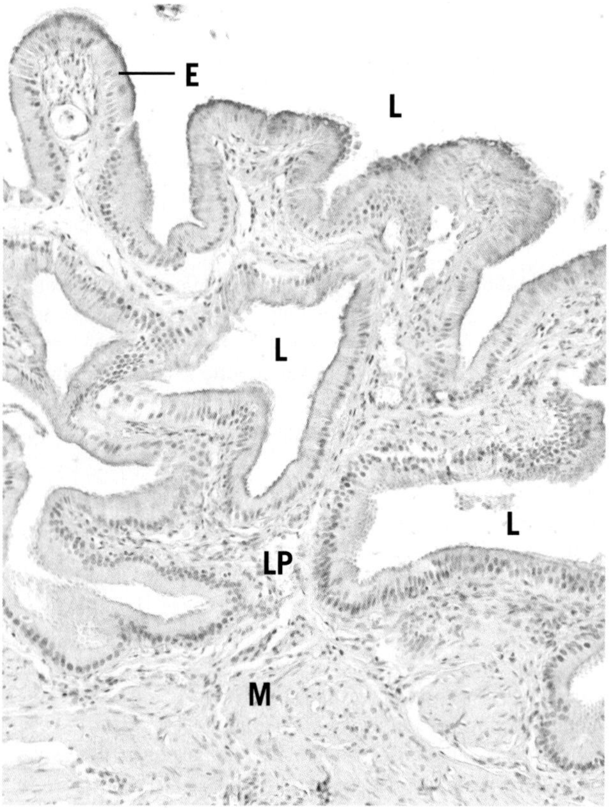

FIGURA 17-5. La mucosa de la vesícula biliar vacía está muy replegada, lo cual hace que la luz (L) se vea encerrada por los pliegues. El epitelio cilíndrico (E) que recubre la luz yace sobre una lámina propia (LP) ricamente vascularizada que está rodeada por la capa de músculo liso (M) de la vesícula biliar (×132).

CONSIDERACIONES CLÍNICAS

1. **Cálculos biliares**
   a. Los cálculos biliares son concreciones, generalmente de cristales de **colesterol**, que se forman en la vesícula biliar o en el conducto biliar.
   b. La acumulación de cálculos biliares puede bloquear el conducto cístico, lo que impide que la vesícula biliar se vacíe.
   c. Los cálculos biliares deben ser extirpados quirúrgicamente si los métodos sin penetración corporal no logran deshacerlos o pulverizarlos.
2. La inflamación de la vesícula biliar, sea **crónica** o **aguda**, suele deberse a la presencia de cálculos biliares, que obstruyen el acceso al conducto quístico, y se conoce como **colecistitis**. La colecistitis crónica a menudo resulta de múltiples brotes de cistitis aguda. La forma aguda del trastorno es muy dolorosa; el dolor se experimenta en el cuadrante superior derecho del abdomen y puede ser tan intenso que cause náusea y vómito. Con frecuencia, el trastorno se trata con extirpación quirúrgica de la vesícula biliar.

Autoevaluación

Instrucciones: cada reactivo de esta sección va seguido de posibles respuestas o de términos para completar. Seleccione la opción CORRECTA.

1. Un hombre de 18 años de edad se siente mareado. Tiene hambre y sed constantemente y orina en exceso. Un probable diagnóstico es:

(A) Hepatitis viral A
(B) Diabetes mellitus tipo I
(C) Diabetes mellitus tipo II
(D) Cirrosis
(E) Paperas

2. ¿Cuál de las afirmaciones siguientes acerca de los sinusoides del hígado es verdadera?

(A) Se continúan con los canalículos biliares
(B) Están rodeados por una lámina basal bien desarrollada
(C) Están revestidos por células endoteliales no fenestradas
(D) Llevan sangre a la vena central
(E) Llevan sangre a la vena porta

3. Una mujer tiene las escleróticas y la tez amarillentas. Los resultados de los análisis de sangre revelan un recuento bajo de eritrocitos. Un diagnóstico probable es:

(A) Hepatitis viral A
(B) Hepatitis viral B
(C) Cirrosis
(D) Ictericia hemolítica
(E) Diabetes mellitus tipo II

4. ¿Cuál de las afirmaciones siguientes acerca de la vesícula biliar es verdadera?

(A) Sintetiza bilis
(B) Está revestida por un epitelio cilíndrico simple
(C) La bilis abandona la vesícula biliar a través del conducto colédoco
(D) No posee células musculares en sus paredes
(E) Es sensible a los efectos de la hormona secretina

5. Un paciente informa a su médico pérdida repentina de peso, pérdida de apetito, debilidad y lumbalgia. Como la esclerótica y la piel del paciente presentan un tono amarillento, el médico sospecha:

(A) Diabetes tipo I
(B) Cálculos biliares
(C) Cáncer de páncreas
(D) Hepatitis viral A
(E) Hepatitis viral B

6. Las células acinares del páncreas exocrino secretan:

(A) Glucagón
(B) Lisozima
(C) Insulina
(D) Proteínas plasmáticas
(E) Proteasas

7. Las células α del páncreas secretan:

(A) Glucagón
(B) Lisozima
(C) Insulina
(D) Proteínas plasmáticas
(E) Proteasas

8. Las células β del páncreas secretan:

(A) Glucagón
(B) Lisozima
(C) Insulina
(D) Proteínas plasmáticas
(E) Proteasas

9. Las células acinares submaxilares secretan:

(A) Glucagón
(B) Lisozima
(C) Insulina
(D) Proteínas plasmáticas
(E) Proteasas

10. Los hepatocitos secretan:

(A) Glucagón
(B) Lisozima
(C) Insulina
(D) Proteínas plasmáticas
(E) Proteasas

Respuestas

1. **B.** Los tres síntomas clásicos de la diabetes tipo 1 (diabetes de inicio juvenil) son polifagia (hambre excesiva), poliuria (micción excesiva) y polidipsia (sed excesiva). Este trastorno ocurre en individuos jóvenes, por lo general de menos de 20 años (ver Capítulo 17 III B 3, Consideraciones clínicas).

2. **D.** Los sinusoides del hígado están revestidos por células endoteliales fenestradas, carecen de lámina basal y envían la sangre directamente a la vena central (ver Capítulo 17 IV B 1 b).

3. **D.** Piel y esclerótica amarillentas indican ictericia. Como la paciente presenta recuento de eritrocitos bajo, el diagnóstico más probable es anemia hemolítica (ver Capítulo 17 IV E 6, Consideraciones clínicas).

4. **B.** La vesícula biliar está revestida por un epitelio cilíndrico simple (ver Capítulo 17 V).

5. **C.** El cáncer de páncreas presenta todos los síntomas citados, a saber, pérdida repentina de peso, pérdida de apetito, debilidad, lumbalgia e ictericia. Aunque la ictericia también se observa en la hepatitis A y B y en presencia de cálculos biliares obstructivos, la pérdida repentina de peso, la pérdida de apetito y la debilidad no son síntomas diagnósticos de estas enfermedades. La diabetes mellitus no causa ictericia, ni pérdida de apetito ni de peso (ver Capítulo 17 III B 3, Consideraciones clínicas).

6. **E.** Las células acinares pancreáticas sintetizan distintas proteasas, que liberan, a través del conducto pancreático, en el duodeno (ver Capítulo 17 III A 3).

7. **A.** El glucagón es producido por las células α de los islotes de Langerhans. Se trata de las segundas células secretoras más abundantes del páncreas endocrino (ver Capítulo 17 III B 3).

8. **C.** La insulina es producida por las células β del páncreas, que son el tipo celular más abundante en los islotes de Langerhans (ver Capítulo 17 III B 3).

9. **B.** La lisozima, una enzima con actividad antibacteriana, es producida principalmente por las células acinares de las glándulas salivales submaxilares (ver Capítulo 17 II B 1).

10. **D.** Los hepatocitos sintetizan distintas proteínas plasmáticas, como fibrinógeno, protrombina y albúmina (ver Capítulo 17 IV E 2).

capítulo **18**

Aparato urinario

I. GENERALIDADES: APARATO URINARIO

A. **Estructura.** El aparato urinario está formado por dos **riñones**, dos **uréteres**, **vejiga** y **uretra**.

B. **Función.** El aparato urinario produce y excreta **orina**, y de esta manera limpia la sangre de productos de desecho. Los riñones también regulan la concentración de electrolitos en el líquido extracelular, sintetizan renina y eritropoyetina, y convierten la forma menos reactiva de la vitamina D_3 (25-OH-vitamina D_3) en su forma más activa, **calcitriol [1,25-$(OH)_2$ vitamina D_3]**.

II. RIÑONES

A. **Estructura general**

1. Los riñones son órganos pares en forma de frijol (habichuela) envueltos por una **cápsula** delgada de tejido conectivo.
2. Cada riñón se divide en una **corteza**, externa, y una **médula**, interna.
3. Cada riñón contiene cerca de dos millones de **nefronas**. Una nefrona y el túbulo colector en el que ésta drena forman un **túbulo urinífero**. Cada túbulo colector drena a varias nefronas.

B. **El hilio renal** es la concavidad de la parte media del riñón. Alberga arterias, venas, vasos linfáticos, nervios y la pelvis renal.

C. **La pelvis renal** (figura 18-1) es la expansión en forma de embudo del extremo superior del **uréter**. Se continúa con los **cálices renales mayores**, que a su vez poseen pequeñas ramificaciones llamadas **cálices menores**.

D. **La médula renal** se encuentra por debajo de la corteza pero emite prolongaciones (**rayos medulares**) hacia esta última.

1. Las **pirámides renales** (**medulares**) son las estructuras cónicas o piramidales que forman el grueso de la médula renal. Las bases de las pirámides establecen la unión corticomedular. El ápice de cada pirámide forma la porción más profunda de la médula.
   a. Cada riñón contiene entre 10 y 18 pirámides renales.
   b. Cada pirámide está formada, básicamente, por las porciones delgadas de las **asas de Henle**, vasos sanguíneos y **túbulos colectores**.
2. La **papila renal** se localiza en el **ápice** de cada pirámide renal. Tiene una punta perforada (**área cribosa**) que se proyecta hacia la luz de un cáliz menor.

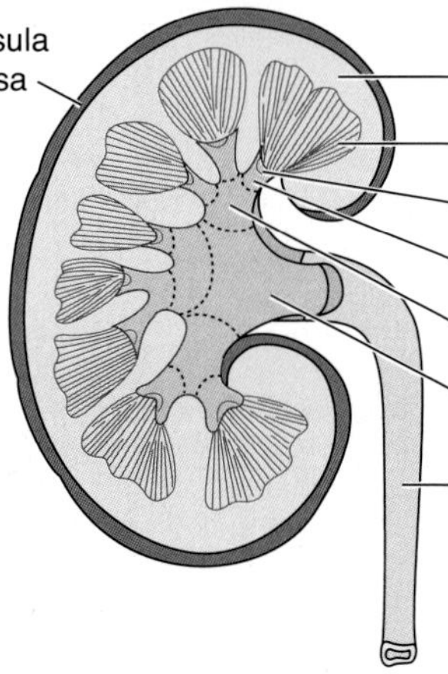

FIGURA 18-1. Estructura interna de un riñón cortado por la mitad.

E. **La corteza renal** es la capa superficial del riñón, que se encuentra apenas por debajo de la cápsula. Está formada principalmente por **corpúsculos renales** y **túbulos contorneados.**
   1. Las **columnas renales de Bertin** son prolongaciones del tejido cortical entre pirámides renales adyacentes.
   2. Los **rayos medulares** son grupos de **túbulos rectos** que se extienden desde la base de cada pirámide renal (medular) hasta la **corteza**. Estos túbulos son las **porciones rectas** de los túbulos proximal y distal y de los **conductos colectores** que drenan las nefronas.

F. **El lóbulo renal** está constituido por una pirámide renal y el tejido cortical vecino estrechamente asociado con ella.

G. **El lobulillo renal** está formado por un rayo medular central y el tejido cortical circundante estrechamente asociado, y está limitado a cada lado por una **arteriola interlobulillar**. Sus muchas **nefronas** drenan en los túbulos colectores del rayo medular.

H. **El intersticio renal** es el compartimiento de tejido conectivo del riñón. Es escaso en la corteza, pues ocupa menos de 10% del volumen cortical, y un tanto mayor en la médula (ocupa alrededor de 20% del volumen medular). El intersticio renal está formado principalmente por **fibroblastos** y **células mononucleares** (probablemente macrófagos). En la médula está constituido por dos tipos adicionales de células:
   1. Los **pericitos** (ver Capítulo 6 III B) que están localizados a lo largo de los vasos sanguíneos que abastecen las asas de Henle.
   2. Las **células intersticiales** poseen largas **prolongaciones** que se extienden hacia los capilares y los túbulos de la médula (y quizás los rodean). Estas células elaboran **medulipina I**, una hormona vasopresora que se convierte en medulipina II en el hígado. La **medulipina II** es un vasodilatador que reduce la presión arterial.

III. TÚBULOS URINÍFEROS (tabla 18-1)

A. **Nefronas.** Las nefronas están formadas por un **corpúsculo renal**, un **túbulo proximal** (compuesto por el **túbulo contorneado proximal** y la **parte recta del túbulo proximal**), la **porción delgada de la rama descendente del asa de Henle**, un **asa de Henle**, la **porción delgada de la rama ascendente del asa de Henle** y un **túbulo distal** (compuesto por la **parte recta del túbulo distal**, la **mácula densa**, muy corta, y el **túbulo contorneado distal**). Desafortunadamente para el estudiante, la parte recta del túbulo proximal también se conoce como **porción gruesa de la rama descendente del asa de Henle**, y la parte recta del túbulo distal también recibe el nombre de **porción gruesa de la rama ascendente del asa de Henle.**
   1. **Clasificación.** Las nefronas se clasifican en **corticales**, **mesocorticales** y **yuxtamedulares** con base en la localización del corpúsculo renal. Los corpúsculos renales de las nefronas corticales

tabla 18-1 Características estructurales y funcionales importantes del túbulo urinífero

Región	Epitelio	Funciones principales	Resumen
Corpúsculo renal	Epitelio escamoso simple que reviste la cápsula de Bowman: podocitos (capa visceral), exterior (capa parietal)	Filtra la sangre	Barrera de filtración de células endoteliales fenestradas, láminas basales fusionadas, hendiduras de filtración entre las prolongaciones secundarias (pedicelos) de los podocitos
Túbulo contorneado proximal	Epitelio cúbico simple con borde en cepillo; muchas mitocondrias en compartimentos del plasmalema basal	Reabsorbe toda la glucosa, los aminoácidos y las proteínas filtradas, y como mínimo 80% de Na, Cl y H_2O	La actividad de las bombas de Na de las membranas basolaterales, que transportan Na^+ fuera del túbulo, reduce el volumen del ultrafiltrado y lo mantiene isotónico con la sangre
Asa de Henle, porción gruesa de la rama descendente	Revestida por un epitelio cúbico simple con borde en cepillo	Las mismas que las del túbulo contorneado proximal	Lo mismo que el túbulo contorneado proximal
Asa de Henle, porción delgada de la rama descendente	Epitelio escamoso simple	Permeable al H_2O que abandona el ultrafiltrado y penetra en el intersticio; el Na y el Cl se incorporan al ultrafiltrado	El ultrafiltrado se vuelve hipertónico respecto de la sangre; la urea del intersticio también penetra en la luz del túbulo
Asa de Henle, porción delgada de la rama ascendente	Epitelio escamoso simple	Un tanto permeable al H_2O que se incorpora al ultrafiltrado desde el intersticio; Na y Cl abandonan el ultrafiltrado	El ultrafiltrado se mantiene hipertónico respecto de la sangre; la urea, procedente del intersticio, también penetra en la luz del túbulo
Asa de Henle, porción gruesa de la rama ascendente	Epitelio cúbico simple; mitocondrias en compartimentos del plasmalema basal	Impermeable al H_2O; el Cl es transportado activamente fuera del túbulo hacia el intersticio; el Na prosigue	El ultrafiltrado se hace hipotónico respecto de la sangre; la bomba de Cl de las membranas basolaterales es la principal responsable del gradiente osmótico que se establece en el intersticio de la médula exterior
Aparato yuxtaglomerular Mácula densa	Epitelio cúbico simple	Vigila el nivel de Na (o reduce el volumen de líquido) en el ultrafiltrado del túbulo distal	Las células de la mácula densa se comunican con las células yuxtaglomerulares de la arteriola aferente mediante uniones comunicantes
Células yuxtaglomerulares de la arteriola aferente	Células musculares lisas modificadas que contienen gránulos de renina	Las células sintetizan renina y la liberan al torrente circulatorio	La renina actúa sobre la proteína plasmática e induce los procesos que llevan a la formación de angiotensina II y la liberación de aldosterona de la glándula suprarrenal
Túbulo contorneado distal	Células cúbicas simples; mitocondrias en compartimentos	Las células reaccionan a la aldosterona eliminando el Na del ultrafiltrado	Ultrafiltrado más hipotónico en presencia de aldosterona; se incorporan al ultrafiltrado K^+, NH_4^+ y H^+
Túbulos colectores	Epitelio cúbico simple; epitelio cilíndrico simple	En ausencia de ADH, el túbulo es impermeable al H_2O; excreción de orina hipotónica	En presencia de ADH, el túbulo es permeable al H_2O, que se elimina del filtrado, lo que produce orina hipertónica

ADH, vasopresina (hormona antidiurética).

están cerca de la cápsula, los de las nefronas yuxtamedulares están cerca de la unión corticomedular, y los de las nefronas mesocorticales están entre las otras dos. Las nefronas yuxtamedulares poseen asas de Henle más largas que las nefronas corticales y mesocorticales y se encargan de establecer el gradiente de concentración intersticial en la médula. Aunque sólo alrededor de 15% de todas las nefronas son yuxtamedulares, la descripción siguiente corresponde a una de éstas porque una vez que se comprenden su estructura y función, son evidentes las propias de los otros dos tipos de nefronas.

2. Un **corpúsculo renal** (figura 18-2) está formado por el **glomérulo** y la **cápsula de Bowman**, y es la estructura donde ocurre la **filtración de la sangre**.

   a. **Cápsula de Bowman**

      (1) La **capa parietal** es el epitelio escamoso simple que reviste la pared exterior de la cápsula de Bowman.

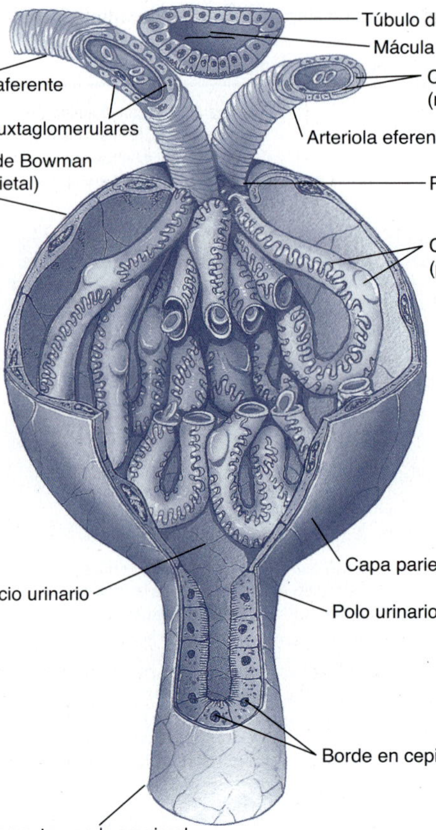

La capa parietal de la **cápsula de Bowman** está formada por epitelio escamoso simple, mientras que su capa visceral está modificada para formar podocitos. El ultrafiltrado entra en el **espacio de Bowman (urinario)** y sale del corpúsculo renal en el polo urinario, a través del túbulo contorneado proximal. La **arteriola glomerular aferente** entra y la **arteriola glomerular eferente** sale del corpúsculo renal en su **polo vascular**, la primera para irrigar y la segunda para drenar el glomérulo. El componente de la **mácula densa** del túbulo distal se coloca en estrecha proximidad con las células yuxtaglomerulares de las arteriolas glomerulares aferente y eferente.

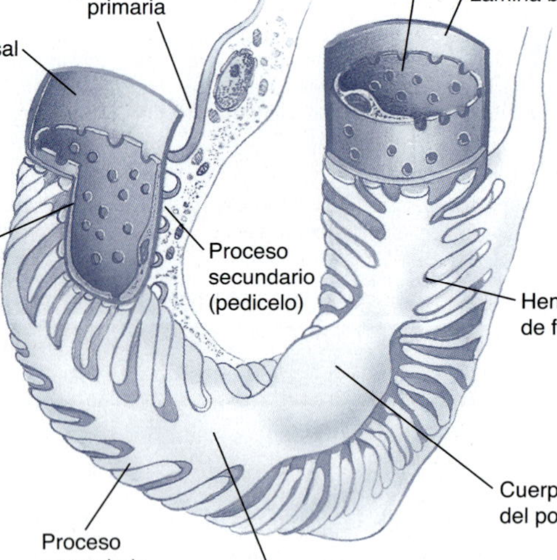

Los capilares fenestrados que constituyen el glomérulo están revestidos por **pedicelos** que surgen de las **prolongaciones primarias** de los podocitos. Los sitios de filtración entre pedículos adyacentes están cubiertos por diafragmas delgados que, juntos con las **láminas basales** fusionadas del endotelio capilar y el podocito, contribuyen a formar la **barrera de filtración**.

FIGURA 18-2. Diagrama que ilustra los componentes del corpúsculo renal. (De Gartner LP, Hiatt JL. *Color Atlas of Histology*. 5th ed. Baltimore MD: Lippincott Williams & Wilkins; 2009:337.)

(2) La **capa visceral** (epitelio glomerular) es el epitelio escamoso simple modificado formado por **podocitos** que reviste la pared interior de la cápsula de Bowman y envuelve los capilares glomerulares.
(3) El **espacio de Bowman** (conocido también como **espacio capsular** o **espacio urinario**) es la cavidad estrecha en forma de cáliz que hay entre las capas visceral y parietal, y en la cual penetra el ultrafiltrado.
(4) El **polo vascular** es el sitio de la cápsula de Bowman por donde la arteriola glomerular aferente entra y la arteriola glomerular eferente abandona el glomérulo.
(5) El **polo urinario** es el sitio de la cápsula de Bowman en que el espacio capsular se continúa con la luz del túbulo contorneado proximal.

b. Los **podocitos** son células epiteliales muy modificadas que forman la **capa visceral** de la cápsula de Bowman y sintetizan **factor de crecimiento endotelial glomerular,** una molécula de señalización que facilita la formación y el mantenimiento de las células del endotelio glomerular. Los podocitos tienen formas complejas y poseen varias **prolongaciones primarias** que originan muchas prolongaciones secundarias llamadas **pedicelos**.
(1) Pedicelos
(a) Los pedicelos envuelven los capilares glomerulares y se interdigitan con los pedicelos que parten de otras prolongaciones primarias.
(b) Sus superficies que dan hacia el espacio de Bowman están recubiertas con **podocalixina**, una proteína que se piensa ayuda al mantenimiento de su forma y organización.
(c) Los pedicelos poseen moléculas de **integrina** $\alpha_3\beta_1$ las cuales los adhieren a la lámina basal.
(2) Las hendiduras de filtración son espacios alargados de aproximadamente 40 nm de ancho entre pedicelos adyacentes. Un **diafragma de la hendidura de filtración** cubre cada hendidura y es la principal estructura de la barrera responsable de la filtración de proteínas.
(a) Cada diafragma está formado por la porción extracelular de la proteína transmembranal **nefrina** de un pedicelo, que hace contacto con la porción entracelular de la nefrina del pedicelo adyacente.
(b) Dentro del citoplasma del pedicelo, el componente intracelular de la nefrina se une con **podocina** y con **proteínas asociadas a CD2** que a su vez se unen a **filamentos de actina** y de ese modo estabilizan la molécula de nefrina.

c. El **glomérulo renal** es el **ovillo de capilares** que se extiende hasta el interior de la cápsula de Bowman.
(1) Células endoteliales glomerulares
(a) Forman la capa interna de las paredes capilares.
(b) Poseen un citoplasma claro que es más grueso alrededor del núcleo, donde se localizan la mayoría de los organelos.
(c) Poseen grandes **fenestraciones** (60 a 90 nm de diámetro), pero **carecen de los delgados diafragmas** que típicamente cubren las aperturas de otros capilares fenestrados.
(2) La **lámina basal** se localiza **entre** los podocitos y las células endoteliales glomerulares; **ambas** poblaciones celulares elaboran dicha lámina. Es inusualmente **gruesa** (0.15 a 0.5 μm) y se divide en tres **zonas** distintas:
(a) La **lámina rara externa** es la zona electrolúcida adyacente al epitelio del podocito.
(b) La **lámina densa** es la zona intermedia electrodensa gruesa de sustancia amorfa.
(c) La **lámina rara interna** es la zona electrolúcida adyacente al endotelio capilar.
(3) El **mesangio** es el tejido intersticial entre los capilares glomerulares. Está formado por células mesangiales y por matriz extracelular amorfa que elaboran estas células.
(a) **Células mesangiales**
1. **Fagocitan** grandes moléculas proteínicas y detritos, que pueden acumularse durante la filtración o en determinadas enfermedades.
2. También se **contraen**, y de esta manera reducen el área superficial disponible para la filtración.
3. Poseen **receptores para angiotensina I** y para **péptido natriurético auricular**.
4. **Producen** factor de crecimiento derivado de plaquetas, endotelinas, interleucina 1 y prostaglandina E_2.
(b) La **matriz mesangial**, producida por células mesangiales, está formada por colágeno tipo IV, laminina y proteoglucanos y ayuda a sostener los capilares glomerulares.

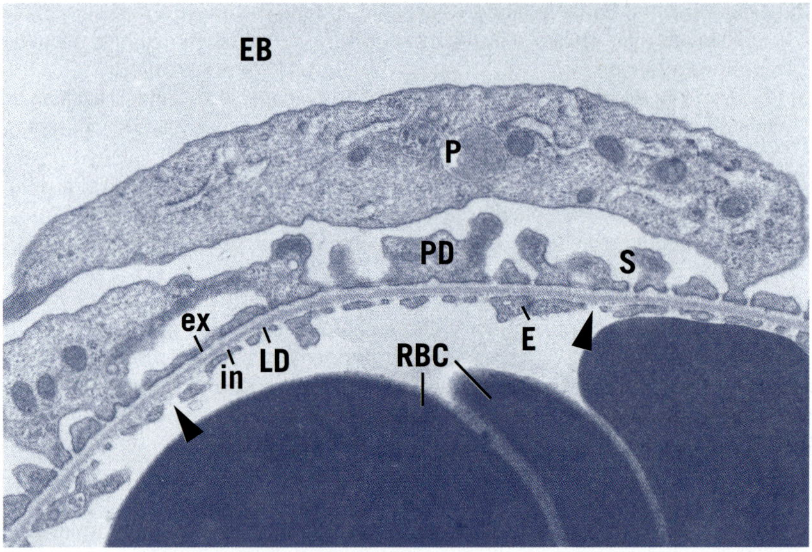

FIGURA 18-3. Micrografía electrónica de la barrera de filtración renal. La prolongación primaria de un podocito (P) en el espacio de Bowman (EB) emite prolongaciones secundarias, llamadas pedicelos (PD), que forman una capa a lo largo de la lámina basal que envuelve los capilares glomerulares. Entre pedicelos adyacentes se encuentran las hendiduras de filtración (S) cubiertas por líneas delgadas densas apenas visibles que representan membranas de las hendiduras de filtración. Las láminas basales consisten en la lámina densa (LD), que es la principal barrera de filtración, y las láminas raras internas (in) y externas (ex). Nótense las fenestraciones (*puntas de flecha*) dentro de las células endoteliales (E) que revisten el capilar, donde se encuentran eritrocitos (RBC) (×14 000).

d. Barrera de filtración renal (figura 18-3)

(1) Estructura. La barrera de filtración renal está formada por el **endotelio fenestrado** de los capilares glomerulares, la **lámina basal** (láminas raras y lámina densa) y el **diafragma de la hendidura de filtración** que cubre las hendiduras de filtración entre pedicelos adyacentes.

(2) Función. La barrera de filtración renal **permite el paso** de agua, iones y moléculas pequeñas desde el torrente circulatorio al espacio capsular, pero **impide el paso** de proteínas grandes o con mayor carga negativa (o ambas cosas), de modo que se forma un **ultrafiltrado de plasma sanguíneo** en el espacio de Bowman.

(a) Las **láminas raras** contienen **sulfato de heparán**, un glucosaminoglucano polianiónico que ayuda a **restringir el paso de proteínas con carga negativa** al espacio de Bowman.

(b) La **lámina densa** contiene **colágeno tipo IV** (formado por cadenas α_3, α_4 y α_5, en vez de las cadenas α_1 y α_2, presente en la mayoría de las otras láminas densas), **perlacano, laminina, entactina** y **agrina**. Las cargas negativas de algunas de estas macromoléculas y el diafragma de la hendidura de filtración actúan como **filtro macromolecular selectivo** y evitan el paso de grandes moléculas proteínicas (de peso molecular superior a 69 000 Da) al interior del espacio de Bowman.

CONSIDERACIONES CLÍNICAS

Glomerulonefritis

1. La glomerulonefritis es un tipo de nefritis que se caracteriza por **inflamación de los glomérulos**.
2. Algunas veces se acompaña de proliferación de podocitos, células endoteliales y células mesangiales del ovillo glomerular; también es frecuente la infiltración de leucocitos.
3. Esta enfermedad a menudo es **secundaria a una infección por estreptococos** de cualquier parte del cuerpo, lo que se cree que provoca el depósito de inmunocomplejos en la lámina basal glomerular. Los inmunocomplejos dañan la lámina basal glomerular y reducen considerablemente su capacidad filtradora.
4. También puede deberse a enfermedades inmunitarias o autoinmunitarias.
5. Se asocia con la producción de orina que contiene sangre (**hematuria**), proteínas (**proteinuria**) o ambas; en los casos graves es frecuente que disminuya la secreción de orina (**oliguria**).

6. Se puede presentar en forma aguda, subaguda o crónica. La forma crónica, en la que los glomérulos continúan destruyéndose, con el tiempo causa insuficiencia renal y la muerte.

Insuficiencia renal crónica

1. La insuficiencia renal crónica puede ser consecuencia de diversas enfermedades (p. ej., diabetes mellitus, hipertensión, ateroesclerosis) en las que el flujo sanguíneo a los riñones se reduce, lo que provoca un descenso de la filtración glomerular e isquemia tubular.
2. Se asocia con cambios patológicos (hialinización) de los glomérulos y atrofia de los túbulos, lo que perjudica prácticamente todos los aspectos del funcionamiento renal.
3. Se identifica por **acidosis** e **hiperpotasiemia**, ya que no puede mantenerse el equilibrio acidobásico, y por **uremia**, debida a la incapacidad de eliminar los desechos metabólicos.
4. Si no se trata, la insuficiencia renal crónica causa problemas neurológicos, coma y la muerte.

Síndrome de Alport

La mutación de la cadena α_5 del colágeno tipo IV causa la formación defectuosa de la lámina basal en el glomérulo renal (así como en otras regiones del cuerpo, como ojo y oído interno). Dado que la mutación es ligada al sexo, los hombres presentan afección más grave que las mujeres, cuyo segundo cromosoma X no suele portar la misma mutación. Los efectos en el riñón causan engrosamiento de la lámina basal e incapacidad de la filtración glomerular normal, de modo que comienzan a aparecer proteína y sangre en la orina. Con el tiempo, en muchos pacientes el resultado es insuficiencia renal, y se requiere diálisis para mantener la vida. En determinadas personas, el trasplante renal no es viable debido a que el colágeno tipo IV normal del riñón trasplantado es percibido como antigénico por el huésped y el nuevo riñón es rechazado por el sistema inmunitario.

3. **Túbulo contorneado proximal** (figuras. 18-4 y 18-5)
   a. El túbulo contorneado proximal está revestido por una única capa de células epiteliales de **forma irregular** (de cúbicas a cilíndricas) con microvellosidades que forman un **borde en cepillo** prominente. Estas células presentan las estructuras siguientes:
      (1) Canalículos apicales, vesículas y vacuolas (complejo endocítico) que intervienen en la **absorción de proteínas**.

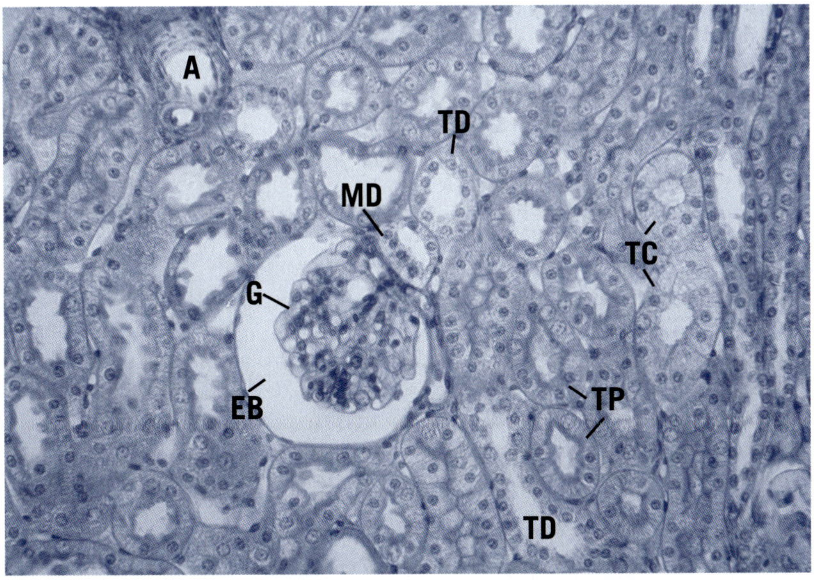

FIGURA 18-4. Micrografía óptica de los componentes de la corteza renal. Se ilustran un corpúsculo renal con espacio de Bowman (EB) y un glomérulo (G); mácula densa (MD) de un aparato yuxtaglomerular; muchos túbulos proximales (TP) con bordes en cepillo prominentes, y pocos túbulos distales (TD) y túbulos colectores (TC), así como una arteria (A) (×150).

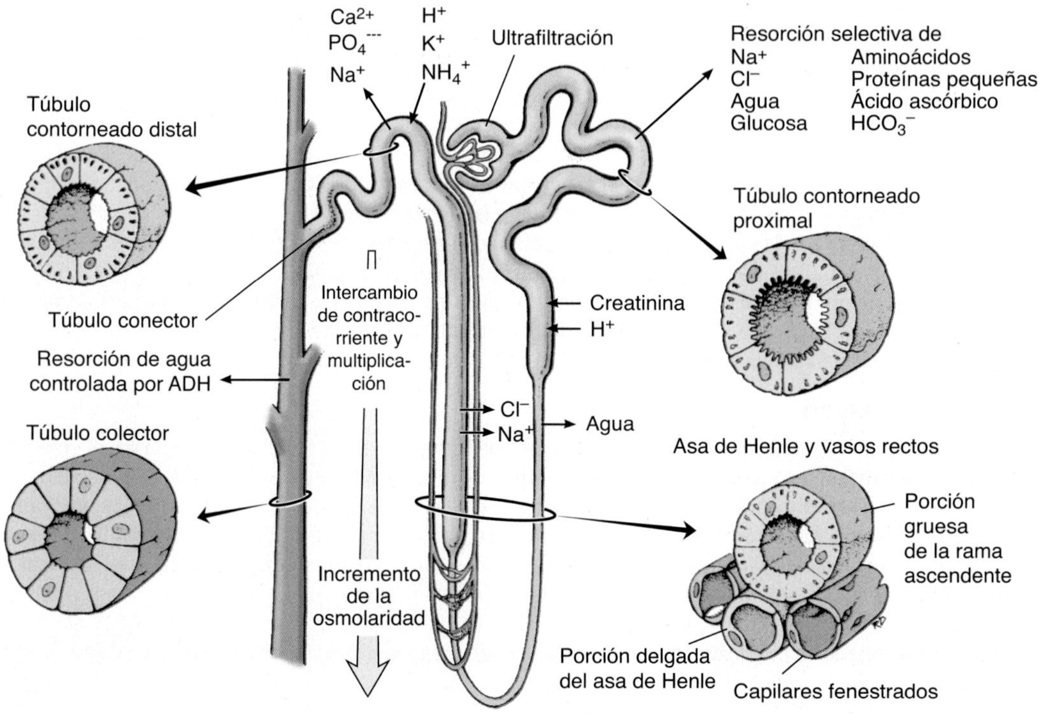

FIGURA 18-5. Túbulo urinífero con sus características estructurales y funcionales principales y su sistema vascular asociado. ADH, vasopresina. (Adaptado con permiso de Williams PL, Warwick R, eds.: *Gray's Anatomy*. 36th ed. British ed. London: Churchill Livingstone; 1980:1393.)

(2) Interdigitaciones prominentes a lo largo de sus bordes laterales, que anclan células adyacentes entre sí.

(3) Numerosas **mitocondrias** distribuidas en compartimentos de la región basal formados por pliegues profundos de la membrana plasmática basal. Suministran energía para el **transporte activo** de Na^+ fuera del túbulo.

(4) Uniones oclusivas situadas apicalmente que bloquean la vía paracelular. Además, la membrana celular apical tiene **transportadores de glucosa**, **bombas de Na^+, K^+-ATPasa** y un sistema tubulovesicular situado apicalmente cuya finalidad es endocitar proteínas pequeñas y péptidos que escapan al ultrafiltrado.

(5) La membrana celular basolateral posee **bombas de Na^+, K^+-ATPasa**, y la membrana celular basal tiene transportadores de glucosa y aminoácidos.

(6) Cada célula también posee un cilio primario que interviene en el monitoreo del gasto y la composición del ultrafiltrado.

b. Función

(1) El túbulo contorneado proximal drena en el espacio de Bowman a nivel del polo urinario del corpúsculo renal.

(2) **Reabsorbe** del filtrado glomerular toda la glucosa, los aminoácidos y las proteínas pequeñas y 60 a 80% del cloruro de sodio y el agua, y los devuelve al sistema de capilares peritubulares para su distribución al resto del cuerpo.

(3) **Intercambia** H^+ del intersticio por HCO_3^- del filtrado.

(4) **Secreta** ácidos orgánicos (p. ej., creatinina), bases y determinadas sustancias extrañas al filtrado.

4. Asa de Henle (ver figura 18-5)

a. Porción gruesa de la rama descendente del asa de Henle

(1) La porción gruesa de la rama descendente del asa de Henle también se conoce como **parte recta** del túbulo proximal.

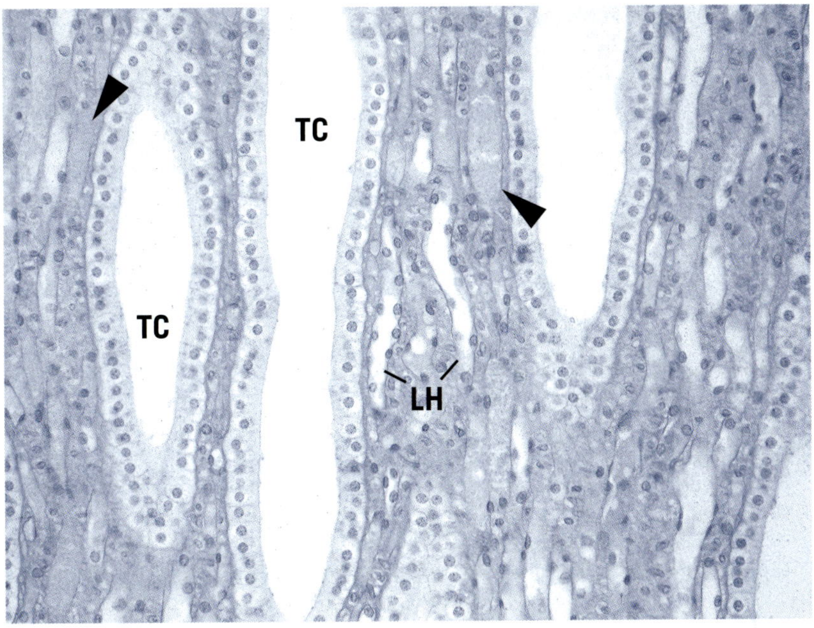

FIGURA 18-6. Micrografía óptica de los componentes de la médula renal. Los túbulos colectores están revestidos por un epitelio cilíndrico simple formado por células que exiben superficies laterales bien definidas. Las porciones delgadas de las asas de Henle (LH) están revestidas por un epitelio escamoso simple cuyos núcleos abultan hacia la luz, y los capilares (*puntas de flecha*) pueden identificarse por los numerosos eritrocitos que llenan su luz (×150).

(2) Está revestida por un epitelio **cúbico** simple que posee un **borde en cepillo** prominente y se parece al que reviste el túbulo contorneado proximal.

(3) Su función consiste en reabsorber, intercambiar y secretar, de manera parecida a como lo hace el túbulo contorneado proximal.

b. Porción delgada del asa de Henle (figura 18-6)

(1) La porción delgada del asa de Henle está formada por un segmento descendente, un asa y un segmento ascendente, todos ellos revestidos por células epiteliales **escamosas** simples que poseen unas pocas microvellosidades cortas. Los núcleos de estas células forman bultos en la luz.

(2) En las nefronas yuxtamedulares, la porción delgada puede dividirse en **tres** partes distintas con base en los cuatro tipos distintos de células epiteliales escamosas simples que la forman, su contenido de organelos, la profundidad de sus uniones ocluyentes y su permeabilidad al agua.

(a) Las **células de la porción delgada de la rama descendente** poseen canales de acuaporina 1 y, por lo tanto, este segmento es muy permeable al agua además de ser un tanto permeable a iones como sodio y cloruro.

(b) El **asa de Henle** en sí es similar a la porción delgada de la rama ascendente y es en mayor medida impermeable al agua.

(c) La **porción delgada de la rama ascendente** es casi del todo impermeable al agua pero posee muchos canales de sodio y de cloruro, que permiten a estos iones entrar en la célula desde la luz del túbulo y salir de la célula hacia el intersticio renal. Además, la urea entra en la luz de la porción delgada de la rama ascendente.

c. Porción gruesa de la rama ascendente del asa de Henle

(1) La porción gruesa de la rama ascendente del asa de Henle también se conoce como **parte recta** del túbulo distal.

(2) Está revestida por células epiteliales **cúbicas** que sólo poseen unas pocas microvellosidades, un núcleo apical y mitocondrias distribuidas dentro de repliegues de la membrana plasmática basal. Estas células producen y liberan una glucoproteína llamada **uromodulina** (glucoproteína de Tamm-Horsfall) que reduce la capacidad del riñón de formar cálculos renales y de algún modo reduce la posibilidad de infecciones de las vías urinarias. Además, la uromodulina también modula el mecanismo de concentración urinaria.

(3) Establece un gradiente de osmolaridad en la médula (ver Sección V).

(4) La porción gruesa de la rama ascendente retorna al corpúsculo renal de origen, donde se encuentra en estrecha asociación con las arteriolas glomerulares aferente y eferente. En esta región, la pared del túbulo se modifica y forma la **mácula densa**, que es parte del **aparato yuxtaglomerular (YG)**.

5. El **aparato yuxtaglomerular** se localiza en el **polo vascular** del corpúsculo renal.

a. Componentes

(1) Células yuxtaglomerulares

(a) Son **células musculares lisas modificadas** que presentan algunas características propias de las células secretoras de proteínas.

(b) Se localizan principalmente en la pared de la **arteriola aferente**, pero también hay algunas en la arteriola eferente.

(c) Sintetizan **renina** (una enzima proteolítica) y la almacenan en gránulos de secreción.

(2) Células de la mácula densa (ver figura 18-4)

(a) Son células epiteliales altas, estrechas y densamente empacadas del **túbulo distal**.

(b) Poseen núcleos alargados densamente empacados que se ven como puntos densos (mácula densa) al microscopio óptico.

(c) Pueden **regular la osmolaridad y el volumen** de líquido del túbulo distal y transmitir esta información a las células yuxtaglomerulares a través de las uniones comunicantes entre estos dos tipos de células. Cuando la concentración de sodio o el volumen del ultrafiltrado se reducen, las células de la mácula densa indican a las células YG liberar su renina.

(3) Células mesangiales extraglomerulares

(a) También se conocen como **células de Goormaghtigh**.

(b) Se encuentran entre las arteriolas glomerulares eferentes y aferentes, pero se desconocen sus funciones.

b. Función. El aparato yuxtaglomerular **mantiene la presión arterial** por el siguiente mecanismo:

(1) Un **decremento del volumen del líquido extracelular** (quizás detectado por la mácula densa como descenso del volumen del ultrafiltrado), **de la presión arterial** en la arteriola glomerular aferente o **de la concentración de sodio** del ultrafiltrado estimula las células yuxtaglomerulares a liberar renina en el torrente circulatorio.

(2) La renina actúa sobre el angiotensinógeno (una proteína grande producida por los hepatocitos) en el plasma escindiendo sus primeros 10 aminoácidos, lo cual lo convierte en el decapéptido **angiotensina I**. En los capilares del pulmón y en alguna otra parte, la enzima convertidora de angiotensina (ECA) corta dos aminoácidos de la angiotensina I y la convierte en **angiotensina II**, un potente vasoconstrictor que estimula la liberación de **aldosterona** en la corteza suprarrenal y la **liberación de vasopresina (ADH)** por la neurohipófisis.

(3) La aldosterona estimula las células epiteliales del túbulo contorneado distal para que eliminen Na^+ y Cl^-. **El agua se elimina junto con los iones**, y de esta manera se **incrementa el volumen de líquido** en el compartimiento extracelular, lo que provoca un incremento de la presión arterial.

(4) La ADH hace que las células epiteliales (en mayor medida las **células principales**) del túbulo colector añadan **canales de acuaporina 2 (AQP-2)** (así como canales de AQP-3 y AQP-4) a su **membrana** celular y de este modo se hagan permeables al agua, con lo que liberan H_2O en el intersticio renal. Como en el mecanismo de la aldosterona expuesto antes, el aumento del volumen de líquido extracelular eleva la presión arterial.

6. Túbulo contorneado distal (ver figura 18-7)

a. El túbulo contorneado distal se continúa con la mácula densa e histológicamente se parece a la porción gruesa de la rama ascendente del asa de Henle.

b. Es más corto y posee una luz más amplia que el túbulo contorneado proximal, y **carece de borde en cepillo**.

c. Función. El túbulo contorneado distal **reabsorbe Na^+** del filtrado y lo transporta activamente al intersticio renal; este proceso es estimulado por la **aldosterona**. También transfiere K^+, NH_4^+ y H^+ procedentes del intersticio al filtrado.

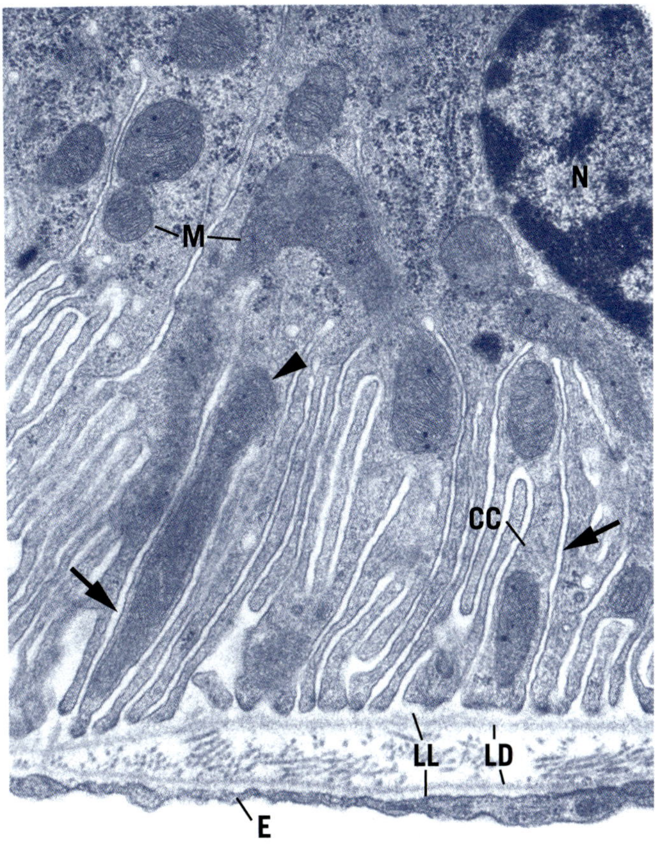

FIGURA 18-7. Micrografía electrónica de una célula del túbulo contorneado distal del riñón. Se observan mitocondrias (M) alargadas (*punta de flecha*) dentro de los compartimientos citoplásmicos (CC) formados por pliegues profundos de la membrana plasmática basal donde se encuentran enzimas relacionadas con el transporte de iones. Entre estos extensos plegamientos hay espacio extracelular (*flechas*). Estas células reabsorben Na^+ del filtrado y lo transportan activamente hacia el intersticio renal (un proceso estimulado por aldosterona) y también transfieren K^+, NH_4^+ y H^+ al filtrado desde el intersticio. Nótense la lámina densa (LD) y la lámina lúcida (LL), que forman la lámina basal, la célula endotelial (E) que recubre un capilar fenestrado, y el núcleo apical (N) (×6 000).

7. El túbulo **conector** es un segmento corto entre el túbulo contorneado distal y el túbulo colector en el cual drena. Está revestido por los dos tipos siguientes de células epiteliales:
   a. Las **células principales** poseen muchos repliegues en la membrana plasmática basal. Estas células **eliminan** Na^+ del filtrado y **secretan** K^+ en él.
   b. Las **células intercalares** tienen muchas mitocondrias y vesículas apicales. Estas células **eliminan** K^+ del filtrado y **secretan** H^+ en él.

CONSIDERACIONES CLÍNICAS

La **necrosis tubular aguda nefrotóxica** es la muerte de las células de los túbulos renales causada por su exposición a una molécula tóxica, más que por la falta de oxígeno (necrosis tubular aguda **isquémica**). Cuando una persona presenta una lesión por aplastamiento que causa traumatismo muscular significativo, se libera mioglobina del músculo y pasa al torrente sanguíneo. La mioglobina se filtra por los glomérulos, pero es tóxica para las células de los túbulos renales, y provoca necrosis tubular aguda nefrotóxica. Si el daño no es demasiado grave, las células de los túbulos renales podrán regenerarse, pero en casos graves ello no ocurre y es posible que el riñón no se recupere por completo.

B. **Los túbulos colectores** (ver figura 18-5) no tienen el mismo origen embrionario que las nefronas. Poseen segmentos tanto en la corteza como en la médula y convergen para formar túbulos cada vez mayores.
   1. Los **túbulos colectores corticales** se localizan principalmente dentro de los rayos medulares, aunque también hay algunos dispersos entre los túbulos contorneados en la corteza (**laberinto cortical**). Están revestidos por un epitelio simple que contiene dos tipos de **células cúbicas**.
      a. Las **células principales** (**claras**) poseen un núcleo redondo central y un único **cilio primario**. Son estas células las responsables de la capacidad de los túbulos colectores de concentrar la orina.

b. Las **células intercalares (oscuras)** no son tan numerosas como las células principales y poseen micropliegues (repliegues) en la superficie apical, así como numerosas vesículas citoplásmicas apicales. Hay dos tipos de células intercalares: las **células intercalares α**, que tienen la capacidad de liberar **iones H^+** en la luz tubular, con lo que acidifican la orina, y las **células intercalares β**, que tienen la capacidad de liberar **iones HCO_3^-** en la luz tubular, con lo cual alcalinizan la orina. Las células intercalares α poseen **bombas de hidrógeno**, y las células intercalares β poseen **bombas de HCO_3^-** para realizar sus funciones.

2. **Túbulos colectores medulares.** En la parte **externa** de la médula, los túbulos colectores medulares tienen estructura parecida a los túbulos colectores corticales y su epitelio de revestimiento contiene tanto **células principales** como **células intercalares.** En la parte interna de la médula, los túbulos colectores están revestidos sólo por **células principales** (figura 18-6).
3. **Túbulos colectores papilares (conductos de Bellini)**
   - **a.** Los túbulos colectores papilares son túbulos colectores grandes (200 a 300 μm de diámetro) formados por la convergencia de túbulos más pequeños.
   - **b.** Están revestidos por un epitelio simple formado por células **cilíndricas** con un único **cilio primario.**
   - **c.** Desembocan en el **área cribosa**, una región en el ápice de cada pirámide renal que tiene entre 10 y 25 aperturas a través de las cuales la orina sale a un cáliz menor.

IV. CIRCULACIÓN SANGUÍNEA RENAL

La circulación sanguínea renal es extensa, con un flujo total de sangre a través de ambos riñones de alrededor de 1 200 ml/min. A este gasto, toda la sangre que circula por el cuerpo pasa a través de los riñones cada 4 a 5 min.

A. Aporte arterial al riñón (figura 18-8)

1. **Ramas de la arteria renal** penetran en cada riñón por el hilio y originan arterias interlobares.
2. Las **arterias interlobares** pasan entre las pirámides renales y se dividen en varias **arterias arqueadas**, que corren a lo largo de la unión corticomedular, paralelas a la superficie del riñón.
3. **Las arteriolas interlobulillares**
   - **a.** Las arteriolas interlobulillares son vasos más pequeños que se originan de las arterias arqueadas.
   - **b.** Penetran en el tejido cortical y se dirigen hacia el exterior **entre rayos medulares adyacentes.** Arteriolas interlobulillares adyacentes delimitan un lobulillo renal.
   - **c.** Originan **arteriolas aferentes (glomerulares)** y emiten ramas hacia el intersticio apenas por debajo de la cápsula renal.
4. Las **arteriolas aferentes** son ramas de las arteriolas interlobulillares que **abastecen los capilares glomerulares.**
5. Las **arteriolas eferentes** se originan en los capilares glomerulares y se asocian con nefronas corticales, mesocorticales y yuxtaglomerulares. Abandonan el glomérulo de las nefronas corticales y mesocorticales y originan una extensa **red capilar peritubular** que abastece el laberinto cortical, mientras que las que salen de las nefronas yuxtaglomerulares originan los **vasos rectos.**
6. **Vasos rectos**
   - **a.** Los vasos rectos se originan en las arteriolas eferentes que abastecen las **nefronas yuxtamedulares.**
   - **b.** Estos vasos largos y delgados (**arteriolas rectas**) cruzan la médula en línea recta hasta la papila renal, donde forman capilares, dan media vuelta y aumentan en diámetro mientras se dirigen hacia la frontera corticomedular (**vénulas rectas**).
   - **c.** Están estrechamente **asociadas con las ramas descendente y ascendente de las asas de Henle** y los **túbulos colectores**, a las cuales suministran nutrimentos y oxígeno.
   - **d.** Estos vasos tienen un cometido crítico en los intercambios de contracorriente con el intersticio.

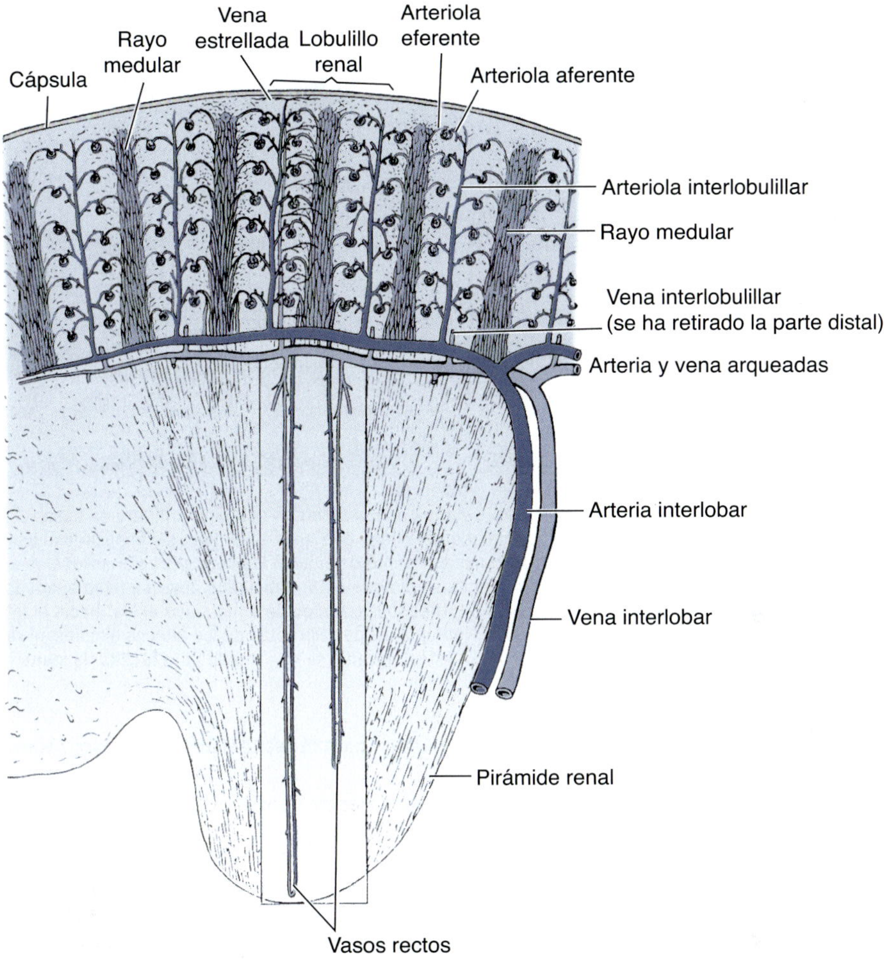

FIGURA 18-8. Circulación sanguínea en el riñón. Las arterias se muestran en rojo, y las venas, en azul. Las arterias interlobulillares adyacentes, que se extienden desde la arteria arqueada hacia fuera, definen las fronteras de los lobulillos renales. (Reimpreso con permiso de Junqueira LC, Carneiro J, Kelley RO: *Basic Histology*. 9th ed. Stamford, CT: Appleton & Lange, 1998:375.)

B. **Drenaje venoso del riñón** (ver figura 18-8)

1. Las **venas estrelladas** se forman por convergencia de las **venas corticales superficiales**, que drenan las capas más externas de la corteza.
2. Las **venas corticales profundas** drenan las partes más profundas de la corteza.
3. **Venas interlobulillares**
   a. Las venas interlobulillares reciben tanto venas estrelladas como venas corticales profundas.
   b. Se unen a las venas arqueadas, que desembocan en las venas interlobares. Éstas, a su vez, convergen para formar una rama de la vena renal, que abandona el riñón por el hilio.

V. REGULACIÓN DE LA CONCENTRACIÓN DE ORINA

A. Generalidades

1. La regulación de la concentración de orina causa la excreción de grandes cantidades de orina diluida (**hipotónica**) cuando la ingesta de agua es elevada (**diuresis**), y de orina concentrada (**hipertónica**) cuando se hace necesario conservar el agua corporal (**antidiuresis**).

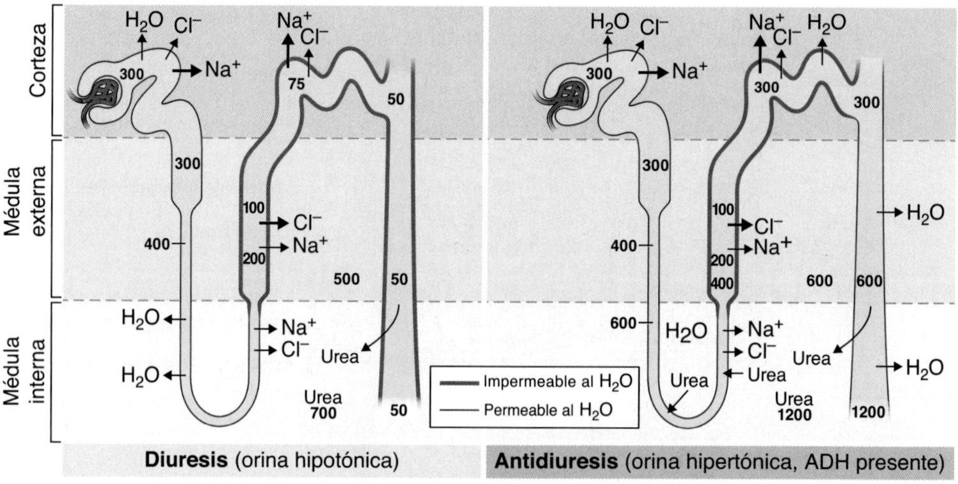

FIGURA 18-9. Resumen de los intercambios de iones y agua que ocurren en el túbulo urinífero en ausencia (*izquierda*) y en presencia (*derecha*) de ADH. El sistema multiplicador de contracorriente en el que está implicado el asa de Henle establece un gradiente osmótico en el intersticio medular. Los números indican las concentraciones locales en miliosmoles por litro. Los segmentos del túbulo libremente permeables al agua están dibujados con una línea fina, y los segmentos impermeables, con una línea gruesa. En el túbulo contorneado distal algo de agua sigue al Na^+ hacia el intersticio; aquí el transporte de Na^+ es regulado por la aldosterona. Note que las partes rectas de los túbulos distales en realidad hacen contacto con sus propios corpúsculos renales pero en este diagrama se han rotado para facilitar la identificación.

2. Esta regulación depende de procesos que ocurren en el asa de Henle, los vasos rectos y los túbulos colectores.
3. Es afectada por la presencia o ausencia de **vasopresina** (hormona antidiurética, **ADH**), secretada por la neurohipófisis cuando hay necesidad de conservar agua.

B. **El sistema multiplicador de contracorriente** (figura 18-9) consiste en el establecimiento de un **gradiente de concentración osmótica creciente** en el intersticio renal que se extiende desde la periferia de la médula hasta las papilas renales. Se establece gracias a los **intercambios de agua y iones** entre el **filtrado de las distintas partes del asa de Henle** y el **intersticio renal**:

1. **En la rama descendente del asa de Henle**
   a. El filtrado **isotónico** procedente de los túbulos contorneados proximales pierde agua, que va al intersticio, y gana Na^+ y Cl^-.
   b. El filtrado se vuelve **hipertónico**.
2. **En las porciones delgada y gruesa de la rama ascendente del asa de Henle**
   a. El filtrado no pierde agua debido a que esta parte de la nefrona es **impermeable al agua**, haya o no ADH.
   b. El Cl^- es **transportado de manera activa** desde el filtrado (en la porción gruesa de la rama ascendente pero de manera pasiva en la porción delgada de esa rama) al intersticio, y el Na^+ lo sigue.
   c. De esta manera se establece un **gradiente osmótico** en el **intersticio** de la parte periférica de la médula.
   d. El filtrado se vuelve **hipotónico**.
3. En el **túbulo contorneado distal**, la resorción activa del Na^+ presente en el filtrado se debe a la aldosterona, y provoca también alguna pérdida de agua.

C. **Función de los túbulos colectores**

1. En **ausencia de ADH**, los túbulos colectores son **impermeables al agua.** Por ello, el filtrado hipotónico que proviene de la rama ascendente del asa de Henle no cambia, y se excreta orina **hipotónica**.
2. En **presencia de ADH**, los túbulos colectores añaden canales de AQP-2 (así como canales de AQP-3 y AQP-4) a las membranas plasmáticas de sus **células principales** y por ello se vuelven **permeables al agua**. Así, el filtrado isotónico que penetra en ellos procedente de los túbulos contorneados distales pierde agua, y se produce orina **hipertónica** (concentrada).

CONSIDERACIONES CLÍNICAS

1. **Diabetes insípida**
   a. La diabetes insípida se debe a la destrucción de los núcleos supraóptico y paraventricular del hipotálamo, que sintetizan ADH (vasopresina) (ver figura 13-1).
   b. Se asocia con un **decremento de la capacidad del riñón de concentrar la orina** en los túbulos colectores a causa del descenso de los valores de ADH.
   c. Los signos y síntomas son deshidratación, sed excesiva (**polidipsia**) y excreción de **elevados volúmenes de orina diluida**.
2. **Diabetes mellitus**
   a. La **diabetes mellitus** difiere de la diabetes insípida en que en ella está afectada la formación o utilización de insulina (o ambas cosas), mientras que en la diabetes insípida está afectada la liberación o utilización de ADH.
   b. En la **diabetes mellitus tipo II**, los podocitos carecen de **receptores de insulina** y por lo tanto son incapaces de regular su captación de glucosa. La incapacidad de endocitar glucosa de manera normal daña los podocitos, de lo que resulta escape de albúmina y proteínas mayores hacia el ultrafiltrato y con el tiempo insuficiencia renal.

D. **Sistema de intercambio de contracorriente** (figura 18-10).
   1. El sistema de intercambio de contracorriente implica intercambios pasivos de iones y agua entre el intersticio renal y la sangre en los vasos rectos asociados con las asas de Henle.
   2. Este intercambio mantiene el gradiente osmótico intersticial creado por los cambios que ocurren en el asa de Henle.

E. **El efecto de la urea** (ver figura 18-9) es ayudar a producir y mantener el gradiente osmótico intersticial, principalmente en la parte interna de la médula.
   1. La **urea** del intersticio renal entra en los túbulos seminíferos en el asa de Henle, las porciones delgada y gruesa de las ramas ascendentes, y los túbulos colectores de la periferia medular.
   2. La **concentración de urea** en el filtrado se incrementa progresivamente a medida que se pierde agua de los túbulos colectores medulares, lo que hace que la urea se difunda (pasivamente) hacia el intersticio y contribuya a la osmolaridad intersticial.

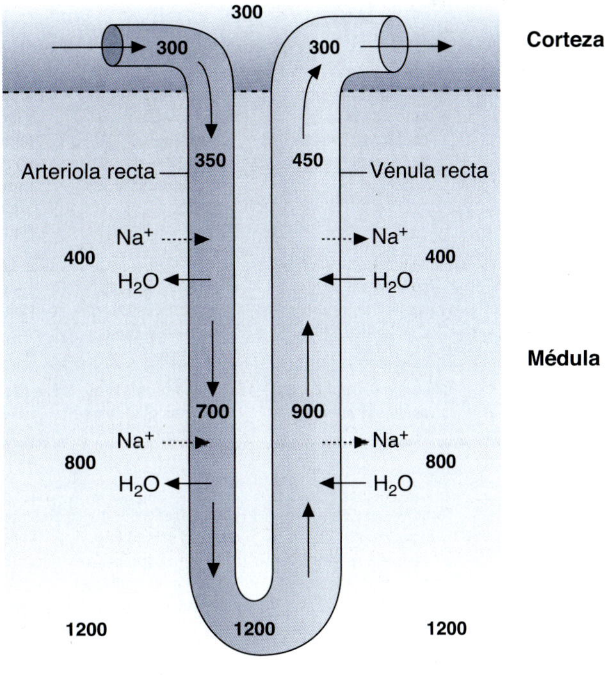

FIGURA 18-10. Sistema de intercambio de contracorriente. Resumen de los intercambios de iones y agua entre el intersticio medular y la sangre en los vasos rectos. Estos intercambios de contracorriente son *pasivos* y no alteran el gradiente osmótico del tejido intersticial. Los números representan la osmolaridad local por litro. (Adaptado con permiso de Junqueira LC, Carneiro J, Kelley RO: *Basic Histology*. 7th ed. Norwalk, CT: Appleton & Lange; 1992:390.)

3. Una alimentación rica en proteínas incrementa los valores de urea en el filtrado y su retención en el intersticio, lo que incrementa la capacidad del riñón de concentrar la orina.
4. La capacidad del riñón de concentrar la orina depende en mayor medida de la concentración de **sodio y cloruro** en el intersticio renal de la **parte externa de la médula**, pero en la **parte interna** se basa principalmente en la concentración de **urea** en el intersticio renal.

VI. VÍAS EXCRETORAS

A. Generalidades (tabla 18-2)

1. Las vías excretoras son los **cálices mayores**, los **cálices menores** y la **pelvis renal**, localizados dentro de cada riñón, y los **uréteres**, la **vejiga urinaria** y la **uretra**, localizados fuera de los riñones.

tabla 18-2 Características de las vías excretoras

Región	Epitelio	Lámina propia	Muscular	Comentarios
Cálices mayor y menor	Epitelio de transición	Fibras reticulares elásticas	Unas pocas fibras musculares lisas longitudinales y circulares externas	La orina de los túbulos colectores (conductos de Bellini) desemboca en los cálices menores
Pelvis renal	Epitelio de transición	Fibras reticulares elásticas	Capa longitudinal interna y capa circular externa de músculo liso	La parte superior expandida del uréter recibe la orina de los cálices mayores
Uréteres	Epitelio de transición con células estrelladas en la cara luminal	Colágeno, fibras elásticas	Capa longitudinal interna y circular externa de músculo liso; el tercio inferior posee otra capa longitudinal más exterior	Las ondas peristálticas propelen la orina, que penetra en la vejiga a impulsos
Vejiga urinaria	Epitelio de transición: 5 o 6 capas de células en la vejiga vacía; 3 o 4 capas celulares en la vejiga dilatada Trígono: región triangular; en los vértices se abren los uréteres y la uretra	Tejido conectivo fibroelástico muy vascularizado	Tres capas mal definidas de músculo liso; interna longitudinal, media circular y externa longitudinal	El plasmalema de las células en forma de cúpula del epitelio posee placas únicas, vesículas elípticas que marcan claramente la transición (vacía y llena). El trígono, a diferencia de la mayor parte de la mucosa de la vejiga, siempre presenta la superficie lisa
Uretra femenina	Epitelio de transición cerca de la vejiga; escamoso estratificado en el resto	Tejido conectivo vascular fibroelástico; glándulas de Littre secretoras de moco	Capa longitudinal interna y capa circular externa de músculo liso; un esfínter de músculo esquelético rodea la uretra a nivel del diafragma urogenital	La uretra femenina es un conducto para la orina; el esfínter externo de músculo esquelético permite el control voluntario de la micción
Uretra masculina prostática	Epitelio de transición cerca de la vejiga; cilíndrico estratificado o seudoestratificado	Estroma fibromuscular de glándulas prostáticas; algunas glándulas de Littre	Capa longitudinal interna y capa circular externa de músculo liso	Conducto para la orina y el semen; recoge las secreciones de las glándulas prostáticas y los conductos eyaculadores pares
Uretra masculina membranosa	Cilíndrico estratificado o seudoestratificado	Estroma fibroelástico; algunas glándulas de Littre	Las fibras musculares estriadas del diafragma urogenital forman un esfínter externo	Conducto para la orina y el semen. El esfínter externo de músculo esquelético permite el control voluntario de la micción
Uretra masculina esponjosa	Cilíndrico estratificado o seudoestratificado; en la fosa navicular, escamoso estratificado	Reemplazado por el tejido eréctil del cuerpo esponjoso; muchas glándulas de Littre	Reemplazada por músculo liso disperso, muchas fibras elásticas en tabiques que revisten los espacios vasculares del tejido eréctil	Conducto para la orina y el semen. Recibe las secreciones de las glándulas bulbouretrales presentes en el diafragma urogenital

2. Estas estructuras generalmente poseen una pared formada por tres capas: una **mucosa de epitelio de transición** (excepto en la uretra) que descansa sobre una lámina propia de tejido conectivo, una **muscular** (**músculo liso**) y una **adventicia**.

B. Uréter

1. El uréter conduce la orina desde la pelvis renal de cada riñón a la vejiga urinaria.
2. Posee un **epitelio de transición** que es más grueso que el de los cálices renales y contiene más capas celulares.
3. Tiene una **muscular de dos capas** (una interna longitudinal y una externa circular, ambas de músculo liso) en sus dos tercios superiores. El tercio inferior posee una capa adicional, externa y longitudinal, de músculo liso.
4. Cuando sus capas musculares se contraen, generan **ondas peristálticas** que impulsan la orina, de manera que ésta penetra en la vejiga a impulsos.

C. Vejiga urinaria

(figura 18-11). La **vejiga urinaria** posee un **epitelio de transición** cuya morfología difiere en los estados relajado (vacía) y dilatado, una lámina propia delgada de tejido conectivo **fibroelástico** y una **muscular de tres capas**.

1. El **epitelio de la vejiga relajada** tiene un grosor de 5 o 6 capas celulares y en su superficie posee **células en forma de cúpula redondeadas** que abultan en la luz. Estas células contienen **placas** únicas (con estructura altamente ordenada) en la membrana plasmática luminal y **vesículas elípticas** aplanadas en su citoplasma.
2. **Epitelio de la vejiga dilatada**
   a. El epitelio de la vejiga dilatada sólo tiene 3 o 4 capas celulares de espesor.
   b. Posee células superficiales **escamosas**.
   c. Es mucho más delgado y posee mayor superficie luminal que la vejiga relajada; esto es debido a la inserción de las vesículas elípticas en la membrana plasmática luminal de las células superficiales.

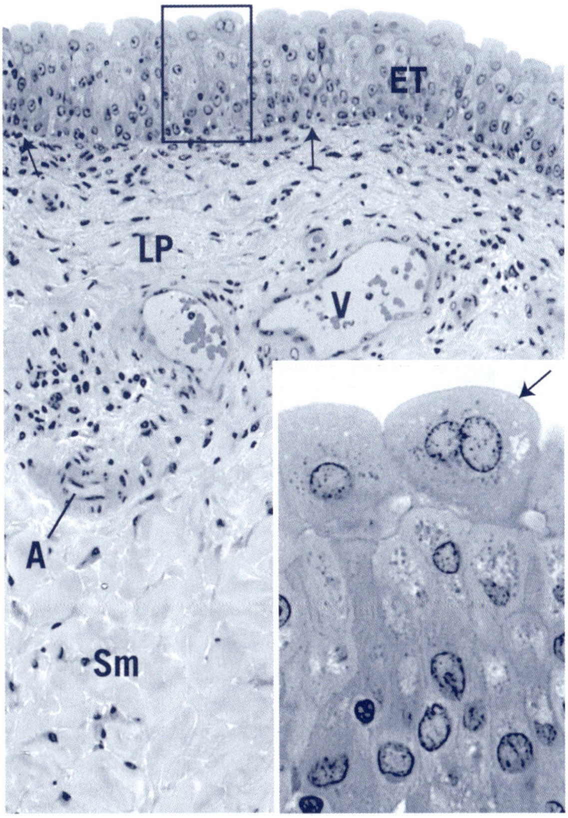

FIGURA 18-11. Micrografía óptica de la vejiga urinaria en estado relajado (vacía). Está revestida por epitelio de transición (ET) con células superficiales en forma de cúpula y separada del tejido conectivo subyacente por una lámina basal (*flechas*). Una lámina propia (LP) de tejido conectivo laxo celular puede distinguirse de la submucosa (Sm) de tejido conectivo denso, que posee muchas fibras de colágeno grandes. Note las vénulas (V) y una arteriola (A) presentes en la lámina propia (×132). *Recuadro.* La región indicada con el *rectángulo* del epitelio de transición se muestra aquí a mayor aumento para demostrar las células superficiales con forma de cúpula (*flecha*), una de las cuales es binucleada (×540). El epitelio de transición presenta cambios notables. En contraste con lo que ocurre en la vejiga en el estado relajado, como se muestra aquí, cuando la vejiga está dilatada y llena de orina, las células superficiales en forma de cúpula se tornan escamosas debido a la inserción de "vesículas elípticas" peculiares en su membrana plasmática, y a menudo el epitelio completo se reduce a sólo tres capas celulares de espesor.

CONSIDERACIONES CLÍNICAS

El **cáncer vesical** es 2 o 3 veces más común en hombres que en mujeres. Más de 90% de los casos se originan en el epitelio de transición que recubre el órgano. El signo más común es sangre en la orina (**hematuria**), que puede no apreciarse a simple vista. A veces hay micción frecuente, dolorosa o ambas cosas, pero a menudo el trastorno es asintomático. Se usa **cistoscopia** para examinar el recubrimiento vesical, para tomar muestras de tejido a fin de caracterizar el tumor, y para determinar el grado de penetración en la pared vesical. El cáncer vesical superficial (limitado a la capa epitelial) tiene tasa de supervivencia a cinco años de alrededor de 85%, pero el cáncer vesical invasor tiene pronóstico menos favorable.

D. Uretra

1. **Generalidades**
   - **a.** La uretra conduce la orina desde la vejiga hacia el exterior del cuerpo. En el hombre, la uretra también transporta el semen durante la eyaculación.
   - **b.** Posee una **muscular de dos capas** formada por musculatura lisa longitudinal interna y musculatura lisa circular externa.
   - **c.** En un determinado punto está rodeada por un **esfínter externo de músculo esquelético**, que permite cerrarla a voluntad.
2. **Uretra masculina**
   - **a.** La uretra masculina mide aproximadamente 20 cm de longitud y se divide en tres porciones: **prostática**, **membranosa** y **esponjosa**.
   - **b.** Está revestida por un **epitelio de transición** en la parte prostática y por un **epitelio cilíndrico estratificado o seudoestratificado** en las otras dos porciones. La **fosa navicular**, localizada en el extremo distal de la uretra esponjosa, está revestida por un **epitelio escamoso estratificado**.
   - **c.** Contiene **glándulas de Littre** secretoras de moco en la lámina propia.
3. **Uretra femenina**
   - **a.** La uretra femenina es más corta (4 a 5 cm de longitud) que la masculina.
   - **b.** Está revestida principalmente por un **epitelio escamoso estratificado**, con parches de epitelio cilíndrico seudoestratificado.
   - **c.** Puede contener **glándulas de Littre** en la lámina propia.

Autoevaluación

Instrucciones: cada reactivo de esta sección va seguido de posibles respuestas o de términos para completar. Seleccione la opción CORRECTA.

1. ¿Cuál de las afirmaciones siguientes acerca de la estructura de los rayos medulares es verdadera?

(A) Contienen túbulos colectores arqueados
(B) Contienen túbulos contorneados proximales
(C) No se extienden hasta la corteza renal
(D) Se encuentran en el centro de un lóbulo renal
(E) Contienen porciones delgadas de asas de Henle

2. ¿Cuál de las estructuras siguientes se localiza en la corteza renal?

(A) Vasos rectos
(B) Porciones delgadas de las asas de Henle
(C) Arteriolas aferentes
(D) Venas interlobares
(E) Área cribosa

3. ¿Cuál de las estructuras siguientes se encuentra en la uretra masculina pero no en la femenina?

(A) Epitelio escamoso estratificado
(B) Epitelio de transición
(C) Glándulas de Littre
(D) Esfínter externo de músculo esquelético
(E) Capa de tejido conectivo subyacente al epitelio

4. ¿Cuál de las afirmaciones siguientes acerca de los túbulos colectores corticales es siempre verdadera?

(A) Están revestidos por un epitelio simple que contiene dos tipos de células
(B) También se conocen como conductos de Bellini
(C) Desembocan en el área cribosa
(D) Son permeables al agua
(E) Se continúan con la porción gruesa de la rama ascendente del asa de Henle

5. Una mujer de 35 años de edad es intervenida quirúrgicamente para extraerle un tumor cerebral. Un mes después de la operación refiere sed excesiva y necesidad de tener que beber varios litros de agua al día. También tiene que orinar con tanta frecuencia que evita salir de casa. Los análisis clínicos indican que su orina tiene densidad muy baja. ¿Cuál es el diagnóstico más probable de la enfermedad de esta mujer?

(A) Insuficiencia renal aguda
(B) Glomerulonefritis
(C) Insuficiencia renal crónica
(D) Diabetes insípida
(E) Incontinencia urinaria

6. El sistema multiplicador de contracorriente del riñón implica el intercambio de agua y iones entre el intersticio renal y:

(A) La sangre de los vasos rectos
(B) La sangre de la red capilar peritubular
(C) El filtrado del túbulo contorneado proximal
(D) El filtrado del asa de Henle
(E) El filtrado del túbulo colector medular

7. Mientras el filtrado glomerular pasa a través del túbulo urinífero, los iones y el agua se intercambian (activa o pasivamente) con el intersticio renal, lo que hace que el filtrado se vuelva isotónico, hipotónico o hipertónico respecto al plasma sanguíneo. En el estado de antidiuresis, ¿qué parte del túbulo urinífero contendría un filtrado hipertónico?

(A) Porción gruesa de la rama ascendente del asa de Henle
(B) Espacio de Bowman (capsular)
(C) Túbulo colector cortical
(D) Túbulo colector medular
(E) Túbulo contorneado proximal

8. Mientras el filtrado glomerular circula por el túbulo urinífero, los iones y el agua se intercambian (activa o pasivamente) con el intersticio renal, lo que vuelve el filtrado isotónico, hipotónico o hipertónico respecto al plasma sanguíneo. En el estado de antidiuresis, ¿qué parte del túbulo urinífero contendría un filtrado isotónico?

(A) Porción gruesa de la rama ascendente del asa de Henle
(B) Parte inferior de la rama descendente del asa de Henle
(C) Espacio de Bowman (capsular)
(D) Túbulo colector medular
(E) Túbulo colector papilar

9. Mientras el filtrado glomerular circula por el túbulo urinífero, los iones y el agua se intercambian (activa o pasivamente) con el intersticio renal, lo que vuelve el filtrado isotónico, hipotónico o hipertónico respecto del plasma sanguíneo. En el estado de antidiuresis, ¿qué parte del túbulo urinífero contendría un filtrado hipotónico?

(A) Espacio de Bowman (capsular)
(B) Túbulo colector cortical
(C) Parte distal de la porción gruesa de la rama ascendente del asa de Henle
(D) Túbulo colector medular
(E) Túbulo contorneado proximal

10. Mientras el filtrado glomerular pasa a través del túbulo urinífero, los iones y el agua se intercambian (activa o pasivamente) con el intersticio renal, lo que hace que el filtrado se vuelva isotónico, hipotónico o hipertónico respecto del plasma sanguíneo. En el estado de antidiuresis, ¿qué parte del túbulo urinífero contendría un filtrado hipertónico?

(A) Parte inferior de la porción delgada de la rama descendente del asa de Henle
(B) Espacio de Bowman (capsular)
(C) Parte distal de la porción gruesa de la rama ascendente del asa de Henle
(D) Parte recta del túbulo proximal
(E) Túbulo contorneado proximal

Respuestas

1. **D.** Un rayo medular contiene las porciones rectas de los túbulos que se proyectan desde la médula hacia la corteza, lo que confiere el aspecto en estrías o rayos. Un lobulillo renal está formado por un rayo medular central y el tejido cortical cercano asociado (ver Capítulo 18 II E).

2. **C.** Las arteriolas aferentes, que se originan en las arteriolas interlobulillares y abastecen los capilares glomerulares, se localizan en la corteza renal (ver Capítulo 18 III A 5).

3. **B.** Sólo la uretra masculina contiene un epitelio de transición (en la parte prostática). Un epitelio escamoso estratificado reviste la mayor parte de la uretra femenina y el extremo distal de la uretra esponjosa masculina. Las glándulas de Littre secretoras de moco, siempre presentes en la uretra masculina, pueden estarlo también en la femenina (ver Capítulo 18 VI D).

4. **A.** Los túbulos colectores corticales están revestidos por un epitelio simple que contiene células principales (claras) y células intercaladas (oscuras). Sólo son permeables al agua en presencia de ADH; en ausencia de esta hormona son impermeables al agua. Los grandes túbulos colectores papilares, llamados conductos de Bellini, desembocan en el área cribosa en el ápice de cada papila renal (ver Capítulo 18 III B).

5. **D.** Esta mujer tiene diabetes insípida. La extirpación quirúrgica del tumor cerebral probablemente dañó su hipotálamo, lo que a su vez suprimió o redujo considerablemente la producción de ADH. En consecuencia, los túbulos colectores y los túbulos distales de su riñón no logran reabsorber el agua, lo que causa la producción de grandes cantidades de orina diluida y sed excesiva (ver Capítulo 18 V C, Consideraciones clínicas).

6. **D.** El sistema multiplicador de contracorriente del asa de Henle implica el intercambio de agua y iones entre el filtrado y el intersticio. Establece un gradiente osmótico en el intersticio de la médula, que es mayor en la papila (ver Capítulo 18 V B).

7. **D.** El filtrado que penetra en los túbulos colectores corticales es casi isotónico. En presencia de vasopresina (antidiuresis), el agua es eliminada del filtrado en los túbulos colectores, lo que hace que al llegar a los túbulos colectores medulares el filtrado sea hipertónico (ver Capítulo 18 V C).

8. **C.** La filtración de sangre en el corpúsculo renal produce un ultrafiltrado isotónico que penetra en el espacio de Bowman (capsular) (ver Capítulo 18 V B).

9. **C.** La porción gruesa de la rama ascendente del asa de Henle es impermeable al agua incluso en presencia de ADH, pero transporta activamente Cl^- desde el filtrado al intersticio (el Na^+ lo sigue pasivamente). En consecuencia, el filtrado se vuelve hipotónico a medida que se aproxima al túbulo contorneado distal (ver Capítulo 18 V B).

10. **A.** El filtrado se mantiene isotónico desde el espacio de Bowman a través de todo el túbulo proximal, incluida la parte recta (llamada también porción gruesa de la rama descendente del asa de Henle). Mientras circula por la porción delgada de la rama descendente del asa de Henle, el filtrado pierde agua al intersticio y gana Na^+ y Cl^-, de manera que se vuelve hipertónico (ver Capítulo 18 V B).

capítulo **19**

Aparato reproductor femenino

I. GENERALIDADES: APARATO REPRODUCTOR FEMENINO

A. El aparato reproductor femenino está formado por dos **ovarios**, dos **oviductos**, **útero**, **vagina**, **genitales externos** y un par de **glándulas mamarias**, aunque técnicamente las glándulas mamarias son parte del tegumento, dado que son glándulas sudoríparas muy modificadas.

B. El aparato reproductor femenino experimenta cambios considerables al llegar la pubertad, que se inicia con la **menarquia** (menarca o menarquía).

C. Exhibe ciclos menstruales mensuales y menstruación desde la pubertad hasta el final de los años reproductivos, que terminan en la **menopausia**.

II. OVARIOS (figuras 19-1 y 19-2)

A. Generalidades y desarrollo embrionario

1. **Generalidades**
   - **a.** Los ovarios están recubiertos por un epitelio cúbico simple llamado **epitelio germinal**.
   - **b.** Por debajo del epitelio germinal los ovarios poseen una cápsula, la **túnica albugínea**, formada por un tejido conectivo colagenoso denso e irregular.
   - **c.** Cada ovario se subdivide en una **corteza** y una **médula**, que no están claramente delimitadas.
2. **Desarrollo**
   - **a.** El desarrollo embrionario de las gónadas depende del **gen SRY (región determinante del sexo del cromosoma Y)**. Si hay un cromosoma Y, el gen SRY se expresa y produce la **proteína SRY**, que es el **factor determinante testicular**, el cual induce la formación de testículos. En ausencia del cromosoma Y, se desarrollan **ovarios**.
   - **b.** Durante la sexta semana de la embriogenia, las **células germinales primitivas** abandonan el **saco vitelino** para entrar en las crestas gonadales. Una vez aquí, sufren división celular y aumentan su número. Los bordes gonadales aún no tienen características masculinas o femeninas distintivas y, por lo tanto, se les llama **gónadas indiferenciadas**.
   - **c.** Aproximadamente 6 semanas después (cuarto mes del desarrollo) las células, quizá complementadas con células del epitelio germinal, migran a las células germinales primitivas, que rodean cada una de éstas, ahora llamadas **oogonias**, para formar una sola capa de células denominadas **células foliculares** alrededor de cada oogonia. Sólo alrededor de 500 000 oogonias serán rodeadas por una vaina de células foliculares; el resto presentará **apoptosis**.

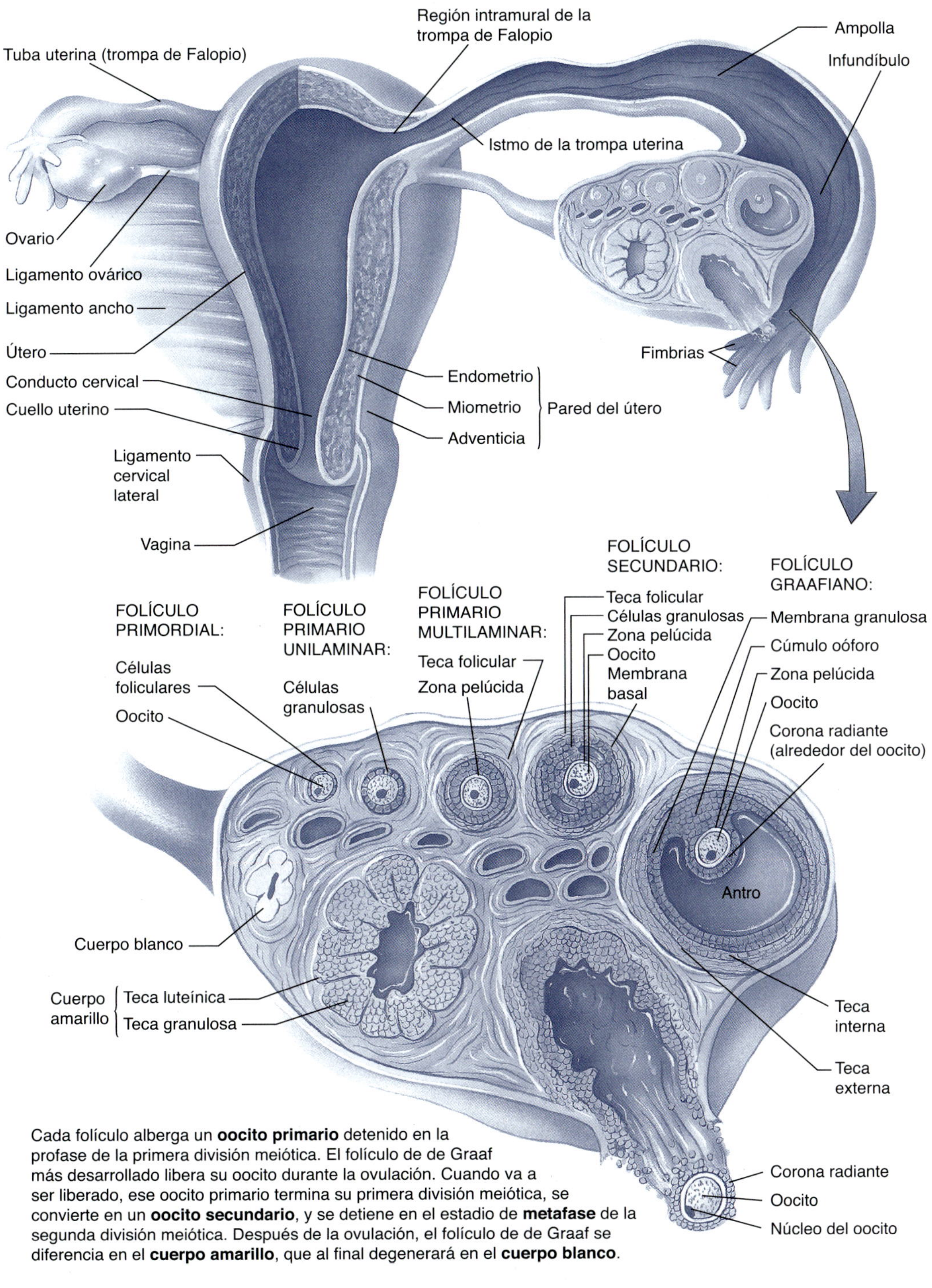

FIGURA 19-1. Características estructurales del ovario. Los folículos y el cuerpo amarillo se encuentran en distintos estadios de desarrollo. Cada folículo alberga un *oocito primario* detenido en la profase de la primera división meiótica. El folículo de de Graaf más desarrollado libera su oocito durante la ovulación. Cuando va a ser liberado, ese oocito primario completa su primera división meiótica, se transforma en un *oocito secundario* y se detiene en el estadio de *metafase* de la segunda división meiótica. Después de la ovulación, el folículo de de Graaf se diferencia en el *cuerpo amarillo*, que acabará degenerando en un *cuerpo blanco*. (Reimpreso con permiso de Gartner LP, Hiatt JL: *Color Atlas of Histology*. 3rd ed. Baltimore, MD: Lippincott Williams & Wilkins; 2000:342.)

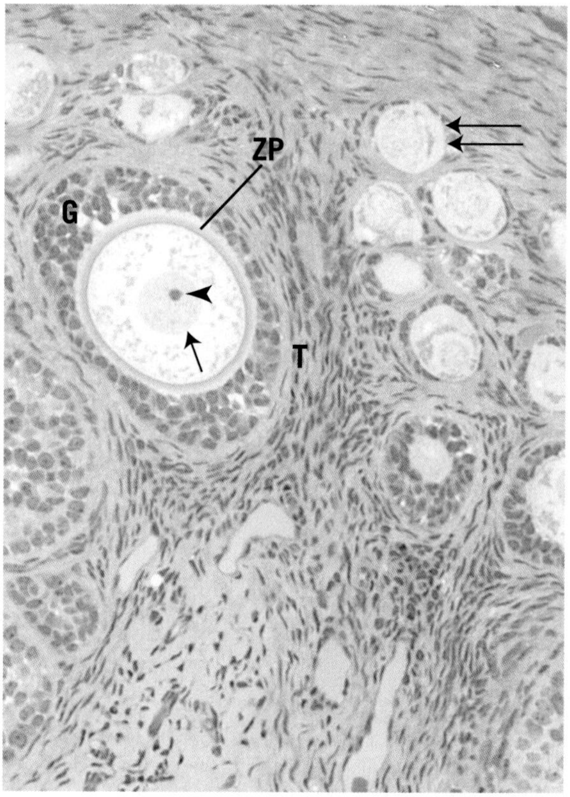

FIGURA 19-2. La corteza de este ovario de mona exhibe folículos primordiales (*flechas dobles*) así como varios folículos primarios multilaminares, una de cuyas estructuras constituyentes se etiqueta. Núcleo (*flecha*), nucléolo (*punta de flecha*), zona pelúdica (ZP), células granulosas (G) y teca (T) (×270).

d. Las oogonias que son rodeados por células foliculares comienzan su **primera división meiótica**, y se conocen como **oocitos primarios**. En respuesta a la división meiótica, las células foliculares producen y liberan un factor de prevención de la meiosis llamado **inhibidor de la maduración de los oocitos (IMO)** que mantiene los oocitos primarios en la etapa diploteno de la primera división meiótica, y dichas células permanecen en esa suspensión del desarrollo hasta que se ovulan. El oocito primario y su vaina de células foliculares constituyen el **folículo primordial**.

e. Entre el nacimiento y el año 11 de vida, más de 60% de los folículos primordiales degeneran, y cada ovario quedará con aproximadamente 80 000 folículos primordiales.

B. **La corteza ovárica** está constituida por **folículos ováricos** en distintos estadios de desarrollo y por un **estroma** de tejido conectivo que contiene células las cuales reaccionan de maneras específicas a estímulos hormonales.

1. **Folículos ováricos** (figuras 19-1 y 19-2; tabla 19-1)
   a. Los **folículos primordiales** son las **unidades reproductivas básicas** del ovario y están formados por un **oocito primario** envuelto por una única capa de **células foliculares** aplanadas (ver figura 19-2). Todos los folículos primordiales están en un estado de **suspensión del desarrollo** hasta que de algún modo desconocido, probablemente con la intervención de miembros de la **superfamilia del factor de crecimiento transformante β**, algunos **folículos primordiales son "convocados" (activados)** para comenzar a formar un grupo de folículos en crecimiento. Al parecer ocurre alguna interacción en la que participan células foliculares, oocitos primarios y células mesenquimatosas de la corteza ovárica; quizá **insulina** y **hormona folículo estimulante (FSH)** también tienen algún cometido en la convocación de folículos primordiales.
      (1) Oocitos primarios
         (a) Presentan un núcleo acéntrico y prominente, de aspecto vesicular **(vesícula germinal)**, que posee un solo nucléolo.
         (b) Contienen muchos aparatos de Golgi, mitocondrias, retículo endoplásmico rugoso (RER), láminas anilladas bien desarrolladas y **gránulos corticales** situados apenas abajo del plasmalema de los ocitos, que contienen enzimas proteolíticas.

tabla 19-1 Estadios de desarrollo de los folículos ováricos

Estadio	Zona pelúcida	Capa celular folicular (granulosa)	Licor folicular	Teca	Dependencia hormonal
Folículo primordial	Ausente	Una sola capa de células planas	Ausente	Ausente	Dependiente de factores locales
Folículo primario unilaminar	Presente	Una sola capa de células cúbicas	Ausente	Ausente	Dependiente de factores locales
Folículo primario multilaminar	Presente	Múltiples capas de células granulosas	Ausente	Interna y externa	Dependiente de factores locales
Folículo secundario	Presente	Espacios entre las células granulosas	Se acumula en los espacios entre las células granulosas	Interna y externa	Dependiente de FSH
Folículo de de Graaf	Presente	Forma la membrana granulosa y ecúmulo oóforo	Llena el antro	Interna y externa	Dependiente de FSH hasta que se transforma en un folículo dominante

FSH, hormona folículo estimulante.

(c) Como ya se dijo, su desarrollo es **detenido en la profase (etapa dictiada) de la meiosis I** por los factores paracrinos **IMO** producidos por las células foliculares durante la vida fetal, y permanecen en este estado hasta la ovulación (quizás hasta por 40 años).

(2) Células foliculares

(a) Están unidas unas con otras por **desmosomas**.

(b) Están separadas del estroma circundante por una lámina basal.

b. Folículos en crecimiento

(1) Los **folículos primordiales y folículos primarios no dependen de la hormona folículo estimulante (FSH)** para desarrollarse; más bien, factores locales como **factor de crecimiento epidérmico, factor de crecimiento insulinoide (IGF), activina** y **iones Ca^{2+}** estimulan su desarrollo. Sin embargo, algunos autores sugieren que incluso estos folículos tempranos podrían ser dependientes de FSH.

(2) Los **folículos primarios** son de dos tipos, unilaminares y multilaminares. Poseen una capa amorfa (**zona pelúcida**) que lo rodea, y es producida por el oocito primario y que lo rodea (aunque algunos autores sugieren que las células foliculares también contribuyen a su formación). La zona pelúcida (ZP) separa las células foliculares del oocito primario. Las células foliculares comienzan a expresar **receptores de FSH** en la superficie de su plasmalema, y también forman uniones comunicantes entre sí y con las microvellosidades en el oocito primario. En la interfase entre las células foliculares y el estroma hay una lámina basal.

- La **zona pelúcida** es una glucoproteína que cubre el oocito primario.
- Está formada por cuatro glucoproteínas, llamadas ZP 1, ZP 2, ZP 3 y ZP 4.
- **ZP 3** permite la unión del espermatozoide y facilita la **reacción acrosómica**.
- **ZP 2** también es responsable de la unión del espermatozoide. Después de la fecundación (que se considera más adelante, en la Sección VI), el óvulo secreta la enzima **ovastacina**, que degrada ZP 2, con lo que impide la unión de más espermatozoides a la zona pelúcida.
- **ZP 1** interviene en la formación de enlaces cruzados entre ZP 2 y ZP 3, con lo que impide que más espermatozoides se unan.
- Se desconoce la función de **ZP 4**.

(a) Folículos primarios unilaminares

1. Se desarrollan a partir de folículos primordiales.
2. Están formados por una sola capa de células foliculares **cúbicas** que rodea al oocito primario.

(b) Folículos primarios multilaminares (ver figura 19-2)

1. Se desarrollan a partir de folículos primarios unilaminares por proliferación de las células foliculares.
2. Proliferan gracias a la proteína **activina**, elaborada por el oocito primario. La activina también promueve la liberación de FSH y la unión a receptores de FSH. Además, el oocito primario libera los factores de crecimiento **proteína morfogénica ósea 15 (BMP-15)** y **factor de diferenciación del crecimiento 9 (GDF-9)**, que inducen la proliferación de las células de la granulosa.
3. Están formados por varias capas de células foliculares; estas células foliculares se conocen también actualmente como **células de la granulosa** (o células granulosas).
4. Están circunscritas por dos capas de células estromáticas: una capa celular interna (**teca interna**) y una capa fibrosa externa (**teca externa**). La teca interna está separada de las células de la granulosa por una lámina basal.
5. Las células de la granulosa secretan **factor de células madre (ligando kit)** que se une a receptores de ligando kit en la superficie del **plasmalema de los oocitos primarios** y en la superficie de las **membranas celulares de la teca interna**. La unión a receptores de ligando kit en los **oocitos primarios** es la causa del crecimiento del oocito primario, y la unión a receptores de ligando kit en las **células de la teca interna** facilita su organización alrededor de los folículos en desarrollo.
6. Las células de la teca interna producen **androstenediona** (hormona sexual masculina) y expresan **receptores de hormona luteinizante (LH)** en sus membranas celulares.
7. La androstenediona penetra en la lámina basal y entra en las células de la granulosa, donde la enzima **aromatasa** convierte la hormona masculina en **estradiol**, la hormona femenina.

CONSIDERACIONES CLÍNICAS

Las mutaciones que afectan la síntesis normal de **conexina** dan por resultado falta de formación de folículos de de Graaf (graafianos) e incapacidad del oocito de experimentar división meiótica, con la consecuente esterilidad femenina. La causa más probable de los defectos es la incapacidad de intercambiar diversos factores necesarios entre células foliculares y el oocito primario a través de las uniones comunicantes defectuosas.

(3) Folículos secundarios (antrales)

(a) Los **folículos secundarios** aparecen cuando en los espacios entre las células granulosas empieza a acumularse **licor folicular**, un exudado de plasma que contiene diversas hormonas, como activina, estradiol, foliculostatina, inhibina y progesterona e inhibidor de la maduración de los oocitos (IMO). Es el IMO, sintetizado por las células de la granulosa, el que impide que el oocito crezca más de 125 μm de diámetro y que complete su primera división meiótica. Los espacios llenos de líquido empiezan a unirse entre sí y al final forman una gran cavidad única llamada antro.

(b) Los folículos secundarios **dependen de FSH**.

(c) Como ya se dijo, estrechas **prolongaciones** se extienden desde las células granulosas hacia la zona pelúcida.

(d) Las células de la granulosa contactan unas con otras mediante uniones comunicantes, y también establecen este tipo de uniones con la membrana celular del oocito primario.

(e) Como en el desarrollo normal del folículo primario, la conversión de los folículos primarios en secundarios depende en gran medida de **BMP-15** y **GDF-9**.

(f) Tanto las células de la granulosa como las células de la teca interna expresan receptores de LH en su membrana plasmática; además, las células de la granulosa también expresan receptores de FSH en su membrana celular.

c. Folículo de de Graaf (maduro)

(1) El folículo de de Graaf dominante es el folículo secundario que **ovulará**. Es **dependiente de FSH** y produce la hormona **inhibina**, que inhibe la liberación de FSH por las células basófilas de la adenohipófisis, causando atresia de los otros folículos en desarrollo (secundarios y graafianos no dominantes).

(2) Mide aproximadamente 2.5 cm de diámetro y se observa como un bulto grande en la superficie del ovario.

(3) El oocito primario no ocupa el centro sino un pequeño montículo de células granulosas (**cúmulo oóforo**) que se proyecta hacia una cámara llamada antro, que contiene el **licor folicular** rico en ácido hialurónico. Las células de la granulosa rodean la zona pelúcida. Las que están en contacto con la zona pelúcida forman la **corona radiante**. Otras células granulosas revisten el antro y forman la **membrana granulosa**.

(4) Las células de la teca interna, en respuesta a la unión de hormona luteinizante (LH) a sus receptores de LH, fabrican **androstenediona (andrógeno)**, que es transferida a las células granulosas. Éstas, por influencia de la unión de FSH a sus receptores de FSH, transforman la androstenediona en testosterona y, mediante la enzima **aromatasa**, convierten la testosterona en **estradiol (estrógeno)**.

(5) La **teca externa** está formada por tejido conectivo colagenoso enriquecido por abundantes células de músculo liso. También tiene copiosa irrigación por muchos vasos sanguíneos, que nutren la teca interna.

(6) **Ovulación**

(a) Una oleada de LH de la hipófisis, junto con el factor local producido por el oocito primario **factor promotor de la maduración** (un complejo de **cinasa dependiente de ciclina** y **ciclina B**) induce al **oocito primario** a completar su primera división meiótica inmediatamente antes de la **ovulación**, de manera que se forman un **oocito secundario** y el **primer cuerpo polar**. La segunda división meiótica es inducida por la presencia de factores locales inductores de la meiosis, pero se bloquea a nivel de la metafase.

(b) La ovulación también ocurre en respuesta a la oleada de LH. El oocito secundario y las células de su **corona radiante** abandonan el folículo roto en la superficie del ovario para penetrar en el extremo fimbriado del oviducto.

(c) El remanente del folículo de de Graaf se convierte en el **cuerpo hemorrágico**, que se transforma en el **cuerpo amarillo de la menstruación**, una estructura temporal que puede permanecer funcional por un par de semanas y luego degenera en el **cuerpo blanco**. Si la mujer se embaraza, entonces el cuerpo hemorrágico se transforma en el **cuerpo amarillo del embarazo**, que permanece funcional por varios meses, y luego degenera en el **cuerpo blanco**.

(7) **Lapso de la foliculogénesis.** Aunque a partir de la descripción anterior de la foliculogénesis parece que todo el proceso ocurre durante un mismo periodo menstrual, no es así. De hecho, una vez que un folículo primordial es convocado para el desarrollo, transcurre casi un año antes de que pueda ocurrir la ovulación, y se requieren aproximadamente 290 días para pasar de un folículo primordial a un folículo secundario completamente desarrollado, y otros 60 días más o menos para que el folículo se ovule.

CONSIDERACIONES CLÍNICAS

Algunas mujeres experimentan dolor abdominal (o pélvico) súbito a la mitad de su ciclo menstrual durante 2 o 3 h (aunque puede durar hasta 48 a 72 h o incluso más), y lo han atribuido al proceso de la ovulación. Aunque la verdad de esto no era universalmente aceptada, ahora se sabe que la **oleada de LH** repentina es seguida por una oleada similar de **prostaglandina** $F_{2\alpha}$, una sustancia que causa contracción espasmódica repentina de las fibras musculares lisas de ovario, trompa de Falopio o útero. Es esta contracción violenta la responsable del dolor experimentado por algunas mujeres. Otras causas, como distensión dolorosa de los folículos ováricos o ruptura de la túnica albugínea del ovario, también pueden contribuir al dolor ovulatorio.

2. El **cuerpo hemorrágico** se forma con los restos del folículo de de Graaf. Después de que el cúmulo oóforo sale del ovario, entra un poco de sangre y forma un coágulo en el antro anterior, y tras un breve lapso ingresan en la región macrófagos y elementos de tejido conectivo. Los macrófagos fagocitan del coágulo sanguíneo y otros desechos celulares. Una vez que los macrófagos han completado su función, el cuerpo hemorrágico, bajo la influencia de diversas hormonas, es convertido en el cuerpo amarillo. Las hormonas responsables de esta transformación son

estrógenos, prolactina, LH, gonadotropina coriónica humana (hCG) y factores de crecimiento insulinoides I y II (IGF-I e IGF-II).

3. **Cuerpo amarillo**
   a. **Generalidades**
      (1) El cuerpo amarillo se forma a partir del cuerpo hemorrágico. Cuando éste se colapsa sobre sí mismo, sus componentes celulares se modifican mucho.
      (2) El cuerpo amarillo está formado por **células luteínicas granulosas** (células granulosas modificadas) y **células luteínicas de la teca** (células de la teca interna modificadas).
      (3) La membrana basal entre la teca interna y lo que era la membrana granulosa se desintegra, y vasos sanguíneos y linfáticos procedentes de la teca interna invaden la membrana granulosa anterior.
      (4) La formación de esta **glándula endocrina temporal** ricamente vascularizada depende de LH.
   b. **Células luteínicas granulosas**
      (1) Las células luteínicas granulosas son células grandes (30 μm de diámetro) y pálidas con abundante retículo endoplásmico liso (REL), retículo endoplásmico rugoso (RER), muchas mitocondrias, un aparato de Golgi bien desarrollado y gotitas lipídicas.
      (2) Derivan de células de la membrana granulosa.
      (3) Función. Las células luteínicas granulosas elaboran la **progesterona** y convierten los andrógenos producidos por las células luteínicas de la teca en **estrógenos**.
   c. **Células luteínicas de la teca**
      (1) Estas células pequeñas (15 μm de diámetro) se concentran principalmente en la periferia del cuerpo amarillo.
      (2) Derivan de células de la teca interna.
      (3) Función. Las células luteínicas de la teca elaboran **progesterona**, **andrógenos** y pequeñas cantidades de estrógeno.
4. El **cuerpo blanco** es el resto del cuerpo amarillo degenerado. Su formación se debe a las condiciones hipóxicas del cuerpo amarillo cuando los fibroblastos producen grandes cantidades de colágeno. El suceso fibrótico induce la llegada de **linfocitos T** que liberan **interferón γ**, una citocina que induce a las células luteínicias de la granulosa y de la teca a sufrir apoptosis. A medida que la muerte celular y la fibrosis avanzan, el cuerpo blanco se contrae y se convierte en una pequeña cicatriz en la superficie del ovario.
5. **Folículos atrésicos**
   a. Los **folículos atrésicos** son folículos (en diversos estadios de maduración) que se encuentran en proceso de degeneración.
   b. Son comunes en el ovario.
   c. Después de que un folículo de de Graaf dominante ovula, los folículos de de Graaf y secundario que quedan degeneran debido a que el **folículo dominante** libera **inhibina** que desactiva la producción de FSH por las células basófilas de la adenohipófisis.
   d. A menudo presentan cambios picnocíticos en el núcleo de las células granulosas y otros cambios degenerativos.

C. **La médula ovárica** contiene grandes vasos sanguíneos, vasos linfáticos y fibras nerviosas en un estroma de tejido conectivo laxo. También posee un pequeño número de **células intersticiales** secretoras de **estrógenos** y algunas **células hiliares** secretoras de **andrógenos**.

D. **Regulación hormonal** (figura 19-3)

1. **Control de la maduración del folículo y la ovulación**
   a. El oocito primario de los folículos primarios unilaminares secreta **activina**, que facilita la proliferación de las células granulosas. Éstas secretan **factor de células madre (ligando kit)** que se une a receptores de ligando kit en la superficie del **plasmalema de los oocitos primarios** y en la superficie de las **membranas celulares de la teca interna**. La unión a receptores de ligando kit en los **oocitos primarios** es responsable del crecimiento de éstos, y la unión a receptores de ligando kit en las **células de la teca interna** facilita su organización alrededor de los folículos en desarrollo.
   b. Tanto el desarrollo normal del folículo primario como la conversión de folículos primarios a secundarios dependen en gran medida de la proteína morfogenética ósea 15 (**BMP-15**) y el factor de diferenciación del crecimiento 9 (**GDF-9**).

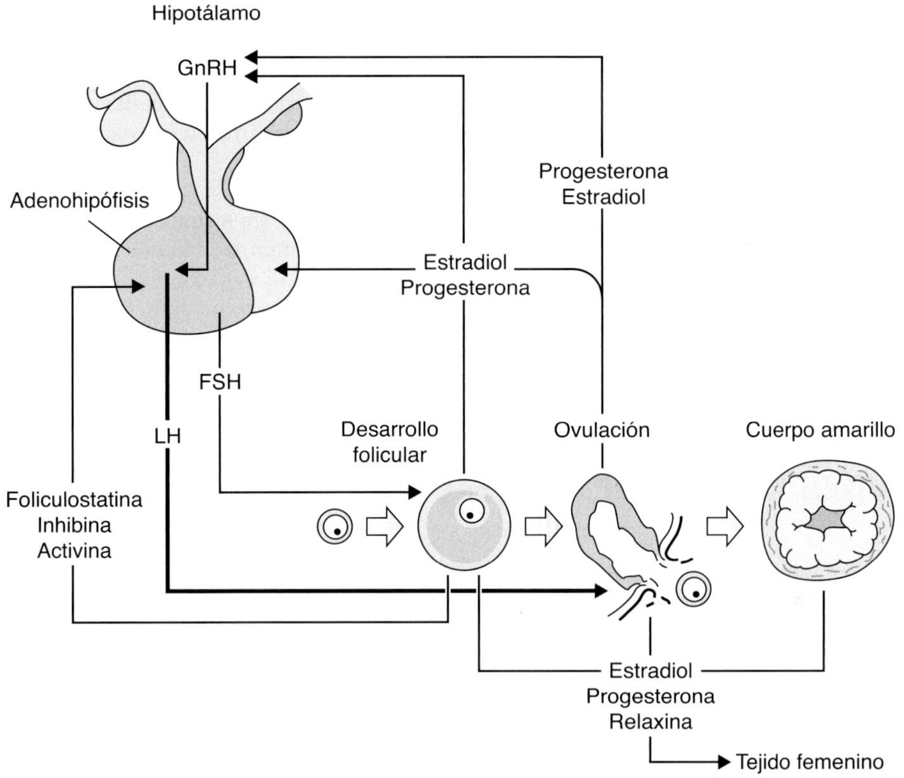

FIGURA 19-3. Relación hormonal entre la hipófisis y el aparato reproductor. La hormona liberadora de gonadotropina (GnRH) es la LHRH, la hormona liberadora de la hormona luteinizante; FSH, hormona folículo estimulante; LH, hormona luteinizante. (Adaptado con permiso de Gartner LP, Hiatt JL: *Color Textbook of Histology*. Filadelfia, PA: Saunders; 1997:389.)

c. La **hormona liberadora de la hormona luteinizante** (**LHRH**) (también conocida como hormona liberadora de gonadotropina, GnRH) del hipotálamo provoca la liberación de FSH y LH desde la parte distal de la hipófisis.

d. La **FSH** estimula el crecimiento y desarrollo de los folículos ováricos secundarios (pero, según la mayoría de los autores, no de estadios más tempranos) y la aparición de receptores de LH en el plasmalema de las células granulosas. La regulación de FSH y LH está bajo la influencia de:

(1) Las células de la teca interna, que elaboran andrógenos los cuales son convertidos en estrógenos por las células granulosas.

(2) Las células granulosas, que también secretan inhibina, foliculostatina y activina, todas las cuales (además de estrógeno) regulan la secreción de FSH.

(3) Aproximadamente el día 14 del ciclo menstrual los valores de estrógeno en sangre son suficientemente elevados para facilitar una súbita y breve oleada de LH.

e. Oleada de LH

(1) Una oleada de LH induce al **oocito primario** del folículo de de Graaf **dominante** para que complete la meiosis I e inicie la meiosis II, que se detiene en la metafase.

(2) El folículo de de Graaf dominante deja de depender de FSH, y libera la hormona **inhibina** la cual desactiva la liberación de FSH por la adenohipófisis, con el resultado de **atresia** de todos los folículos dependientes de FSH en desarrollo.

(3) La oleada de LH inicia la ovulación del oocito secundario desde el folículo de de Graaf.

(4) La oleada de LH estimula la formación del cuerpo amarillo.

2. Destino del cuerpo amarillo

a. Hormonas luteínicas

(1) La **progesterona**, principal hormona secretada por el cuerpo amarillo, inhibe la liberación de LH suprimiendo la liberación de LHRH, pero estimula el desarrollo del endometrio uterino.

(2) El **estrógeno** inhibe la liberación de FSH suprimiendo la liberación de LHRH.

(3) La **relaxina** facilita el parto.

b. En caso de embarazo

(1) El sinciciotrofoblasto de la placenta en desarrollo produce **gonadotropina coriónica humana (hCG)** y **somatomamotropina coriónica humana (hCS)**.

(2) La **hCG** mantiene el cuerpo amarillo del embarazo durante aproximadamente 3 meses, al cabo de los cuales la placenta se encarga de la producción de progesterona, estrógeno y relaxina.

c. En ausencia de embarazo

(1) No están presentes LH ni hCG, y **el cuerpo amarillo empieza a atrofiarse**.

(2) La carencia de estrógeno y progesterona también estimula la liberación de FSH por la hipófisis, y de esta manera se reinicia el ciclo menstrual.

3. En cada ciclo menstrual sólo aproximadamente cinco folículos en maduración llegan a la etapa de folículo de Graaf; y por lo común sólo el **folículo dominante** experimenta la ovulación. Como ya se dijo, el folículo dominante no depende de FSH; produce una oleada de **inhibina** que suprime la producción de FSH y causa la atrofia del resto de folículos en maduración.

III. OVIDUCTOS (TROMPAS DE FALOPIO)

Cada **oviducto** mide aproximadamente 12 cm de largo y se subdivide en cuatro regiones: **infundíbulo**, con **fimbrias en el extremo; ampolla**, que es la región más larga (aproximadamente 7 cm de longitud) y es donde más a menudo ocurre la fecundación; **istmo** y **región intramural**, que atraviesa la pared del útero. La pared de cada oviducto está formada por **mucosa**, **muscular** y **serosa**.

A. La mucosa posee extensos **pliegues longitudinales** en el infundíbulo. El grado de plegamiento decrece progresivamente en las otras tres regiones del oviducto (figura 19-4).

1. El **epitelio** es **cilíndrico simple** y está formado por células en clavija y células ciliadas.

a. Células en clavija

(1) Las **células en clavija** (ver figura 19-4) secretan un **medio rico en nutrientes** que nutre los espermatozoides (y el embrión antes de implantarse), así como citocinas que ayudan a la **capacitación** de los espermatozoides.

(2) La presencia de progesterona incrementa el número de células en clavija.

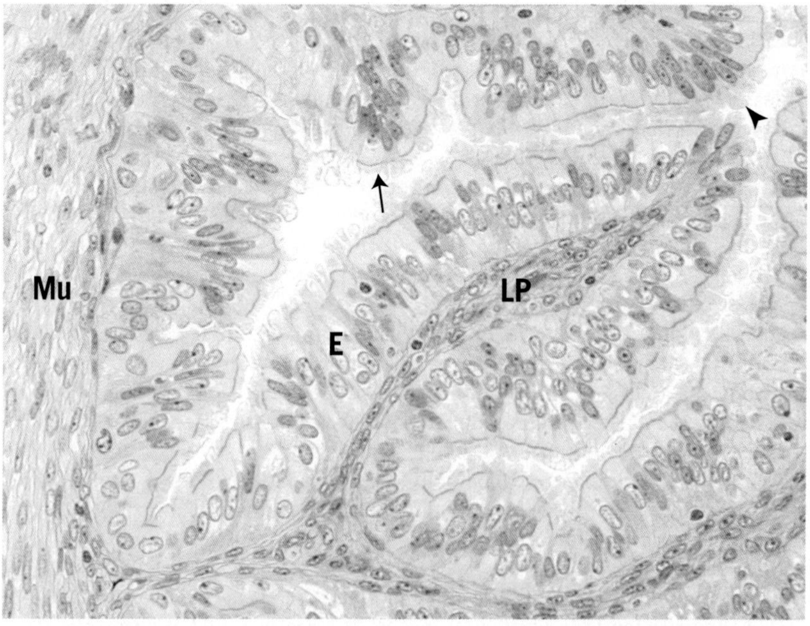

FIGURA 19-4. La mucosa del ovario es muy contorneada y forma prolongaciones digitiformes, cuyo revestimiento epitelial (E) está formado por dos tipos celulares, células cilíndricas ciliadas (*flecha*) y células en clavija (*punta de flecha*). Son claramente visibles la lámina propia (LP), muy vascularizada, y el músculo liso circundante (Mu) (×270).

(3) Su citoplasma contiene RER en abundancia, un aparato de Golgi bien desarrollado y muchos gránulos de secreción apicales electrodensos.

b. Células ciliadas

(1) Las **células ciliadas** (ver figura 19-4) poseen muchos cilios, que baten principalmente hacia la luz del útero.

(2) El número de cilios y la intensidad de su movimiento aumentan con la presencia de estrógeno.

(3) Función. Las células ciliadas facilitan el transporte del embrión en desarrollo hacia el útero.

2. La **lámina propia** (ver figura 19-4) está formada por un tejido conectivo laxo que contiene fibras reticulares, fibroblastos, mastocitos y células linfoides.

B. Muscular

1. La muscular está formada por una capa interna mal definida de músculo liso circular, y otra externa longitudinal.

2. Función. Al contraerse de manera rítmica, la muscular probablemente ayuda al embrión a desplazarse hacia el útero.

C. La serosa, que está formada por un epitelio escamoso simple que recubre una delgada capa de tejido conectivo, cubre la superficie externa del oviducto.

IV. ÚTERO

El útero tiene tres regiones: **fondo**, **cuerpo** y **cuello**.

A. La pared uterina está formada por **endometrio**, **miometrio** y **adventicia** (o serosa).

1. Endometrio

a. Generalidades

(1) El endometrio (figura 19-5), constituido por un recubrimiento epitelial y un estroma de tejido conectivo con abundantes glándulas, experimenta cambios cíclicos modulados por hormonas durante el **ciclo menstrual**, y varía en espesor de menos de 7 mm.

(2) Está revestido por un epitelio **cilíndrico simple** que contiene **células secretoras** y **células ciliadas**.

(3) Su estroma parece tejido conectivo mesenquimatoso, con **células estrelladas** y abundantes **fibras reticulares**. También hay leucocitos y macrófagos. El estroma aloja las **glándulas tubulares simples** del endometrio.

b. Capas del endometrio

(1) La **capa funcional** es la capa gruesa superficial del endometrio, que se desprende y se reestablece mensualmente a consecuencia de los cambios hormonales que ocurren durante el ciclo menstrual.

(2) La **capa basal** es la capa más profunda del endometrio, con alrededor de 1 mm o menos de espesor y que se conserva durante la menstruación. Posee **glándulas endometriales** con células basales que son una fuente para la **reepitelización** del endometrio una vez desechada la capa funcional.

c. El **aporte vascular del endometrio** consiste en dos tipos de arterias derivadas de vasos del **estrato vascular** del miometrio.

(1) Las **arterias helicoidales** se extienden por la capa funcional y experimentan cambios pronunciados durante varios estadios del ciclo menstrual.

(2) Las **arterias rectas** no experimentan cambios cíclicos y terminan en la capa basal.

CONSIDERACIONES CLÍNICAS

La **endometriosis** es una enfermedad en la cual la cavidad peritoneal pélvica contiene tejido endometrial uterino. Se asocia con cambios en el endometrio ectópico inducidos por hormonas durante el ciclo menstrual. Cuando el endometrio se desprende, la cavidad peritoneal sangra, lo que causa dolor agudo y la formación de quistes y adherencias. Puede provocar **esterilidad**, ya que los ovarios y oviductos se deforman y quedan incluidos dentro de tejido cicatricial. Se desconocen los factores que contribuyen a la endometriosis.

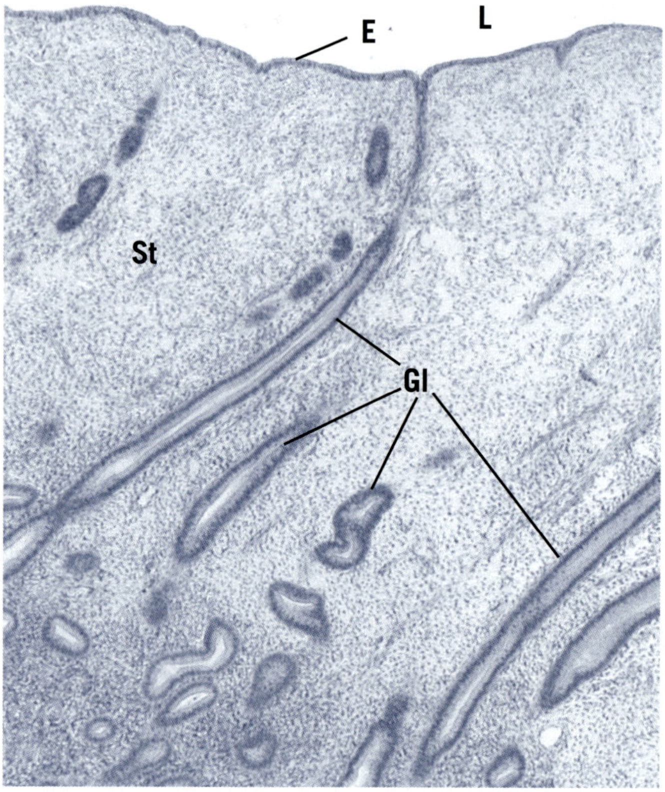

FIGURA 19-5. La mucosa uterina está en el proceso de reconstrucción durante la fase folicular. El estroma del tejido conectivo (St) está bien desarrollado; están formándose las glándulas uterinas (Gl) y empiezan a helicalizarse. Un epitelio cilíndrico simple (E) reviste la luz (L) del útero (×53).

2. **Miometrio**
   a. El miometrio es la túnica gruesa de músculo liso del útero.
   b. Está formado por capas longitudinales internas y externas y por una gruesa capa media circular. La capa circular está ricamente **vascularizada** y a menudo recibe el nombre de **estrato vascular**.
   c. El miometrio se engruesa durante el embarazo por hipertrofia e hiperplasia de las células musculares lisas individuales.
   d. Hacia el final del embarazo, el miometrio desarrolla muchas uniones comunicantes entre sus células musculares lisas. Estas uniones coordinan la contracción de las células musculares durante el parto.
   e. Durante el parto, el miometrio experimenta contracciones poderosas inducidas por la hormona **oxitocina** y por **prostaglandinas** (las concentraciones de ambas aumentan al final del embarazo).
   f. Después del parto, el miometrio se retrae, ya que muchas de las células musculares lisas, privadas de estrógeno, experimentan **apoptosis**.
3. **Cubierta externa**
   a. La **serosa** recubre las superficies del útero que sobresalen en la cavidad peritoneal.
   b. La **adventicia** se encuentra a lo largo de las superficies retroperitoneales del útero.

B. **El ciclo menstrual empieza** el día en que **ocurre hemorragia** menstrual. En este tiempo, los valores sanguíneos de **estrógeno**, **progesterona**, **FSH** y **LH** son muy bajos.
   1. La **fase menstrual (días 1 a 4)** se caracteriza por la **descarga hemorrágica** (**menstruación**) de la capa funcional del endometrio.
      a. Es inducida por **espasmos de relajación y contracción** de las arterias helicoidales (causados por valores bajos de progesterona y estrógeno). La **vasoconstricción** prolongada (2 a 3 días) de estas arterias provoca isquemia y al final necrosis.

   b. La vasoconstricción va seguida de **vasodilatación** súbita e intermitente de las arterias helicoidales, que rompe sus paredes e inunda de sangre el estroma, despega la capa funcional y hace caer el tejido necrótico.
   c. Como la capa basal es abastecida por vasos rectos cortos que no experimentan vasoconstricción prolongada, no se desprende y no se vuelve necrótica.
   d. Durante la fase de menstruación del ciclo menstrual, se inhibe la coagulación de la sangre.
2. La **fase proliferativa (folicular)** (ver figura 19-5), los **días 4 a 14**, sigue a la fase menstrual y consiste en la **renovación de la capa funcional entera**, incluida la reparación de las glándulas, el tejido conectivo y los elementos vasculares (de manera específica las arterias helicoidales). Durante la fase proliferativa, los valores de **estrógeno** en la sangre continúan aumentando, y ésta es la principal hormona responsable de la fase de proliferación.
   a. El epitelio que reviste la superficie luminal del útero se renueva con la actividad mitótica de las células que quedan en las glándulas uterinas de la capa basal del endometrio.
   b. Las glándulas son rectas y están revestidas por un epitelio cilíndrico simple.
   c. Las células del estroma de dividen, acumulan glucógeno y crecen.
   d. Las arterias helicoidales se extienden aproximadamente dos tercios de su recorrido por el endometrio.
   e. Al final de la fase proliferativa, el endometrio mide 3 mm de espesor.
3. La **fase secretora (de cuerpo amarillo) (días 15 a 28)** empieza poco después de la ovulación y se caracteriza por **engrosamiento del endometrio**, causado por edema y secreción de las glándulas endometriales. La **progesterona**, y en alguna medida los **estrógeno**, son las principales hormonas que impulsan la fase secretora.
   a. La glándulas se **espiralizan**; su luz se llena con una secreción de **glucoproteína** y **glucógeno**; y sus células acumulan grandes cantidades de **glucógeno** en el aspecto basal de su citoplasma.
   b. Las arterias helicoidales se alargan y espiralizan más, y se extienden por las caras superficiales de la capa funcional.
   c. Al final de la fase secretora, el endometrio es un tanto edematoso y mide aproximadamente 6 a 7 mm de espesor.

CONSIDERACIONES CLÍNICAS

El **prolapso uterino** es un trastorno en el cual los ligamentos uterinos, redondo, ancho, uterosacros y ovárico, ya no son capaces de mantener la posición anatómica normal de este órgano, por lo cual desciende y llega a penetrar en la vagina. El útero puede ocupar sólo el tercio superior de la vagina o la totalidad de ésta y salir por el orificio vaginal entre los labios menores y mayores. El prolapso uterino suele ocurrir en mujeres mayores, pero también es posible en mujeres jóvenes que han tenido bebés muy grandes o han experimentado parto prolongado y difícil. El prolapso uterino extenso puede interferir en la micción y en la defecación. El tratamiento habitual suele ser reinserción quirúrgica o, en casos más extensos, histerectomía.

V. CUELLO UTERINO

A. El cuello uterino no participa en la menstruación pero sus **secreciones cambian** durante los distintos estadios del ciclo menstrual.

B. La pared cervical está formada principalmente por un tejido conectivo colagenoso denso intercalado entre numerosas fibras elásticas y algunas células musculares lisas.

C. El cuello uterino posee un epitelio **cilíndrico simple (secretor de moco)**, excepto en la porción inferior (que se continúa con el revestimiento de la vagina), recubierta por un **epitelio escamoso estratificado no queratinizado**.

D. Cuando se acerca la ovulación, unas **glándulas cervicales** ramificadas secretan un líquido seroso que facilita la entrada de los espermatozoides en la luz del útero. Durante el embarazo, las glándulas cervicales producen una secreción densa viscosa que impide la entrada de espermatozoides (y de microorganismos) en el útero.

E. Antes del parto, el cuello uterino se dilata y se ablanda debido a la lisis del colágeno que ocurre en respuesta a la presencia de la hormona **relaxina**.

CONSIDERACIONES CLÍNICAS

1. En un **frotis de Papanicolaou**, se raspan células epiteliales del revestimiento del cuello uterino (o de la vagina) y se examinan para detectar un posible carcinoma cervical. Un frotis de Papanicolaou pone en evidencia **variaciones en las poblaciones celulares** de los distintos estadios del ciclo menstrual.
2. El **carcinoma cervical** se origina de células epiteliales escamosas estratificadas no queratinizadas. Puede quedar confinado en el interior del epitelio sin invadir el estroma subyacente (**carcinoma *in situ***) o bien puede penetrar en la lámina basal y crear metástasis en otras partes del cuerpo (**carcinoma invasor**). Ocurre con frecuencia relativamente alta, pero puede curarse mediante cirugía si se detecta a tiempo (mediante un frotis de Papanicolaou), antes de que se vuelva invasor.

VI. FECUNDACIÓN E IMPLANTACIÓN

A. Fecundación

1. La fecundación suele ocurrir en la ampolla del **oviducto**, y se produce cuando un espermatozoide penetra en la corona radiante y la zona pelúcida y atraviesa la membrana plasmática del **oocito secundario.**
   a. Antes de que un espermatozoide sea capaz de fecundar, debe pasar por las fases de **maduración**, **capacitación** e **hiperactividad**.
      (1) La **maduración** ocurre en el aparato reproductor masculino. Antes de ella el espermatozoide no puede viajar en línea recta, sólo en círculo.
      (2) La **capacitación** se realiza en el aparato reproductor femenino. Mientras el espermatozoide se encuentra en el aparato reproductor masculino, es incapaz de experimentar capacitación porque la concentración del **péptido promotor de la fecundación (FPP)** producido en la próstata es muy alta. Una vez que el espermatozoide llega al aparato reproductor femenino, la concentración de FPP se reduce a un valor adecuado (porque se diluye con las secreciones vaginales), y el espermatozoide es inducido a iniciar el proceso de capacitación.
         (a) Se eliminan las **moléculas de colesterol** del plasmalema acrosómico, lo cual hace la membrana menos rígida.
         (b) **Canales iónicos de Ca^{2+}** especiales se abren en la membrana plasmática del flagelo espermático, permitiendo la entrada de iones calcio.
         (c) Las concentraciones elevadas de iones calcio intraflagelares inducen la formación de **AMPc**, lo que torna hiperactivo al espermatozoide.
      (3) La **hiperactividad** es simplemente la capacidad del espermatozoide de nadar más rápido y con más fuerza, lo cual le facilita penetrar la zona pelúcida para hacer contacto con el oocito.
   b. Una vez que el espermatozoide ha experimentado la capacitación, es capaz de fecundar el óvulo, pero para hacerlo debe desarrollar la **reacción acrosómica**, **unirse a ZP3**, y **fusionarse con la membrana plasmática del oocito secundario**.
      (1) La **reacción acrosómica** y la **unión a ZP3** ocurren cuando el espermatozoide hace contacto con la zona pelúcida. Del acrosoma se liberan enzimas hidrolíticas, en especial **acrosina**, que reducen la viscosidad de la zona pelúcida, en particular exactamente adelante del espermatozoide, lo cual le permite a éste alcanzar el oocito secundario.
      (2) La **fusión** de la membrana del espermatozoide con el plasmalema del oocito secundario se debe a la presencia de **fertilina**, una proteína integral de membrana del espermatozoide, y **moléculas CD9 e integrinas** del plasmalema del oocito secundario.
   c. El **oocito secundario** reacciona al contacto del espermatozoide mediante la **reacción cortical**, la **reanudación de la segunda división meiótica** y la formación del **pronúcleo femenino**.
      (1) Los **gránulos corticales** del oocito secundario, localizados abajo de la membrana celular, se fusionan con ésta, y liberan sus enzimas en la zona pelúcida. Las proteínas ZP forman un complejo entre sí, lo cual transforma la naturaleza gelatinosa de la zona pelúcida en una zona altamente viscosa que impide que más espermatozoides lleguen al oocito secundario y evita así la **polispermia**.

(2) El contacto del espermatozoide con el oocito secundario permite la entrada del **núcleo espermático (pronúcleo masculino)** y el **centrosoma** en el citoplasma del oocito, lo cual induce al oocito a **completar su segunda división meiótica**, formar el **segundo cuerpo polar** y de este modo transformarse en el **óvulo**.

(3) El núcleo (ahora haploide) del óvulo se conoce como **pronúcleo femenino**. Los dos pronúcleos haploides se aproximan entre sí, se liberan de sus envolturas nucleares, sus cromosomas se mezclan y forman una **célula diploide**, conocida como **cigoto**. Inmediatamente después del mezclado de los cromosomas el centrosoma, aportado por el espermatozoide, forma un aparato del huso mitótico, y el cigoto presenta su **primera división mitótica**. Las dos células hijas recién formadas son las dos primeras células del nuevo embrión. Debe hacerse notar que todos los centrosomas del nuevo individuo provienen del padre, y todas las mitocondrias provienen de la madre.

B. Implantación

1. El **cigoto** experimenta una división celular mitótica (conocida como **segmentación** durante los estadios tempranos de la embriogénesis) y se transforma en una estructura multicelular llamada **mórula**, que tarda aproximadamente 3 días en trasladarse a través del oviducto hasta el útero.
2. El **producto de la concepción** (el embrión todavía no implantado y las membranas que lo rodean) desarrolla una cavidad llena de líquido y se convierte en un blastocisto.
3. El **blastocisto** se implanta en el endometrio del útero y se rodea de una capa celular interna, el **citotrofoblasto**, y de una capa multinucleada externa, el **sinciciotrofoblasto**.
4. Hacia el sexto día después de la fecundación, el **sinciciotrofoblasto** invade el endometrio de la pared del útero. Entonces empieza la formación de la placenta.

CONSIDERACIONES CLÍNICAS

1. El **embarazo ectópico (tubárico)** es la **implantación** del **embrión** temprano en un sitio anormal (p. ej., en la **pared del oviducto**). Puede resultar **letal** sin intervención médica inmediata.
2. Los **teratomas** son tumores de células germinales que se clasifican en tres grupos: maduros, monodérmicos e inmaduros.
   a. Los **teratomas maduros** son benignos (aunque ocasionalmente se pueden volver malignos) y suelen presentarse en mujeres jóvenes. Son quistes con paredes que frecuentemente contienen pelo y otras estructuras epidérmicas como glándulas sebáceas, además de fragmentos de hueso, dientes y cartílago.
   b. Los **teratomas monodérmicos** son tumores raros que también se conocen como teratomas especializados. Los dos tipos más frecuentes de estos tumores son el estruma del ovario y el carcinoide ovárico. El **estruma del ovario** es un tumor ovárico compuesto por folículos tiroideos bien desarrollados que producen hormona tiroidea y pueden provocar hipertiroidismo. El **carcinoide ovárico** es un tumor que suele producir serotonina (5-OH-triptamina).
   c. Los **teratomas inmaduros** son tumores malignos de crecimiento rápido cuya histología se parece más a la fetal que a la de los tejidos maduros. Suelen ocurrir en adolescentes y mujeres muy jóvenes.

VII. PLACENTA

La placenta es una estructura **transitoria** formada por una **porción materna** y una **porción fetal**.

A. Estructura

1. En el parto mide alrededor de 18 cm de diámetro y 2.5 cm de espesor y pesa aproximadamente 600 g.
2. Cuando la placenta comienza su desarrollo, los **citotrofoblastos** y **sinciciotrofoblastos** forman el **corion**, y en respuesta, el endometrio del útero forma la **decidua**.
3. El corion se transforma en la **placa coriónica**, que da origen a las **vellosidades coriónicas**.

4. La decidua tiene tres regiones —**decidua basal**, **decidua capsular** y **decidua parietal**—, pero la decidua basal forma la mayor parte de la porción materna de la placenta.
5. Vasos sanguíneos maternos invaden la decidua basal, formando grandes espacios llenos de sangre llamados **lagunas**.
6. Las vellosidades coriónicas del feto en desarrollo se vascularizan, y se forman lechos capilares dentro de las vellosidades. Éstas crecen dentro de las lagunas, y aquí reciben nutrientes y oxígeno de la sangre materna y vierten en ella productos de desecho y dióxido de carbono.
7. Esta transferencia de nutrientes y productos de desecho ocurre a través de una barrera, la **barrera placentaria**, interpuesta entre la sangre materna y la fetal. La barrera placentaria más estrecha está formada por lo siguiente (la presencia de elementos de tejido conectivo entre las dos láminas basales aumenta el espesor de la barrera placentaria):
   a. Células endoteliales de los capilares fetales
   b. Láminas basales del endotelio capilar fetal
   c. Láminas basales de los citotrofoblastos
   d. Citotrofoblastos
   e. Sinciciotrofoblastos

B. **Función** (tabla 19-2)
1. La placenta permite el intercambio de diversas sustancias entre los aparatos circulatorios materno y fetal. Este intercambio se realiza **sin** que se mezclen los dos aportes sanguíneos.
2. Secreta **progesterona**, **hCG**, **tirotropina coriónica** y **hCS**, una hormona lactógena promotora del crecimiento así como factor de crecimiento endotelial, IGF-I e IGF-II, factor de crecimiento de

tabla 19-2 Hormonas producidas por la placenta

Hormona	Células productoras de la hormona	Función de la hormona
hCG	Citotrofoblastos	Mantiene el cuerpo amarillo
hCS (somatomamotropina coriónica humana o , lactógeno placentario humano)	Sinciciotrofoblastos	Regula el metabolismo de la glucosa; estimula la proliferación del conducto de la glándula mamaria
IGF I e IGF II	Citotrofoblastos	Estimulan el crecimiento y la proliferación de los citotrofoblastos
EGF	Fase temprana (4 a 5 semanas): citotrofoblastos Fase tardía (6 a 12 semanas): sinciciotrofoblastos	Estimula el desarrollo y mantiene el funcionamiento de los trofoblastos
Relaxina	Células deciduales	Hace más distensible el cuello uterino y el fibrocartílago de la sínfisis del pubis en previsión del parto
Leptina	Sinciciotrofoblastos	Controla el estatus de los nutrientes en la madre y facilita su transporte a través de la barrera placentaria
Factor de crecimiento de fibroblastos	Sinciciotrofoblastos	Facilita la proliferación de los citotrofoblastos
Factor estimulante de colonias	Sinciciotrofoblastos	Facilita la proliferación de citotrofoblastos
Factor de crecimiento derivado de plaquetas	Sinciciotrofoblastos	Facilita la proliferación de citotrofoblastos
Interleucina 1	Sinciciotrofoblastos	Facilita la proliferación de citotrofoblastos
Interleucina 3	Sinciciotrofoblastos	Facilita la proliferación de citotrofoblastos
Factor de necrosis tumoral	Sinciciotrofoblastos	Inhibe la proliferación de citotrofoblastos

hCG, gonadotropina coriónica humana; hCS, somatomamotropina coriónica humana; IGF-I e IGF-II, factores de crecimiento insulinoides I y II; EGF, factor de crecimiento endotelial.

fibroblastos, factor estimulante de colonias, factor de crecimiento derivado de plaquetas, factor de crecimiento de necrosis tumoral, relaxina, leptina e interleucinas 1 y 3.
3. También produce **estrógeno** con ayuda del hígado y de la corteza suprarrenal del feto.
4. Las células deciduales del estroma producen **prostaglandinas** y **prolactina**.

CONSIDERACIONES CLÍNICAS

La hormona polipeptídica **prolactina**, producida por las células basófilas de la adenohipófisis (lóbulo anterior de la hipófisis), incrementan el tamaño de las mamas en la embarazada e induce la producción de leche, así como la lactación en las glándulas mamarias de la mujer posparto. Resulta interesante el hecho de que también causa la sensación de placer después del acto sexual. Se ha demostrado que la progesterona alivia los síntomas de la esclerosis múltiple (EM) en la embarazada, y en ratones con EM cuya mielina había sido destruida por la enfermedad el tratamiento con prolactina indujo la remielinización de fibras nerviosas. Se piensa que la prolactina estimula la formación de prooligodendrocitos, que se diferencian en oligodendrocitos, las células responsables de la mielinización de los axones en el sistema nervioso central.

VIII. VAGINA

A. Generalidades
1. La vagina es un **conducto fibromuscular** cuya pared está formada por tres capas: una **mucosa** interna, una **muscular** central y una **adventicia** externa.
2. Su orificio externo está rodeado por un esfínter de **músculo esquelético**.
3. Carece de glándulas en toda su longitud y es lubricada por secreciones del cuello uterino y por filtraciones de líquido extracelular procedente del suministro vascular de la lámina propia.

B. La mucosa está formada por un grueso **epitelio escamoso estratificado no queratinizado** y por un tejido conectivo fibroelástico, la **lámina propia**.
1. El **epitelio** contiene **glucógeno**, que la flora bacteriana vaginal usa para producir **ácido láctico**, el cual reduce el pH durante la fase folicular del ciclo menstrual e inhibe la invasión por patógenos.
2. La **lámina propia** es un tejido conectivo fibroelástico con su parte más profunda **altamente vascularizada** (quizá análoga a una submucosa).

C. La muscular está formada por capas de **músculo liso** dispuestas irregularmente (una capa interna circular delgada y otra externa más gruesa longitudinal) intercaladas con **fibras elásticas**.

D. La adventicia está formada por tejido conectivo **fibroelástico**. Su función consiste en fijar la vagina a las estructuras circundantes.

IX. GENITALES EXTERNOS (VULVA)

A. Los **labios mayores** son **pliegues de la piel cargados de grasa**; en sus superficies externas hay **pelos**, secreciones de **glándulas sebáceas**, y **glándulas sudoríparas**.

B. Labios menores
1. Los labios menores son pliegues de la piel que poseen un núcleo de tejido conectivo **muy vascularizado** que contiene fibras elásticas.
2. Carecen de folículos pilosos, pero su dermis contiene numerosas **glándulas sebáceas**, que se abren directamente en la superficie epitelial.

C. El vestíbulo es el espacio entre los dos labios menores. En este espacio se abren, alrededor de la uretra y el clítoris, las **glándulas de Bartholin (glándulas secretoras de moco)** y numerosas glándulas secretoras de moco más pequeñas (**glándulas vestibulares menores**).

D. Clítoris

1. El clítoris está formado por dos pequeños **cuerpos eréctiles** cilíndricos que terminan en el **glande del clítoris**, cubierto por un prepucio.
2. Contiene muchas fibras nerviosas sensitivas y terminaciones nerviosas especializadas (p. ej., corpúsculos de Meissner y corpúsculos de Pacini).

X. GLÁNDULAS MAMARIAS

Las glándulas mamarias de ambos sexos son idénticas durante aproximadamente la primera década de vida, pero cuando la mujer alcanza la pubertad, el flujo de estrógenos y progesterona además de hormona lactógena induce a las glándulas mamarias a crecer y desarrollar un sistema de lobulillos y conductillos terminales, así como a incrementar su masa de tejido conectivo y a formar un depósito de tejido adiposo. Cada glándula mamaria de la mujer pospúber está formada por numerosas **glándulas tubuloalveolares compuestas**, cada una con su propio seno lactífero y un conducto que se abre en el ápice del pezón.

CONSIDERACIONES CLÍNICAS

Se ha demostrado que el uso de productos con base en aceite de lavanda o aceite de árbol de té en varones prepúberes causa ginecomastia, el desarrollo de mamas femeninas. Este tejido persistió por varios meses después de suspender el uso de esos productos, y luego experimentó regresión lenta hasta el estado normal. Al parecer, esos aceites imitan estrógenos e incluso inhiben los efectos de los andrógenos.

A. Glándulas mamarias en reposo (no lactantes) (en la mujer adulta no embarazada)

1. Las glándulas mamarias en reposo están formadas por **senos** y **conductos lactíferos** revestidos en la mayoría de áreas por un epitelio cúbico estratificado, con una capa basal constituida por **células mioepiteliales** dispersas.
2. Una lámina basal separa los componentes epiteliales del estroma subyacente.

B. Las glándulas mamarias activas (lactantes) crecen durante el embarazo gracias al desarrollo de **alveolos**.

1. **Células alveolares** (células secretoras) (figura 19-6)
   a. Las células alveolares revisten los alveolos de las glándulas mamarias activas y están rodeadas por una capa incompleta de **células mioepiteliales**.
   b. Están bien dotadas de RER y contienen varios aparatos de Golgi, numerosas mitocondrias, gotitas lipídicas y vesículas con proteína láctica (caseínas) y lactosa.
2. **Secreción de las células alveolares**
   a. Los **lípidos** se liberan a la luz alveolar quizás por un mecanismo de secreción **apocrino**.
   b. Las **proteínas** y los azúcares se liberan a la luz alveolar por un mecanismo de secreción **merocrino** (exocitosis).

C. Pezón

1. El pezón está formado por un tejido conectivo colagenoso, denso e irregular, intercalado con fibras musculares lisas que actúan como un **esfínter**.
2. Contiene los orificios de los conductos lactíferos.
3. Está rodeado por piel pigmentada (**areola**) –cuya pigmentación es más intensa durante y después del embarazo– que contiene las **glándulas areolares (de Montgomery)**.

D. Secreciones de las glándulas mamarias

1. **Calostro (líquido amarillento rico en proteínas)**

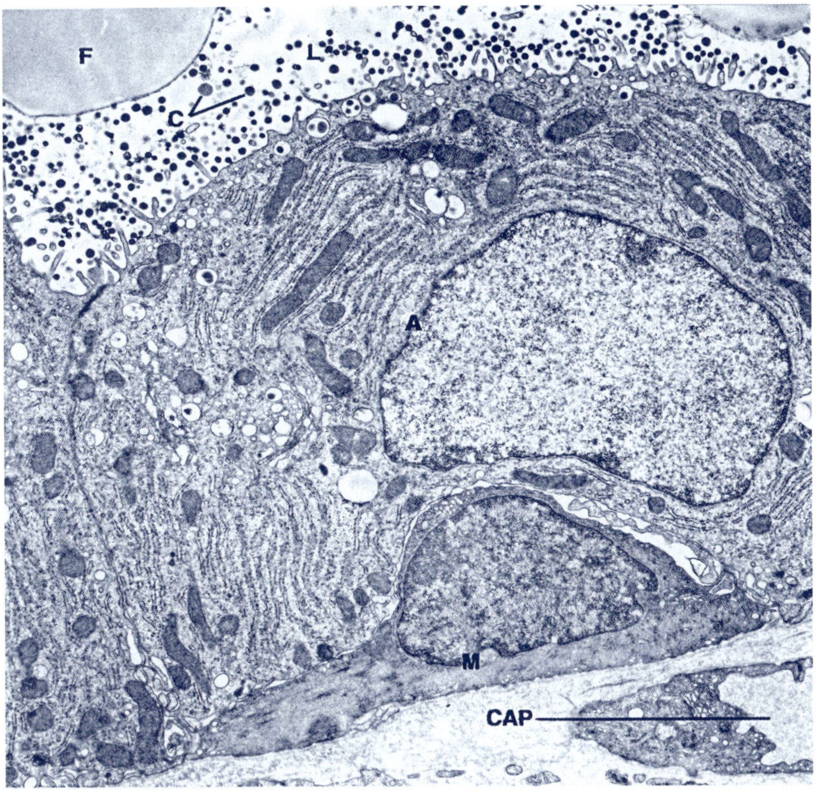

FIGURA 19-6. Micrografía electrónica de transmisión que muestra una célula epitelial alveolar (A) de una glándula mamaria lactante y una célula mioepitelial subyacente (M). CAP, capilar; L, luz de los alveolos que contiene leche; F, gotita lipídica; C, caseína. (Reimpreso con permiso de Strum J: *A Study Atlas of Electron Micrographs*. 3rd ed. Baltimore, MD: University of Maryland School of Medicine, 1992:105.)

CONSIDERACIONES CLÍNICAS

1. El **cáncer de mama** suele originarse en el epitelio que reviste los conductos (**carcinoma ductal**) o los conductillos terminales (**carcinoma lobular**). Si el cáncer de mama no se trata en su fase inicial, a través de los vasos linfáticos las células tumorales hacen **metástasis** en los ganglios linfáticos axilares cercanos al seno afectado y, más tarde, a través del torrente circulatorio, en pulmones, hueso y cerebro. En Estados Unidos se diagnostican 180 000 nuevos casos de cáncer de mama anualmente, y cada año mueren de esta enfermedad 43 000 mujeres. La **detección temprana** por autoexamen, mamografía o ecografía ha reducido la mortalidad asociada con el cáncer de mama.
2. Se ha visto que una deficiencia o una mutación del gen **BRCA1** disminuye la estabilidad o eleva la incidencia de la tasa de mutación de **genes supresores tumorales** como el **p53**. Parece ser que las **mutaciones del gen BRCA1** incapacitan el punto de control G2-M del ciclo celular y, al mismo tiempo, el número de centrosomas de estas células se incrementa. Por lo tanto, estas células mutadas adquieren la capacidad de proliferar sin control.

- **a.** El calostro se produce los primeros días después del alumbramiento.
- **b.** Es rico en células (linfocitos, monocitos), lactoalbúmina, vitaminas liposolubles y minerales, y contiene **inmunoglobulina A (IgA)**.

2. Leche

- **a.** La leche empieza a secretarse hacia el tercer o cuarto días después del alumbramiento.
- **b.** La leche contiene proteínas (caseínas, IgA, lactoalbúmina), múltiples gotitas lipídicas y lactosa.
- **c.** Se libera de las glándulas mamarias mediante el **reflejo de expulsión de leche** en respuesta a diversos estímulos externos relacionados con la succión. El reflejo de expulsión de leche implica la liberación de **oxitocina** (en los axones de la parte neural de la hipófisis), que induce la contracción de las **células mioepiteliales** e impulsa con ello la leche hacia el interior de conductos más largos y fuera de la mama.

Autoevaluación

Instrucciones: cada reactivo de esta sección va seguido de posibles respuestas o de términos para completar. Seleccione la opción CORRECTA.

1. ¿Cuál de las afirmaciones siguientes acerca de los folículos ováricos secundarios es verdadera?

(A) Carecen de licor folicular
(B) Contienen un oocito secundario
(C) Su maduración continua requiere hormona folículo estimulante
(D) Carecen de teca externa
(E) Poseen una sola capa de células foliculares cúbicas alrededor del oocito

2. ¿Cuál de las siguientes sustancias contiene el calostro?

(A) IgA
(B) IgD
(C) IgE
(D) IgG
(E) IgM

3. ¿Cuál de las afirmaciones siguientes acerca del cuerpo amarillo es verdadera?

(A) Produce LH
(B) Produce FSH
(C) Sus células luteínicas granulosas derivan de la teca externa
(D) Se convierte en el cuerpo blanco
(E) Deriva de los folículos atrésicos

4. ¿Cuál de los efectos fisiológicos siguientes ejerce la LH?

(A) Estimula los oocitos secundarios a completar la segunda división meiótica
(B) Estimula la ovulación
(C) Suprime la liberación de estrógenos
(D) Induce la conversión de los folículos primarios en folículos secundarios
(E) Induce la conversión de los folículos primordiales en folículos primarios

5. La capa basal del endometrio uterino:

(A) Se desprende durante la menstruación
(B) No posee glándulas
(C) Es abastecida por arterias helicoidales
(D) Es abastecida por arterias rectas
(E) No posee vasos

6. Una de las fases que se reconocen en el ciclo menstrual se denomina:

(A) Fase gestacional
(B) Fase activa
(C) Fase folicular
(D) Fase de reposo
(E) Anafase

7. Durante la fase proliferativa del ciclo menstrual, ¿cuál de los siguientes cambios experimenta la capa funcional del endometrio?

(A) Los vasos sanguíneos se vuelven isquémicos
(B) Se renueva el epitelio
(C) El estroma se contrae debido a edema
(D) Las glándulas se espiralizan
(E) Los vasos sanguíneos se rompen

8. ¿Cuál de las afirmaciones siguientes acerca de la mucosa vaginal es verdadera?

(A) Está revestida por un epitelio cilíndrico estratificado
(B) Está revestida por un epitelio escamoso estratificado queratinizado
(C) No posee fibras elásticas
(D) Es lubricada por glándulas del cuello uterino
(E) Sus células secretan ácido láctico

9. ¿Cuál de las afirmaciones siguientes acerca del oviducto es verdadera?

(A) Está revestido por un epitelio cúbico simple
(B) Su epitelio contiene células en clavija
(C) Su función consiste en nutrir los discos germinales trilaminares
(D) La fecundación ocurre más a menudo en su porción fimbriada
(E) Su epitelio contiene células caliciformes

10. ¿Cuál de los siguientes teratomas es un tumor maligno de crecimiento rápido?

(A) Teratoma maduro
(B) Teratoma monodérmico
(C) Teratoma inmaduro
(D) Estruma del ovario
(E) Carcinoide ovárico

Respuestas

1. **C.** Los folículos secundarios dependen de la hormona folículo estimulante para su continuo desarrollo. Se establecen cuando el licor folicular (un ultrafiltrado de secreciones plasmáticas y de las células granulosas) empieza a acumularse entre las células granulosas. Los folículos secundarios contienen un oocito primario detenido en la profase de la meiosis I (ver Capítulo 19 II B 1 b).

2. **A.** Los anticuerpos IgA se encuentran en el calostro y en la leche. El feto adquiere de la madre los anticuerpos IgG mediante transferencia placentaria (ver Capítulo 19 X D 1).

3. **D.** Un cuerpo blanco se forma a partir de un cuerpo amarillo que ha dejado de funcionar. La LH y la FSH se producen en la adenohipófisis. Las células luteínicas granulosas derivan de las células granulosas de un folículo de de Graaf ovulado (ver Capítulo 19 II B 4).

4. **B.** Una oleada repentina de LH hacia la mitad del ciclo menstrual induce la ovulación (ver Capítulo 19 II D 1 d).

5. **D.** La capa basal del endometrio uterino es abastecida por las arterias rectas y contiene las porciones más profundas de las glándulas uterinas. Las células de estas glándulas reepitelializan la superficie del endometrio una vez que la capa funcional (abastecida por las arterias helicoidales) se ha desprendido (ver Capítulo 19 IV A 1 b).

6. **C.** En el ciclo menstrual se reconocen las fases folicular (proliferativa), secretora (de cuerpo amarillo) y menstrual. Las glándulas mamarias se caracterizan por fases activas (lactantes) y de reposo. El término *fase gestacional* se refiere al embarazo (ver Capítulo 19 IV B 3).

7. **B.** Durante la fase proliferativa del ciclo menstrual, toda la capa funcional del endometrio se renueva, incluidas las glándulas y el epitelio que reviste su superficie. El edema del estroma y las glándulas helicoidales caracterizan la fase secretora del ciclo, mientras que la isquemia es responsable de la fase menstrual (ver Capítulo 19 IV B 2).

8. **D.** La vagina carece de glándulas y es lubricada por secreciones de las glándulas cervicales. Está revestida por un epitelio escamoso estratificado no queratinizado con células que liberan glucógeno, el cual es utilizado por la flora bacteriana normal de la vagina para elaborar ácido láctico (ver Capítulo 19 VIII A 3).

9. **B.** El oviducto está revestido por un epitelio cilíndrico simple formado por células ciliadas y células en clavija pero sin células caliciformes. La fecundación ocurre más a menudo en la ampolla del oviducto, no en el infundíbulo, donde están las fimbrias. En circunstancias normales, el estadio de disco germinal trilaminar se inicia una vez que el blastoscito se ha implantado en la pared del útero y ya no se encuentra en el oviducto (ver Capítulo 19 III A 1).

10. **C.** Los teratomas inmaduros son tumores malignos de crecimiento rápido. El resto de los teratomas citados suelen ser benignos, pero incluso los que se vuelven malignos crecen despacio (ver Capítulo 19 VI B 4).

capítulo 20

Aparato reproductor masculino

I. GENERALIDADES: APARATO REPRODUCTOR MASCULINO

A. El aparato reproductor masculino está constituido por los **testículos**, **los conductos genitales**, las glándulas genitales accesorias (**vesículas seminales**, **próstata** y **glándulas bulbouretrales**) y **pene**.

B. Función. El aparato reproductor masculino produce **espermatozoides**, **testosterona** y **líquido seminal**. El líquido seminal transporta y nutre los espermatozoides a su paso por los conductos excretorios. El pene libera los espermatozoides al exterior y también conduce la orina para que sea excretada fuera del cuerpo.

II. TESTÍCULOS

Los testículos (dos) se desarrollan en la cavidad abdominal y posteriormente descienden al escroto, donde quedan suspendidos en los extremos de los **cordones espermáticos**. En ellos ocurren la **espermatogénesis** y la producción de **hormonas sexuales** masculinas, principalmente **testosterona** (figura 20-1).

CONSIDERACIONES CLÍNICAS **Criptorquidia**

1. La criptorquidia es una anomalía del desarrollo caracterizada por la **falta de descenso de los testículos** al escroto. La probabilidad de que esto ocurra en lactantes de término es de 1%, pero aumenta a 30% en prematuros.
2. Este defecto provoca esterilidad, ya que la temperatura de los testículos que no han descendido (es decir, la temperatura corporal normal) inhibe la espermatogénesis; sin embargo, no afecta la producción de testosterona.
3. Se **asocia con** una incidencia mucho mayor de **malignoma testicular** que en los testículos que han descendido normalmente.
4. Puede **corregirse con cirugía**. Para evitar complicaciones más adelante, suele recomendarse que la cirugía se realice antes del año de edad, si el niño es lo suficientemente saludable para soportar la intervención.

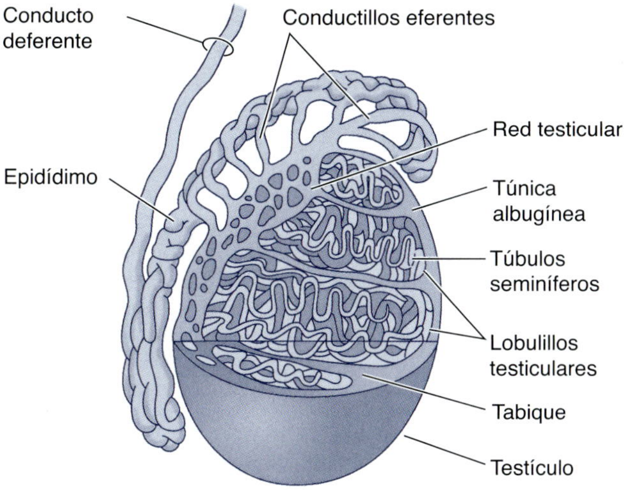

FIGURA 20-1. Testículos y epidídimo. (Reimpreso con permiso de Gartner LP, Hiatt JL. *Color Textbook of Histology.* 2nd ed. Philadelphia, PA: Saunders; 2001:488.)

A. Las **túnicas testiculares** envuelven los testículos al descender a través de la pared abdominal para entrar en el escroto.

1. La **túnica vaginal** es un **saco seroso** derivado del peritoneo que cubre parcialmente las superficies anterior y lateral de cada testículo.
2. **Túnica albugínea**
   a. La **túnica albugínea** es la gruesa **cápsula de tejido conectivo fibroso** de los testículos.
   b. Está revestida por una capa de tejido conectivo laxo muy vascularizada, la **túnica vascular**.
   c. En la parte posterior se engruesa para formar el **mediastino testicular**, del que parten tabiques incompletos de tejido conectivo que dividen el órgano en aproximadamente 250 compartimientos (**lobulillos testiculares**). Además, el mediastino testicular es el conducto para la entrada y salida de los vasos sanguíneos y linfáticos hacia y desde los testículos.

B. **Lobulillos testiculares** (ver figura 20-1)

1. Los lobulillos testiculares son compartimientos piramidales intercomunicados que están separados unos de otros por tabiques incompletos.
2. Cada uno contiene entre uno y cuatro **túbulos seminíferos** en los que se producen los espermatozoides. Estos túbulos muy contorneados están inmersos en una malla de tejido conectivo laxo que contiene vasos sanguíneos y linfáticos, nervios y células intersticiales de Leydig.

C. **Células intersticiales de Leydig**

1. Las células intersticiales de Leydig son células de forma entre redondeada y poligonal que se encuentran en las regiones intersticiales entre los túbulos seminíferos.
2. Poseen un núcleo central grande, numerosas mitocondrias, un aparato de Golgi bien desarrollado y gotitas lipídicas. Las gotitas lipídicas contienen ésteres de colesterol, que son precursores de la testosterona.
3. Están ricamente abastecidas por capilares y vasos linfáticos.
4. **Función.** Las células intersticiales de Leydig son **células endocrinas** que elaboran y secretan **testosterona**. La secreción es estimulada por la **hormona luteinizante** (LH, llamada a veces lutropina en el hombre) producida por la hipófisis. Estas células maduran y empiezan a secretar durante la pubertad.

D. **Túbulos seminíferos**

1. **Generalidades** (figura 20-2)
   a. Los túbulos seminíferos miden entre 30 y 70 cm de longitud y tienen un diámetro de 150 a 250 μm.
   b. Están envueltos en una túnica de tejido conectivo fibroso formada por varias capas de fibroblastos y lechos capilares extensos.

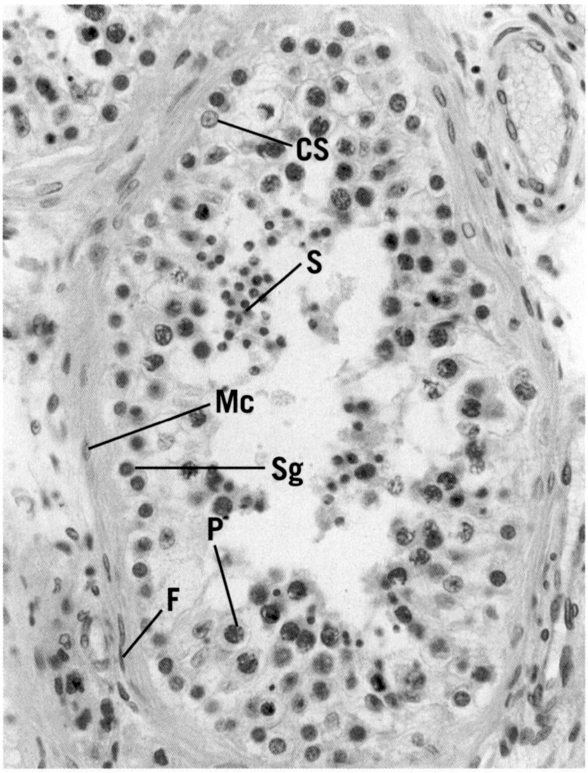

FIGURA 20-2. Micrografía óptica de túbulos seminíferos en un testículo (×132). Observe las células mioides (Mc) y los fibroblastos (F) que forman la pared de los túbulos seminíferos. Espermatogonias (Sg) y células de Sertoli (CS) yacen en el compartimiento basal. Apenas arriba de esto se observan espermatocitos primarios (P). Note que las espermátides (S) están cerca de la luz.

c. Constituyen vías tortuosas que atraviesan los lobulillos testiculares y posteriormente se estrechan para formar segmentos rectos y cortos llamados **túbulos rectos**, que conectan con la **red testicular**.

d. La luz de los túbulos seminíferos está revestida por un epitelio complejo grueso **(epitelio seminífero o epitelio germinal)**. Este epitelio está formado por 4 a 8 capas celulares y contiene **células espermatógenas**, a partir de las cuales se desarrollan las células germinales (espermatogénesis), y **células de Sertoli**, que desempeñan distintas funciones.

2. **Células de Sertoli** (figuras 20-2 y 20-3)

a. **Estructura**

(1) Las células de Sertoli son células cilíndricas que se extienden desde la lámina basal hasta la luz del túbulo seminífero. Poseen un núcleo ovalado pálido que presenta frecuentes invaginaciones; están muy replegadas y tienen un nucléolo grande. Las células de Sertoli dejan de experimentar mitosis después de la pubertad.

(2) Sus membranas plasmáticas laterales tienen largas prolongaciones que se interdigitan con las de células de Sertoli vecinas, envolviendo pequeños grupos de células espermatógenas en desarrollo. Sus membranas celulares apicales están muy replegadas, y forman prolongaciones digitiformes donde los intersticios entre ellas son ocupados por espermatozoides en desarrollo.

(3) Tienen un retículo endoplásmico liso (REL) bien desarrollado, un poco de retículo endoplásmico rugoso (RER) y abundantes mitocondrias y lisosomas, así como un aparato de Golgi extenso.

(4) Sus membranas plasmáticas presenta receptores de hormona folículo estimulante (FSH).

(5) Establecen **zónulas de oclusión** (uniones ocluyentes) con células de Sertoli adyacentes cerca de sus partes basales, y de esta manera dividen la luz del túbulo seminífero en un **compartimiento basal** y otro **adluminal**. Estas uniones ocluyentes son responsables de la **barrera hematotesticular**, que protege las células espermáticas en desarrollo contra reacciones autoinmunitarias.

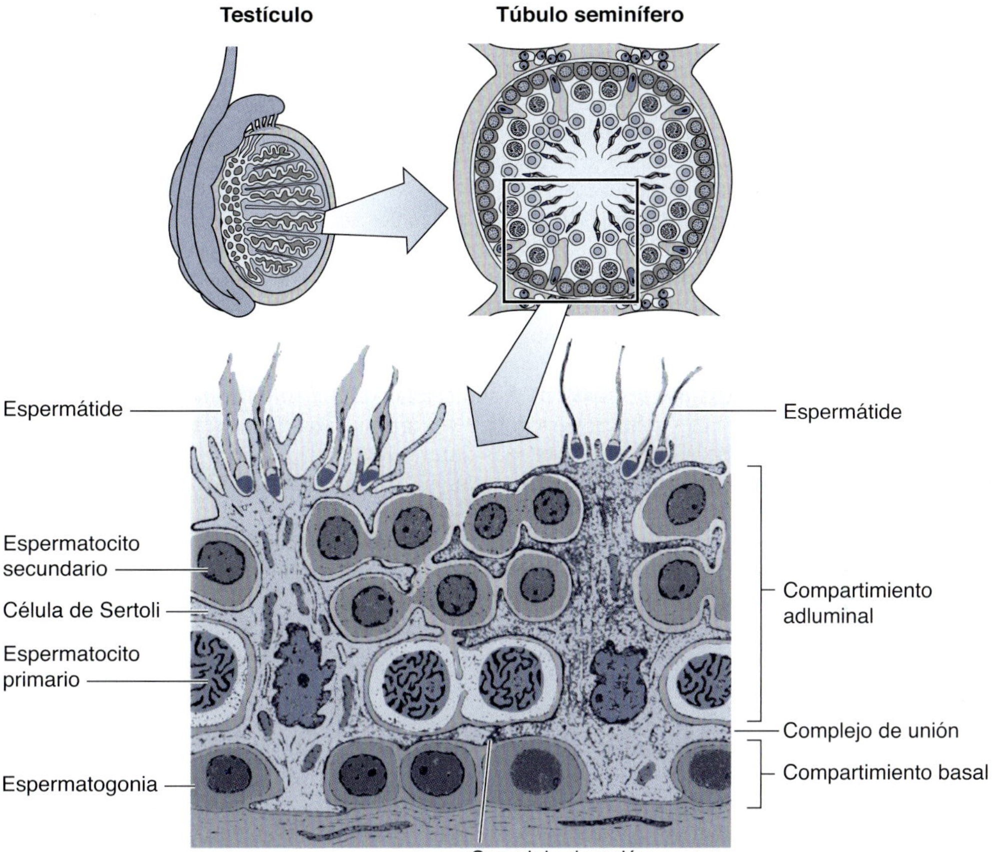

FIGURA 20-3. Epitelio seminífero (germinal). Note los puentes intercelulares entre espermatocitos y los complejos de unión cerca de las bases de células de Sertoli adyacentes. Estos complejos de unión de las células de Sertoli dividen el epitelio en un compartimiento adluminal y otro basal. (Reimpreso con permiso de Krause WJ, Cutts JH. *Concise Text of Histology*. 2nd ed. Baltimore, MD: Williams & Wilkins; 1986:414.)

b. Función

(1) Las células de Sertoli sostienen, protegen y nutren las células espermatógenas.

(2) Fagocitan el exceso de desechos citoplásmicos de las espermátides en maduración.

(3) Secretan a la luz un líquido rico en fructosa que nutre los espermatozoides y facilita su transporte a través de los túbulos seminíferos hasta los conductos genitales.

(4) Sintetizan **proteína fijadora de andrógeno (PFA)** bajo la influencia de la FSH. La **PFA** ayuda a mantener la concentración necesaria de testosterona en el túbulo seminífero para que la espermatogénesis pueda progresar.

(5) Secretan **inhibina**, una hormona que inhibe la síntesis y liberación de FSH por la adenohipófisis, así como la hormona **activina**, que fomenta la liberación de FSH desde la adenohipófisis.

(6) Establecen una barrera hematotesticular.

(6) They establish a blood-testis barrier.

(7) Durante el desarrollo sintetizan y liberan **hormona antimülleriana**, que determina la masculinidad.

(8) Producen y liberan **transferrina testicular**, una proteína que facilita la transferencia de hierro desde la **transferrina sérica** hacia las células espermatógenas en maduración.

3. Espermatogénesis

a. Poco antes de la pubertad, el aumento de las gonadotropinas inicia la espermatogénesis, el proceso de formación de los espermatozoides. Se divide en tres fases:

(1) Espermatocitogénesis: diferenciación de las espermatogonias en espermatocitos primarios.

(2) Meiosis: división reductiva para reducir el componente cromosómico diploide de los espermatocitos primarios y formar espermátides haploides (ver Capítulo 2 XI).

(3) Espermiogénesis: transformación de las espermátides en espermatozoides.

b. La espermatogénesis **no** ocurre de manera simultánea ni sincrónicamente en todos los túbulos seminíferos, sino más bien en forma de oleadas secuenciales de maduración, que se conocen como **ciclos del epitelio seminífero**.

c. Durante la espermatogénesis, las células hijas permanecen conectadas entre ellas por **puentes intercelulares**. El **sincicio** resultante puede ser el responsable del **desarrollo sincrónico** de las células germinales a lo largo de **cualquier** túbulo seminífero dado.

4. Células espermatógenas (ver figura 20-2)

a. Las **espermatogonias** son células germinales **diploides** adyacentes a la lámina basal del epitelio seminífero. En la pubertad, la testosterona los induce a entrar en el ciclo celular.

(1) Las **espermatogonias claras tipo A** poseen un núcleo que se tiñe de pálido, mitocondrias esféricas, un aparato de Golgi pequeño y abundantes ribosomas libres. Son **mitóticamente activas** (a partir de la pubertad) y originan nuevas células del mismo tipo (para mantener el suministro) o espermatogonias tipo B.

(2) Las **espermatogonias oscuras tipo A** son células mitóticamente **inactivas** (de reserva, en la fase G_0 del ciclo celular; ver figura 2-6), con núcleos oscuros; tienen el potencial de reanudar la mitosis y producir células claras tipo A.

(3) Las **espermatogonias tipo B** experimentan mitosis y originan espermatocitos primarios.

b. Espermatocitos

(1) Los espermatocitos primarios son células **diploides** grandes con contenido 4cDNA. Experimentan una **primera división meiótica** (división reduccional) para convertirse en espermatocitos secundarios (ver Capítulo 2).

(2) Los espermatocitos secundarios son células **haploides** con 2cDNA que experimentan rápidamente la **segunda división meiótica** (división ecuatorial), sin una fase S intermedia, y se convierten en espermátides.

c. Espermátides

(1) Las espermátides son células **haploides** pequeñas que sólo contienen **1cDNA**.

(2) Se encuentran cerca de la luz de los túbulos seminíferos.

(3) Su núcleo a menudo muestra regiones de cromatina condensada.

(4) Poseen un par de centriolos, mitocondrias, ribosomas libres, REL y un aparato de Golgi bien desarrollado.

5. La **espermiogénesis** es un proceso único de **citodiferenciación** en el que las **espermátides** se desprenden de gran parte de su citoplasma y se **transforman en espermatozoides**, que son liberados a la luz del túbulo seminífero. Se divide en cuatro fases.

a. Fase de Golgi

(1) La fase de Golgi se caracteriza por la formación de un **gránulo acrosómico**, incluido dentro de una **vesícula acrosómica**, que queda sujeto al extremo anterior de la membrana nuclear de la espermátide.

(2) En esta fase, los centriolos migran lejos del núcleo para formar el **axonema flagelar**. Después, vuelven a su posición original cercana al núcleo y ayudan a formar la **pieza conectora** asociada a la cola.

b. La **fase de cubierta** se caracteriza por la expansión de la vesícula acrosómica por la mayor parte del núcleo para formar la **cubierta acrosómica**.

c. La **fase acrosómica** se caracteriza por lo siguiente:

(1) El **núcleo** se condensa, se aplana y se sitúa en la región de la cabeza.

(2) Las mitocondrias se concentran alrededor de la porción proximal del flagelo, que se desarrolla en la pieza intermedia de la cola.

(3) La **espermátide** se alarga; a este proceso contribuye un cilindro temporal de microtúbulos llamado **manguito**.

(4) Hacia el final de la fase acrosómica, la espermátide se orienta con el acrosoma apuntando hacia la base del túbulo seminífero.

d. La **fase de maduración** se caracteriza por lo siguiente:

(1) Pérdida del exceso de citoplasma y de los puentes intercelulares que conectaban las espermátides en un sincicio. El citoplasma descartado es fagocitado por las células de Sertoli.

(2) Esta fase se completa cuando los espermatozoides **inmóviles** son liberados (primero por la cola) a la luz del túbulo seminífero. Los espermatozoides no adquieren la capacidad de movimiento sino hasta que abandonan el epidídimo. Se vuelven **capacitados** (capaces de fecundar) en el aparato reproductor femenino.

6. **Espermatozoide**
   a. **Cabeza del espermatozoide** (figura 20-4)
      (1) La cabeza del espermatozoide es aplanada y contiene un núcleo denso y homogéneo con 23 cromosomas (22 más el cromosoma Y o 22 más el cromosoma X).
      (2) También posee un acrosoma, que contiene **enzimas hidrolíticas** (p. ej., fosfatasa ácida, neuraminidasa, hialuronidasa y proteasas) que ayudan al espermatozoides a penetrar en la corona radiante y la zona pelúcida del oocito (ver Capítulo 19). La liberación de estas enzimas recibe el nombre de **reacción acrosómica**.
   b. La **cola del espermatozoide** incluye el cuello, la pieza intermedia, la pieza principal y la pieza terminal.
      (1) El **cuello** contiene los centriolos y la **pieza conectora**, que está unida a las nueve **fibras densas externas** del resto de la cola.
      (2) La **pieza intermedia** se extiende desde el cuello al **anillo** y contiene el axonema, nueve fibras densas externas y una **vaina de mitocondrias** dispuestas en espiral.
      (3) La **pieza principal** se extiende desde el anillo a la pieza terminal y contiene el axonema, con las fibras densas que lo rodean, a su vez rodeadas por una **vaina fibrosa** de costillas circulares.
      (4) La **pieza terminal** está formada por el axonema y la membrana plasmática que lo rodea.

CONSIDERACIONES CLÍNICAS **Cáncer testicular**

1. Afecta más frecuentemente a hombres de menos de 40 años y es el cáncer más común en hombres de 20 a 34 años.
2. Suele manifestarse como abultamientos en el escroto.
3. Los afectados de malignidad más a menudo presentan valores sanguíneos elevados de α-fetoproteína y gonadotropina coriónica humana (hCG).
4. El tratamiento habitual consiste en la extirpación quirúrgica del testículo afectado.
5. El cáncer testicular que ha desarrollado metástasis requiere radioterapia y quimioterapia.

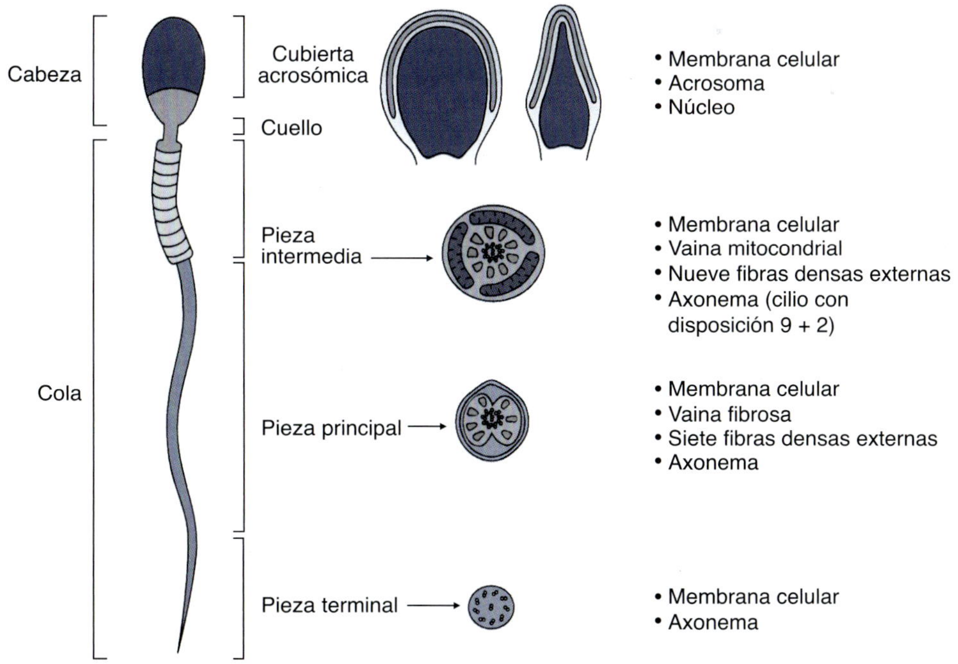

FIGURA 20-4. Espermatozoide humano. A la izquierda se muestran las regiones de los espermatozoides maduros. A la derecha se presentan diagramas de las secciones de la cabeza y de los principales segmentos de la cola. (Reimpreso con permiso de Henrikson RC, Kaye GI, Mazurkiewicz JE. *Histology National Medical Series for Independent Study.* Baltimore, MD: Williams & Wilkins; 1997:399.)

E. Regulación de la espermatogénesis

1. La **temperatura testicular crítica** para la espermatogénesis es de 35 °C. Las arterias testiculares que surgen de la aorta acompañan los testículos hacia el escroto, y dan a cada testículo su aporte vascular. Cuando estas arterias contorneadas se aproximan a los testículos, son rodeadas por el **plexo venoso pampiniforme** que disipa el calor de la sangre arterial, lo cual reduce su temperatura a 35 °C (ver Sección II, Consideraciones clínicas.)
2. **Interacciones hormonales** (figura 20-5)
   a. **Determinadas neuronas del hipotálamo** producen hormona liberadora de hormona luteinizante (LHRH), también llamada hormona liberadora de gonadotropina (GnRH). La LHRH inicia la liberación de LH y FSH por la hipófisis.
   b. La **estimulación de la producción de hormonas testiculares** depende de los efectos de dos gonadotropinas hipofisarias.
      (1) La LH estimula la secreción **testosterona** por las células intersticiales de Leydig.
      (2) La FSH induce la síntesis de **ABP** por las células de Sertoli.
   c. La **testosterona** es necesaria para el desarrollo normal, no sólo de las células germinales masculinas, sino también de las características sexuales secundarias.
   d. La **ABP** se une a la testosterona y la mantiene en concentraciones elevadas en el túbulo seminífero para facilitar la transformación de espermatogonias en espermatozoides; también puede unirse a estrógenos, y de esta manera inhibe la espermatogénesis.

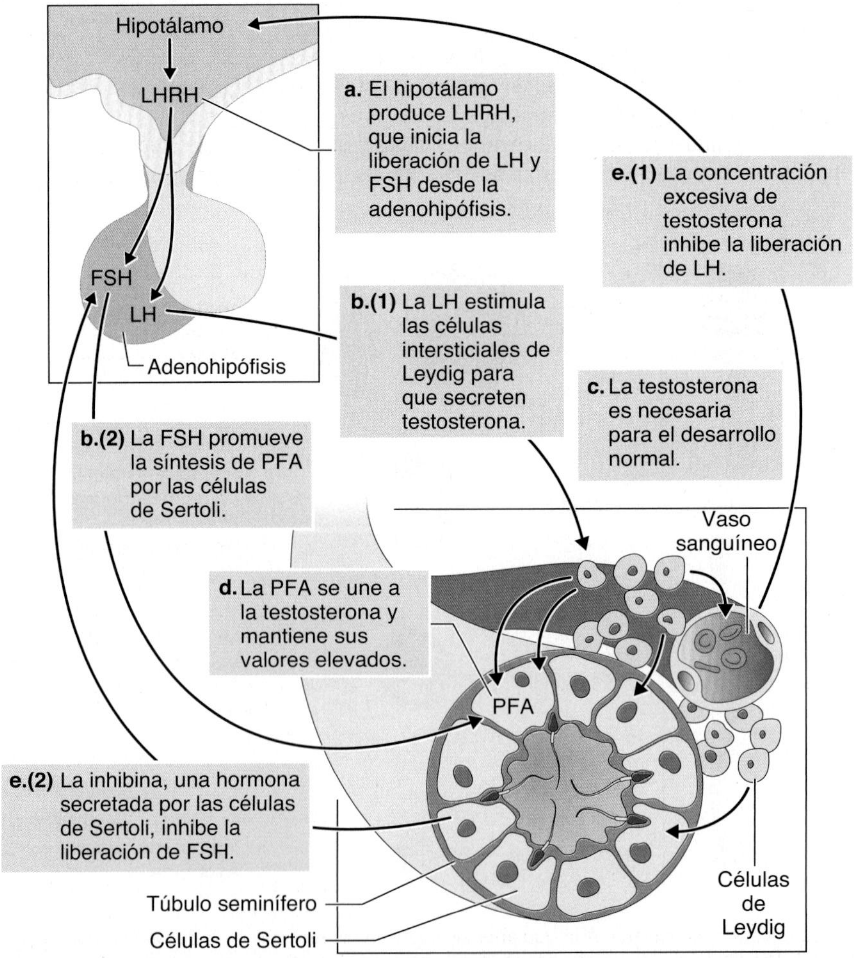

FIGURA 20-5. Control hormonal del funcionamiento testicular. Note la retroinhibición de la hipófisis por las hormonas testiculares. LHRH, hormona liberadora de hormona luteinizante; LH, hormona luteinizante; FSH, hormona folículo estimulante; PFA, proteína fijadora de andrógeno.

e. **Inhibición de la FSH y liberación de LH**

(1) Los valores excesivos de **testosterona** inhiben la liberación de LH.

(2) La **inhibina**, una hormona secretada por las células de Sertoli, inhibe la liberación de GnRH y, por lo tanto, de FSH por la hipófisis.

(3) La **activina**, también secretada por las células de Sertoli, estimula la liberación de GnRH y, por lo tanto, la liberación de FSH.

CONSIDERACIONES CLÍNICAS

La **hipertermia** es una causa importante de esterilidad en varones. La producción de espermatozoides es sensible al calor. La temperatura óptima para la producción espermática es de 35 °C. Por ello, los testículos están alojados en el escroto y no en el cuerpo, donde la temperatura sería de alrededor de 37 °C. Se ha informado que los hombres que operan computadoras portátiles en sus rodillas por una hora presentan aumento de su temperatura intraescrotal hasta de 2.8 °C. Aunque estos estudios no son definitivos, podría ser prudente que los hombres jóvenes limitaran esa práctica.

III. CONDUCTOS GENITALES (tabla 20-1)

A. Conductos intratesticulares

1. La continuación de los túbulos seminíferos son los **túbulos rectos**, conductos cortos y rectos revestidos por células de Sertoli en la mitad proximal y recubiertos por un **epitelio cúbico simple** en su mitad distal. Estas células cúbicas poseen **microvellosidades**, y algunas exhiben un único **flagelo**.
2. La **red testicular** es un plexo laberíntico de canales anastomosados dentro del mediastino testicular, revestidos por un **epitelio cúbico simple**; muchas de sus células poseen microvellosidades así como un único **flagelo** luminal.

tabla 20-1 Histología y funciones de los conductos genitales masculinos

Conducto	Epitelio	Tejido conectivo	Capas musculares	Función
Túbulos rectos	Células de Sertoli en la mitad proximal; epitelio cúbico simple en la mitad distal	Laxo	Sin músculo liso	Conduce los espermatozoides desde los túbulos seminíferos a la red testicular
Red testicular	Epitelio cúbico simple	Vascular	Sin músculo liso	Conduce los espermatozoides desde los túbulos rectos a los conductillos eferentes
Conductillos eferentes	Regiones de células cilíndricas ciliadas alternadas con células cúbicas no ciliadas	Delgado, laxo	Capa delgada de células musculares lisas en círculos	Conduce los espermatozoides de la red testicular al epidídimo
Epidídimo	Epitelio seudoestratificado formado por células principales altas con estereocilios y células basales bajas	Delgado, laxo	Capa de células musculares lisas en círculos	Conduce los espermatozoides desde los conductillos eferentes al conducto deferente
Conducto deferente	Epitelio cilíndrico seudoestratificado con estereocilios	Laxo, fibroelástico	Tres gruesas cubiertas de músculo liso: la interna y la externa longitudinales; la intermedia circular	Vierte los espermatozoides de la cola del epidídimo al conducto eyaculador
Conducto eyaculador	Epitelio cilíndrico simple	Subepitelial; plegado de tal manera que confiere a la luz un aspecto irregular	Sin músculo liso	Vierte espermatozoides y líquido seminal a la uretra prostática a nivel de la cresta uretral

B. Conductos extratesticulares

1. **Conductillos eferentes**
   a. Los conductillos eferentes son una colección de entre 10 y 20 túbulos que van desde la red testicular al conducto del epidídimo. Por lo tanto, comienzan como conductos intratesticulares, salen de los testículos y sus porciones distales pueden considerarse conductos extratesticulares.
   b. Poseen una capa delgada circular de **músculo liso** bajo la lámina basal del epitelio, que es responsable de los movimientos peristálticos.
   c. Están revestidos por un **epitelio simple** formado por **grupos alternados** de **células cúbicas no ciliadas** y **células cilíndricas ciliadas**. La configuración de células epiteliales con dos diferentes alturas imparte un aspecto festoneado típico al diseño luminal de los conductillos eferentes.
   d. **Función.** Los conductillos eferentes reabsorben líquido del semen y forman la **cabeza del epidídimo**.
2. **Conducto del epidídimo** (figura 20-6)
   a. El conducto del epidídimo, junto con los conductillos eferentes, constituye el **epidídimo**.
   b. Está rodeado por **capas circulares de músculo liso** que experimentan **contracciones peristálticas**, las cuales ayudan a empujar los espermatozoides hacia los conductillos eferentes.
   c. Está revestido por un **epitelio cilíndrico seudoestratificado** que descansa sobre una lámina basal y contiene los dos tipos de células siguientes:
      (1) Células basales, redondas y al parecer morfológicamente indiferenciadas. Son precursoras de las células principales.
      (2) Células principales, cilíndricas y con estereocilios inmóviles (microvellosidades irregulares largas) en sus superficies luminales.
         (a) Estas células poseen un gran aparato de Golgi, RER, lisosomas y muchas vesículas pinocíticas apicales y vesículas cubiertas.

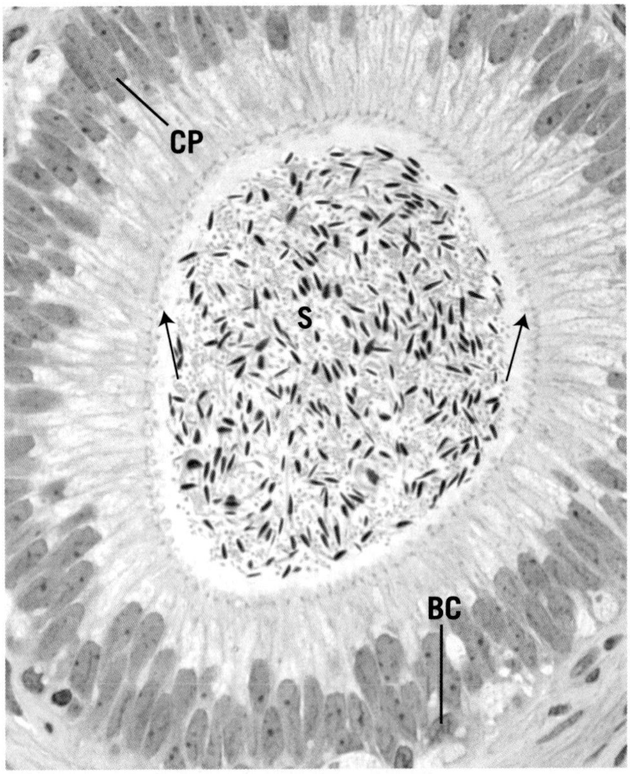

FIGURA 20-6. Micrografía óptica del epidídimo (×270). Observe las células basales cortas (BC) y las células cilíndricas principales (CP) que recubren la luz del epidídimo. Los estereocilios (*flechas*) se proyectan en la luz empacados con espermatozoides (S).

(b) Las células principales, junto con los conductillos eferentes, absorben alrededor de 90% del líquido testicular.

(c) Secretan diversos factores que facilitan la maduración de los espermatozoides; sin embargo, también producen **glicerofosfocolina**, que inhibe la **capacitación**, el proceso por el cual los espermatozoides adquiere la capacidad de fecundar un oocito. Así, la capacitación sólo ocurre después de que los espermatozoides han penetrado en el conducto genital femenino.

3. **Conducto deferente**
   a. El conducto deferente, que comienza en la cola del epidídimo, posee una **pared muscular gruesa** con capas interna y externa de músculo liso longitudinal separadas entre sí por una capa circular intermedia.
   b. Tiene una luz estrecha e irregular revestida por un **epitelio cilíndrico seudoestratificado** parecido al del conducto del epidídimo.
4. **Conducto eyaculador**
   a. El conducto eyaculador es la continuación recta del conducto deferente después de que éste ha recibido el conducto de la vesícula seminal.
   b. Carece de pared muscular.
   c. Penetra en la glándula prostática y termina en una hendidura de la **cresta uretral** de la uretra prostática.

CONSIDERACIONES CLÍNICAS Un recuento espermático normal en una eyaculación es de aproximadamente 50 a 100 millones de espermatozoides/ml. Un individuo con recuento espermático de menos de 20 millones de espermatozoides/ml de eyaculado se considera **estéril**.

IV. GLÁNDULAS GENITALES ACCESORIAS

Son dos vesículas seminales, próstata y dos glándulas bulbouretrales

A. Vesículas seminales

1. Epitelio
   a. El epitelio de las vesículas seminales es **cilíndrico seudoestratificado**, y su altura varía con la concentración de testosterona; reviste una **mucosa altamente replegada**.
   b. Contiene muchos **gránulos de pigmento lipocrómico amarillo**, gránulos secretorios, un aparato de Golgi grande, muchas mitocondrias y abundante RER.
2. La **lámina propia** está formada por un tejido conectivo **fibroelástico** rodeado por una capa interna circular de músculo liso y otra externa longitudinal.
3. La **adventicia** está constituida por tejido conectivo **fibroelástico**.
4. Las vesículas seminales **secretan** un líquido amarillo viscoso que contiene sustancias que **activan los espermatozoides** (p. ej., fructosa, una fuente de energía para dichas células); este líquido constituye alrededor de 70% del eyaculado humano.
5. El conducto de la vesícula seminal se une al conducto deferente en su ampolla (el extremo terminal crecido) y forma los conductos eyaculatorios derecho e izquierdo, que entran en la próstata y continúan hasta la uretra.

B. Próstata (figura 20-7)

1. **Generalidades**
   a. La próstata, también llamada glándula prostática, rodea la uretra en el punto en que ésta abandona la vejiga urinaria.
   b. Está formada por 30 a 50 **glándulas tubuloalveolares ramificadas** discretas que vierten su contenido a través de conductos excretores en la uretra prostática. Estas glándulas se disponen alrededor de la uretra en tres capas concéntricas (**mucosa, submucosa** y **principal**).
   c. La glándula está cubierta por una **cápsula fibroelástica** que contiene músculo liso. Algunos tabiques de la cápsula penetran en la glándula y la dividen en lóbulos.

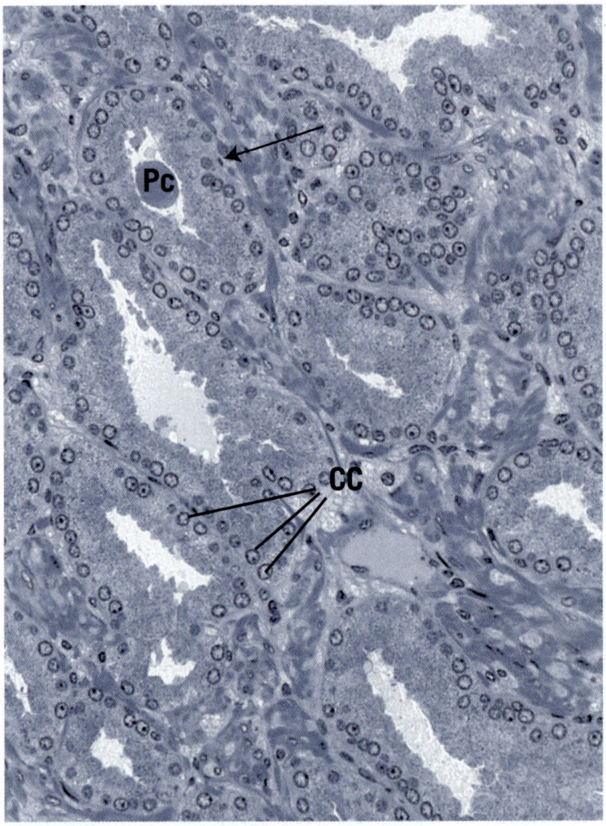

FIGURA 20-7. Micrografía óptica de la próstata (×132). Observe la concreción prostática (Pc), el músculo liso (*flecha*), y las células cilíndricas (CC) comprimidas que forman el parénquima glandular.

2. Epitelio

a. El epitelio de la glándula prostática es **cilíndrico simple** o **seudoestratificado** y reviste las glándulas individuales que constituyen la próstata.

b. Está formado por células que contienen RER en abundancia, un aparato de Golgi bien desarrollado, numerosos lisosomas y muchos gránulos de secreción.

3. Los **cuerpos amiláceos** son **concreciones** prostáticas, compuestas por glucoproteínas, que pueden calcificarse; su número se incrementa con la edad.

4. La **próstata secreta** un líquido blanquecino poco denso, una parte del semen que contiene enzimas proteolíticas, ácido cítrico, fosfatasa ácida, fibrinolisina y lípidos. La secreción prostática sirve para licuar el semen coagulado una vez que se deposita en el conducto genital femenino. Su síntesis y liberación son reguladas por la dihidrotestosterona.

CONSIDERACIONES CLÍNICAS — Hipertrofia prostática benigna (HPB)

1. La HPB más a menudo consiste en un simple aumento de tamaño de las **glándulas mucosas**.
2. Frecuentemente se asocia con dificultades para iniciar y detener la micción, porque la uretra queda parcialmente estrangulada por la próstata hipertrófica.
3. Provoca **nicturia** (micción nocturna) y urgencia sensitiva (deseo de orinar sin necesidad de evacuar).
4. Esta enfermedad es frecuente en ancianos, y afecta a 50% de los hombres mayores de 50 años y a 95% de los mayores de 80. La HPB puede confirmarse mediante exploración rectal digital (tacto); sin embargo, se requiere biopsia para descartar cáncer prostático.

Adenocarcinoma de próstata

1. El adenocarcinoma prostático puede detectarse por palpación a través del recto. Sin embargo, se requiere una biopsia para confirmarlo.
2. Aunque este cáncer crece con lentitud, por lo común genera **metástasis en el hueso** a través del aparato circulatorio.
3. Se presenta en alrededor de un tercio de los hombres mayores de 75 años y es la segunda forma más frecuente de cáncer en este sexo.
4. Se asocia con concentraciones sanguíneas elevadas de **antígeno específico prostático (AEP o PSA)**. Los hombres con valores de AEP elevados deben someterse a pruebas diagnósticas más drásticas de cáncer prostático. El tratamiento usual es la extirpación quirúrgica, con o sin radioterapia, aunque puede complicarse con impotencia, incontinencia o ambas. Procedimientos más modernos (p. ej., braquiterapia) incluyen sembrado radiactivo dentro de la glándula.

C. Glándulas bulbouretrales (de Cowper)

1. Las glándulas bulbouretrales son adyacentes a la uretra membranosa.
2. Vierten sus secreciones, viscosas, en la luz de la uretra membranosa para lubricarla inmediatamente antes de la eyaculación.
3. Están revestidas por un **epitelio cilíndrico** o **cúbico simple**.
4. Están rodeadas por una **cápsula fibroelástica** que contiene músculo liso y esquelético.

CONSIDERACIONES CLÍNICAS

La **vasectomía** es el método natural de anticoncepción permanente elegido por más de 600 000 hombres estadounidenses cada año. Un médico puede realizar la cirugía en el consultorio, donde se hace una incisión en el escroto, se extrae una porción del cordón espermático, se corta, se cauteriza y se reintroduce. Después de alrededor 6 semanas, se toma una muestra de semen y se examina para asegurar la ausencia de espermatozoides en el eyaculado. Este procedimiento tiene eficacia cercana a 100%. Puede presentar algunas complicaciones, pero éstas suelen desaparecer luego de un breve periodo.

V. URETRA

La uretra lleva la orina de la vejiga al exterior del cuerpo. En los hombres, la uretra también lleva semen durante la eyaculación. Tiene una **muscular de dos capas** de músculo liso, una longitudinal interna y otra circular externa. Está rodeada en algún punto por un **esfínter externo de músculo esquelético** que permite su cierre voluntario.

A. La uretra masculina tiene aproximadamente 20 cm de longitud y se divide en porciones **prostática, membranosa** y **cavernosa**.

B. Está recubierta por **epitelio de transición** en la parte prostática y **epitelio cilíndrico seudoestratificado** o **estratificado** en las otras dos porciones. La **fosa navicular**, en el extremo distal de la uretra cavernosa, está recubierta por **epitelio escamoso estratificado**.

C. Contiene **glándulas de Littre** secretoras de moco en la lámina propia.

VI. PENE

A. Cuerpos cavernosos

1. Los cuerpos cavernosos son **un par** de masas de tejido eréctil que contienen **espacios vasculares irregulares** revestidos por una capa continua de células endoteliales. Estos espacios están separados entre sí por trabéculas de tejido conectivo y músculo liso.
2. Los espacios vasculares se hacen más pequeños en la periferia de los cuerpos cavernosos.
3. Durante la erección, los espacios vasculares se llenan de sangre como resultado de **impulsos parasimpáticos** que constriñen las anastomosis arteriovenosas y dilatan las arterias helicoidales, lo que incrementa el flujo hacia los espacios vasculares de los dos cuerpos cavernosos y del cuerpo esponjoso.

B. Cuerpo esponjoso

1. El cuerpo esponjoso es una masa única de **tejido eréctil** que contiene espacios vasculares de tamaño uniforme.
2. Posee **trabéculas** que contienen más fibras elásticas y menos músculo liso que las de los cuerpos cavernosos.
3. La porción peniana de la uretra recorre la longitud del cuerpo esponjoso, y se abre al exterior en la punta del glande del pene.

C. Tejido conectivo y piel

1. La **túnica albugínea** es una gruesa vaina de tejido conectivo fibroso que rodea los dos cuerpos cavernosos y el cuerpo esponjoso. La disposición de los densos haces de colágeno permite la dilatación del pene durante la erección.
2. **Glande del pene**
   a. El glande del pene es el extremo distal dilatado del cuerpo esponjoso.
   b. Contiene tejido conectivo denso y fibras musculares longitudinales.
   c. Está recubierto por piel retráctil, el **prepucio**, revestida por un epitelio escamoso estratificado ligeramente queratinizado.
3. Las **glándulas de Littre** son glándulas secretoras de moco que se encuentran a lo largo de la uretra peniana.

Autoevaluación

Instrucciones: cada reactivo de esta sección va seguido de posibles respuestas o de términos para completar. Seleccione la opción CORRECTA.

1. ¿Cuál de las funciones siguientes se atribuye a las células de Sertoli?

(A) Secreción de hormona folículo estimulante
(B) Secreción de testosterona
(C) Secreción de la proteína fijadora de andrógeno
(D) Secreción de LH
(E) Secreción de ABP

2. ¿Cuál de las siguientes afirmaciones acerca de las células de Leydig es verdadera?

(A) Adquieren funcionalidad en la pubertad
(B) Se encuentran dentro de los túbulos seminíferos
(C) Son estimuladas por la FSH
(D) Secretan gran parte de la porción líquida del semen
(E) Reaccionan a la inhibina

3. Las espermatogonias tipo A son células germinales que:

(A) Se desarrollan a partir de espermatocitos secundarios
(B) Experimentan actividad meiótica una vez que han madurado sexualmente
(C) Se desarrollan a través de divisiones meióticas
(D) Originan espermatocitos primarios
(E) Pueden ser oscuras o claras

4. ¿Cuál de las afirmaciones siguientes se relaciona con el conducto del epidídimo?

(A) Se inicia en la red testicular
(B) Está revestido por un epitelio cilíndrico seudoestratificado
(C) Secreta un gran volumen de líquido en su luz
(D) Posee cilios móviles
(E) Capacita los espermatozoides

5. La testosterona es elaborada por:

(A) Las células intersticiales de Leydig
(B) Las células de Sertoli
(C) Las espermatogonias
(D) Las espermátides
(E) Los espermatocitos

6. Los espermatozoides son conducidos desde los túbulos seminíferos a la red testicular a través de:

(A) El conducto del epidídimo
(B) Los túbulos rectos
(C) Los conductillos eferentes
(D) El conducto deferente
(E) El conducto eyaculador

7. ¿En cuál de las siguientes fases de la espermiogénesis ocurre la formación del manguito?

(A) Fase meiótica
(B) Fase de maduración
(C) Fase de Golgi
(D) Fase de cubierta
(E) Fase acrosómica

8. La característica estructural que mejor distingue el conducto deferente del resto de los conductos genitales es:

(A) Una luz de diámetro pequeño
(B) Una pared gruesa formada por tres capas musculares
(C) Un recubrimiento de epitelio de transición
(D) Una mucosa aplanada
(E) Estereocilios inmóviles

9. La inhibina, una hormona que inhibe la síntesis y la liberación de FSH, es secretada por:

(A) La glándula prostática
(B) Las células de Sertoli
(C) Las vesículas seminales
(D) Las glándulas bulbouretrales
(E) Las células intersticiales de Leydig

10. Un hombre de 55 años de edad tiene complicaciones urinarias. Refiere dificultad para orinar y para reducir el flujo de orina. Además, tiene concentración elevada de antígeno específico prostático (AEP) y nódulos duros palpables en la próstata. El diagnóstico más probable es:

(A) Hiperplasia prostática benigna
(B) Adenocarcinoma prostático
(C) Concreciones prostáticas
(D) Inicio de impotencia
(E) Incontinencia

11. Un hombre de 33 años de edad detecta un bulto en su escroto. Una palpación cuidadosa no revela si el bulto está asociado con el testículo. Su médico ordena un análisis de sangre y observa que tiene valores sanguíneos de hCG elevados. Un diagnóstico probable es:

(A) Masa benigna
(B) Hematocele
(C) Criptorquidia
(D) Cáncer testicular
(E) Hidrocele

Respuestas

1. **C.** Las células de Sertoli tienen muchas funciones, incluida la síntesis de ABP. La testosterona es secretada por las células intersticiales de Leydig, mientras que la FSH y la LH son segregadas por la hipófisis (ver Capítulo 20 II D 2).
2. **A.** Las células intersticiales de Leydig adquieren funcionalidad en la pubertad como resultado de la LH producida por la hipófisis (ver Capítulo 20 II C).
3. **E.** Las espermatogonias tipo A, que pueden ser claras u oscuras, son células germinales primitivas. Las espermatogonias tipo A claras adquieren actividad mitótica en la pubertad y originan espermatogonias tipo B, que experimentan mitosis y originan espermatocitos primarios (ver Capítulo 20 II D 4).
4. **B.** El conducto del epidídimo empieza en el extremo final de los conductillos eferentes y está revestido por un epitelio cilíndrico seudoestratificado que posee células principales con estereocilios inmóviles. Estas células intervienen en la reabsorción de líquido, y además secretan glicerofosfocolina, que inhibe la capacitación (ver Capítulo 20 III B 2).
5. **A.** La hormona testosterona se produce por las células intersticiales de Leydig (ver Capítulo 20 II C).
6. **B.** Los túbulos seminíferos están conectados a la red testicular mediante los túbulos rectos (ver Capítulo 20 II D).
7. **E.** La espermiogénesis es el proceso de citodiferenciación mediante el cual las espermátides se transforman en espermatozoides. No implica división celular. El manguito se forma durante la fase acrosómica de la espermiogénesis (ver Capítulo 20 II D 5).
8. **B.** El conducto deferente posee tres capas de músculo liso en sus paredes, que no tienen el resto de los conductos genitales. Como el conducto del epidídimo, el conducto deferente está revestido por un epitelio cilíndrico seudoestratificado con células principales que presentan estereocilios inmóviles (ver Capítulo 20 III B 3).
9. **B.** La inhibina es secretada por las células de Sertoli (ver Capítulo 20 II D 2).
10. **B.** Aunque algunos de los síntomas son característicos de la hipertrofia prostática benigna, la palpación rectal que revela nódulos duros, junto con un valor elevado de AEP, indica un probable adenocarcinoma prostático (ver Capítulo 20 IV B, Consideraciones clínicas).
11. **D.** Debería consultarse con el médico la presencia de un abultamiento palpable del escroto, en especial en hombres de menos de 40 años. Valores séricos elevados de hCG y α-fetoproteína suelen relacionarse con cáncer testicular (ver Capítulo 20 II D, Consideraciones clínicas).

capítulo 21

Sentidos especiales

I. GENERALIDADES: RECEPTORES SENSITIVOS ESPECIALES

A. Los receptores sensitivos especiales son responsables de los cinco sentidos especiales: **gusto**, **olfato**, **vista**, **oído** y **tacto** (que incluye los sentidos de tacto propiamente dicho, presión, temperatura, dolor y propiosensibilidad o cinestesia). El sentido del olfato se describe en el Capítulo 15, y el sentido del gusto, en el Capítulo 16. El resto de los sentidos especiales se describen aquí.

B. **Función.** Los llamados receptores sensitivos especiales tienen la función de **transformar los estímulos ambientales en impulsos eléctricos**.

II. RECEPTORES ESPECIALIZADOS DIFUSOS (figura 21-1)

A. **Generalidades:** los receptores sensitivos pueden clasificarse en tres grupos:

1. Exterorreceptores: reciben información del ambiente externo.
2. Propiorreceptores: reciben información de músculos, tendones y estructuras articulares.
3. Interorreceptores: reciben información del ambiente interno.

Además, los receptores pueden clasificarse conforme al tipo de estímulo percibido.

1. **Mecanorreceptores**: se activan cuando el receptor o el tejido en que éste se localiza son deformados físicamente por alguna causa.
2. **Termorreceptores**: son activados por calor o por frío.
3. **Nocirreceptores** o **receptores de dolor**: son activados por estímulos dolorosos, como temperaturas suficientemente altas o bajas para dañar los tejidos, o presión o tacto suficientemente intensos para causar daño.
    a. Los receptores especializados difusos son **terminaciones nerviosas dendríticas** en piel, fascias, músculos, articulaciones y tendones.
    b. Reaccionan a estímulos relacionados con el **tacto profundo**, la **presión**, la **temperatura**, el **dolor** y la **propiosensibilidad**.
    c. Estos receptores se especializan en recibir sólo **un tipo** de estímulo sensitivo, aunque reaccionarán a estímulos de otro tipo si son suficientemente intensos.
    d. Morfológicamente se dividen en **terminaciones nerviosas libres** y **terminaciones nerviosas encapsuladas**, estas últimas envueltas en una cápsula de tejido conectivo.

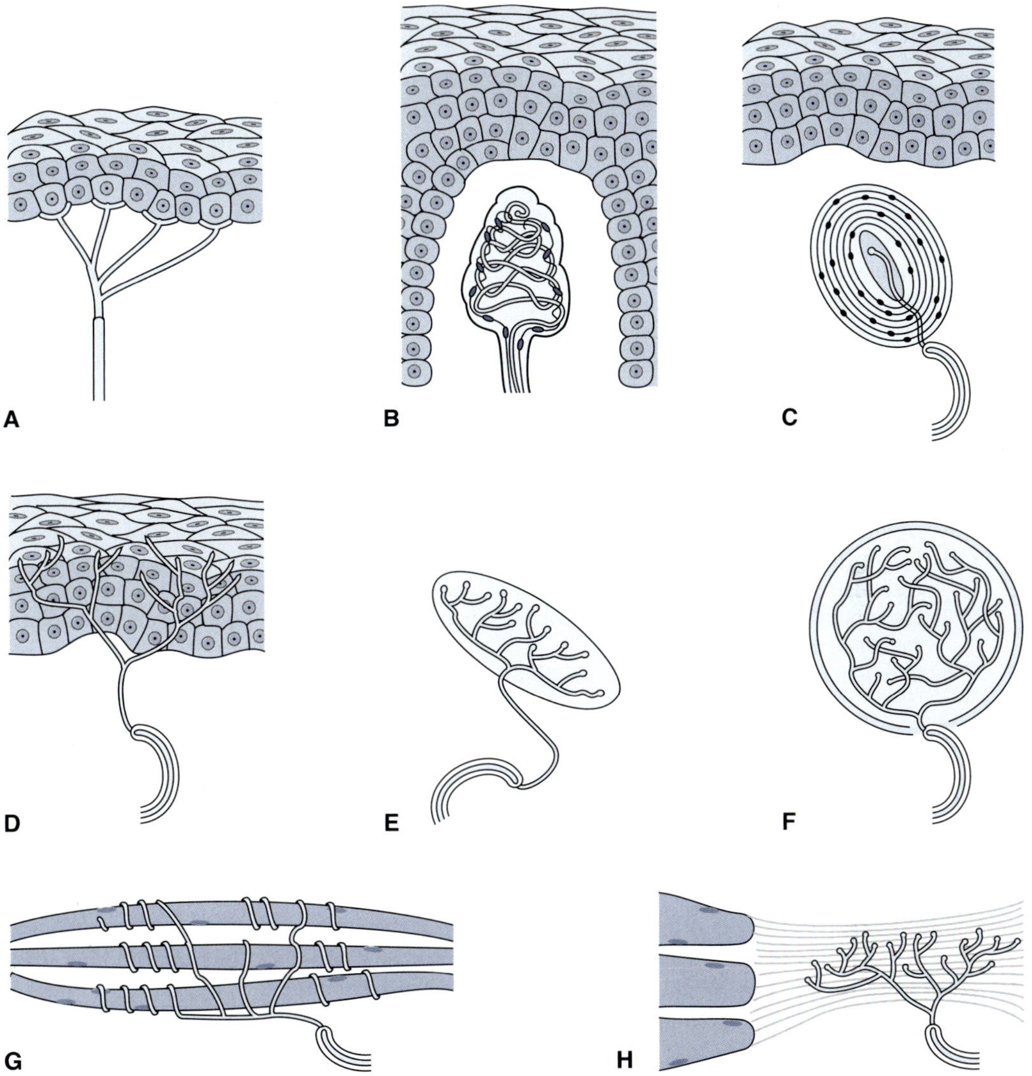

FIGURA 21-1. Distintos tipos de receptores especializados. **A)** Disco de Merkel. **B)** Corpúsculo de Meissner. **C)** Corpúsculo de Pacini. **D)** Terminaciones nerviosas libres, nocirreceptores y termorreceptores. **E)** Corpúsculo de Ruffini. **F)** Bulbo terminal de Krause (receptor de frío). **G)** Huso neuromuscular. **H)** Ógano tendinoso de Golgi.

B. Receptores de tacto y de presión

1. **Corpúsculos de Pacini**
   - **a.** Los corpúsculos de Pacini son receptores elipsoidales grandes **encapsulados** que se encuentran en la dermis y la hipodermis, así como en el tejido conectivo de mesenterios y articulaciones.
   - **b.** Son especialmente abundantes en los dedos y las mamas.
   - **c.** Están formados por una **cápsula de múltiples capas** constituida por fibroblastos y colágeno bañados en un líquido tisular. La cápsula envuelve una **terminación nerviosa amielínica interna**.
   - **d.** En los cortes histológicos **a menudo** tienen aspecto de cebolla rebanada.
   - **e.** **Función.** Los corpúsculos de Pacini perciben **presión, tacto** y **vibración**.
2. **Terminaciones de Ruffini**
   - **a.** Las terminaciones de Ruffini son receptores **encapsulados** de la dermis y las articulaciones.
   - **b.** Están formadas por grupos de **terminaciones ramificadas** de fibras nerviosas mielínicas y se rodean de una delgada cápsula de tejido conectivo.
   - **c.** **Función.** La función de las terminaciones de Ruffini es la recepción de **presión** y **tacto**.

3. **Corpúsculos de Meissner**
   a. Los corpúsculos de Meissner son receptores elipsoides **encapsulados** de las papilas dérmicas de piel gruesa, párpados, labios y pezones.
   b. Poseen una cápsula de tejido conectivo que envuelve la terminación nerviosa y se relaciona con una célula de Schwann.
   c. **Función.** La función de los corpúsculos de Meissner consiste en percibir el **tacto fino.**
4. **Terminaciones nerviosas libres**
   a Las terminaciones nerviosas libres son terminaciones **amielínicas no encapsuladas** de la piel que se disponen a lo largo o rodeando la mayoría de los folículos pilosos.
   b. **Función.** La función de las terminaciones nerviosas libres consiste en percibir el **tacto**.
5. **Bulbos terminales de Krause**
   a. Son receptores encapsulados de dermis, cavidad bucal, peritoneo, conjuntivas, regiones genitales, tejidos conectivos y articulaciones. Se pensaba que eran receptores de frío, pero en la actualidad se desconoce su función.

C. Receptores de temperatura y de dolor

1. Los **receptores de frío** reaccionan a temperaturas **menores de 25 a 30 °C.**
2. Los **receptores de calor** reaccionan a temperaturas **mayores de 40 a 42 °C.**
3. **Nocirreceptores**
   a. Los nocirreceptores son sensibles a **estímulos dolorosos** por esfuerzo mecánico, temperatura extrema y presencia de determinadas citocinas. Cuando un estímulo es suficientemente intenso para sobrecargar el receptor normal, ese estímulo puede disparar sensaciones dolorosas al activar los nocirreceptores.
   b. Son delicadas fibras mielínicas que pierden la mielina antes de penetrar en la epidermis.

D. Propiorreceptores (ver Capítulo 8 IV B y C)

1. Los **órganos tendinosos de Golgi** son mecanorreceptores encapsulados sensibles a estiramiento y tensión en los tendones.
2. Los **receptores del huso muscular** son 3 a 12 fibras musculares intrafusales encapsuladas pequeñas llamadas **terminaciones ramificadas** y **terminaciones anuloespirales** que detectan diferencias en la longitud y la tensión del músculo.

III. SENTIDO DE LA VISTA: OJO (figura 21-2)

A. Generalidades

1. Los ojos, alojados en las órbitas óseas, son los órganos fotosensibles responsables de la visión.
2. Cada ojo está formado por tres capas: la **túnica fibrosa** (capa más externa), la **túnica vascular** (capa intermedia) y la **retina**.
3. Recibe **luz** a través de la **córnea**. El **cristalino** enfoca la luz sobre la **retina**, que contiene células especializadas que codifican los diversos patrones de la imagen para transmitirlos al cerebro a través del **nervio óptico**.
4. El ojo posee **músculos intrínsecos** que ajustan la abertura del iris y modifican el diámetro del cristalino para realizar la **acomodación** y permitir la visión de cerca.
5. Posee **músculos extrínsecos**, unidos a la cara externa del globo ocular, que mueven los ojos de manera coordinada para ver los campos visuales deseados.
6. La superficie anterior del globo ocular es humedecida de manera continua por un **líquido lagrimal** (lágrimas) secretado por la **glándula lagrimal.**
7. El **globo ocular** está cubierto por los párpados superior e inferior, mismos que protegen su superficie anterior.

B. Túnica fibrosa (ver figura 21-2)

1. La túnica fibrosa más externa está formada por la esclerótica y la córnea. La **esclerótica** (el blanco del ojo) es una capa **opaca** relativamente avascular de tejido conectivo fibroso que cubre las cinco sextas partes posteriores del globo ocular. En la esclerótica se insertan los músculos oculares extrínsecos.

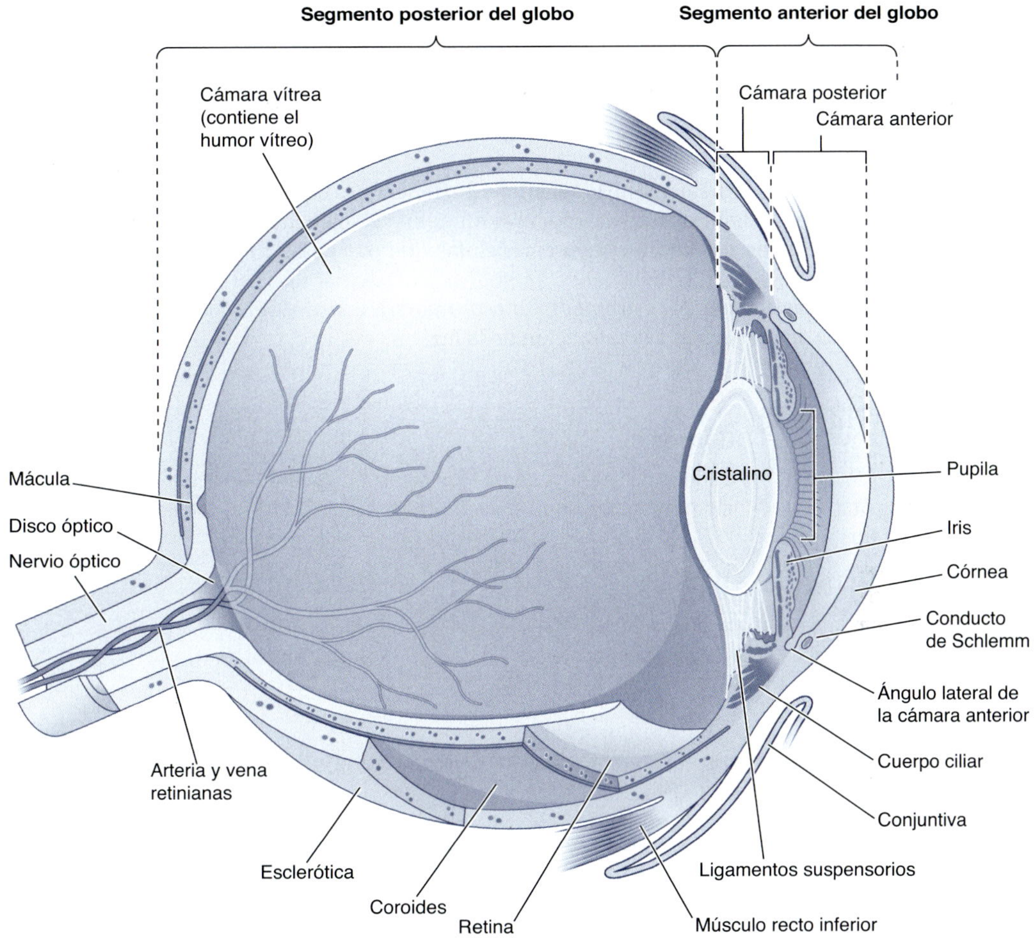

FIGURA 21-2. Anatomía del globo ocular (Adaptado con permiso de McConnell TH: *The Nature of Disease*. Baltimore, MD: Lippincott Williams & Wilkins; 2007:680.)

2. La **córnea** es la capa anterior **transparente, no vascularizada** y altamente inervada, que recubre la sexta parte anterior del globo ocular. Se une a la esclerótica en una región llamada **limbo**. La córnea está formada por cinco capas.

a. Epitelio corneal

(1) El epitelio corneal recubre la **superficie anterior** de la córnea y se continúa con la **conjuntiva** (una membrana mucosa que cubre la esclerótica anterior y reviste la superficie interna de los párpados).

(2) Es un **epitelio escamoso estratificado no queratinizado**.

(3) Posee **microvellosidades** en su capa superficial, que atrapan la humedad y así protegen la córnea de la desecación.

(4) El epitelio corneal está muy inervado con terminaciones nerviosas libres.

b. La **membrana de Bowman** es una capa **acelular** homogénea que da forma a la córnea y le confiere estabilidad y resistencia. La capa basal del epitelio corneal está unida a la membrana de Bowman mediante hemidesmosomas.

c. Estroma corneal

(1) El estroma corneal es la capa más gruesa de la córnea. Está formado por unas cinco capas de **fibras de colágeno tipos I y V**, paralelas entre ellas en el interior de cada fila y en ángulo oblicuo en las capas adyacentes, de modo que forman una malla. Estas fibras de colágeno están inmersas en una sustancia basal compuesta principalmente por sulfato de condroitina y sulfato de queratán. Hay pocos fibroblastos entre las láminas de las fibras de colágeno.

(2) En la región del limbo el estroma posee canales revestidos por un **endotelio**, que forman el **conducto de Schlemm** (ver figura 21-2). Este conducto drena al sistema venoso el líquido (humor acuoso) de la cámara anterior del ojo.

d. La **membrana de Descemet** es una lámina basal gruesa (5 a 10 μm) que separa el estroma de tejido conectivo y el endotelio que revisten la córnea.

e. Endotelio corneal

(1) El endotelio corneal reviste la **superficie posterior** de la córnea abajo de la membrana de Descemet, donde separa la córnea del humor acuoso en la cámara anterior del ojo.

(2) Es un **epitelio escamoso simple** con células que presentan numerosas **vesículas pinocíticas**.

(3) **Reabsorbe líquido** del estroma, y de esta manera contribuye a la transparencia de la córnea, lo que ayuda a la refracción de la luz.

CONSIDERACIONES CLÍNICAS

Córnea

Dado que la córnea carece de irrigación sanguínea y linfáticos, puede trasplantarse sin inducir una inmunorreacción que causaría rechazo del tejido. Por ello es uno de los tejidos que más se trasplanta.

Reflejo corneal (de parpadeo)

El contacto de la córnea con una brizna de algodón hará que la persona parpadee. El parpadeo es una prueba de la integridad de la división oftálmica del nervio trigémino (para craneal V).

C. La túnica vascular (úvea, túnica media) está formada por tres partes: coroides, cuerpo ciliar e iris (ver figura 21-2).

1. Coroides

a. La coroides es la **capa pigmentada y altamente vascularizada** de la pared posterior del globo ocular; su tejido conectivo laxo contiene muchos **melanocitos**.

b. Está unida débilmente a la túnica fibrosa.

c. Su capa más profunda, la **membrana de Bruch**, se extiende desde el borde en zigzag hasta el disco óptico y separa la capa coriocapilar del epitelio pigmentado. Está formada por dos capas delgadas de fibras de colágeno con una capa intermedia de fibras elásticas. Ambas capas de colágeno están cubiertas por láminas basales.

d. La **capa coriocapilar** contiene los capilares sanguíneos procedentes del estroma coroideo que irriga la retina.

2. Cuerpo ciliar

a. El cuerpo ciliar es la **expansión anterior**, en forma de cuña, de la **coroides**.

b. Rodea completamente el cristalino y separa el borde en zigzag del iris.

c. Su superficie interna está revestida por dos capas de células: un **epitelio cilíndrico externo pigmentado**, rico en melanina, y un **epitelio cilíndrico simple interno no pigmentado**.

(1) Procesos ciliares

(a) Son expansiones (unas 70) del cuerpo ciliar dispuestas radialmente.

(b) Poseen un núcleo de tejido conectivo que contiene muchos **capilares fenestrados**.

(c) Están cubiertos por dos capas epiteliales. La **capa interna no pigmentada** transporta componentes desde el filtrado plasmático a la cámara posterior y de esta manera forma el **humor acuoso**, que fluye hacia la cámara anterior a través de la abertura pupilar (ver figura 21-2).

(d) Posee **ligamentos suspensorios** (zónulas) que se originan en los procesos y se insertan en la cápsula del cristalino, de modo que la mantienen en su lugar.

(2) Músculo ciliar

(a) Está unido a la esclerótica y al cuerpo ciliar de tal manera que al contraerse tensa el cuerpo ciliar y libera tensión de los ligamentos suspensorios y el cristalino. Al contraerse, el cristalino adopta una forma más convexa, lo que permite al ojo enfocar objetos cercanos (**acomodación**). Con la edad, el cristalino pierde elasticidad y, por tanto, gradualmente deja de ser capaz de acomodarse.

(b) Es inervado por **fibras parasimpáticas** del **nervio oculomotor** (par craneal III).

3. Iris

a. Generalidades

(1) El iris es la expansión más anterior de la coroides y separa la cámara anterior del globo ocular de la posterior (ver figura 21-2).

(2) Cubre de manera incompleta la superficie anterior del cristalino formando una abertura llamada **pupila**, que es ajustada continuamente por los músculos pupilares intrínsecos.

(3) Su superficie anterior está cubierta por una capa incompleta de células pigmentarias y fibroblastos.

(4) Posee una pared formada por tejido conectivo laxo vascular que contiene melanocitos y fibroblastos.

(5) Su superficie profunda está cubierta por dos capas de epitelio con células pigmentarias que impiden la entrada de luz al interior del ojo excepto a través de la pupila.

b. El **color del ojo** es azul si sólo hay pocos melanocitos. Cantidades crecientes de pigmento confieren colores más oscuros al ojo.

c. Músculo dilatador de la pupila

(1) El músculo dilatador de la pupila es un **músculo liso** con fibras que radian desde la periferia del iris hacia la pupila.

(2) Se contrae al ser estimulado por fibras nerviosas **simpáticas**, y **dilata la pupila**.

d. Músculo esfínter de la pupila

(1) El músculo esfínter de la pupila es un **músculo liso** dispuesto en anillos concéntricos alrededor del orificio pupilar.

(2) Se contrae al ser estimulado por fibras nerviosas **parasimpáticas** del nervio oculomotor (par craneal III) y **contrae la pupila**.

D. Medios de refracción del ojo

1. Humor acuoso

a. El humor acuoso es un **líquido parecido al plasma**, contenido en el compartimiento anterior del ojo, que **es producido por las células epiteliales que revisten los procesos ciliares.**

b. Es secretado de manera constante a la cámara posterior del ojo y fluye hacia la anterior por la abertura pupilar; de allí pasa al sistema venoso a través del conducto de Schlemm (ver figura 21-2).

CONSIDERACIONES CLÍNICAS — Glaucoma

1. El glaucoma es una enfermedad caracterizada por **presión intraocular** anormalmente **elevada**. Es causado por obstrucciones que impiden el drenaje del humor acuoso del ojo por el conducto de Schlemm. El glaucoma es la causa principal de ceguera en afroestadounidenses, y la segunda después de las cataratas a nivel mundial. Debido a que es un trastorno relacionado con la edad, alrededor de 1 de cada 10 personas de 80 años lo padecen.
2. El **glaucoma crónico**, la forma más común de glaucoma, puede causar pocos síntomas, excepto una gradual pérdida de visión periférica. Sin embargo, por lo común puede controlarse con gotas oftálmicas.

2. El **cristalino** es una estructura **transparente** bioconvexa flexible formada por la cápsula del cristalino, el epitelio subcapsular y las fibras del cristalino (figura 21-3).

a. La cápsula del cristalino es una lámina basal gruesa que envuelve enteramente el epitelio del cristalino.

b. El **epitelio subcapsular** (sólo en las superficies anterior y laterales del cristalino) está formado por una única capa de células cúbicas que se comunican entre sí a través de **uniones comunicantes** y se interdigitan con las fibras del cristalino.

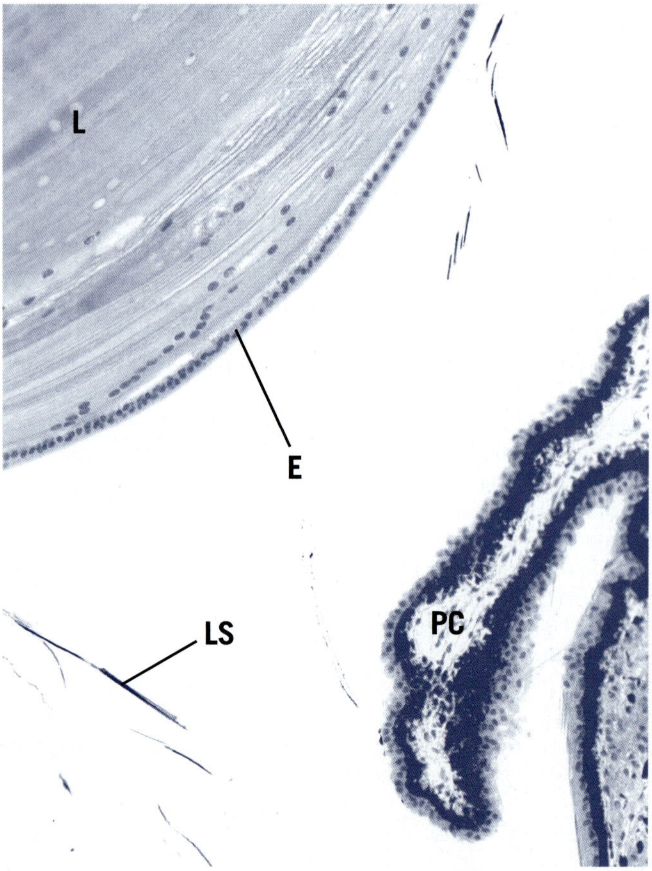

FIGURA 21-3. Micrografía óptica del cristalino (×132). Observe cristalino (L), epitelio (E), ligamento suspensorio (LS) del cristalino y proceso ciliar (PC).

   c. Las **fibras del cristalino** son células alargadas altamente diferenciadas que una vez maduras **carecen** tanto de núcleo como de organelos. Las fibras del cristalino están llenas de un grupo de proteínas llamadas **cristalinas**.
   d. El **ligamento suspensorio** se extiende del cristalino al cuerpo ciliar; mantiene la tensión en el cristalino y le **permite enfocar objetos distantes**.

3. El **cuerpo vítreo** es un **gel de refracción** formado principalmente por agua, colágeno y ácido hialurónico. Este gel llena la parte del globo ocular que queda por detrás del cristalino (ver figura 21-2).

CONSIDERACIONES CLÍNICAS

Cataratas

1. Se llama cataratas a la **opacidad del cristalino** debida a la acumulación de pigmento u otras sustancias en las fibras de éste, que dispersan la luz que ingresa e impiden el enfoque nítido de la luz en la retina.
2. Esta enfermedad se asocia a menudo con **edad avanzada**.
3. Si no se trata, causa pérdida gradual de la visión.
4. Cuando la opacidad es considerable, un oftalmólogo debe retirar y sustituir el cristalino afectado con una lente artificial para restaurar la visión nítida.

Presbiopía

La presbiopía es la incapacidad del ojo de enfocar objetos cercanos (acomodación). Normalmente se asocia a la edad, ya que se debe a la pérdida de elasticidad del cristalino, que no puede adoptar una forma esférica. El problema suele corregirse con anteojos.

Manchas flotantes (opacidades del humor vítreo)

Los cambios propios del envejecimiento en que el cuerpo vítreo se hace más líquido causan la agregación de detritos, los cuales cuando la luz pasa por el cuerpo vítreo crean sombras en la retina. Estas sombras son interpretadas como manchas, grietas, hilos, telarañas, etc., que se mueven en los campos visuales. Reciben el nombre de **manchas flotantes**, y pueden resultar muy molestas; sin embargo, la mayoría de las personas aprenden a no tomarlas en cuenta. Cuando se acompañan de destellos intensos de luz o visión borrosa es necesario consultar a un oftalmólogo, ya que ello puede indicar un desgarro en la retina.

E. **Retina** (figuras 21-4 y 21-5)

1. **Generalidades**
   a. La retina es la más interna de las tres túnicas del ojo y es responsable de la **fotorrecepción**. Se localiza entre la coroides y el humor vítreo.
      (1) Está formada por dos capas: una capa fotosensible que contienen bastones, conos y varias interneuronas, y una capa pigmentada no sensitiva que aloja células productoras de melanina.
      (2) La porción fotosensible (visual) de la retina termina en el borde en zigzag, mientras que la porción no sensitiva (pigmentada) continúa en sentido anterior para cubrir el cuerpo ciliar y la superficie posterior del iris.
   b. La retina tiene una depresión poco profunda en la pared posterior que sólo contiene conos; esta región avascular, llamada **fóvea central**, exhibe la mayor agudeza visual en su región central, la **mácula** (ver figura 21-2).

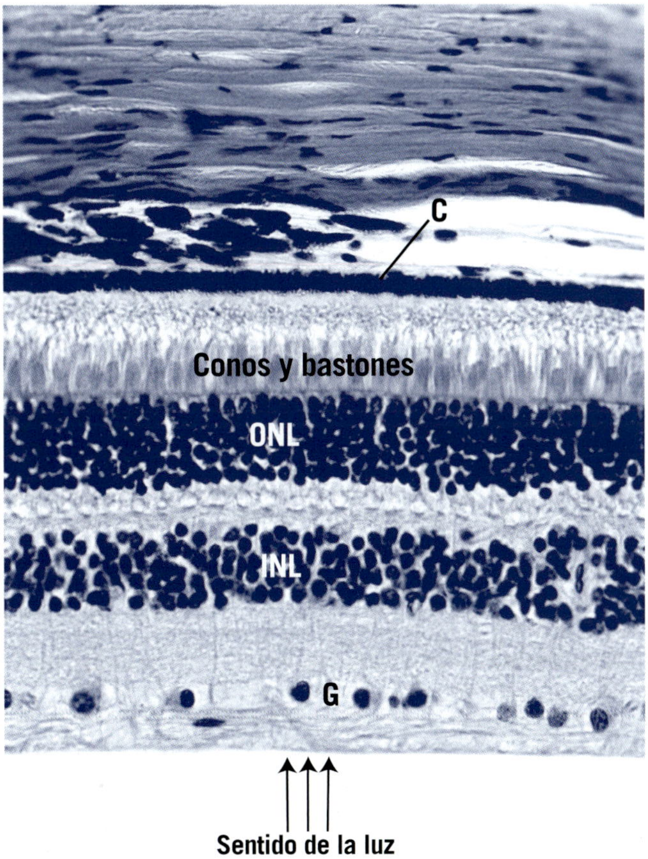

FIGURA 21-4. Micrografía óptica de la retina (×132). Observe la coroides, superior a la capa epitelial pigmentaria (C), los bastones y conos, la capa nuclear externa (ONL), la capa nuclear interna (INL) y la capa ganglionar (G).

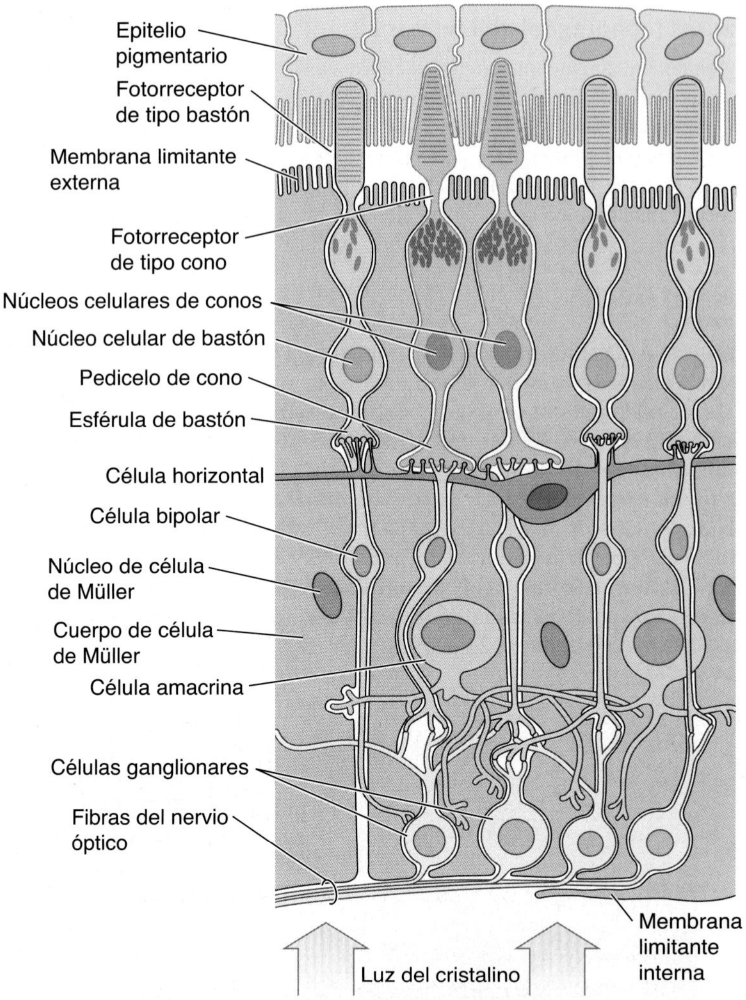

FIGURA 21-5. Capas de la retina. (Adaptado con permiso de Gartner LP, Hiatt JL. *Color Textbook of Histology.* 2nd ed. Philadelphia, PA: Saunders; 2001:518.)

c. La retina muestra **10 capas distintas;** más adelante en este mismo capítulo se describen de la más externa a la más interna.

d. Sólo algunas de estas 10 capas están formadas por neuronas que reciben, integran y transmiten o retransmiten impulsos al cerebro para su procesamiento. Entre esas neuronas se incluyen conos y bastones fotorreceptores, células bipolares y células ganglionares. Las células de las capas restantes soportan la arquitectura de la retina.

2. El **epitelio pigmentario de la retina** es una capa de **células cilíndricas** firmemente unida a la **membrana de Bruch.**

a. Estructura

(1) Las células epiteliales pigmentadas de la retina poseen **complejos de unión** e **invaginaciones basales** que contienen mitocondrias, lo que sugiere que están implicadas en el transporte de iones.

(2) Contienen un retículo endoplásmico liso (REL) y muchos **gránulos de melanina** en expansiones celulares apicales.

(3) Extienden **microvellosidades llenas de pigmento** que revisten la punta de los conos y los bastones.

b. Función

(1) Las células epiteliales pigmentadas de la retina **esterifican vitamina A** (que los conos y los bastones usan para la formación de pigmento visual).

(2) **Fagocitan** las puntas desechadas de los segmentos más externos de los bastones.
(3) **Sintetizan melanina**, que absorbe la luz que ha estimulado los conos y los bastones.
(4) Constituyen la barrera hematorretiniana.

3. La capa fotorreceptora está formada por neuronas denominadas conos y bastones (células fotorreceptoras).

a. Bastones (sensibles a la luz de intensidad baja) (figura 21-5)

(1) Generalidades
(a) Los bastones poseen cuatro regiones: **segmentos internos** y **externos**, una **región nuclear** y una **región sináptica**.
(b) Pueden establecer sinapsis con células bipolares y originar un efecto de **sumatoria**.
(c) Contienen un **cilio incompleto** que termina en un cuerpo basal del interior del segmento interno.

(2) **Segmentos externos de los bastones**
(a) Consisten principalmente en centenares de **discos membranosos aplanados** que contienen **rodopsina**, el pigmento visual, en discos de bastones y discos de conos.
(b) Con el tiempo se desprenden de sus discos, que son fagocitados por las células epiteliales pigmentarias.

(3) Los **segmentos internos de los bastones** poseen mitocondrias, glucógeno, polirribosomas y proteínas, que migran hacia los segmentos externos para incorporarse a los discos membranosos.

(4) La **fotorrecepción** en los bastones se inicia cuando la **luz** interactúa con la **rodopsina (púrpura visual)**, formada por la proteína integral de membrana **opsina** unida a **retinal**, la forma aldehído de la vitamina A.
(a) El componente retinal de la rodopsina **absorbe la luz** en el intervalo visible del espectro.
(b) El retinal se disocia de la opsina. Esta reacción, llamada **blanqueamiento**, termina por cerrar los canales de Na^+, lo que permite la difusión de los **iones Ca^{2+}** al interior del citoplasma del segmento externo de una célula bastón.
(c) El exceso de **Ca^{2+} hiperpolariza** la célula, ya que se impide la entrada de Na^+.
(d) Los **cambios iónicos** en el bastón generan actividad eléctrica, que se transmite a otros bastones a través de uniones comunicantes.
(e) El retinal y la opsina disociados **vuelven a unirse** por un proceso activo en el que participan también las células de Müller y las células epiteliales pigmentadas.
(f) El Ca^{2+} es recapturado por los discos membranosos, lo que lleva a la reapertura de los canales de Na^+ y el **restablecimiento** del potencial de reposo normal de la membrana.

b. Conos (sensibles a la luz de alta intensidad) (ver figura 21-5)

(1) Los conos son **mucho menos numerosos que los bastones**, pero proporcionan **mayor agudeza visual** que éstos; así, la mácula está poblada sólo por conos.

(2) En general tienen estructura parecida a la de los bastones y median la fotorrecepción de la misma manera, con las excepciones siguientes:
(a) Los discos membranosos en los segmentos externos de los conos son invaginaciones de la membrana plasmática, mientras que en los bastones no lo son.
(b) Las proteínas sintetizadas en los segmentos internos de los conos pasan a todo el segmento externo, mientras que en los bastones sólo se añaden a los nuevos discos recién formados.
(c) Los conos poseen **yodopsina** en los discos. La cantidad de este fotopigmento varía en los distintos conos, lo cual los hace sensibles a la luz roja, verde o azul.
(d) Cada cono hace sinapsis con **una sola** neurona bipolar, mientras que cada bastón puede hacerla con varias neuronas bipolares.

CONSIDERACIONES CLÍNICAS

La **degeneración macular con la edad (DME)** es una enfermedad de la retina que ataca la región central de la mácula, de aquí que afecte la visión central. Como su nombre indica, es una enfermedad del envejecimiento, que suele ocurrir después de los 50 años. Existen dos formas, seca y húmeda. En la **degeneración macular seca**, la más común, la visión central es afectada de modo que los objetos se hacen muy borrosos. Esto es causado por detritos celulares (drusas) que se ven como manchas amarillas depositadas entre la coroides y la retina. La **degeneración macular**

húmeda, más grave, resulta cuando vasos sanguíneos pequeños, formados entre la coroides y la retina, presentan fugas hacia este espacio que causan la muerte de la retina; como consecuencia, se forma un punto ciego en el centro del campo visual. La degeneración macular húmeda es de inicio rápido; un punto ciego pequeño puede avanzar con rapidez a uno grande. Es interesante el hecho de que si bien el paciente con DME puede ser incapaz de reconocer un rostro en el centro de la visión, la visión periférica no es afectada. Aunque no hay cura, determinadas vitaminas y dosis altas de antioxidantes y cinc pueden ser de algún beneficio para la DME seca, mientras que para la DME húmeda se usan cirugía láser e inyecciones de fármacos antiangiógenos.

4. **Membrana limitante externa**
   a. La membrana limitante externa no es una verdadera membrana sino un área de **uniones adherentes** (cinturón de desmosomas) entre las células fotorreceptoras y las células gliales de la retina (células de Müller).
   b. Esta membrana también contiene microvellosidades que se proyectan desde las células de Müller.
5. La **capa nuclear externa** está formada principalmente por dos elementos: los **núcleos de los conos y los bastones.**
6. **Capa plexiforme externa**
   a. La capa plexiforme externa contiene **sinapsis axodendríticas** entre los axones de las células fotorreceptoras y las dendritas de las células bipolares y las células horizontales.
   b. Presenta **listones sinápticos** dentro de los conos y los bastones en las sinapsis.
7. La **capa nuclear interna** contiene los **cuerpos celulares de las neuronas bipolares**, las células horizontales, las células amacrinas y los núcleos de las células de Müller.
8. **Capa plexiforme interna**
   a. La capa plexiforme interna contiene las **sinapsis axodendríticas** entre los axones de las células bipolares y las dendritas de las células ganglionares.
   b. Las prolongaciones de las células amacrinas se localizan en esta capa.
9. La **capa celular ganglionar** contiene los **somas de las células ganglionares**, que constituyen el último eslabón de la cadena nerviosa de la retina. Hay dos tipos de células ganglionares: la mayoría (alrededor de 97%) interviene en la visión, y sólo unas pocas lo hacen en el ritmo diurno al proyectarse de manera ***indirecta*** a la glándula pineal, con lo que informan a esta glándula si es de día o de noche (ver Capítulo 13 VII 2). Aquí sólo se describen las células ganglionares que participan en la visión.
   a. **Estructura: células ganglionares**
      (1) Las células ganglionares son neuronas típicas que proyectan sus axones hacia regiones específicas de la retina llamadas **discos ópticos.**
      (2) Éstas son las **células ganglionares pequeñas, difusas** y **estratificadas.**
   b. **Función: células ganglionares.** Las células ganglionares se activan con la **hiperpolarización de los conos y los bastones** y generan un **potencial de acción** que se transmite a las células horizontales y amacrinas, y es transportado al sistema de retransmisión visual del cerebro.
10. La **capa de fibras del nervio óptico** está formada principalmente por los **axones amielínicos** de las células ganglionares, que forman las fibras del **nervio óptico.** Cuando cada fibra atraviesa la esclerótica, adquiere una vaina de mielina.
11. La **membrana limitante interna** está formada por los extremos de las prolongaciones de las células de Müller y sus membranas basales.

CONSIDERACIONES CLÍNICAS

Desprendimiento de retina

1. El desprendimiento de la retina ocurre cuando las capas pigmentada y nerviosa se separan una de otra, por ejemplo debido a un choque fuerte y repentino.
2. Esta enfermedad a veces se trata con éxito mediante cirugía láser. Pero una separación extensa requiere criocirugía, ya que es necesario adherir de manera efectiva las dos capas. Si el desprendimiento de retina no se trata, puede provocar ceguera. Muchas veces, incluso si se trata, los conos y los bastones mueren y dejan puntos ciegos en el campo visual.

F. Estructuras accesorias del ojo

1. **Conjuntiva (membrana mucosa transparente)**
   a. La conjuntiva reviste los párpados y la región anterior del globo ocular hasta la córnea, donde se continúa con el epitelio corneal.
   b. Es un **epitelio cilíndrico estratificado** que posee muchas **células caliciformes.**
   c. Una lámina basal lo separa de la lámina propia subyacente del tejido conectivo laxo.

CONSIDERACIONES CLÍNICAS **Conjuntivitis**

1. La conjuntivitis es una inflamación de la conjuntiva que enrojece la esclerótica y genera un exudado.
2. Puede ser causada por bacterias, virus, parásitos o alérgenos.
3. Algunas formas son contagiosas y pueden provocar ceguera si no se tratan.

2. **Párpados**
   a. Los párpados están revestidos internamente por la conjuntiva, y externamente por una piel elástica que cubre una estructura de soporte de **placas tarsales.**
   b. Contiene **glándulas sebáceas** altamente modificadas (glándulas de Meibomio), **glándulas sebáceas modificadas** (glándulas de Zeis) y **glándulas sudoríparas** (glándulas de Moll).
3. **Aparato lagrimal** (figura 21-6)
   a. **Glándula lagrimal**
      (1) La glándula lagrimal es una **glándula tubuloalveolar** que consta de unidades secretoras rodeadas por una capa incompleta de **células mioepiteliales.**
      (2) El **líquido lagrimal (lágrimas)** está formado en mayor medida por agua y contiene **lisozima**, una enzima antibacteriana. Las lágrimas drenan a través de 6 a 12 conductos en el **fondo de saco conjuntival**, desde donde las lágrimas fluyen por la córnea y la conjuntiva,

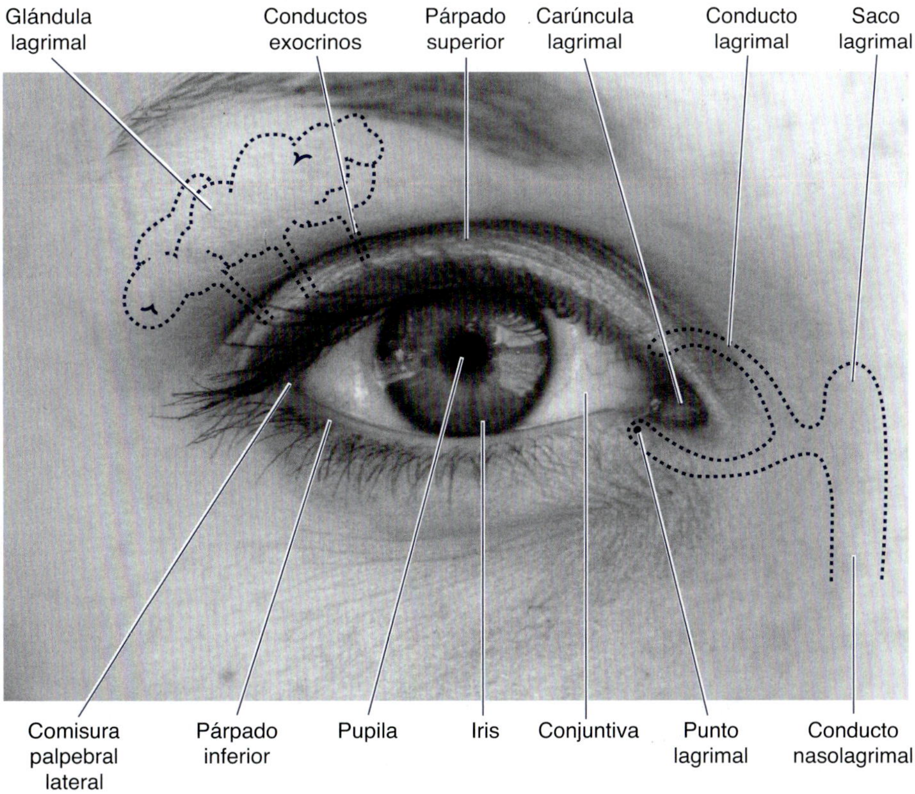

FIGURA 21-6. Anatomía externa del ojo. (Reimpreso con permiso de Hiatt JL, Gartner LP: *Textbook of Head and Neck Anatomy.* 4th ed. Baltimore, MD: Lippincott Williams & Wilkins; 2010:164.)

que así se mantienen húmedas. A continuación las lágrimas penetran en los puntos lagrimales, de donde pasan a los canalículos lagrimales.

b. Los **canalículos lagrimales** están revestidos por un **epitelio escamoso estratificado** y se unen para formar un canalículo común, que desemboca en el saco lagrimal.

c. El **saco lagrimal** está revestido por un **epitelio cilíndrico seudoestratificado ciliado.**

d. El **conducto nasolagrimal** es la parte inferior del saco lagrimal y también está revestido por un **epitelio cilíndrico seudoestratificado ciliado.** El conducto desemboca en el piso de la cavidad nasal.

IV. OÍDO (APARATO VESTIBULOCOCLEAR)

El oído consta de tres partes: **oído externo**, que recibe las ondas sonoras; **oído medio**, a través del cual se transmiten las ondas sonoras; y **oído interno**, donde las ondas sonoras se traducen en impulsos nerviosos. El órgano vestibular, responsable del equilibrio, también se encuentra en el oído interno.

A. Oído externo (figura 21-7)

1. La **oreja (pabellón auricular)** está formada por placas irregulares de **cartílago elástico** cubierto por **piel delgada.**
2. El **meato auditivo externo** está revestido de **piel** que contiene folículos pilosos, glándulas sebáceas y **glándulas ceruminosas.** Estas últimas son glándulas sudoríparas modificadas que producen la cera llamada **cerumen.**
3. **Membrana timpánica (tímpano)**
   - **a.** La membrana timpánica está recubierta por **piel** en su superficie externa, y por un **epitelio cúbico simple** en su superficie interna.
   - **b.** Posee **tejido conectivo fibroelástico** entre sus dos cubiertas epiteliales.
   - **c. Función.** La membrana timpánica **transmite las vibraciones sonoras** que penetran en la oreja a los huesecillos del oído medio.

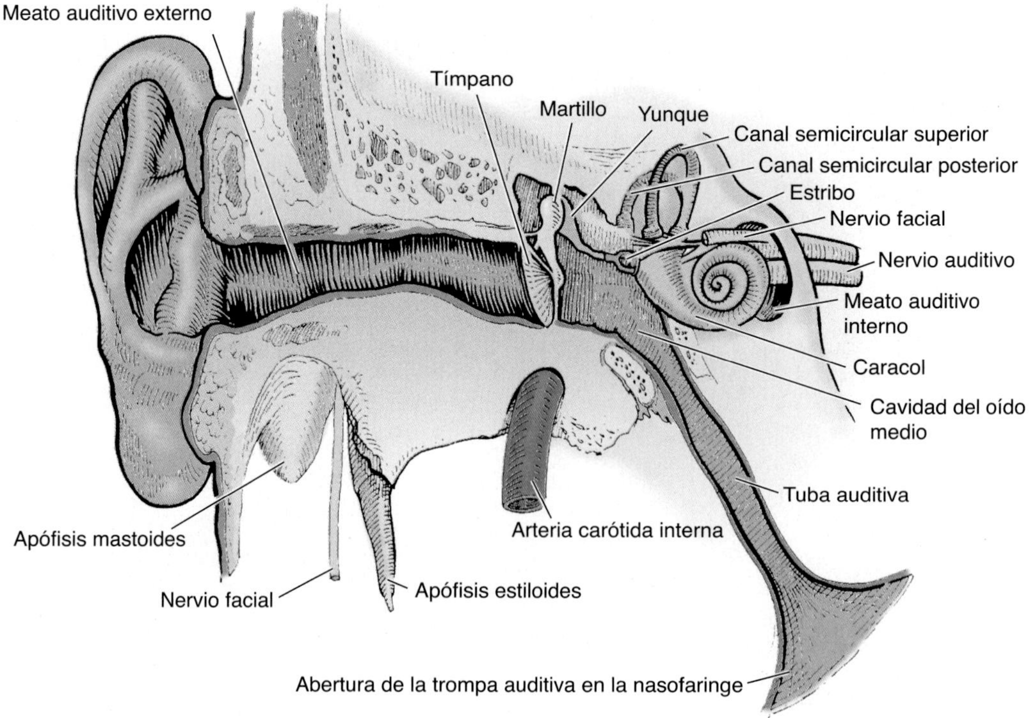

FIGURA 21-7. Oídos externo, medio e interno. (Reimpreso con permiso de Hiatt JL, Gartner LP. *Textbook of Head and Neck Anatomy.* 2nd ed. Baltimore, MD: Williams & Wilkins, 1987:309.)

B. Oído medio (cavidad timpánica) (ver figura 21-7)

1. La cavidad timpánica contiene los tres **huesecillos (martillo, yunque y estribo)** que **transmiten el movimiento de la membrana timpánica (tímpano) a la ventana oval** (un orificio en la pared del hueso del **caracol** cubierto por una membrana).
   a. Los huesecillos, **martillo**, **yunque** y **estribo**, están unidos entre sí en una formación a modo de cadena entre la membrana timpánica y la ventana oval, una abertura cubierta por membrana en el laberinto óseo. El martillo está unido a la membrana timpánica, mientras que el estribo está conectado a la membrana de la ventana oval. El huecesillo medio, el yunque, se encuentra entre el martillo y el estribo. Pequeños ligamentos interconectan los huesecillos. Dos músculos separados, inervados por ramas de pares craneales individuales, controlan el funcionamiento de estos huecesillos. El **músculo tensor del tímpano** mantiene la tensión en la membrana timpánica y es inervado por una rama del nervio trigémino (nervio craneal V). El **músculo del estribo** amortigua el movimiento del estribo sobre la membrana que cubre la ventana oval. Es inervado por una rama del nervio facial (nervio craneal VII).
   b. Los huecesillos, como grupo, modulan los movimientos de la membrana timpánica y amplifican las ondas sonoras al aplicar presión en la membrana que cubre la ventana oval en el caracol.
2. El oído medio está conectado a la faringe a través de la **tuba auditiva (trompa de Eustaquio)**.
   a. Está revestido por un **epitelio escamoso simple**, que es sustituido por un **epitelio cilíndrico seudoestratificado ciliado** cerca de la apertura de la tuba auditiva.
   b. Posee una **lámina propia** formada por tejido conectivo denso firmemente adherido a la pared ósea.

CONSIDERACIONES CLÍNICAS **Pérdida auditiva de conducción**

1. La pérdida auditiva de conducción se debe a un defecto en la conducción de las ondas sonoras en el oído externo o medio.
2. Puede ser causada por **otitis media**, una inflamación común del oído medio; **obstrucción** por un cuerpo extraño; u **otoesclerosis** del oído medio.

C. Oído interno (laberinto óseo dentro del hueso temporal) (ver figura 21-7)

1. El **laberinto óseo**, formado por canales semicirculares, vestíbulo y caracol, está lleno de **perilinfa**, y alberga el **laberinto membranoso**, lleno de **endolinfa**.
   a. Los **canales semicirculares** óseos dan cabida a los **conductos semicirculares** del laberinto membranoso.
   b. El **vestíbulo** alberga el **sáculo** y el **utrículo**.
   c. **Caracol**
      (1) El caracol (o cóclea) describe dos vueltas y media alrededor de un núcleo óseo (el **modiolo**), que contiene vasos sanguíneos y el ganglio espiral.
      (2) Se subdivide en tres espacios: la **rampa vestibular**, la **rampa timpánica**, ambas llenas de perilinfa, y la **rampa media** o conducto coclear, lleno de endolinfa.
2. El **laberinto membranoso** está lleno de **endolinfa** y posee diversas **estructuras sensitivas** que son **especializaciones del epitelio**.
   a. **Sáculo y utrículo** (en el interior del vestíbulo)
      (1) Generalidades
         (a) El sáculo y el utrículo son estructuras en forma de saco formadas por una delgada vaina de tejido conectivo revestida por un **epitelio escamoso simple**.
         (b) Cada uno origina un conducto; los dos conductos se unen y forman el **saco endolinfático**.
         (c) Poseen pequeñas regiones especializadas, llamadas **máculas**, que contienen **células vellosas neuroepiteliales tipos I y II**, células de soporte y una capa gelatinosa (**membrana otolítica**).
      (2) Células vellosas vestibulares
         (a) Estas **células neuroepiteliales** contienen muchas mitocondrias y un aparato de Golgi bien desarrollado.

(b) Poseen entre 50 y 100 **estereocilios rígidos** alargados (microvellosidades sensitivas) dispuestos en filas, así como un cilio único (**cinocilio**). Estos cilios se extienden desde la superficie apical de las células vellosas hasta la membrana otolítica. Su función consiste en **detectar aceleración lineal**.

(c) Los **tipos** de células vellosas vestibulares son los siguientes:

(i) **Células vellosas tipo I** (bulbares), que están rodeadas casi completamente por una **terminación nerviosa aferente en forma de copa**.

(ii)**Células vellosas tipo II** (cilíndricas), que establecen contacto con **terminaciones aferentes pequeñas** que contienen vesículas sinápticas.

(3) Las **células de soporte** generalmente tienen forma cilíndrica y poseen un núcleo basal redondeado, muchos microtúbulos y una extensa malla terminal.

(4) La **membrana otolítica** es una **capa gelatinosa** de glucoproteína que contiene pequeñas partículas calcificadas llamadas **otolitos** u **otoconios**.

b. Los **conductos semicirculares** se originan y continúan a partir del utrículo. Los tres conductos semicirculares son perpendiculares entre sí, de tal manera que pueden **detectar aceleración angular** de la cabeza en las tres dimensiones del espacio (ver figura 21-7).

(1) Las **ampollas** son regiones dilatadas de los conductos semicirculares, cerca de donde éstos se unen al utrículo.

(2) **Crestas ampollares**

(a) Son **regiones sensitivas** especializadas del interior de las ampollas de los conductos semicirculares.

(b) Se parecen a las máculas, pero poseen una capa cónica de glucoproteína (**cúpula**), más gruesa, que no contiene otolitos.

c. El **conducto endolinfático** desemboca en el saco endolinfático.

d. **Saco endolinfático**

(1) El saco endolinfático posee un recubrimiento epitelial que contiene células cilíndricas **electrodensas** con un núcleo de forma irregular, y células cilíndricas **electrolúcidas** que poseen largas microvellosidades, muchas vesículas pinocíticas, y vacuolas.

(2) Contiene **células fagocíticas** (macrófagos, neutrófilos) en su luz.

(3) Función. El saco endolinfático puede intervenir en la **reabsorción de la endolinfa**.

e. **Conducto coclear** (figuras 21-8 y 21-9)

(1) Generalidades

(a) El conducto coclear es un divertículo especializado del sáculo que contiene el **órgano espiral de Corti**.

(b) Arriba está bordeado por la **rampa vestibular**, y abajo, por la **rampa timpánica** del caracol óseo. Estas rampas, que contienen perilinfa, se comunican unas con otras en el **helicotrema**, en el ápice del caracol.

(2) **Membrana vestibular (de Reissner)**

(a) Se compone de dos capas de epitelio escamoso aplanado separadas por una membrana basal intermedia.

(b) Ayuda a mantener los elevados gradientes iónicos entre la perilinfa de la rampa vestibular y la endolinfa del conducto coclear.

(3) Estría vascular

(a) Es un epitelio seudoestratificado **vascularizado** que reviste la superficie lateral del conducto coclear.

(b) Está formada por células basales, intermedias y marginales.

(c) Puede **secretar endolinfa**.

(4) Prominencia espiral

(a) La prominencia espiral es una protuberancia cubierta de epitelio que se extiende a lo largo del conducto coclear. El epitelio se continúa con el de la estría vascular y por encima de la membrana basilar, donde sigue una invaginación para formar el **surco espiral externo**.

(b) Sus células se vuelven cúbicas y se continúan sobre la membrana basilar, donde reciben el nombre de **células de Claudius** y recubren las **células de Boettcher**, poliédricas.

(5) **Membrana basilar**

(a) Es una gruesa capa de sustancia amorfa que contiene **fibras parecidas a las fibras de queratina**.

(b) Se extiende desde el ligamento espiral hasta el labio timpánico del limbo espiral.

(c) Se diferencia en dos zonas: la **zona arqueada**, media y la **zona pectinada**, lateral.

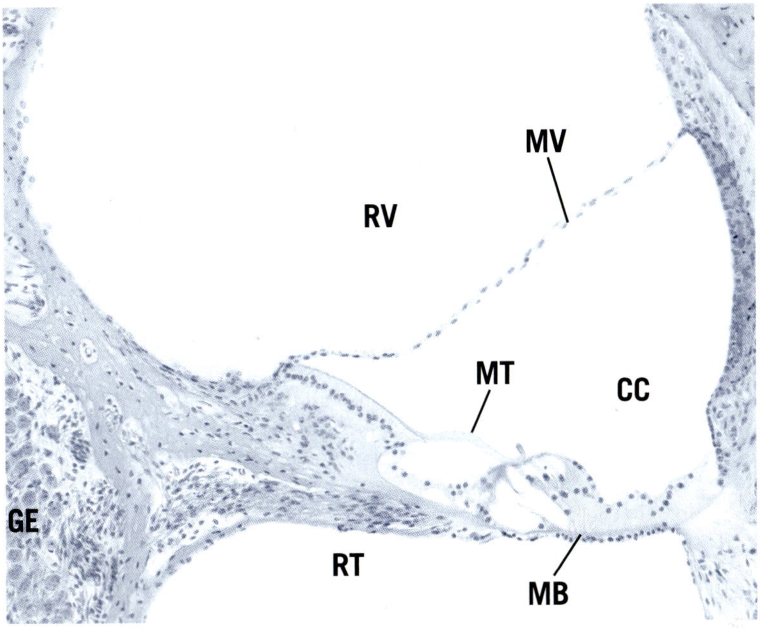

FIGURA 21-8. Micrografía óptica del caracol (×132). Observe el ganglio espiral (GE), la rampa timpánica (RT), la membrana basilar (MB), la rampa vestibular (RV), la membrana vestibular (MV), la membrana tectorial (MT) y el conducto coclear (CC).

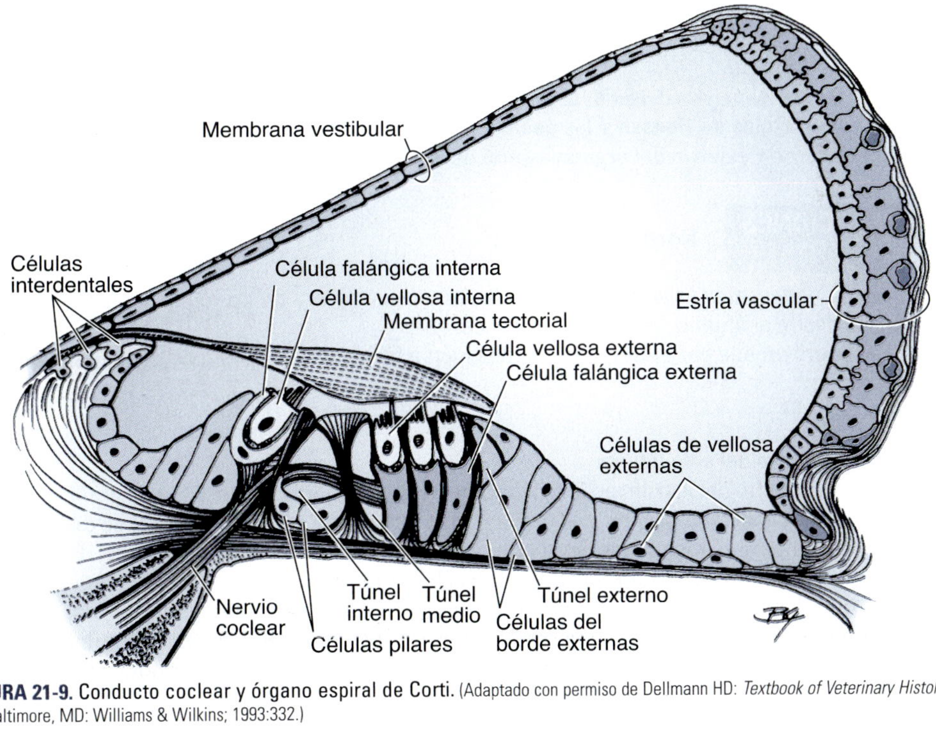

FIGURA 21-9. Conducto coclear y órgano espiral de Corti. (Adaptado con permiso de Dellmann HD: *Textbook of Veterinary Histology.* 4th ed. Baltimore, MD: Williams & Wilkins; 1993:332.)

(6) **Membrana tectorial**
   (a) **Establece contacto con las prolongaciones de las células vellosas.**
   (b) Es secretada por las células interdentales del surco espiral.
(7) **Órgano espiral de Corti**
   (a) Descansa sobre ambas partes de la membrana basilar.
   (b) Presenta el **túnel de Corti interno** y el **túnel externo (espacio de Nuel)**, que se comunican entre sí mediante espacios intercelulares.
   (c) Está formado por **células vellosas** y diversas **células de soporte.**
(8) **Células vellosas** del órgano de Corti
   (a) Son **células neuroepiteliales** que contienen un núcleo basal redondeado rodeado por muchas mitocondrias.
   (b) En sus superficies libres tienen muchos **estereocilios rígidos** y largos (dispuestos en W), y también un **cuerpo basal** (pero no un cinocilio).
   (c) Se dividen en dos tipos. Las **células vellosas internas** se disponen **en una sola fila** a todo lo largo del conducto coclear y reciben numerosas terminaciones sinápticas aferentes en su superficie basal. Las **células vellosas externas** se disponen en **tres o más filas** y se instalan dentro de una terminación nerviosa aferente en forma de copa, donde se establecen los contactos sinápticos.
   (d) Su **función** es la **recepción del sonido** y pueden reaccionar a sonidos de distinta frecuencia.
(9) **Células pilares internas y externas** del órgano de Corti
   (a) Están íntimamente asociadas unas con otras; ambos tipos descansan sobre la membrana basilar.
   (b) Engloban y sostienen el túnel de Corti interno, que descansa entre las células pilares internas y externas.
   (c) Poseen una base ancha y expansiones alargadas que contienen microtúbulos, filamentos intermedios y filamentos de actina.
(10) **Células falángicas internas y externas** del órgano de Corti
   (a) Están íntimamente asociadas con las células vellosas internas y externas, respectivamente.
   (b) Sostienen las delgadas fibras nerviosas que establecen sinapsis con las células vellosas.
(11) Las **células de Hensen** y las **células del borde** del órgano de Corti delinean los bordes interno y externo del órgano espiral del Corti.

CONSIDERACIONES CLÍNICAS

Sordera nerviosa

1. La sordera nerviosa es provocada por una **lesión** en cualquiera de los nervios que transmiten impulsos desde el órgano espiral de Corti al cerebro.
2. Puede ser provocada por enfermedad, exposición a fármacos o exposición prolongada a ruidos intensos.

3. **Función auditiva del oído interno**
   a. El movimiento del estribo en la ventana oval provoca perturbaciones en la perilinfa, lo que desvía la **membrana basilar**. Las oscilaciones iniciadas en la ventana oval se disipan en la membrana timpánica secundaria que recubre la **ventana redonda** del caracol. (En un concierto muy ruidoso, la cantidad de energía absorbida es muy alta y pueden requerirse hasta 72 h para disiparla. Es posible que se escuche un zumbido residual por 2 o 3 días.)
   b. Grandes áreas de la membrana basilar vibran a distintas frecuencias. Sin embargo, las vibraciones óptimas se detectan sólo en áreas específicas. Las ondas sonoras de frecuencia baja se detectan más lejos de la ventana oval.
   c. Las **células pilares** unidas a la membrana basilar se mueven lateralmente en respuesta a esta desviación y, a su vez, provocan la inclinación de los estereocilios de las células vellosas sensitivas del órgano de Corti hacia la membrana tectorial.
   d. El **movimiento de los estereocilios** se traduce en impulsos eléctricos que viajan a través del **nervio coclear** hacia el cerebro.

4. Función vestibular del oído interno

a. Un cambio de posición de la cabeza origina un flujo de endolinfa en los conductos semicirculares **(movimiento circular)** o en el sáculo y el utrículo **(movimiento lineal)**.

b. El movimiento de la endolinfa dentro de los conductos semicirculares desplaza la cúpula que recubre las **crestas ampollares**, lo que hace que los estereocilios de las células vellosas sensitivas se inclinen.

c. El movimiento de la endolinfa en el sáculo y el utrículo desplaza los **otolitos**. Esta deformación se transmite a las **máculas** a través de la capa gelatinosa suprayacente, lo que provoca la inclinación de los estereocilios de las células vellosas sensitivas.

d. En ambos casos, el **movimiento de los estereocilios** se traduce en **impulsos eléctricos**, que se transmiten al cerebro a través de las **fibras nerviosas vestibulares**.

CONSIDERACIONES CLÍNICAS **Enfermedad de Ménière**

1. Es un trastorno del oído interno que causa pérdida auditiva, vértigo, náuseas, acúfenos y vómito. Se relaciona con exceso de líquido en el conducto endolinfático.
2. Se usan fármacos para tratar el vértigo y las náuseas, pero los casos graves requieren cirugía, concretamente la realización de una neurectomía vestibular.

Autoevaluación

Instrucciones: cada reactivo de esta sección va seguido de posibles respuestas o de términos para completar. Seleccione la opción CORRECTA.

1. ¿Cuál de los siguientes receptores especializados presenta una gran cápsula ovoide formada por muchas láminas concéntricas separadas por espacios llenos de líquido tisular?

(A) Receptores de frío
(B) Corpúsculos de Pacini
(C) Terminaciones de Ruffini
(D) Corpúsculos de Meissner
(E) Bulbos terminales de Krause

2. El humor acuoso que drena del ojo pasa:

(A) Al interior de los procesos ciliares
(B) De la cámara anterior a la posterior
(C) A través del conducto de Schlemm
(D) Al interior del cuerpo vítreo
(E) A través de la pupila

3. ¿Cuál de las siguientes afirmaciones caracteriza la coroides?

(A) Es avascular
(B) Es la porción posterior de la túnica fibrosa
(C) Está firmemente unida a la esclerótica
(D) Contiene muchos melanocitos
(E) No está pigmentada

4. La comunicación entre la rampa vestibular y la rampa timpánica se produce a nivel de:

(A) Ventana redonda
(B) Ventana oval
(C) Helicotrema
(D) Saco endolinfático
(E) Túnel interno

5. Los huesecillos de la cavidad del oído medio se disponen en una serie que puentea la cavidad timpánica desde la membrana timpánica hasta:

(A) Conducto endolinfático
(B) Ventana oval
(C) Helicotrema
(D) Ventana oval
(E) Conducto coclear

6. ¿Cuál de las células siguientes del oído interno está implicada en la detección de los movimientos de la cabeza?

(A) Células vellosas de la mácula
(B) Células pilares externas
(C) Células pilares internas
(D) Células de Hensen
(E) Células vellosas del órgano de Corti

7. ¿Con cuál de las siguientes células establecen sinapsis los conos y los bastones?

(A) Amacrinas
(B) Bipolares
(C) Ganglionares
(D) De Müller
(E) Del epitelio pigmentario

8. ¿Cuál de las afirmaciones siguientes caracteriza la córnea?

(A) Representa la porción anterior de la túnica vascular
(B) Está formada por tres capas
(C) Forma el límite anterior de la cámara posterior del ojo
(D) Carece de terminaciones nerviosas
(E) Es la porción anterior transparente de la túnica fibrosa

9. Un paciente que presenta presión intraocular elevada en ambos ojos muestra síntomas de:

(A) Cataratas
(B) Desprendimiento de retina
(C) Glaucoma
(D) Conjuntivitis
(E) Presbiopía

10. El humor acuoso es elaborado por:

(A) Epitelio corneal
(B) Conducto de Schlemm
(C) Epitelio ciliar
(D) Conjuntiva
(E) Borde en zig zag

11. ¿Cuál de los trastornos siguientes se relaciona con sobreabundancia de líquido en el conducto endolinfático?

(A) Glaucoma
(B) Vértigo
(C) Otitis media
(D) Pérdida auditiva de conducción
(E) Sordera nerviosa

Respuestas

1. **B.** Los corpúsculos de Pacini suelen ser macroscópicos. Sus cápsulas están formadas por varias láminas que contienen fibroblastos y fibras de colágeno. Las láminas están separadas por pequeñas cantidades de líquido tisular. Los corpúsculos de Pacini reaccionan a vibraciones y presiones que distorsionan las láminas. Los corpúsculos de Meissner, responsables del tacto, son terminaciones ahusadas en las puntas de las papilas dérmicas. Los corpúsculos de Ruffini, sensibles a los estímulos mecánicos, poseen una delgada cápsula de tejido conectivo que rodea un espacio lleno de líquido. Los receptores de frío son terminaciones nerviosas desnudas que reaccionan a temperaturas menores de 25 a 30°C (ver Capítulo 21 II B).
2. **C.** El humor acuoso abandona el ojo al entrar en el conducto de Schlemm. El cuerpo vítreo es un gel refractor que llena la cámara del globo ocular que queda por detrás del cristalino; no está relacionado con el humor acuoso (ver Capítulo 21 III D 1).
3. **D.** La coroides es la túnica vascular del ojo, y se adhiere laxamente a la esclerótica de la túnica fibrosa. Contiene muchos melanocitos, que dan al ojo una pigmentación oscura (ver Capítulo 21 III C 1).
4. **C.** La rampa vestibular y la rampa timpánica son, en realidad, un mismo espacio perilinfático dividido por el conducto coclear (rampa media). Las rampas vestibular y timpánica se comunican entre sí a nivel del helicotrema (ver Capítulo 21 IV C 2 e).
5. **D.** Los huesecillos de la cavidad del oído medio se articulan en fila unos detrás de los otros desde la membrana timpánica hasta la ventana oval (ver Capítulo 21 IV B).
6. **A.** Las células vellosas neuroepiteliales de la mácula del sáculo y el utrículo detectan movimientos lineales de la cabeza. Estas células están conectadas con la porción vestibular del nervio acústico (ver Capítulo 21 IV C 2).
7. **B.** Los conos y los bastones hacen sinapsis con las células bipolares y las células horizontales (ver Capítulo 21 III E 3).
8. **E.** La córnea es la porción anterior transparente de la túnica fibrosa, la cubierta externa del ojo; por lo tanto, forma la pared anterior de la cámara anterior del ojo. Además, contiene abundantes terminaciones nerviosas sensitivas. La esclerótica es la porción posterior de la túnica fibrosa. La túnica vascular (cubierta intermedia) está formada por la coroides, el cuerpo ciliar y el iris (ver Capítulo 21 III B).
9. **C.** Una presión intraocular elevada es síntoma de glaucoma. Este trastorno impide al humor acuoso escapar de la cámara anterior del ojo a través del conducto de Schlemm. Si no se trata, ocurre pérdida gradual de visión periférica; con el tiempo puede provocar ceguera. Las personas con cataratas tienen opacidad del cristalino que hace la visión borrosa. La conjuntivitis es una inflamación de la conjuntiva del ojo con enrojecimiento grave de la esclerótica y de la superficie conjuntival de los párpados, a veces con un exudado. Esta enfermedad puede ser contagiosa, y si no se trata puede causar ceguera (ver Capítulo 21 III D, Consideraciones clínicas).
10. **C.** El epitelio ciliar que reviste los procesos ciliares secreta el humor acuoso en la cámara posterior del ojo entre el iris y el cristalino. El humor acuoso fluye a continuación a través de la pupila y hacia la cámara anterior del ojo y, finalmente, abandona la cámara anterior penetrando en el sistema venoso a través del conducto de Schlemm (ver Capítulo 21 III D 1).
11. **B.** Un exceso de endolinfa en el conducto endolinfático provoca vértigo, náuseas, pérdida auditiva, acúfenos y vómito, todos ellos síntomas de la enfermedad de Ménière (ver Capítulo 21 IV C4, Consideraciones clínicas).

Autoevaluación final

Instrucciones: cada reactivo de esta sección va seguido de posibles respuestas o de términos para completar. Seleccione la opción CORRECTA.

1. ¿Cuál de las siguientes afirmaciones sobre la síntesis del ácido ribonucleico (RNA) es verdadera?

(A) La síntesis de RNA no requiere un DNA que actúe como molde
(B) La síntesis de rRNA, mRNA y tRNA es catalizada por la misma RNA polimerasa
(C) Para producir ribonucleoproteínas mensajeras se cortan los intrones y se empalman los exones
(D) Las partes proteínicas de las ribonucleoproteínas mensajeras son eliminadas dentro del nucléolo, lo que permite a los mRNA funcionales salir a través de los poros nucleares
(E) El codón de inicio para la síntesis de RNA es UAG

2. ¿Cuál de los factores siguientes es el principal responsable de la osteoporosis en mujeres de edad avanzada?

(A) Decremento de la formación de hueso
(B) Falta de actividad física
(C) Descenso de la secreción de estrógeno
(D) Deficiencia de calcio
(E) Incremento de la formación de hueso

3. ¿Cuál de las siguientes bases constituyentes del ácido desoxirribonucleico y el ácido ribonucleico es exclusiva del RNA?

(A) Timina
(B) Adenina
(C) Citosina
(D) Guanina
(E) Uracilo

4. Las células centroacinares del páncreas secretan:

(A) Un líquido alcalino bajo en enzimas
(B) Enzimas digestivas pancreáticas
(C) Secretina
(D) Colecistocinina
(E) Glucagón

5. La zona fascicular de la corteza suprarrenal sintetiza y secreta:

(A) Mineralocorticoides
(B) Glucagón
(C) Adrenalina
(D) Aldosterona
(E) Glucocorticoides

6. ¿Cuál de las siguientes afirmaciones acerca de las articulaciones óseas es verdadera?

(A) Los huesos largos suelen articularse mediante sinartrosis
(B) Las diartrosis se clasifican como articulaciones sinoviales
(C) Las células tipo A de la membrana sinovial secretan líquido sinovial
(D) Las células tipo B de la membrana sinovial son fagocíticas
(E) Las sinartrosis normalmente están rodeadas por una cápsula formada por dos capas

7. Todas las características siguientes permiten distinguir histológicamente los neutrófilos de los basófilos excepto una, ¿cuál?

(A) Tamaño de los gránulos específicos
(B) Forma del núcleo
(C) Número de gránulos azurófilos
(D) Presencia o ausencia de peroxidasa
(E) Presencia de mitocondrias

8. Una persona que ha mascado tabaco durante largo tiempo observa unas placas blanquecinas gruesas indoloras en el revestimiento de sus mejillas. El diagnóstico más probable es:

(A) Úlcera aftosa
(B) Adenocarcinoma
(C) Queloides
(D) Leucoplaquia bucal
(E) Epidermólisis ampollosa

9. Los folículos primordiales del ovario poseen:

(A) Una capa de células foliculares cúbicas
(B) Un oocito detenido en la profase de la meiosis I
(C) Un oocito detenido en la metafase de la meiosis II
(D) Una teca interna y otra externa bien definidas
(E) Una zona pelúcida gruesa

10. Todas las afirmaciones siguientes acerca del laberinto óseo del oído interno son verdaderas excepto:

(A) Contiene el sáculo y el utrículo
(B) Las máculas contienen células neuroepiteliales con numerosos estereocilios y un único cinocilio
(C) Las crestas ampollares de los canales semicirculares detectan la aceleración angular de la cabeza
(D) La membrana otolítica contiene pequeñas partículas calcificadas
(E) Contiene la membrana vestibular

11. ¿Cuál de las afirmaciones siguientes acerca de la eucromatina es verdadera?

(A) Constituye 90% de la cromatina
(B) Al microscopio óptico se ve como grupos basófilos de nucleoproteínas
(C) Se concentra cerca de la periferia del núcleo
(D) Es transcripcionalmente activa
(E) Es transcripcionalmente inactiva

12. Los discos intercalares intervienen en:

(A) Unión de los extremos de las células musculares lisas
(B) Movimiento intercelular de proteínas de gran tamaño
(C) Acoplamiento iónico de las células musculares cardiacas
(D) Almacenamiento de Ca^{2+}
(E) Liberación de neurotransmisores

13. La liberación de hormonas tiroideas por las células foliculares de la glándula tiroides depende de la TSH. La estimulación por TSH implica:

(A) Unión de la TSH a los receptores de la membrana plasmática basal
(B) Formación de microvellosidades apicales
(C) Exocitosis de gotitas de coloide
(D) Un cambio de forma de las células, que pasan de planas a cilíndricas
(E) Secreción de lisosomas en la superficie celular basal

14. ¿Cuál de las afirmaciones siguientes acerca del desarrollo de la corona dental es verdadera?

(A) El órgano del esmalte deriva del ectomesénquima (cresta neural)
(B) La papila dental deriva del epitelio
(C) El órgano del esmalte de cuatro capas aparece durante la etapa de coronilla
(D) La dentina y el esmalte se forman durante la etapa de aposición
(E) El cemento se forma al mismo tiempo que el esmalte

15. ¿Cuál de las afirmaciones siguientes acerca de los sinusoides del hígado es verdadera?

(A) Su revestimiento incluye células de Ito (células que almacenan grasas)
(B) Reciben bilis de los hepatocitos
(C) Están revestidos por células endoteliales no fenestradas
(D) El espacio de Disse se localiza entre las células sinusoidales y los hepatocitos
(E) Los sinusoides conducen la sangre de la vena central a la vena porta

16. Después de comer atún enlatado, un joven estudiante tiene náusea, vómito, trastornos visuales y parálisis muscular. Un diagnóstico probable es botulismo, causado por la ingestión de la toxina de *Clostridium botulinum*. El efecto fisiológico de esta toxina es:

(A) Desactiva la acetilcolinesterasa
(B) Se une a los receptores de acetilcolina de las uniones mioneurales, desactivándolos
(C) Impide la liberación de iones calcio del retículo sarcoplásmico, con lo que inhibe la contracción muscular
(D) Inhibe la liberación de acetilcolina en las membranas presinápticas
(E) Inhibe la hidrólisis del ATP durante el ciclo de contracción

17. ¿Cuál de las siguientes afirmaciones acerca de los nucleosomas es verdadera?

(A) Las histonas constituyen el núcleo del nucleosoma, alrededor del cual se enrolla la doble hélice de DNA
(B) Los nucleosomas sin las histonas forman la unidad estructural del cromosoma
(C) Los nucleosomas se componen de moléculas de RNA y dos copias de cada una de las cuatro histonas diferentes
(D) La histona H1 constituye el núcleo del nucleosoma
(E) Los nucleosomas son mantenidos unidos por el RNA

18. Una estudiante de bachillerato refiere cansancio y dolor de garganta. Tiene los ganglios linfáticos inflamados y doloridos y un poco de fiebre. Un análisis de sangre muestra un elevado recuento de glóbulos blancos con muchos linfocitos atípicos; el número y el aspecto de los eritrocitos son normales. Esta estudiante posiblemente tiene:

(A) SIDA
(B) Anemia perniciosa
(C) Mononucleosis infecciosa
(D) Enfermedad de Hodgkin
(E) Deficiencia del factor VIII

19. ¿Cuál de las afirmaciones siguientes acerca de la vesícula biliar es verdadera?

(A) La vesícula biliar diluye la bilis
(B) La bilis penetra en la vesícula biliar a través del conducto colédoco
(C) La bilis abandona la vesícula biliar a través del conducto cístico
(D) La vesícula biliar está revestida por un epitelio escamoso simple
(E) La secretina estimula la pared de la vesícula biliar a contraerse, lo que fuerza la salida de la bilis

20. ¿Cuál de las siguientes afirmaciones acerca de las mitocondrias es verdadera?

(A) Cambian de la forma ortodoxa a una forma condensada en respuesta al desacoplamiento de la oxidación respecto de la fosforilación
(B) Son incapaces de dividirse
(C) Poseen las enzimas del ciclo de Krebs en sus crestas
(D) Contienen partículas elementales en su matriz
(E) No contienen DNA

21. ¿Cuál de los siguientes componentes se encuentra en las arterias musculares, pero no en las arterias elásticas?

(A) Membranas fenestradas
(B) Vasos vasculares
(C) Factor VIII
(D) Una gruesa y completa lámina elástica interna
(E) Células musculares lisas

22. ¿Cuál de las afirmaciones siguientes acerca del páncreas es verdadera?

(A) Los islotes de Langerhans secretan enzimas
(B) Posee células acinares mucosas
(C) El páncreas endocrino posee más células β que células δ
(D) Sus células α secretan insulina
(E) Sus células δ secretan amilasa

23. ¿Cuál de las siguientes sustancias estimula la producción de ácido clorhídrico en el estómago?

(A) Somatostatina
(B) Gastrina
(C) Secretina
(D) Colecistocinina
(E) Urogastrona

24. La deficiencia o el exceso de la siguiente vitamina causan baja estatura:

(A) Vitamina A
(B) Vitamina C
(C) Vitamina D
(D) Vitamina K
(E) Vitamina B

25. Los espacios intercelulares del estrato espinoso de la epidermis contienen capas lipídicas impermeables al agua. Este material se libera de:

(A) Gránulos de queratohialina
(B) Células de Langerhans
(C) Gránulos delimitados por membrana
(D) Glándulas sebáceas
(E) Melanosomas

26. ¿Cuál de las siguientes afirmaciones acerca de los eritroblastos basófilos es verdadera?

(A) El núcleo posee una fina red de cromatina
(B) El núcleo se encuentra en vías de ser expulsado
(C) El citoplasma contiene gránulos específicos
(D) El citoplasma es rosa y muestra un retículo denso
(E) El núcleo es bilobulado

27. El íleon presenta:

(A) Rugosidades
(B) Placas de Peyer
(C) Glándulas de Brunner
(D) Células parietales
(E) Células principales

28. Una mujer de 25 años de edad refiere una lesión dolorosa que recurre con frecuencia en su labio superior y exuda un líquido claro. Probablemente tiene:

(A) Leucoplaquia bucal
(B) Estomatitis herpética
(C) Úlcera aftosa
(D) Pénfigo ampollar
(E) Melanoma maligno

29. ¿Cuál de las siguientes afirmaciones acerca de las funciones de la piel es verdadera?

(A) Absorbe la radiación infrarroja, necesaria para la síntesis de vitamina D
(B) No protege contra la desecación
(C) Contiene receptores de temperatura e interviene en la regulación de la temperatura corporal
(D) La melanina se sintetiza en los melanocitos, que se localizan en la dermis
(E) Los bloqueadores solares con factor de protección 15 o superior protegen la piel de los efectos perniciosos provocados por la radiación ultravioleta

30. Una persona que tiene glomerulonefritis experimenta el siguiente síntoma:

(A) Orina hipotónica
(B) Poliuria
(C) Proteinuria
(D) Deshidratación
(E) Polidipsia

31. Un epitelio escamoso estratificado queratinizado está siempre presente en:

(A) Recto
(B) Esófago
(C) Estómago pilórico
(D) Yeyuno
(E) Ano

32. ¿Cuál de las siguientes propiedades es característica de los tres tipos de cartílago?

(A) Intervienen en la formación de hueso
(B) Poseen colágeno tipo II
(C) Poseen colágeno tipo I
(D) Crecen intersticialmente y por aposición
(E) Poseen un pericondrio identificable

33. ¿Cuál de las siguientes estructuras es un receptor del tacto fino?

(A) Corpúsculo de Pacini
(B) Cresta ampollar
(C) Corpúsculo de Ruffini
(D) Bulbo terminal de Krause
(E) Corpúsculo de Meissner

34. Un bebé prematuro tiene dificultades respiratorias, que se alivian finalmente con la administración de glucocorticoides. El diagnóstico más probable es:

(A) Síndrome de inmovilidad ciliar
(B) Enfisema
(C) Enfermedad de membranas hialinas
(D) Asma
(E) Bronquitis crónica

35. ¿Cuál de las siguientes afirmaciones acerca de la placa cribiforme es verdadera?

(A) Es la capa más interna del hueso alveolar
(B) Carece de fibras de Sharpey
(C) También se conoce como esponjosa
(D) Está formada por hueso esponjoso
(E) Normalmente está fusionada con el cemento

36. ¿Cuál de las siguientes sustancias se sintetiza en la hipófisis?

(A) Oxitocina
(B) Hormona antidiurética
(C) Somatotropina
(D) Neurofisina
(E) Vasopresina

37. ¿Cuál de las siguientes afirmaciones acerca de las células cancerosas de las mamas portadoras del gen *BRAC1* es verdadera?

(A) Las células mutadas son incapaces de dividirse a causa de la mayor expresión del gen *BRAC1*
(B) Las células mutadas son incapaces de alcanzar el punto de control G1-S
(C) Las células mutadas tienen un número anormal de endosomas
(D) Las células mutadas pierden el punto de control G2-M del ciclo celular
(E) Las células mutadas se vuelven haploides debido a la interacción de los genes *BRAC1* y *p53*

Preguntas 38 a 40

Una mujer de 42 años de edad llega a urgencias con una erupción cutánea en la mayor parte de la cara, las manos y los brazos. Afirma que estaba arrancando hierbas en el jardín. Al preguntar a la paciente, el médico descubre que, sin darse cuenta, ésta entró en contacto con hiedra venenosa.

38. ¿Cuál de las siguientes células es responsable de la liberación de los agentes farmacológicos que han causado la erupción cutánea?

(A) Células del sistema neuroendocrino difuso
(B) Miofibroblastos
(C) Mastocitos
(D) Pericitos
(E) Plasmocitos

39. ¿Cuál de las sustancias siguientes es un mediador secundario producido por la célula de la pregunta 38?

(A) Histamina
(B) Sulfato de condroitina
(C) Proteasa neutra
(D) Bradicinina
(E) Arilsulfatasa

40. ¿Cuáles de los siguientes leucocitos también pueden participar en la reacción de esta paciente a la hiedra venenosa?

(A) Linfocitos T
(B) Linfocitos B
(C) Neutrófilos
(D) Basófilos
(E) Eosinófilos

41. Una mujer de 26 años de edad acude al dentista con dolor de muelas. El dentista advierte una caries que afecta no sólo el esmalte, sino también la dentina y el cemento del diente. ¿Cuál de estas sustancias no se autorrepara?

(A) Dentina
(B) Esmalte
(C) Cemento
(D) Dentina y cemento
(E) Dentina, cemento y esmalte

42. Lisa es delgada y de baja estatura. Apenas sale de casa y raras veces come productos lácteos. Cuando se embarazó, a la edad de 25 años, presentó fuertes dolores de espalda y de piernas y al recibir presión en los huesos. Las radiografías revelaron cantidades excesivas de osteoide poco mineralizado en ambos fémures. Un tratamiento benéfico para su enfermedad consistió en la administración de dosis elevadas de vitamina D, calcio y fósforo, régimen que continuó después de dar a luz con éxito. ¿Cuál de las siguientes enfermedades tiene Lisa?

(A) Osteogénesis imperfecta
(B) Osteoporosis
(C) Osteomalacia
(D) Osteopetrosis
(E) Osteopenia

43. Miguel presentó problemas visuales un día después que una pelota le golpeó la cabeza durante un partido de fútbol. Veía grandes partículas flotantes y notaba que una película oscura le bloqueaba parte de la visión del ojo derecho. Una evaluación oftalmológica reveló un desprendimiento de retina, y se realizó una cirugía de urgencia para salvar la visión de ese ojo. ¿Cuáles de las siguientes capas de la retina se separaron para provocar el trastorno de Miguel?

(A) La capa 1 de la capa 2
(B) La capa 2 de la capa 3
(C) La capa 3 de la capa 4
(D) La capa 5 de la capa 6
(E) La capa 6 de la capa 7

44. La coagulación sanguínea implica una cascada de reacciones que ocurren en dos vías interrelacionadas, la intrínseca y la extrínseca. Todo lo siguiente se relaciona con la vía intrínseca *excepto*:

(A) Transformación del fibrinógeno en fibrina
(B) Agregación plaquetaria
(C) Liberación de tromboplastina tisular
(D) Factor de von Willebrand
(E) Calcio

45. Un científico pasa el verano en una remota región de África para estudiar unas plantas exóticas. Al regresar a Estados Unidos se ve aquejado de tos y fiebre persistentes. Los análisis determinan que ha contraído el gusano redondo parásito *Ascaris lumbricoides*. ¿Cuál de las siguientes células se espera que tenga valores significativamente elevados en un recuento sanguíneo diferencial?

(A) Eritrocitos
(B) Linfocitos
(C) Monocitos
(D) Eosinófilos
(E) Neutrófilos

46. Un músico de 45 años de edad que tocó la guitarra en una banda de rock durante 26 años nota que empieza a tener dificultades de audición. Un otorrinolaringólogo confirma su pérdida de audición y la relaciona con exposición prolongada a ruidos intensos. ¿Cuál de las siguientes estructuras mostrará cambios degenerativos que den cuenta de la pérdida de audición de este hombre?

(A) Epitelio que recubre la porción interna de la membrana timpánica
(B) Células vellosas de las ampollas de los conductos semicirculares
(C) Tuba auditiva (trompa de Eustaquio) que se extiende por la cavidad del oído medio
(D) Células vellosas del órgano de Corti
(E) Huesecillos del oído medio

47. ¿Cuál de las siguientes sustancias es una proteína de la sangre que interviene en la curación de las heridas?

(A) Condronectina
(B) Fibronectina plasmática
(C) Osteonectina
(D) Fibronectina de la matriz
(E) Laminina

48. ¿Cuál de las siguientes sustancias es una glucoproteína de adhesión que forma fibrillas en la matriz extracelular?

(A) Condronectina
(B) Fibronectina plasmática
(C) Osteonectina
(D) Fibronectina de la matriz
(E) Laminina

49. ¿Cuál de las siguientes sustancias es una proteína multifuncional que une los condrocitos al colágeno tipo II?

(A) Laminina
(B) Fibronectina plasmática
(C) Osteonectina
(D) Fibronectina de la matriz
(E) Condronectina

50. ¿Cuáles de las siguientes células del tejido conectivo fabrican anticuerpos?

(A) Pericitos
(B) Macrófagos
(C) Linfocitos T
(D) Plasmocitos
(E) Mastocitos

51. Los principales fagocitos del tejido conectivo son:

(A) Pericitos
(B) Macrófagos
(C) Linfocitos T
(D) Plasmocitos
(E) Mastocitos

52. Las células del tejido conectivo que pueden unirse al anticuerpo inmunoglobulina E y mediar las reacciones de hipersensibilidad inmediata son:

(A) Pericitos
(B) Macrófagos
(C) Linfocitos T
(D) Plasmocitos
(E) Mastocitos

53. Las células del tejido conectivo responsables de iniciar respuestas inmunitarias celulares son.

(A) Pericitos
(B) Macrófagos
(C) Linfocitos T
(D) Plasmocitos
(E) Mastocitos

54. Las células pluripotenciales localizadas principalmente a lo largo de los capilares del tejido conectivo son:

(A) Pericitos
(B) Macrófagos
(C) Linfocitos T
(D) Plasmocitos
(E) Mastocitos

55. ¿Cuál de las siguientes sustancias interviene en la activación de los sistemas de segundos mensajeros?

(A) Fosfolípido
(B) Glucocáliz
(C) Proteína transportadora
(D) Proteína banda 3
(E) Proteína G

56. ¿Cuál de las sustancias siguientes es la principal responsable de establecer la diferencia de potencial entre los dos lados de la membrana plasmática?

(A) Canal de K^+ no regulado
(B) Glucocáliz
(C) Proteína transportadora
(D) Proteína banda 3
(E) Proteína G

57. ¿Cuál de las sustancias siguientes es una molécula anfipática?

(A) Fosfolípido
(B) Glucocáliz
(C) Proteína transportadora
(D) Proteína banda 3
(E) Proteína G

58. ¿Cuál de las sustancias siguientes forma una cubierta que contiene carbohidratos asociada con la hojuela externa de la membrana plasmática?

(A) Fosfolípido
(B) Glucocáliz
(C) Proteína transportadora
(D) Proteína banda 3
(E) Proteína G

59. ¿Cuál de las sustancias siguientes interviene en el transporte antiporte?

(A) Fosfolípido
(B) Glucocáliz
(C) Proteína transportadora
(D) Proteína banda 3
(E) Proteína G

60. ¿Cuál de las sustancias siguientes es un marcador de superficie de las CTL?

(A) CD4
(B) CD8
(C) Interleucina 1
(D) Interleucina 2
(E) Perforina

61. ¿Cuál de las sustancias siguientes es un marcador de superficie de los linfocitos Th?

(A) CD4
(B) CD8
(C) Interleucina 1
(D) Interleucina 2
(E) Perforina

62. ¿Cuál de las sustancias siguientes media la lisis de las células tumorales?

(A) CD4
(B) CD8
(C) Interleucina 1
(D) Interleucina 2
(E) Perforina

63. ¿Cuál de las sustancias siguientes es liberada por los macrófagos y estimula los linfocitos Th?

(A) CD4
(B) CD8
(C) Interleucina 1
(D) Interleucina 2
(E) Interferón γ

64. Cuál de las sustancias siguientes estimula la activación de las células citolíticas naturales?

(A) CD4
(B) Interferón γ
(C) Interleucina 1
(D) Interleucina 2
(E) Perforina

65. Son las células que duplican su DNA durante la fase S del ciclo celular y experimentan meiosis:

(A) Células de Sertoli
(B) Espermatocitos primarios
(C) Espermatocitos secundarios
(D) Células intersticiales de Leydig
(E) Espermátides

66. Son las células que forman un cilindro temporal de microtúbulos llamado manguito:

(A) Células de Sertoli
(B) Espermatocitos primarios
(C) Espermatocitos secundarios
(D) Células intersticiales de Leydig
(E) Espermátides

67. Son las células que poseen receptores para LH y elaboran testosterona en respuesta a la unión de la LH:

(A) Células de Sertoli
(B) Espermatocitos primarios
(C) Espermatocitos secundarios
(D) Células intersticiales de Leydig
(E) Espermátides

68. Son las células responsables de la formación de la barrera hematotesticular:

(A) Células de Sertoli
(B) Espermatocitos primarios
(C) Espermatocitos secundarios
(D) Células intersticiales de Leydig
(E) Espermátides

69. Son las células que sintetizan proteína fijadora de andrógeno cuando son estimuladas por FSH:

(A) Células de Sertoli
(B) Espermatocitos primarios
(C) Espermatocitos secundarios
(D) Células intersticiales de Leydig
(E) Espermátides

70. ¿Cuál de los organelos siguientes posee oxidasas de función mixta que destoxifican el fenobarbital y otros fármacos?

(A) Retículo endoplásmico rugoso
(B) Retículo endoplásmico liso
(C) Mitocondria
(D) Lámina anillada
(E) Lisosoma

71. ¿Cuál de los organelos siguientes contiene riboforinas?

(A) Retículo endoplásmico rugoso
(B) Retículo endoplásmico liso
(C) Mitocondria
(D) Polirribosoma
(E) Lisosoma

72. ¿En cuál de los organelos siguientes ocurre la degradación del material extraño ingerido por la célula?

(A) Retículo endoplásmico rugoso
(B) Retículo endoplásmico liso
(C) Mitocondria
(D) Lámina anillada
(E) Lisosoma

73. ¿Cuál de los organelos siguientes contiene ATP sintasa?

(A) Retículo endoplásmico rugoso
(B) Retículo endoplásmico liso
(C) Mitocondria
(D) Lámina anillada
(E) Lisosoma

74. ¿Cuál de las sustancias siguientes estimula la secreción de pepsinógeno?

(A) Gastrina
(B) Somatostatina
(C) Motilina
(D) Secretina
(E) Lisozima

75. ¿Cuál de las sustancias siguientes es elaborada por las glándulas de Brunner e inhibe la secreción de ácido clorhídrico por las células parietales?

(A) Gastrina
(B) Somatostatina
(C) Urogastrona
(D) Pespsinógeno
(E) Lisozima

76. ¿Cuál de las sustancias siguientes actúa como agente antibacteriano?

(A) Gastrina
(B) Somatostatina
(C) Motilina
(D) Pepsinógeno
(E) Lisozima

77. ¿Cuál de las sustancias siguientes estimula la contracción del músculo liso de la pared del tubo digestivo?

(A) Gastrina
(B) Somatostatina
(C) Motilina
(D) Pepsinógeno
(E) Lisozima

78. ¿Cuál de las sustancias siguientes inhibe la secreción de las células enteroendocrinas cercanas?

(A) Gastrina
(B) Somatostatina
(C) Motilina
(D) Pepsinógeno
(E) Lisozima

79. ¿Cuál de las sustancias siguientes interviene en la formación de enlaces cruzados entre moléculas de tropocolágeno adyacentes?

(A) Lisina
(B) Desmosina
(C) Hidroxiprolina
(D) Arginina
(E) Prolina

80. ¿Cuál de las sustancias siguientes forma enlaces cruzados con moléculas de elastina para formar una red extensa?

(A) Lisina
(B) Fibrilina
(C) Hidroxiprolina
(D) Arginina
(E) Prolina

81. ¿Cuál de las enfermedades siguientes es provocada por cantidades insuficientes de yodo en la alimentación?

(A) Bocio simple
(B) Bocio exoftálmico
(C) Enfermedad de Graves
(D) Enfermedad de Addison
(E) Hiperparatiroidismo

82. ¿Cuál de las enfermedades siguientes se relaciona con la destrucción de la corteza suprarrenal?

(A) Bocio simple
(B) Bocio exoftálmico
(C) Enfermedad de Graves
(D) Enfermedad de Addison
(E) Hiperparatiroidismo

83. ¿Cuál de las sustancias siguientes hidroliza el ATP?

(A) Troponina C
(B) Cabeza globular (fragmento SI) de la miosina
(C) Mioglobina
(D) Actina
(E) Tropomodulina

84. ¿Cuál de las sustancias siguientes se une al oxígeno?

(A) Troponina C
(B) Cabeza globular (fragmento SI) de la miosina
(C) Mioglobina
(D) Actina
(E) Tropomodulina

85. ¿Cuál de las sustancias siguientes se une al Ca^{2+}?

(A) Troponina C
(B) Cabeza globular (fragmento SI) de la miosina
(C) Mioglobina
(D) Actina
(E) Tropomodulina

86. ¿Cuál de las enfermedades siguientes es una forma rara de cáncer de piel que puede resultar letal?

(A) Epidermólisis ampollosa
(B) Carcinoma de células basales
(C) Melanoma maligno
(D) Psoriasis
(E) Verrugas

87. ¿Cuál de las siguientes es una enfermedad hereditaria de la piel caracterizada por la formación de ampollas después de un traumatismo menor?

(A) Epidermólisis ampollosa
(B) Carcinoma de células basales
(C) Melanoma maligno
(D) Psoriasis
(E) Verrugas

88. ¿Cuál de las siguientes regiones del aparato respiratorio tiene afectada un paciente con adenoides?

(A) Tráquea
(B) Nasofaringe
(C) Bronquiolos terminales
(D) Conducto alveolar
(E) Bronquios intrapulmonares

89. ¿Cuál de las regiones siguientes posee anillos en C de cartílago hialino?

(A) Tráquea
(B) Nasofaringe
(C) Bronquiolos terminales
(D) Conducto alveolar
(E) Bronquios intrapulmonares

90. ¿Cuál de las regiones siguientes contiene músculo liso en las aberturas de los alveolos?

(A) Tráquea
(B) Nasofaringe
(C) Bronquiolos terminales
(D) Conducto alveolar
(E) Bronquios intrapulmonares

91. ¿Cuál de las regiones siguientes está revestida por un epitelio que contiene células vellosas y células de Clara?

(A) Tráquea
(B) Nasofaringe
(C) Bronquiolos terminales
(D) Conducto alveolar
(E) Bronquios intrapulmonares

92. ¿Cuál de las situaciones siguientes se relaciona con ruptura del oviducto y hemorragia hacia la cavidad peritoneal?

(A) Endometriosis
(B) Cáncer cervicouterino
(C) Embarazo ectópico tubario
(D) Cáncer de mama
(E) Teratomas

93. ¿Cuál de las situaciones siguientes puede considerarse un carcinoma lobular?

(A) Endometriosis
(B) Cáncer cervicouterino
(C) Embarazo ectópico tubario
(D) Cáncer de mama
(E) Teratomas

94. ¿Cuál de las situaciones siguientes puede detectarse con un frotis de Papanicolau?

(A) Endometriosis
(B) Cáncer cervicouterino
(C) Embarazo ectópico tubario
(D) Cáncer de mama
(E) Teratomas

95. ¿En cuál de las situaciones siguientes es común una hemorragia hacia la cavidad peritoneal en determinada etapa del ciclo menstrual?

(A) Endometriosis
(B) Cáncer cervicouterino
(C) Embarazo ectópico tubario
(D) Cáncer de mama
(E) Teratomas

96. ¿Cuál de las sustancias siguientes facilita la absorción de la vitamina B_{12}?

(A) Pepsina
(B) Enzima asociada al glucocáliz del borde estriado intestinal
(C) Lipasa
(D) Quilomicrón
(E) Factor intrínseco gástrico

97. ¿Cuál de las sustancias siguientes interviene en la digestión de los carbohidratos?

(A) Pepsina
(B) Enzima asociada al glucocáliz del borde estriado intestinal
(C) Lipasa
(D) Quilomicrón
(E) Factor intrínseco gástrico

98. ¿Cuál de las sustancias siguientes interviene en la digestión de las proteínas?

(A) Pepsina
(B) Enzima asociada al glucocáliz del borde estriado intestinal
(C) Lipasa
(D) Quilomicrón
(E) Factor intrínseco gástrico

99. ¿Cuál de las sustancias siguientes interviene en el transporte de triglicéridos en los conductos quilíferos?

(A) Pepsina
(B) Enzima asociada al glucocáliz del borde estriado intestinal
(C) Lipasa
(D) Quilomicrón
(E) Factor intrínseco gástrico

100. ¿Cuál de las sustancias siguientes es elaborada y liberada por las células parietales?

(A) Pepsina
(B) Enzima asociada al glucocáliz del borde estriado intestinal
(C) Lipasa
(D) Quilomicrón
(E) Factor intrínseco gástrico

Respuestas

1. **C.** Para producir ribonucleoproteínas mensajeras (mRNP), se cortan los intrones y los exones se empalman entre sí. El DNA actúa como molde para la síntesis de RNA. Se necesitan tres RNA polimerasas (I, II y III) para sintetizar rRNA, mRNA y tRNA, respectivamente. Los componentes proteínicos se eliminan de las mRNP cuando éstas abandonan el núcleo para producir mRNA funcionales fuera de él (ver Capítulo 2 VIII A).

2. **C.** La causa más común de osteoporosis en mujeres de edad avanzada es decremento de la secreción de estrógeno (ver Capítulo 7 II J, Consideraciones clínicas).

3. **E.** Mientras que adenina, citosina y guanina se encuentran tanto en el DNA como en el RNA, el uracilo sólo se encuentra en el RNA. El uracilo es sustituido por la base timina en el DNA (ver Capítulo 2 VIII).

4. **A.** Las células centroacinares pancreáticas constituyen el segmento inicial del conducto intercalar y forman parte del páncreas exocrino. Cuando son estimuladas por la secretina, secretan un líquido alcalino pobre en enzimas. Las enzimas digestivas pancreáticas son sintetizadas por las células acinares del páncreas exocrino; su liberación es estimulada por la colecistocinina. El glucagón se produce en el páncreas endocrino (islotes de Langerhans) (ver Capítulo 17 III A 2).

5. **E.** La zona fascicular, la región más grande de la corteza suprarrenal, produce glucocorticoides (cortisol y corticosterona). La zona glomerular produce mineralocorticoides, principalmente aldosterona. La adrenalina se genera en la médula suprarrenal. El glucagón se produce en el páncreas, no en la glándula suprarrenal (ver Capítulo 13 VI A 2).

6. **B.** Las diartrosis, el tipo de articulación que conecta dos huesos largos, se consideran articulaciones sinoviales, rodeadas por una cápsula de dos capas que alberga una membrana sinovial. Las células tipo A de la membrana sinovial son fagocíticas, mientras que las células tipo B secretan el líquido sinovial. Las articulaciones del tipo sinartrosis son las que unen los huesos del cráneo, que son inmóviles (ver Capítulo 7 III B).

7. **E.** Los neutrófilos poseen un núcleo con tres o cuatro lóbulos, muchos gránulos azurófilos y pequeños gránulos específicos que carecen de peroxidasa. En cambio, los basófilos poseen un núcleo en forma de S, pocos gránulos azurófilos y grandes gránulos específicos que contienen peroxidasa. Tanto los neutrófilos como los basófilos poseen mitocondrias (ver tabla 10-2).

8. **D.** La leucoplaquia bucal, que es consecuencia de una hiperqueratosis epitelial, suele ser de causa desconocida pero a menudo se relaciona con la costumbre de mascar tabaco. Aunque sus características lesiones indoloras son benignas, pueden transformarse en un carcinoma celular escamoso. Las úlceras aftosas son lesiones indoloras de la mucosa bucal rodeadas por un borde rojo. El adenocarcinoma es una forma de cáncer que surge en el tejido glandular. Los queloides son abultamientos de la piel que se originan por un incremento de la formación de colágeno en el tejido cicatrizal hiperplásico. Las epidermólisis ampollosas son un grupo de enfermedades hereditarias de la piel caracterizadas por la formación de ampollas después de traumatismo menor (ver Capítulo 16 II).

9. **B.** Un folículo primordial se compone de una capa aplanada de células foliculares que rodean un oocito primario detenido en la profase de la meiosis I. En los folículos en crecimiento se encuentran capas de teca bien definidas y una gruesa zona pelúcida. Un folículo graafiano (maduro) posee un oocito secundario, que se detiene en la metafase de la meiosis II apenas antes de la ovulación (ver Capítulo 19 II B 1).

10. **E.** Las cuatro primeras afirmaciones son verdaderas. La aceleración lineal de la cabeza es detectada por las células vellosas neuroepiteliales de las máculas, que son regiones especializadas del sáculo y el utrículo. Sin embargo, la membrana vestibular es una parte del órgano de Corti (ver Capítulo 21 IV C 2).

11. **D.** La eurocromatina, la forma transcripcionalmente activa de la cromatina, representa sólo alrededor de 10% de la cromatina. Al microscopio óptico se ve como una región dispersa del núcleo teñida de claro (ver Capítulo 2 V 2).

12. **C.** Las grandes moléculas proteínicas no pueden moverse a través de los discos intercalares (los complejos de unión escalonados presentes en el músculo cardiaco, no en el liso). Estas estructuras de unión poseen tres especializaciones: desmosomas, que se encargan de unir los extremos de las células musculares cardiacas; fascias adherentes, a las que se unen los delgados miofilamentos; y uniones comunicantes, que permiten el tránsito intercelular de moléculas pequeñas y iones (acoplamiento iónico) (ver Capítulo 8 V B 6).

13. **D.** Las células escamosas aplanadas son características de una glándula tiroides no estimulada e inactiva. La TSH se une a los receptores acoplados a proteína G de las superficies basales de las células foliculares. Bajo la estimulación de la TSH, las células foliculares del tiroides adoptan una forma cilíndrica y emiten seudópodos, que engullen coloide. Las enzimas lisosómicas separan la tiroxina y la triyodotironina de la tiroglobulina, y a continuación las hormonas son liberadas por la parte basal (ver Capítulo 13 IV B 2).

14. **D.** El órgano del esmalte deriva del epitelio, mientras que la papila dental deriva del ectomesénquima. La etapa odontogénica de campana, y no la de coronilla, se caracteriza por poseer una cuarta capa en su órgano del esmalte. La formación de la dentina y el esmalte ocurre durante la etapa de aposición del desarrollo dental. El cemento se localiza en la raíz y sólo se forma una vez que se ha completado la corona y cesa la elaboración de esmalte (ver Capítulo 16 II C 3).

15. **D.** Los sinusoides del hígado conducen la sangre a la vena central. Sus células endoteliales son fenestradas, y el contenido de los sinusoides puede penetrar en el espacio de Disse a través de las fenestras, donde puede ser endocitado por los hepatocitos. El espacio de Disse alberga las células de Ito (células almacenadoras de grasa). Como la bilis es la secreción exocrina de los hepatocitos, no penetra en los sinusoides (ver Capítulo 17 IV B 2).

16. **D.** La toxina de *Clostridium botulinum* inhibe la liberación de acetilcolina, el neurotransmisor de las uniones mioneurales. Esto impide la transmisión de los impulsos nerviosos motores a través de la unión y, por tanto, las células musculares no son estimuladas para contraerse (ver Capítulo 8 IV 2, Consideraciones clínicas).

17. **A.** El nucleosoma, la unidad estructural de la cromatina empaquetada, no contiene RNA. En la cromatina extendida, dos copias de cada histona H2A, H2B, H3 y H4 forman la parte central del nucleosoma, alrededor de la cual se enrolla una molécula de DNA. La cromatina condensada contiene histonas adicionales (H1) que se unen a los nucleosomas y forman la fibra de cromatina condensada de 30 nm (ver Capítulo 2 VI A).

18. **C.** Sólo la mononucleosis infecciosa se caracteriza por todos los síntomas y signos indicados. El SIDA se asocia con un bajo recuento de linfocitos, especialmente de células T de ayuda. La anemia perniciosa se relaciona con un bajo recuento de eritrocitos. La enfermedad de Hodgkin se vincula con fatiga e inflamación de los ganglios linfáticos, que son indoloros, y la presencia de células de Reed-Sternberg es un signo diagnóstico de esta enfermedad. La deficiencia de factor VIII, una anomalía de la coagulación, no se asocia con ninguno de estos signos y síntomas (ver Capítulo 12 II B 2, Consideraciones clínicas).

19. **C.** La vesícula biliar, que concentra y almacena la bilis, está revestida por un epitelio cilíndrico simple. La colecistocinina estimula la contracción de la pared de la vesícula biliar, lo que obliga a la bilis a pasar al conducto cístico; éste se une al conducto hepático común para formar el conducto colédoco, que entrega la bilis al duodeno (ver Capítulo 17 III A 2).

20. **A.** El desacoplamiento de la oxidación respecto de la fosforilación induce a las mitocondrias a abandonar su forma ortodoxa y adoptar una forma condensada. A menudo se encuentran mitocondrias condensadas en las células adiposas marrones, que producen calor en vez de ATP. Las mitocondrias poseen DNA circular y se reproducen (dividen) por fisión (ver Capítulo 3 II 6 e).

21. **D.** Las arterias musculares (de distribución) poseen una lámina elástica interna completa y gruesa en la túnica íntima, mientras que las arterias elásticas (conductoras) poseen una lámina elástica interna incompleta. Ambos tipos de arterias poseen vasos vasculares, factor VIII y células musculares lisas en sus paredes. Las arterias musculares poseen numerosas capas de células musculares en la túnica media, pero las arterias elásticas no las tienen. Sólo las arterias elásticas poseen membranas fenestradas (elásticas) en su túnica media, donde están dispersas células musculares lisas (ver Capítulo 11 I B 1 b).

22. **C.** En el páncreas endocrino, los linfocitos β representan alrededor de 70% de las células secretoras; las células α, un 20%; y las células δ, menos de 5%. Las hormonas polipeptídicas son sintetizadas y liberadas por los islotes de Langerhans (páncreas endocrino). El páncreas exocrino posee células acinares serosas (no mucosas). La insulina es producida por las células β (ver Capítulo 17 III B 3).

23. **B.** Tanto la somatostatina como la urogastrona inhiben la producción de ácido clorhídrico, mientras que la gastrina la estimula. Secretina y colecistocinina actúan sobre el páncreas para facilitar la secreción de enzimas amortiguadoras y pancreáticas, respectivamente (ver Capítulo 16 III B 2).

24. **A.** Una deficiencia de vitamina A inhibe la formación de hueso y el crecimiento, mientras que un exceso estimula la osificación de las placas epifisarias, lo que provoca su cierre prematuro. Ambas condiciones dan por resultado estatura baja. La deficiencia de vitamina D reduce la absorción de calcio en el intestino delgado y hace que los huesos sean blandos, mientras que un exceso de vitamina D estimula la resorción ósea. La deficiencia de vitamina C disminuye el crecimiento óseo y limita la reparación de las fracturas. La vitamina K no interviene en la formación del hueso (ver Capítulo 7 II I).

25. **C.** Los gránulos delimitados por membrana se encuentran en el estrato espinoso de los queratinocitos (y en el estrato granuloso). El contenido de estos gránulos se libera al espacio intercelular para ayudar a impermeabilizar la piel. Los queratinocitos del estrato granuloso poseen, además, gránulos de queratohialina; estos gránulos contienen proteínas que unen los filamentos de queratina entre sí (ver Capítulo 14 II B 2).

26. **A.** El núcleo de los eritroblastos no está en proceso de ser expulsado, tiene forma redonda y posee una red de cromatina muy fina. El citoplasma es azul y no posee gránulos (ver Capítulo 10 VI C).

27. **B.** El íleon contiene placas de Peyer. Las rugosidades, las células parietales y las células principales se localizan en el estómago. Las glándulas de Brunner se encuentran en las submucosa del duodeno (ver tabla 16-1).

28. **B.** La estomatitis herpética se caracteriza por ampollas dolorosas en los labios o cerca de las ventanas de la nariz. Estas ampollas exudan un líquido claro. Las úlceras aftosas (llagas dolorosas) no exudan líquido. El pénfigo vesicular es una enfermedad autoinmunitaria caracterizada por ampollas crónicas generalizadas en la piel (ver Capítulo 16 II B, Consideraciones clínicas).

29. **C.** La piel, que está formada por la epidermis y la dermis, es importante en la regulación de la temperatura corporal y contiene receptores de temperatura en la dermis. La radiación ultravioleta (no la infrarroja) absorbida por la piel es necesaria para la síntesis de vitamina D. El contenido de los gránulos delimitados por membrana de la epidermis protege contra la desecación. Los melanocitos se localizan en la capa más profunda de la epidermis (estrato basal). El bloqueador solar con un factor de protección 15 o superior no protege contra la radiación ultravioleta de longitudes de onda más largas, es decir, los rayos UV (ver Capítulo 14 I E).

30. **C.** Los pacientes con glomerulonefritis excretan proteínas en la orina. Todos los demás síntomas son característicos de pacientes con diabetes insípida, que son incapaces de producir cantidades suficientes de hormona antidiurética y, por consiguiente, tiene poliuria (producción de grandes volúmenes de orina hipotónica), polidipsia y deshidratación (ver Capítulo 18 III A, Consideraciones clínicas).

31. **E.** El ano está revestido por un epitelio escamoso estratificado queratinizado. El recto, el yeyuno y el estómago pilórico están revestidos por un epitelio cilíndrico simple. El esófago está revestido por un epitelio escamoso estratificado (no queratinizado) (ver Capítulo 16 III D 4).

32. **D.** El cartílago hialino, el cartílago elástico y el fibrocartílago presentan tanto crecimiento intersticial como aposicional. El cartílago hialino y el cartílago elástico poseen colágeno tipo II en su matriz y están rodeados por un pericondrio, mientras que el fibrocartílago posee colágeno tipo I y carece de un pericondrio identificable. Sólo el cartílago hialino interviene en la formación de hueso endocondral (ver Capítulo 7 I A, B, C).

33. **E.** Los corpúsculos de Meissner, de la capa papilar de la dermis, son receptores del tacto fino. Los corpúsculos de Pacini perciben presión, tacto y vibración; se encuentran en la dermis, la hipodermis y el tejido conectivo de mesenterios y articulaciones. Las crestas ampollares son zonas especiales de los canales semicirculares que detectan movimientos circulares de la cabeza. Las terminaciones de Ruffini, en la dermis y las articulaciones, perciben presión y tacto. Los bulbos terminales de Krause son receptores de frío y de presión de la dermis (ver Capítulo 14 III A).

34. **C.** La enfermedad de membranas hialinas, que es provocada por cantidades insuficientes de surfactante pulmonar, se caracteriza por dificultad respiratoria y suele observarse en los bebés prematuros. Los glucocorticoides estimulan la síntesis de surfactante y pueden corregir la enfermedad (ver Capítulo 15 VIII D, Consideraciones clínicas).

35. **A.** La placa cribiforme, la capa más interna del hueso alveolar, se compone de hueso compacto. Está unida a los principales grupos de fibras del ligamento periodontal por las fibras de Sharpey. La capa más externa del hueso alveolar es la placa cortical. La esponjosa es la región del hueso esponjoso encerrada entre las placas cribiforme y cortical (ver Capítulo 16 II D 3).

36. **C.** La hormona del crecimiento (somatotropina) es sintetizada por células llamadas somatotropas, que son acidófilas localizados en la parte distal del lóbulo anterior de la hipófisis. Oxitocina y vasopresina (hormona antidiurética) se producen en el hipotálamo y son transportadas a la parte neural de la hopófisis. La neurofisina, una proteína acopladora, ayuda en este transporte (ver Capítulo 13 III A 1 a).

37. **D.** Las causas principales de cáncer de mama son mutaciones del gen *BRAC1,* un gen supresor tumoral de la mama. En la mayoría de los cánceres en que está implicado este gen, la síntesis de DNA no se detiene, lo que indica que el punto de control G1-S no está afectado; sin embargo, las células mutadas no pueden controlar la transición de G2 a M. Además, las células mutadas poseen un número anormal de centrosomas y su división nuclear no procede normalmente, lo que causa aneuploidía e inestabilidad genética en las células hijas (ver Capítulo 19 X C, Consideraciones clínicas).

38. **C.** El paciente tiene una reacción de hipersensibilidad inmediata (tipo I). Las células responsables de la liberación de mediadores primarios y secundarios son los mastocitos (ver Capítulo 6 III D).

39. **D.** Las bradicininas son los únicos agentes farmacológicos citados que se producen por la vía del ácido araquidónico. Todos los demás son mediadores primarios porque se almacenan en los gránulos de almacenamiento de los mastocitos (ver Capítulo 6 III D).

40. **D.** Los basófilos tienen una función muy parecida a la de los mastocitos. Además, también participan en las reacciones de hipersensibilidad inmediata (tipo I) (ver Capítulo 6 III H 3).

41. **B.** El único tejido duro del diente que el cuerpo no puede reparar es el esmalte, ya que los ameloblastos, las células que elaboran esmalte, son eliminados cuando el diente emerge a la cavidad bucal (ver Capítulo 16 II C 2).

42. C. La osteomalacia, o raquitismo del adulto, es la enfermedad de Lisa. Se caracteriza por la incapacidad del osteoide recién formado de calcificarse a causa de una carencia de calcio, vitamina D y fósforo. Los huesos se ablandan y doblan gradualmente, y la enfermedad se acompaña de dolor, que a menudo se agrava durante el embarazo cuando el feto utiliza calcio del cuerpo de la madre. La osteogénesis imperfecta es una enfermedad genética que afecta la síntesis de colágeno tipo I en la matriz ósea; provoca una extrema fragilidad de los huesos, que se rompen fácilmente. La osteoporosis es una enfermedad caracterizada por baja densidad mineral del hueso y por su deterioro estructural, lo que lo vuelve más susceptible a las fracturas. La osteopenia es una reducción de la masa ósea debida a síntesis insuficiente de osteoide. La osteopetrosis es la formación excesiva de hueso, que llena las cavidades medulares y, en consecuencia, impide la formación de células sanguíneas (ver Capítulo 7 II I, Consideraciones clínicas).

43. B. El epitelio pigmentario (capa 1) se separa de la capa de conos y bastones (capa 2), que constituye la parte de la retina neural, sensible a la luz (ver Capítulo 21 III E, Consideraciones clínicas).

44. C. La vía extrínseca se inicia con la liberación de tromboplastina tisular al tejido extravascular después de traumatismo. La agregación plaquetaria es inducida por el factor de von Willebrand, que interviene sólo en la vía intrínseca. Ambas vías requieren calcio, y la reacción final –la conversión del fibrinógeno en fibrina– es igual en ambas (ver Capítulo 10 III D 1).

45. D. Los eosinófilos se incrementan durante las infecciones parasitarias y las reacciones alérgicas. Tanto eosinófilos como basófilos poseen receptores para la inmunoglobulina E, que parece ser importante en la destrucción de los parásitos. Tanto neutrófilos como monocitos carecen de receptores para la inmunoglobulina E (ver tabla 10-2).

46. D. Las ondas sonoras se traducen en impulsos nerviosos en el oído interno. Estos impulsos transmiten la información auditiva al cerebro, y las células vellosas del órgano de Corti tienen un cometido clave en este proceso. Las ondas sonoras son recibidas inicialmente por el oído externo y se transmiten a través de la membrana timpánica (tímpano) al oído medio, donde los huesecillos transmiten las vibraciones al oído interno. El oído interno posee un sistema auditivo para oír (el órgano de Corti) y un sistema vestibular de conductos semicirculares que controla el equilibrio y la orientación espacial (ver Capítulo 21 IV C e 8).

47. B. La fibronectina plasmática interviene en cicatrización de las heridas, coagulación sanguínea y fagocitosis de materiales procedentes de la sangre (ver Capítulo 4 II C 1).

48. D. La fibronectina de la matriz media la adhesión de las células a la matriz extracelular uniéndose a los receptores de fibronectina de la membrana plasmática (ver Capítulo 4 II C 1).

49. E. La condronectina posee sitios de unión para colágeno tipo II, proteoglucanos y receptores de superficie para condrocitos (ver Capítulo 4 II C 5).

50. D. Los plasmocitos, que se originan a partir de linfocitos B activados por antígeno, producen anticuerpos y, por lo tanto, son responsables directos de la inmunidad humoral (ver Capítulo 6 III G).

51. B. Los macrófagos, los principales fagocitos del tejido conectivo, eliminan material particulado de gran tamaño y ayudan en la respuesta inmunitaria actuando como células presentadoras de antígeno (ver Capítulo 6 III E).

52. E. Los mastocitos (y los basófilos) poseen receptores para los anticuerpos inmunoglobulina E en su superficie. Estas células liberan histamina, heparina, leucotrieno C (sustancia de reacción lenta de anafilaxia) y factor quimiotáctico, cuyos efectos constituyen reacciones de hipersensibilidad inmediata (ver Capítulo 6 III D).

53. C. Los linfocitos T inician las reacciones inmunitarias celulares (ver Capítulo 6 III F).

54. A. Los pericitos son más pequeños que los fibroblastos y se localizan a lo largo de los capilares. Cuando es necesario, asumen la función pluripotencial de las células mesenquimatosas embrionarias (ver Capítulo 6 III B).

55. **E.** Las proteínas G son proteínas de membrana que están unidas a determinados receptores de superficie. Después de la unión de una molécula de señalización al receptor, la proteína G funciona como transductora de señales al activar un sistema de segundos mensajeros que desencadena una respuesta celular (ver Capítulo 1 IV B 2 c).

56. **A.** Los canales de K^+ no regulados son canales iónicos responsables del establecimiento de una diferencia de potencial a través de la membrana plasmática (ver Capítulo 1 III C 1).

57. **A.** El término “anfipático” se aplica a aquellas moléculas que, como los fosfolípidos, poseen tanto propiedades hidrófobas (no polares) como hidrófilas (polares). La membrana plasmática contiene dos capas de fosfolípidos (hojuelas) con las colas hidrófobas de las moléculas proyectadas hacia el interior de la membrana y las cabezas hidrófilas hacia fuera (ver Capítulo 1 II A 2).

58. **B.** El glucocáliz (cubierta celular) está asociado con la hojuela externa de la membrana plasmática. Está compuesto principalmente por proteoglucanos, que poseen cadenas laterales de polisacáridos (ver Capítulo 1 II C 1).

59. **C.** Las proteínas de membrana transportadoras son proteínas transmembrana altamente replegadas que experimentan alteraciones conformacionales reversibles, lo que posibilita el transporte de moléculas específicas a través de la membrana. La bomba de Na^+/K^+ es una proteína transportadora que media el transporte antiporte, es decir, el transporte de dos moléculas a la vez en sentidos opuestos (ver Capítulo 1 II B 1).

60. **B.** Las células T citolíticas (linfocitos T citotóxicos) poseen moléculas marcadoras CD8 en sus superficies (ver Capítulo 12 II B 3).

61. **A.** Las células T colaboradoras poseen marcadores CD4 en sus superficies (ver Capítulo 12 II B 3).

62. **E.** La perforina, que es secretada por las células T citotóxicas, media la lisis de las células tumorales y de las células infectadas por virus (ver Capítulo 12 II B 3).

63. **C.** La interleucina 1, que es producida por los macrófagos, estimula los linfocitos T de ayuda activados. A su vez, los linfocitos T de ayuda activados producen interleucina 2 y otras citocinas implicadas en la respuesta inmunitaria (ver Capítulo 12 II E 2).

64. **B.** El interferón γ (factor activador de macrófagos) estimula la activación de las células citolíticas naturales y de los macrófagos, y de esta manera incrementa su actividad citotóxica, fagocítica o ambas (ver Capítulo 12 II D 3).

65. **B.** Los espermatocitos primarios experimentan la primera división meiótica después de la duplicación del DNA en la fase S. Los espermatocitos secundarios resultantes experimentan la segunda división meiótica, sin una fase S intermedia, y generan espermátides (ver Capítulo 20 II D 4 b).

66. **E.** Durante la espermiogénesis se forma el manguito. Esta estructura transitoria ayuda a la espermátide a alargarse (ver Capítulo 20 II D 5 c).

67. **D.** Las células intersticiales de Leydig elaboran testosterona cuando son estimuladas por la LH (ver Capítulo 20 II C 4).

68. **A.** Las células de Sertoli son células cilíndricas que se extienden desde la lámina basal hasta la luz de los túbulos seminíferos. Las células de Sertoli adyacentes establecen uniones ocluyentes basales, que son las responsables de la barrera hematotesticular que protege las células espermáticas en formación de las reacciones autoinmunitarias (ver Capítulo 20 II D 2).

69. **A.** Las células de Sertoli elaboran proteína fijadora de andrógeno, que se une a la testosterona y la mantiene en concentraciones elevadas en los túbulos seminíferos (ver Capítulo 20 II D 2).

70. **B.** El retículo endoplásmico liso posee oxidasas de función mixta que destoxifican el fenobarbital y otros fármacos (ver Capítulo 3 II 4).

71. **A.** La membrana del retículo endoplásmico liso contiene riboforinas, receptores que se unen a la subunidad ribosómica grande (ver Capítulo 3 II A 3).

72. E. Los lisosomas son los organelos de la célula donde ocurre la degradación del material extraño. El término "heterofagia" se refiere a la ingestión y degradación de material extraño, en contraposición a "autofagia", que se refiere a la digestión y degradación de partes de la propia célula (ver Capítulo 3 III C 2).

73. C. La membrana interna de las mitocondrias contiene ATP sintasa, una enzima especial formada por una cabeza y un transportador transmembrana de H^+; cuando a través de la ATP sintasa pasa H^+, la enzima usa la energía del flujo de protones para producir ATP (ver Capítulo 3 II A 6 d).

74. A. La gastrina, una hormona paracrina que se secreta en el píloro y el duodeno, estimula la secreción de pepsinógeno por las células principales de las glándulas gástricas (ver Capítulo 16 III B 2).

75. C. La urogastrona, producida por las glándulas de Brunner del duodeno, inhibe la secreción gástrica de ácido clorhídrico y estimula la división de las células epiteliales (ver Capítulo 16 III C 4).

76. E. La lisozima, elaborada por las células de Paneth de las criptas de Lieberkühn, es una enzima que posee actividad antibacteriana (ver Capítulo 16 III C 3 b (3) a).

77. C. Las motilina, una hormona paracrina secretada por células del intestino delgado, incrementa la motilidad intestinal estimulando la contracción del músculo liso (ver tabla 16-2).

78. B. La somatostatina, producida por las células enteroendocrinas del píloro y el duodeno, inhibe la secreción por las células enteroendocrinas cercanas (ver tabla 16-2).

79. A. Los residuos lisina e hidroxilisina que se encuentran dentro y entre las moléculas de tropocolágeno establecen enlaces cruzados entre ellos o con otras lisinas o hidroxilisinas. Estos enlaces covalentes aumentan la fuerza de tensión de la fibrilla recién formada (ver Capítulo 4 III A 1).

80. A. La lisina establece enlaces cruzados con las moléculas de elastina y forma una malla. La fibrilina es la glucoproteína que organiza la elastina en fibras (ver Capítulo 4 III B 1).

81. A. El bocio simple es el crecimiento de la glándula tiroides por ingreso deficiente de yodo (< 10 μg/día). Es común cuando la alimentación es deficiente en yodo (ver Capítulo 13 IV D, Consideraciones clínicas).

82. D. La enfermedad de Addison más a menudo es causada por un defecto autoinmunitario que destruye la corteza suprarrenal. En consecuencia, se producen cantidades insuficientes de glucocorticoides y mineralocorticoides. A menos que éstos se repongan mediante terapia con esteroides, la enfermedad es letal (ver Capítulo 13 VI A, Consideraciones clínicas).

83. B. La cabeza globular de la molécula de miosina posee actividad de ATPasa, pero requiere interactuar con actina para que se liberen los productos (ADP y P_i) de la reacción de unión no covalente. El fragmento S1 resultante de la digestión de la miosina por proteasas conserva esta actividad de ATPasa (ver Capítulo 8 II F 2).

84. C. La mioglobina, una proteína sarcoplásmica, como la hemoglobina, puede captar y almacenar oxígeno. El contenido de mioglobina de las fibras musculares rojas (lentas) es superior al de las fibras musculares blancas (rápidas) (ver Capítulo 8 II B 2).

85. A. La troponina C es una de las tres subunidades de troponina que, junto con la tropomiosina, se une a los filamentos de actina (delgados) del músculo esquelético. La captación de Ca^{2+} por la troponina C desenmascara los sitios de unión para la miosina de los filamentos delgados (ver Capítulo 8 II F 2).

86. C. El melanoma maligno, una forma relativamente rara de cáncer de piel, se origina en los melanocitos. Es agresivo e invasor. El tratamientio exitoso de este cáncer suele requerir cirugía y quimioterapia (ver Capítulo 14 II B, Consideraciones clínicas).

87. **A.** Las epidermólisis ampollosas son un grupo de enfermedades cutáneas hereditarias que se caracterizan por la separación de las capas de la piel, con la consiguiente formación de ampollas (ver Capítulo 14 II D, Consideraciones clínicas).

88. **B.** La nasofaringe es el sitio donde se encuentra la amígdala faríngea; la infección e inflamación de esta amígdala se conocen como adenoides (ver Capítulo 15 II B).

89. **A.** La tráquea y los bronquios extrapulmonares (primarios) poseen paredes sostenidas por cartílagos hialinos en forma de C (anillos en C) cuyos extremos abiertos dan hacia la parte posterior (ver Capítulo 15 II D).

90. **D.** El conducto alveolar posee alveolos con aberturas bordeadas por esfínteres de músculo liso. Los alveolos que se encuentran en posición más distal que éstos sólo poseen fibras reticulares inelásticas en sus paredes (ver Capítulo 15 III B).

91. **C.** Los bronquiolos terminales están revestidos por un epitelio cúbico simple que contiene células vellosas y células de Clara. Las células de Clara pueden dividirse y regenerar ambos tipos celulares (ver Capítulo 15 II F 2).

92. **C.** Se produce un embarazo ectópico tubario cuando el embrión se implanta en la pared del oviducto (en vez de implantarse en el útero). Como el oviducto no puede mantener el embrión en desarrollo, termina por estallar, con hemorragia hacia la cavidad peritoneal (ver Capítulo 19 VI B, Consideraciones clínicas).

93. **D.** El cáncer de mama que se origina en el epitelio que reviste los conductillos terminales de las glándulas mamarias se clasifica como carcinoma lobular (ver Capítulo 19 X C, Consideraciones clínicas).

94. **B.** Las células anómalas asociadas con el cáncer cervicouterino se revelan en un frotis de Papanicolaou, que constituye un método simple para la detección temprana de este cáncer (ver Capítulo 19 V E, Consideraciones clínicas).

95. **A.** La endometriosis es una enfermedad en la que se observa tejido endometrial uterino en la cavidad peritoneal pélvica. Este tejido endometrial en situación anómala experimenta cambios hormonales cíclicos, incluidos desprendimiento y hemorragia menstruales (ver Capítulo 19 IV A 1 c, Consideraciones clínicas).

96. **E.** El factor intrínseco gástrico, que es producido por las células parietales de las glándulas gástricas, es necesario para la absorción de vitamina B_{12} en el íleon (ver Capítulo 16 III B 2).

97. **B.** Las disacaridasas del glucocáliz del borde estriado hidrolizan los disacáridos a monosacáridos (ver Capítulo 16 IV A 2).

98. **A.** La digestión de las proteínas se inicia en el estómago con la acción de la pepsina, que forma una mezcla de polipéptidos. La activación del pepsinógeno a pepsina sólo ocurre a pH bajo (ver Capítulo 16 IV B 1).

99. **D.** Una vez que han penetrado en las células de absorción de la superficie del intestino delgado, los ácidos grasos libres y los monoglicéridos de las micelas se reesterifican y forman triglicéridos. Éstos se unen con proteínas y forman quilomicrones, que son liberados por la membrana celular lateral y penetran en los conductos quilíferos de la lámina propia (ver Capítulo 16 IV C 2).

100. **E.** Las células parietales establecen el pH bajo del estómago elaborando ácido clorhídrico. Otra función de las células parietales consiste en sintetizar y liberar factor intrínseco gástrico, necesario para la absorción de vitamina B_{12} en el íleon (ver Capítulo 16 III B 2 a).

Índice alfabético de materias

Nota: Los números de página seguidos por una f denotan figura; los seguidos por una t indican tabla.

CCS0115